Dr. M. Rey

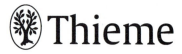

OP-Manual Gynäkologie und Geburtshilfe

Alles für den OP und die Station

Herausgegeben von
Bernhard Uhl

Mit Beiträgen von

Klaus Brunnert
Peter Heinkele
Michael Krause
Michaela Lehmanski
Bernhard Uhl
Mario Wunsch

580 Abbildungen
10 Tabellen

Georg Thieme Verlag
Stuttgart · New York

Bibliographische Information Der Deutschen Bibliothek

Die Deutsche Bibliothek verzeichnet diese Publikation in der Deutschen Nationalbibliographie; detaillierte bibliographische Daten sind im Internet über http://dnb.ddb.de abrufbar

1. Auflage 2004

Wichtiger Hinweis: Wie jede Wissenschaft ist die Medizin ständigen Entwicklungen unterworfen. Forschung und klinische Erfahrung erweitern unsere Erkenntnisse, insbesondere was Behandlung und medikamentöse Therapie anbelangt. Soweit in diesem Werk eine Dosierung oder eine Applikation erwähnt wird, darf der Leser zwar darauf vertrauen, dass Autoren, Herausgeber und Verlag große Sorgfalt darauf verwandt haben, dass diese Angabe **dem Wissensstand bei Fertigstellung des Werkes** entspricht.

Für Angaben über Dosierungsanweisungen und Applikationsformen kann vom Verlag jedoch keine Gewähr übernommen werden. **Jeder Benutzer ist angehalten,** durch sorgfältige Prüfung der Beipackzettel der verwendeten Präparate und gegebenenfalls nach Konsultation eines Spezialisten festzustellen, ob die dort gegebene Empfehlung für Dosierungen oder die Beachtung von Kontraindikationen gegenüber der Angabe in diesem Buch abweicht. Eine solche Prüfung ist besonders wichtig bei selten verwendeten Präparaten oder solchen, die neu auf den Markt gebracht worden sind. **Jede Dosierung oder Applikation erfolgt auf eigene Gefahr des Benutzers.** Autoren und Verlag appellieren an jeden Benutzer, ihm etwa auffallende Ungenauigkeiten dem Verlag mitzuteilen.

© 2004 Georg Thieme Verlag
Rüdigerstraße 14
D-70469 Stuttgart
Telefon: + 49/ 0711/ 8931-0
Unsere Homepage: http://www.thieme.de

Printed in Germany

Zeichnungen: Christiane und Dr. Michael von Solodkoff, Neckargemünd
Umschlaggestaltung: Thieme Verlagsgruppe
Umschlaggrafik: Martina Berge, Erbach
Satz: Buch- und Offsetdruckerei Sommer, gesetzt in 3B2
Druck: Druckhaus Götz, Ludwigsburg

ISBN 3-13-130831-1   1 2 3 4 5 6

Vorwort

Die Idee zu diesem Buch entstand aus den vielen Scripten, die sich im Laufe meiner operativen Ausbildung angesammelt hatten. Jedes mir neue OP-Verfahren wurde detailiert in Ablauf und möglichen Problemen zu Papier gebracht und vor jeder Operation nochmals intensiv studiert. Eine ähnliche Unterstützung soll dieses Manual für die operative Ausbildung und für die Rekapitulation vor selteneren Eingriffen sein. Ich freue mich über die Mitarbeit der anderen Autoren, die jeweils aus den speziellen Fachbereichen ihr Wissen eingebracht haben. Für das Engagement und die geopferte Zeit möchte ich mich an dieser Stelle besonders bedanken. Gleiches gilt für die engagierten Mitarbeiterinnnen und Mitarbeiter des Georg Thieme Verlages, die die Umsetzung des OP-Manuals erst möglich gemacht haben.

Ich möchte dieses Buch den Familien und Lebenspartnern der Mitautoren und besonders meiner Frau Beate und meinen Kindern Christoph und Elena widmen. Nur durch ihre Akzeptanz und Unterstützung ist ein solches Werk zu realisieren.

Dinslaken, im November 2003   Bernhard Uhl

Anschriften

Dr. med. Klaus Brunnert
Klinik für Senologie und Plastische Chirurgie
Lürmannstr. 28
49076 Osnabrück

Dr. med. Peter Heinkele
Frankenwaldklinik Kronach
Friesener Str. 41
96317 Kronach

Dr. med. Michael Krause
Klinikum Nürnberg Süd
Frauenklinik II – Schwerpunkt Geburtshilfe
Breslauer Str. 201
90471 Nürnberg

Dr. med. Michaela Lehmanski
Burgweg 10
26789 Leer

Dr. med. Bernhard Uhl
Frauenheilkunde und Geburtshilfe
St. Vinzenz-Hospital
Dr. Otto-Seidel-Str. 31 – 33
46535 Dinslaken

Dr. med. Mario Wunsch
Abt. Gynäkologie und Geburtshilfe
Kreiskrankenhaus
Wallinghausener Str. 8
26603 Aurich

Inhaltsverzeichnis

I

OP-Vorbereitung

1 Patientenvorbereitung

M. Wunsch

Die präoperative Untersuchung einer Patientin bewertet
- die Indikationsstellung zur Operation,
- evtl. patientenseitige Risikofaktoren für einen Eingriff sowie
- die Dringlichkeit der operativen Maßnahme.

Über die Frage der Operationsindikation entscheidet der Operateur. Die Beurteilung der Anästhesiefähigkeit liegt in der Kompetenz und Verantwortung des Anästhesisten. Die Erkennung von Risikofaktoren ist eine wichtige Maßnahme, um die operative Morbidität zu verringern.

Das Ausmaß der Voruntersuchungen einer Patientin orientiert sich an
- der vorliegenden Erkrankung,
- der geplanten Operation und
- den anästhesiologischen Notwendigkeiten.

Unter Kostengesichtspunkten ist es nicht sinnvoll, Labor- und apparative Untersuchungen vor einer Operation „routinemäßig" ablaufen zu lassen. Vor entsprechenden Maßnahmen muss die ärztliche Untersuchung stehen: Alle aufgrund eines Krankheitsbildes und einer Operation notwendigen präoperativen Untersuchungen *müssen* durchgeführt werden, jede dieser Maßnahmen muss jedoch begründet sein.

Es muss sichergestellt werden, dass kurzfristig zurückliegende Befunderhebungen im Rahmen einer klinischen Aufnahme vorliegen oder angefordert werden. Doppeluntersuchungen sind zu vermeiden. Eine Untersuchung ist nur dann zu wiederholen, wenn das Krankheitsbild oder der aktuelle Zustand der Patientin dazu Anlass geben. Die organisatorischen Verfahrensweisen müssen unter diesen Gesichtspunkten ggf. modifiziert werden. Typische Beispiele für nicht notwendige Doppeluntersuchungen sind Blutgruppenbestimmungen. Die intensive Zusammenarbeit mit der Anästhesie ist wichtig, da Laboranforderungen oft ausschließlich anästhesiologisch begründet sind. Auch auf dieser Seite ist die sorgfältige Anamneseerhebung und klinische Untersuchung einer Patientin entscheidend: Die veranlassten Maßnahmen müssen unter dem Aspekt der Erkennung und Beurteilung manifester oder potentieller Risiken einer Narkose für die vitalen Funktionen einer Patientin gesehen werden.

Hilfreich zur allgemeinen Einschätzung ist eine Einteilung der gynäkologischen Operationen nach dem Ausmaß der Traumatisierung (s. Tab. 1.1) sowie eine Risikoklassifizierung der Patientinnen nach den ASA-Kriterien (American Society of Anaesthesiologists, s. Tab. 1.2).

Da in der Gynäkologie kleine Eingriffe bei Patientinnen mit niedrigem Risiko häufig sind, kann bei einem entsprechend abgestimmten Vorgehen von Operateur und Anästhesie meist weitgehend auf Laboruntersuchungen verzichtet werden.

Ist postoperativ eine Heparinisierung vorgesehen, sind wegen der notwendigen Verlaufskontrolle der Thrombozyten (Ausschluss einer heparininduzierten Thrombozytopenie = HIT) aktuelle Ausgangswerte wichtig. Sollte eine Blutgruppenbestimmung notwendig sein, ist darauf zu achten, dass die Patientin vorliegende Befunde mitbringt.

Obwohl bei organgesunden Patientinnen bis 40 Jahre ohne Risikohinweis keine zwingende Indikation zu zusätzlichen Untersuchungen besteht, können bestimmte ergänzende Untersuchungen überlegenswert sein: Gewohnheiten werden von Patientenseite verschwiegen oder nicht beachtet. Dies ist z. B. bei der nicht bekannten Einnahme von Diuretika und Abführmitteln von Bedeutung, da in diesen Fällen die Bestimmung von Hämoglobin (Hb), Hämatokrit (Hkt) und Kalium (K^+) wichtig ist. Beginnende Leberschädigungen oder Leberentzündungen können durch die Bestimmung von GOT, GPT, γ-GT und alkalischer Phosphatase (AP) aufgedeckt werden.

Traumatisierungs-ausmaß	Operation
klein	Hysteroskopie, Abrasio, Abruptio, Abortküretta-ge, kleinere Eingriffe an Vulva, Vagina und Portio, einschließlich Konisation, Mamma-PE, Narben-korrekturen, diagnostische Endoskopie
mittel	Hysterektomien, größere Mammaeingriffe ein-schließlich Ablatio, Axilladissektionen, Augmen-tationen, Reduktionen, ausgedehntere Eingriffe an Vulva und Vagina, Inkontinenzoperationen, ausgedehntere operativ-endoskopische Eingriffe
groß	erweiterte Hysterektomien, Vulvektomien mit Lymphadenektomie, Lappenplastiken, aus-gedehnte intraabdominelle Eingriffe
ausgedehnt	Exenterationen, Operationen bei Ovarialkarzinom

Tabelle 1.1 Einteilung der gynä-kologischen Operationen nach Traumatisierungsausmaß (modi-fiziert nach Schnürch).

I	Normaler, gesunder Patient
II	Patient mit einer leichten Allgemeinerkrankung
III	Patient mit einer schwereren Allgemeinerkrankung und Leistungsminderung
IV	Patient mit einer inaktivierenden Allgemeinerkrankung, welche eine ständige Lebensbedrohung darstellt
V	moribunder Patient, von dem nicht erwartet wird, dass er die nächsten 24 Stunden unabhängig von einer Operation überlebt

Tabelle 1.2 Anästhesiologische Risikoklassifizierung der American Society of Anästhesiologists (ASA).

Ein besonderes Augenmerk muss auf die Er-fassung von erhöhten Blutungsrisiken gelegt werden. Sind diese gegeben, ist eine risikoadap-tierte Erhebung des Gerinnungsstatus zu ver-anlassen. Hinweiszeichen können sein:

Familienanamnese: Blutsverwandtschaft mit Personen, bei denen eine Blutungsneigung be-kannt ist.

Eigenanamnese: verlängerte Blutungen nach Operationen, Geburten, Zahnextraktionen, häufi-ges Nasenbluten, Auffälligkeiten bei der Regelblu-tung, petechiale Blutungen nach Infektionen oder Medikamenteneinnahme, Lebererkrankungen.

Medikamentenanamnese: ASS-enthaltende Medikamente, Cortison, ausgeprägter Nikotina-busus

Bei entsprechenden Hinweisen müssen Hä-mostaseparameter (nach Rath) bestimmt wer-den:

Stufe I: bei leerer Anamnese und kleinen gynä-kologischen Eingriffen keine speziellen Gerin-nungstests.
Stufe II: bei leerer Anamnese und mittelgroßen oder ausgedehnteren Eingriffen: PTT, Quick-Wert, Thrombozytenzahl.
Stufe III: bei Blutungsanamnese und größeren Operationen: PTT, Quick-Wert, Thrombozyten-zahl, subaquale Blutungszeit, evtl. Fibrinogen.
Stufe IV: bei Verdacht auf oder bei bekanntem Gerinnungsdefekt zusätzlich: Fibrinogen, Einzel-faktorenanalyse (Faktor VIII und Faktor IX), Anti-thrombin.

Die Tabelle 1.3 soll ein Beispiel für mögliche Vor-gehensweisen orientierend nach der Operations-größe und nach den anästhesiologischen Risiko-kriterien geben.

	auf Station immer: RR, Puls, Körpertemperatur, Größe und Gewicht
Profil 0	Patienten mit Risikoklassifikation, ASA I ohne jegliche Vorerkrankungen; ambulante Eingriffe, keine Laborwerte
Profil I	Patienten mit Risikoklassifikation ASA I /II und kleine chirurgische Eingriffe, kleines Blutbild, bei entsprechender (Medikamenten-) Anamnese: Elektrolyte (K$^+$), Blutzucker (BZ)
	Thorax über 60 Jahre oder entsprechender Anamnese, EKG über 50 Jahre oder entsprechender Anamnese
Profil II	mittelgroße Eingriffe bei Patienten ohne erhöhtes Risiko und Eingriffe mit rückenmarksnaher Anästhesie (SPA, PDK) kleines Blutbild, Elektrolyte (K$^+$, Na$^+$), BZ, Quick, PTT
	Thorax-Röntgen bei Patienten > 60 Jahre oder entsprechender Anamnese, EKG bei Pat. > 50 Jahre oder entspr. Anamnese
Profil III	Hysterektomie, operative Laparoskopien, Sectio caesarea, wie Profil II mit Blutgruppe und AK-Suchtest
	Rö-Thorax über 60 Jahre oder entspr. Anamnese, EKG über 50 Jahre oder entspr. Anamnese
Profil IV	Patientenrisikoklassifikation ab ASA III; große Eingriffe und High-risk-Operationen; großes Blutbild, Urinstatus, Elektrolyte (K$^+$, Na$^+$), BZ, Blutgruppe, Quick, PTT, Kreatinin, Harnstoff, Leberenzyme (γ-GT, GOT, GPT, ChE, CK, AP, LDH), Bilirubin, CRP, Gesamteiweiß, BGA
	FFP und Erythrozytenkonzentrate nach Anordnung
	Rö-Thorax in 2 Ebenen, Standard-EKG und Brustwandableitungen, evtl. Belastungs-EKG, Echokardiographie u. Lungenfunktionsdiagnostik nach Anordnung

Tabelle 1.3 Beispiel für Labor- und Diagnostikprofile

Bei Einnahme von Acetylsalicylsäure sollte eine Operation, sofern vertretbar, um eine Woche verschoben werden. Bei einer dringend notwendigen Operation kann eine aspirininduzierte Verlängerung der Blutungszeit durch Gabe von Desmopressin (Minirin) behandelt werden (Dosierung: 0,3 bis 0,4 µg/kg Körpergewicht über 30 Minuten i. v.). Bei größeren chirurgischen Eingriffen erfolgt eine Wiederholung nach 8–12 Stunden, ferner muss der Faktor VIII kontrolliert sowie eine Flüssigkeitsbilanzierung durchgeführt werden. Bei subkutaner Gabe ist der Desmopressin-Effekt nach ca. 2 Stunden zu erwarten.

Bei heparinisierten Patientinnen kann im Falle eines notfallmäßig notwendigen Eingriffes mit Protaminchlorid oder Protaminsulfat antagonisiert werden (1 ml = 10 mg Protamin 1000 inaktiviert 1000 IE unfraktioniertes Heparin).

Nach Infusion von 50 mg Protamin muss innerhalb von 10 min. eine PTT-Kontrolle erfolgen. Physiologisch ist bei subkutaner Gabe eine Heparinwirkung nach 6–8 Stunden abgeklungen, bei i. v.-Gabe nach 2–4 Stunden.

Wenn Marcumar-Patientinnen notfallmäßig operiert werden müssen, ist nach Gabe von 5–10 mg Vitamin K (Konakion) innerhalb von 8–12 Stunden mit einem Anstieg des Quick-Wertes zu rechnen. Alternativ kann eine Verbesserung der Gerinnung bei Blutungen durch Gabe von 1–2 Einheiten Frischplasma (FFP) erfolgen.

Im Rahmen der Aufnahmeuntersuchung wird neben einer gynäkologischen Untersuchung einschließlich Vaginalsonographie bei allen Patientinnen im fertilen Alter ein Schwangerschaftstest durchgeführt. Da nach vaginalen gynäkologischen Eingriffen postoperative entzündliche Komplikationen bei Störungen des Vaginalmilieus häufiger auftreten, ist die Entnahme eines Nativ-Abstriches – ergänzt durch eine KOH-(Kalilaugen)-Probe sowie evtl. einer Methylen-Blau-färbung – anzuraten. Eine Entnahme von Sekret aus der Region des seitlichen Scheidengewölbes wird zur Bestimmung des pH-Wertes ergänzend durchgeführt. Diagnostizierte Störungen werden präoperativ behandelt.

Vor Operationen mit zu erwartender Darmbeteiligung und vor ausgedehnten abdominellen Eingriffen wird eine orthograde Darmspülung durchgeführt (3 – 4 Liter Golitely per os am Tag vor der Operation, danach nur noch flüssige Nahrung; alternativ: 10 l körperwarme Ringerlösung über Magensonde). Hierbei muss auf eine Gewichtskontrolle vor und nach der Spülung wegen Gefahr von Flüssigkeitseinlagerungen sowie auf Kreislaufprotokoll, Kontrolle von Blutbild, Elektrolyten, Bikarbonat und Creatinin geachtet werden. Kontraindiziert ist die orthograde Darmspülung bei Herz- und Niereninsuffizienz, Ileus, auch bei inkomplettem Ileuszustand. Vorsicht bei Digitalisierung (Hypokaliämie).

Vor Hysterektomien, ausgedehnten Endoskopien oder Adnexeingriffen per Laparotomie wird am Vortag ein Einlauf (Klysma) durchgeführt. Nach dem Abendessen besteht Nahrungs-, Flüssigkeits- und Nikotinkarenz. Aus anästhesiologischen Gründen ist eine Nahrungskarenz von mindestens 6 Stunden vor dem Eingriff einzuhalten. Bei plastischen mammachirurgischen Eingriffen ist auf die Notwendigkeit der Nikotinkarenz für einen Zeitraum von 4 Wochen vor und nach der Operation hinzuweisen: Wundheilungsstörungen sind unter Nikotineinfluss häufiger. Weitergehende Maßnahmen sind zu individualisieren, hierfür gibt Tabelle 1.4 eine Übersicht über Einsatz und Indikation von zusätzlichen Blut- sowie apparativen Untersuchungen.

Tabelle 1.4 Indikation und Einsatz von Blutanalysen- und apparativen Untersuchungen

Blutbild und Gerinnung	• Abhängig von Operation und Alter
	• präoperativer Wert von Hb ≥10 g/dl und Hkt ≥ 30 % anstreben
	• Hämatologische Reserven bei älteren Patientinnen und zu erwartenden hohen Blutverlusten wichtig
	• Wundheilungsprobleme bei Anämie häufiger
	• kardiale Belastung bei Anämie erhöht
	• Thrombozyten: Ausgangswert für Kontrolle bei Heparintherapie
Elektrolyte	• Kalium wegen kardialer und intestinaler Funktionsstörungen beachten
	• Kontrolle bei forcierten Abführmaßnahmen, Abführmittelabusus, Diuretika
Kreatinin	• vor allem bei älteren Patientinnen Hinweis auf Volumenbelastbarkeit und Ausscheidungsfähigkeit von Medikamenten (Dosisanpassung)
Leberwerte	• GOT, GPT, γ-GT, AP: Hinweis auf Leberzellschäden (Alkoholabusus) beginnende oder nicht bekannte Hepatitis
Schilddrüsenwerte	• unter laufender Therapie oder bei klinischen Zeichen aktuelle Werte (besorgen)
Nüchtern-BZ	• Ausschluss einer diabetischen Stoffwechsellage
Blutgruppe	• Vor mittelgroßen und großen Operationen sowie Laparoskopien: vorliegende Befunde besorgen
Entzündungsparameter	• Leukozyten/CRP bei entzündlichen Erkrankungen ggf. bei unklaren Adnexprozessen
β-HCG	• nur wenn durch Sonographie keine klare Diagnose möglich
	• EUG-Ausschluss

Tabelle 1.4   (Fortsetzung)

Urinstatus	• vor jeder Inkontinenzoperation, wenn Dauerkatheter (DK) vorgesehen ist oder bei Beschwerden
Schwangerschaftstest (Urin)	• alle Patientinnen < 50 Jahre (außer Abort)
Mammographie und Mammasonographie	• vor Mammaoperationen abhängig von Alter und Befund
Nierenultraschall	• vor und nach Inkontinenzoperationen, Hysterektomie und Adnexoperationen • i. v.-Pyelogramm bei Auffälligkeiten • **Dokumentation!**
Darmdiagnostik	• Kontrastmitteleinlauf (KE), Koloskopie, Rektoskopie abhängig von Erkrankung • vor allem bei linksseitigen Adnexbefunden • präoperativ bei Ovarialkarzinom
Zystoskopie	• Ausschluss Tumorinfiltration
Computer-/ Kernspintomographie	• bei Fragestellung, welche durch (vaginale) Sonographie nicht zu klären ist (z. B. Nachweis retroperitonealer und paraaortaler Lymphknoten)
Staging-Untersuchungen	• präoperativ bei fortgeschrittenen Karzinomen (Lebersonographie, Szintigraphie, Rö-Thorax)
Urethrozystotonometrie	• vor Inkontinenzoperationen

2 Instrumente, Nahtmaterialien und allgemeine Hinweise

M. Lehmanski

Hysteroskopie

Diagnostische Hysteroskopie mit CO_2 und anschließender fraktionierter Abrasio

■ Instrumentarium
- Untersuchungshysteroskop nach Hamou, bestehend aus:
  - Continous-Flow-Untersuchungsschaft
  - Innenschaft

Der Einsatz dieses Instrumentes ermöglicht ein flexibles Vorgehen. So kann bei Bedarf von einer CO_2- auf Flüssigkeitsdistension umgeschwenkt werden. Über einen Adapter wird das Einbringen von Operationsinstrumenten (z. B. Biopsiezange) ermöglicht.

Flexible Hysteroskope haben einen geringeren Durchmesser und eine bewegliche Spitze. Sie bieten aber in einem engen Cavum uteri keinen diagnostischen Vorteil und werden wegen ihrer geringen optischen Auflösung nur noch selten eingesetzt. Ein weiteres Gegenargument ist der hohe Anschaffungspreis.

- Hopkins-Optik, 30°, ⌀ 4 mm, mit eingebauter Fiberglas-Lichtleitung für optimale Lichtausbeute; diese Optik ermöglicht eine gute Rundumsicht und somit eine gute Inspektion des Cavum uteri. Zur Beurteilung der Feinstruktur kann eine Optik mit Vergrößerungsmöglichkeit gewählt werden (z. B. mit einer Vergrößerung 1- und 60-fach).

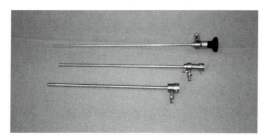

Abb. 2.1   Hysteroskop und Optik.

- Kaltlichtkabel
- Insufflationsschlauch
- Kugelzangen nach Schröder, zum Anhaken der Portio
- Dilatationsstifte nach Hegar Fig. 2–8, zum Aufdehnen des Zervikalkanals, um das Hysteroskop ohne Traumatisierung einzubringen
- Scheidenspekulum nach Kristeller, oberes und unteres Blatt; zum Einstellen des Situs, um eine Inspektion, Desinfektion etc. zu ermöglichen
- scharfe Küretten z. B. nach Recamier, Fig. 1–4 je 2×, für die abschließende fraktionierte Kürettage
- Uterussonde z. B. nach Sims, zur Bestimmung der Uteruslänge, um Verletzungen des Uterus (Perforation) zu vermeiden
- Tupferzange und Metalltöpfchen zur Desinfektion

■ Aufbereitung und Sterilisation des Instrumentariums
Die Reinigung des Instrumentariums sollte maschinell erfolgen, da computergesteuerte Waschprogramme die beste Reinigung und Desinfektion garantieren. Nach Inspektion und Pflege können alle Komponenten des Sets im Autoklaven bei 134 °C sterilisiert werden. Es empfiehlt sich, alle Instrumente (inklusive Optik) in einem Instrumentencontainer unterzubringen.

■ Einmalartikel
- Handschuhe
- Beinsäcke
- 3 Abdecktücher
- Einmalkatheter
- Tupfer, Kompressen

■ Lagerung
- Steinschnittlage

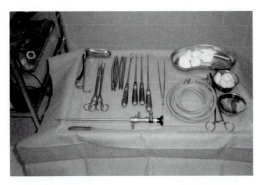

Abb. 2.**2** Tischaufbau mit komplettem Instrumentarium (Hysteroskopie, Abrasio).

Nach erfolgter Hysteroskopie, evtl. mit Bilddokumentation, erfolgt die fraktionierte Abrasio, d. h. es wird Material getrennt aus Zervix und Corpus uteri gewonnen. Man muss darauf achten, dass verschiedene Küretten benutzt werden und das Material mit korrekter Lokalisationsangabe zur histologischen Untersuchung abgegeben wird.

Operative Hysteroskopie

■ Instrumentarium
– Continous-flow-Resektoskop für intrauterine Hochfrequenz-(HF)-Elektrochirurgie, bestehend aus
  • Arbeitselement mit beweglichem Daumenring
  • Schaft mit drehbarem Innenschaft
  • Sichtobturator
– Hopkins-Optik, 12 °, ∅ 4 mm (Großbildoptik)
– Hochfrequenzkabel
– verschiedene Schneide- und Koagulationselektroden: Schlinge (90 °/45 °), Rollerball, Walze
– Kaltlichtkabel
– Schlauchsysteme für Rollenpumpe und Absaugung (als Mehr- oder Einwegsystem)
– 2 Kugelzangen nach Schröder
– Uterusdilatationsstifte nach Hegar, 2 – 10 mm
– Scheidenspekulum nach Kristeller, oberes und unteres Blatt
– je 2 scharfe Küretten nach Recamier oder Sims, Fig. 1 – 4
– Uterussonde nach Sims
– Tupferzange und Metalltöpfchen zur Desinfektion
– Nierenschale zum Sammeln des gewonnenen Materials

Es hat sich als praktisch erwiesen, einen Instrumentencontainer für Hysteroskopie und Abrasio zu gestalten und einen Zusatzcontainer für das Resektoskop, da dieses nicht bei jeder Hysteroskopie zum Einsatz kommt. Zu häufiges Sterilisieren schadet dem Instrumentarium.

■ Einmalartikel
– Handschuhe
– Beinlinge
– 3 Abdecktücher
– Einmalkatheter (EK)
– Gleitmittel für EK

■ Desinfektion
– Schleimhautdesinfektionsmittel

■ Videoturm
Bestehend aus
– Kamera mit Steuereinheit, Bildschirm, Kaltlichtquelle
– Videoprinter zur Bilddokumentation des Befundes
– Mikrohysteroflator nach Hamou, arbeitet mit einem Maximaldruck von 200 mmHg und einem Maximalflow von 100 ml/min. Als Anfangseinstellung hat sich ein Druck von 125 mmHg und ein Flow von 75 ml/min bewährt. Ist der eingestellte Druck während der Distension erreicht, stoppt automatisch die Gaszufuhr. Das Gerät gibt bei Überdruck akustisch und optisch Alarm und gleicht Lecks im System automatisch aus.

■ Hinweise zum Ablauf
Nachdem die Patientin gelagert wurde, werden Scheide und Vaginalbereich desinfiziert und die Blase entleert. Es erfolgt die sterile Abdeckung der Beine, ein steriles Tuch wird über dem Anus und eins auf den Bauch geklebt.
   Alle Geräte werden angeschlossen.

Wichtig: Hysteroflator und Insufflationsschlauch mit CO_2 vorfluten.

Überprüfung des Gasflows durch Eintauchen in Flüssigkeit.
   OP-Ablauf siehe Kapitel 7, Operative Hysteroskopie

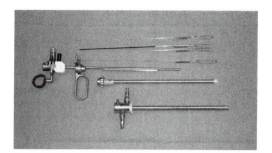

Abb. 2.**3** Resektoskop mit Elektroden für Hysteroskopie.

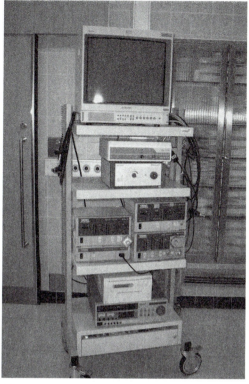

Abb. 2.**4** Videoturm für Hysteroskopie.

– Spüllösung, wegen der HF-Chirurgie nicht leitend (Glycine, Purisole o. ä.)
– Tupfer, Kompressen

■ **Geräte zusätzlich zum üblichen Videoturm**
– Endomat nach Hamou (Spül- und Saugpumpe, geeignet für Hysteroskopie und Laparoskopie), Flow begrenzt auf 500 ml/min, intrauteriner Druck begrenzt auf 300 mmHg, Sog maximal 0,5 bar
– Saugerflaschen mit Graduierung zur genauen Flüssigkeitsbilanzierung, um die Gefahr eines TUR-Syndroms zu verringern
– HF-Chirurgiegerät, bedienbar über einen Fußschalter

■ **Hinweise zum Ablauf**
Vorbereitung, Lagerung, Desinfektion der Patientin erfolgt wie bei einer Hysteroskopie. Als besondere Vorbereitung ist darauf zu achten, dass die Patientin mit einer Neutralelektrode versorgt ist. Es erfolgt nun die sterile Abdeckung und das Anschließen der Geräte.

Das spezielle Schlauchsystem enthält auch einen Drucksensor, der automatisch den Maximalflow für Hysteroskopien vorgibt. Der Endomat wird eingeschaltet und kalibriert sich selbst. Nun wird der Sensor vor den Druckfühler gehalten und das Gerät stellt sich automatisch auf Hysteroskopie ein. Es hat sich bewährt, folgende Grundeinstellung vorzunehmen: Flow 300 ml/min, intrauteriner Druck 100–150 mmHg, Sog 0,3 bar. Das HF-Gerät wird auf Schneidestrom 120 Watt (W), Koagulation 60 W eingestellt.

Informationen über den OP-Ablauf siehe Kapitel 7, Operative Hysteroskopie.

Laparoskopie

Laparoskopie allgemein

■ **Standardinstrumentarium für ein Pelviskopiesieb**
– Pneumoperitoneum-Kanüle nach Veress: kurz ca. 7 cm, lang ca. 15 cm für adipöse Patienten
– ein 11-mm-Trokar mit Multifunktionsklappenventil und Trokardorn mit kegeliger Spitze als Sicherheitstrokar für den 1. Einstich
– zwei 11-mm-Trokare, z. B. mit automatischem Klappenventil und Trokardorn mit kegeliger Spitze, für weitere Einstiche als Arbeitstrokare

– zwei 6-mm-Trokare mit Multifunktionsventil und kegeligem Trokardorn
– mindestens 2 Reduzierhülsen 10/5, um ein zügiges Wechseln der Instrumente zu gewährleisten und für das Einbringen von Nähten
– 15-mm-Trokar mit Multifunktionsventil und kegeligem Trokardorn, z. B. für Myommorcellator oder große Fasszangen
– Reduzierhülse 15/5, durchgängig für Nadeln HR26
– Fasszange nach Manhes, mehrfach gezahnt, zum atraumatischen, aber sicheren Fassen von Gewebe (sog. Allis-Fasszange)
– Eileiterfasszange nach Vancaillie
– Präparier- und Fasszange nach Kelly (Overholt)
– Hakenschere, z. B. Eröffnen von Zysten oder als Fadenschere zu verwenden
– Schere, gezahnt, löffelförmig gebogen, Maulteil 17 mm (Metzenbaum-Schere)
– 2 Zangen zur Probeexzision (PE), mit zwei Zähnen, auch gut geeignet zum Ausschälen von Zysten (PE-Zange)
– Taststab
– bipolare Koagulationszange
– 2 Punktionskanülen
– monopolare, L-förmige Koagulationselektrode
– 2 Nadelhalter mit geradem Maul; es empfiehlt sich, diesen so auszuwählen, dass die Nadel nach dem Einbringen ins Abdomen in Stichposition gedreht werden kann. Der zweite Nadelhalter kann auch zum intrakorporalen Knoten benutzt werden.
– Applikator für Endoschlingennähte
– Myomfasszange breit
– Myomfasszange schmal
– 2 Wellenschliffmorcellatoren, groß (für 15-mm-Trokar)
– 2 Wellenschliffmorcellatoren, klein (für 11-mm-Trokar)
– Saugspülrohr

■ Grundinstrumente zum Eröffnen und Verschluss der Trokareinstiche
– 2 Nadelhalter nach Hegar
– 2 chirurgische Pinzetten, kurz
– 4 Kocher-Klemmen, gebogen
– 2 Langenbeck-Haken
– 2 Roux-Haken, klein
– Präparierschere nach Metzenbaum
– Fadenschere nach Cooper

– 2 Kornzangen
– 3 Metalltöpfchen

Mit diesem Instrumentarium ist auch eine offene Laparoskopie oder das Bergen von Präparaten mittels Bergebeutel möglich.

■ Instrumentarium zur vaginalen Desinfektion und Einlage eines Portioadapters oder von Hegar-Stiften
– 2 Kugelzangen nach Schröder, zum Anhaken der Portio
– Uterussonde z. B. nach Sims
– Hegar-Stifte, Fig. 2 – 7
– Scheidenspekulum nach Kristeller, oberes und unteres Blatt
– Kornzange
– Metalltöpfchen
– Nierenschale

Bei der Anlage eines dafür geeigneten Portioadapters, z. B. nach Cohen, oder eines Uterusmanipulators nach Valcev, ist immer auch die Möglichkeit einer Chromopertubation gegeben.
– Insufflationsschlauch

Bei langen Operationen hat sich ein Anwärmen des CO_2 bewährt, hierfür werden von einigen Firmen Wärmegeräte angeboten. Am effektivsten ist eine Erwärmung des CO_2 über die gesamte Länge des Insufflationsschlauches.
– Hopkinsoptik, 0 °, $\varnothing$ 10 mm
– Kaltlichtkabel

■ Aufbereitung und Sterilisation des Instrumentariums
Die meisten modernen laparoskopischen Instrumente lassen sich in drei Teile zerlegen, bestehend aus Handgriff, isoliertem Schaft und Inlet. Dies ermöglicht einerseits eine gute Reinigung und Desinfektion in der Maschine (spezieller MIC-Wagen), und lässt andererseits ein partielles Austauschen defekter Teile zu. Die Instrumente werden nach der Reinigung geölt, wieder zusammengesetzt und im Container bei 134 °C autoklaviert.

Es hat sich bewährt, einen Pelviskopiecontainer zusammenzustellen, mit dem die meisten laparoskopischen Eingriffe durchgeführt werden können. Spezialinstrumente, die nicht in größerer Anzahl bevorratet werden, sollten einzeln eingeschweißt oder in einem Zusatzcontainer aufbewahrt werden.

- 2 Heringsmaulzangen für das Lymphknotenpicking bei pelvinen oder paraaortalen Lymphadenektomien
- feine bipolare Koagulationszange
- Babcock-Klemme
- Darmretraktor, geformt wie eine Hand mit fünf Fingern
- feine, monopolare Nadel nach Messroghli, z. B. zum Eröffnen der Tube bei EUG
- zusätzliche 6-mm-Trokare

■ Einmalartikel

- Universalabdeckset (4 Tücher, Tischbezug, Tischabdeckung): wird von vielen Firmen angeboten und hat sich als preiswerteste und flexibelste Abdeckung herauskristallisiert
- Beinlinge
- Handschuhe (zum vaginalen Desinfizieren und Anlage des Portioadapters doppelt)
- OP-Mäntel
- Kamerabezug
- Kabelfixierer
- Dauerkatheter (DK) Ch. 14, bei kleinen laparoskopischen Operationen genügt ein EK
- Urinbeutel
- 10 ml Einmalspritze zum Blocken des DK
- Gleitmittel für den DK
- 20 ml Einmalspritze für die Wasserprobe
- 11er Skalpell
- Pflaster für die Einstichstellen
- b. B. Robinson-Drainage (Drainage aus Silikon, die nach dem Schwerkraftprinzip funktioniert)
- Tupfer, Kompressen

■ Nahtmaterial

- Polyglycolsäure resorbierbar, geflochten, USP 3/0, Nadel DS 19, als Hautnaht für den Einstich am Nabel (Intrakutannaht)
- Polyamid monofil, nicht resorbierbar, USP 3/0, Nadel DS 24, für den Verschluss der anderen Einstiche und als Annaht für Drainagen

■ Lagerung

- Steinschnittlage

Cave: Wichtig ist die Kontrolle der Beinlage in den Göpel-Beinschalen mit abgesenkten Beinen, es kann sonst zu Lagerungsschäden kommen.

- Anlagern des linken Armes parallel zum Oberkörper der Patientin mittels eines Tuches. Eine andere Möglichkeit der Armlagerung ist: Oberarm in 90° vom Oberkörper abduzieren, Unterarm nach hinten in 90° abwinkeln. So hat die Anästhesie b. B. einen zusätzlichen Infusionsarm. Der rechte Arm muss so gelagert werden, dass die Anästhesie freien Zugang hat. Diese Armlagerung gewährt dem Operateur ausreichend Platz.

■ Desinfektion

- Schleimhautdesinfektionsmittel für die Scheide
- gefärbtes Hautdesinfektionsmittel für das Abdomen

■ Videoturm

Bestehend aus

- Kamera mit Steuereinheit
- ausreichend großem Bildschirm
- Xenon-Kaltlichtquelle
- CO_2-Gasinsufflator
- Videoprinter zur Dokumentation von Befunden und ein Videorecorder zur Aufzeichnung ganzer Operationsabläufe
- Saugspüleinrichtung (z. B. Rollenpumpe)
- CO_2-Wärmegerät

■ Hinweise zum Ablauf

Nach Lagerung der Patientin wird die Scheide desinfiziert, die Portio mit einer Kugelzange angehakt und ein Hegar-Stift eingelegt. Beide Instrumente werden mittels Pflaster verbunden. Der Dauerkatheter wird nach erneuter Desinfektion gelegt. Nun erfolgt die Desinfektion des OP-Gebietes, das Ankleiden der Operateure und das sterile Abdecken. Die Beine der Patientin werden so weit abgesenkt, dass sie mit dem Oberkörper eine Ebene bilden, und es erfolgt nach Einbringen der Trokare eine Kopftieflagerung. Der OP-Tisch muss ganz abgesenkt sein. Sollte der Operateur trotzdem keine angemessene Armfreiheit haben, kann ihm eine Fußbank hingestellt werden.

Alle Geräte werden angeschlossen.

Einstellung der Maximalwerte am CO_2-Insufflator: maximaler Druck intraabdominell 15 mmHg, maximaler Flow 3 l/min (bei der Anlage des Pneumoperitoneums automatisch begrenzt durch das Lumen der Veress-Nadel)

OP-Ablauf siehe Kapitel 7, Hysteroskopische Eingriffe, und 8, Laparoskopische Eingriffe.

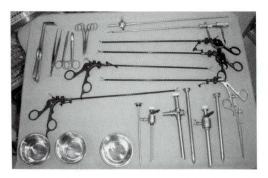

Abb. 2.**5** Standardtisch für Laparoskopie.

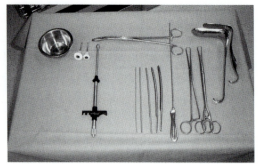

Abb. 2.**6** Abwaschtisch mit Uterusmanipulator etc. bei Laparoskopie.

Laparoskopisch assistierte vaginale Hysterektomie (LAVH)

■ Instrumentarium aus dem Pelviskopiesieb
- 11-mm-Trokar mit kegeliger Spitze für die Optik
- zwei 6-mm-Trokare (Arbeitstrokare)
- bipolare Koagulationszange
- Metzenbaum-Schere
- Fasszange nach Kelly (Overholt)
- atraumatische Fasszange nach Manhes (Allis-Zange)

■ Instrumentarium aus dem Vaginalsieb
- Hängespekulum nach Scherback mit Gewicht, Rinnen (groß, mittel, klein) und Martin-Blatt
- 2 Seitenspekula nach Doyen
- Blasenhaken nach Simon als vorderes Blatt
- 4 Absetzklemmen nach Wertheim
- 4 Kugelzangen nach Schröder
- Präparierschere nach Metzenbaum, mittellang
- Schere nach Sims als kräftige Präparier- und Absetzschere
- Fadenschere nach Cooper, kurz
- je eine atraumatische Pinzette nach DeBakey, mittellang, fein und breit
- 2 chirurgische Pinzetten, mittellang fein
- chirurgische Pinzette, 2/3 Zahn, mittellang, kräftig
- 4 Péan-Klemmen kurz, zum Anklemmen der Parametrien
- 2 Mikulicz-Klemmen, zum Anklemmen der Adnexstümpfe
- 2 Nadelhalter nach Hegar (Standard)

■ Einmalartikel
- Universalabdeckung (4 Tücher, 1 Tischbezug, eingeschlagen in ein Tischabdecktuch, 1 Tape)
- Tischbezug für den 2. Instrumentiertisch
- Beinlinge
- 2 × selbstklebendes Abdecktuch, 75 × 90 cm
- OP-Mäntel
- Handschuhe je 2 ×, Operateur 3 ×
- Kamerabezug
- 2 Kabelfixierer (davon einmal, um den Hegar-Stift mit den Kugelzangen zu verbinden)
- Dauerkatheter Ch. 14
- 10 ml Einmalspritze zum Blocken des DK
- Gleitmittel für den DK
- 20 ml Einmalspritze für die Wasserprobe
- Urinbeutel
- Einmalkatheter
- 11er Einmalskalpell
- 20er Skalpellklinge
- Tupfer, Präpariertupfer, lange und einfache Kompressen

■ Nahtmaterial
- für die Laparoskopie-Einstiche siehe Kapitel 2, Laparoskopie allgemein
- für die vaginale Hysterektomie: ausschließliche Verwendung von geflochtenem, resorbierbarem Nahtmaterial aus Polyglycolsäure
- 2 × USP 1 oder 0, 5 × 75 cm, mit lediger Nadel HR-29 s zum Absetzen des Uterus
- 1 × USP 2/0, 90 cm, mit Nadel HR-26 zum Verschluss des Blasenperitoneums mittels Tabaksbeutelnaht
- 1 × USP 0, 5 × 75 cm, mit lediger Nadel HR-29 s zum Verschluss und Säumen des Scheidenstumpfes

■ **Lagerung**
– Steinschnittlage
– Lagerung der Beine in abgesenkter Lage vor der Abdeckung kontrollieren

■ **Desinfektion**
– Scheide mit Schleimhautdesinfektionsmittel
– umgebendes Hautareal mit gefärbtem Hautdesinfektionsmittel
– Abdomen mit gefärbten Hautdesinfektionsmittel

■ **Hinweise zum Ablauf**
Nachdem die Patientin in Göpel-Beinschalen gelagert ist, wird die Scheide mit Schleimhaut- und der Vaginalbereich mit Hautdesinfektionsmittel desinfiziert. Danach wird das kleine Klebetuch über den Damm geklebt und der Portioadapter gelegt. Die Blasenentleerung geschieht mittels Einmalkatheter. Die Patientin wird, wegen des möglichen Einsatzes von HF-Chirurgie, geerdet und danach im Abdominalbereich desinfiziert. Nach sterilem Anziehen der Operateure erfolgt die sterile Abdeckung der Patientin: Beinlinge über jedes Bein, seitliche Tücher bis über den Innenrand der Oberschenkel; großes Klebetuch oben, kleines Klebetuch über der Symphyse.

Alle Geräte werden angeschlossen und ein Weißabgleich der Kamera durchgeführt.

OP-Ablauf siehe Kapitel 7, LAVH.

Nach Beendigung des laparoskopischen Teils werden die Beine hochgefahren, das kleine Klebetuch über das Abdomen geschlagen und über dem Damm ein großes Klebetuch geklebt. Die Geräte am Videoturm werden, bis auf den Insufflator, nicht abgestellt.

Beim Umsteigen von Laparoskopie (LSK) auf vaginal muss kein Handschuhwechsel erfolgen; für die abschließende LSK ist er aber aus hygienischer Sicht zwingend erforderlich. Sollte der OP-Mantel des Operateurs zu stark mit Blut kontaminiert sein, ist auch hier ein Wechsel anzuraten.

Nach erfolgter vaginaler Hysterektomie kann bereits beim Legen des Dauerkatheters die erneute CO_2-Insufflation erfolgen.

Den Aufbau des vaginalen Instrumententisches zeigt die Abbildung 2.**10**.

Es ist vom hygienischen Standpunkt unerlässlich, sich für jeden Abschnitt der Operation einen separaten Instrumententisch zu decken. Die Instrumentensiebschalen finden auf einem 3. Tisch ihren Platz. So kann man im Bedarfsfall zusätzlich benötigte Instrumente schnell und sicher entnehmen. Nach Beendigung des Eingriffes sollten alle Instrumente den üblichen Reinigungs- und Sterilisationsvorgang durchlaufen.

Laparoskopische Myomenukleation

Die Vorbereitungen zu diesem Eingriff verlaufen wie bei jeder anderen Laparoskopie. Als Besonderheiten sollte man sich hier aber folgende Instrumente vorbereiten:
– Wellenschliffmorcellator 15 mm
– Wellenschliffmorcellator 5 mm
– 16-mm-Trokar mit kegeligem Trokardorn
– Myomfasszange groß und klein

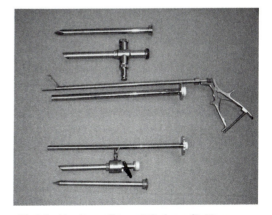

Abb. 2.**7** Laparoskopie-Tisch bei LAVH.

Abb. 2.**8** Handmorcellator mit Trokaren für Myomenukleation.

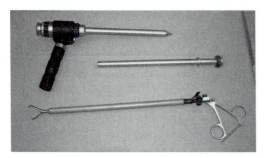

Abb. 2.**9** Elektrischer Morcellator für Myomenukleation.

oder als zeitsparende Möglichkeit:
- elektrischer Morcellator 15 mm mit passender Fasszange. Hierfür wird, je nach Modell, kein zusätzlicher Trokar benötigt, das Instrument ist sozusagen sein eigener Trokar.

Diese Instrumente dienen dazu, das enukleierte Myom zu zerkleinern und über den 16-mm-Trokar zu exstirpieren.
- Der verbliebene Uterusdefekt wird mit einem geflochtenen, resorbierbaren Faden (Polyglycolsäure) USP 0 oder 2/0 mit einer HR-26-Nadel verschlossen. Eine größere Nadel kann nicht verwendet werden, da diese sonst nicht in die Reduzierhülse gezogen werden kann.

■ **OP-Ablauf**
siehe Kapitel 7, Myomenukleation

Laparoskopische Adnexektomie + Dermoidausschälung

Für diesen Eingriff wird alles so vorbereitet, wie im Kapitel 2, Laparoskopie allgemein, beschrieben. Als Besonderheiten sind hier zu beachten:
- Vorbereitung eines Endobags zur Bergung des entfernten Organs, um eine Verschleppung von Zellen oder Fremdmaterial zu vermeiden. Diese Bergebeutel werden von verschiedenen Firmen angeboten, entweder nur als Beutel oder als Kescher.
- Vorbereitung einer Fasziennaht: resorbierbar, geflochtenes Nahtmaterial (Polyglycolsäure) USP 1 oder 0 mit einer HR-27s Nadel, da es bei größeren Präparaten zur Erweiterung des Trokareinstiches kommt.
- Vorbereitung einer Spülung, um verbliebene Dermoidreste oder Blutkoagel zu entfernen: Dafür wird das Saugspülrohr, ein Absaugschlauch, ein steriles Infusionssystem sowie ein Beutel mit physiologischer NaCl-Lösung bereitgelegt.

Vaginale Eingriffe

Vaginale Eingriffe allgemein

■ **Standardinstrumentarium**
- 4 Kornzangen, gebogen, als Tupfer- oder Abwaschzange
- 2 Kornzangen, gerade, für Präpariertupfer
- 2 Kocher-Klemmen, lang, gerade, kräftig, zum Fassen von Gewebe in der Tiefe und für das Anklemmen der Scheidenhaut bei der vorderen Plastik
- 4 Kugelzangen nach Schröder, zum Anhaken der Portio, Stürzen des Uterus oder zur Enukleation von Myomen
- 2 Overholt-Klemmen Fig. 2
- 2 Overholt-Klemmen, fein, Fig. 0
- 1 Overholt-Klemme, kräftig, 90° abgewinkelt, um an den Adnexen b. B. Sicherheitsligaturen anlegen zu können
- 6 Péan-Klemmen
- 10 Klemmchen nach Halsted-Mosquito, scharf, zum Anklemmen der Vaginalhaut bei vorderer und hinterer Plastik (auch ersetzbar durch 10 Baby-Allis-Klemmchen)
- 4 Baby-Allis-Klemmen, dienen ebenfalls zum Anklemmen der Vaginalhaut (können auch entfallen)
- 2 Mikulicz-Klemmen
- 4 Absetzklemmen nach Wertheim, zum Absetzen des Uterus
- 2 Hakenzangen nach Museux, zur Myomenukleation
- 2 Nadelhalter nach Hegar, mittellang (180 mm)
- Nadelhalter nach Hegar, lang (245 mm)
- Nadelhalter nach Wertheim, lang (240 mm)
- Präparierschere nach Metzenbaum, gebogen (165 mm)
- Präparierschere nach Metzenbaum, gebogen (200 mm)

- Präparierschere nach Metzenbaum, gebogen (210 mm)
- 2 Uterusscheren nach Sims (200 mm)
- Fadenschere nach Cooper, kurz
- atraumatische Pinzette nach DeBakey, Maul 2 mm breit, 200 mm lang
- atraumatische Pinzette nach DeBakey, Maul 2,8 mm breit, 200 mm lang
- 2 chirurgische Pinzetten nach Gerard, 175 mm lang, als Koagulationspinzette
- 2 chirurgische Pinzetten, mittelbreit, 180 mm lang
- chirurgische Pinzette, 2/3 Zahn, kräftig, 180 mm lang
- Hängespekulum nach Scherback, mit Gewicht
- 3 Rinnen (80 × 30 mm, 85 × 35 mm, 85 × 40 mm)
- Martin-Blatt, z. B. 70 × 45 × 70 mm
- 2 seitliche Blätter nach Doyen
- Wund- und Blasenhaken nach Simon, als vorderes Blatt nach Eröffnung des Blasenperitoneums
- je 1 oberes und unteres Blatt nach Kristeller, kurz und mittel (zur Desinfektion der Scheide oder wenn kein Hängespekulum eingesetzt werden soll oder kann)
- 2 Scheidenspekula nach Breisky (Wiener Modell) lang, einsetzbar z. B. bei der sakrotuberalen Fixation der Vagina
- große Metallschale als Tupferbehälter
- mittelgroße Metallschale für NaCl-Spüllösung
- 3 kleine Metalltöpfchen für Desinfektionsmittel
- Redonspieß Ch. 14
- 4 atraumatische Backhaus-Klemmen zum Befestigen der Abdeckung an Operateur und Assistenten
- Handgriff mit Kugelelektrode und Kabel für die HF-Chirurgie

Ein mit diesen Instrumenten ausgestatteter Container ermöglicht die meisten vaginalen Eingriffe. So kann jederzeit der Eingriff erweitert werden, ohne dass ein großer Zeitverlust durch das Heranholen weiterer Instrumentencontainer entsteht. Die Instrumente sollten von bester Qualität sein. Ein etwas höherer Anschaffungspreis wird durch die längere Haltbarkeit gerechtfertigt.

■ **Einmalartikel**
- Universalabdeckset
- Beinlinge
- OP-Mäntel
- Handschuhe (zum Desinfizieren doppelt)
- Einmalkatheter
- Dauerkatheter Ch. 14
- bei vorderer Plastik evtl. suprapubischer Katheter
- Urinbeutel
- Einmalspritze 10 ml zum Blocken des DK
- Gleitmittel
- 20er Skalpellklinge, bei vaginalen Plastiken 2 Klingen zusätzlich
- b. B. östrogenhaltige Salbe für die Tamponade
- Tupfer, Präpariertupfer, lange Kompressen, Tamponade

■ **Nahtmaterialien**
- sind in den entsprechenden Kapiteln aufgeführt

■ **Lagerung**
- Steinschnittlage, Beine soweit wie möglich nach außen gelagert

Cave: Hüftschäden bei älteren Patientinnen oder liegender Endoprothese (Luxationsgefahr)!!

■ **Desinfektion**
- vaginal innen: Schleimhautdesinfektionsmittel
- vaginal außen: gefärbtes Hautdesinfektionsmittel

Es hat sich bewährt, einen extra Abwaschtisch mit hinterem Blatt, Desinfektionslösungen und Einmalkatheter herzurichten.

■ **Hinweise zum Ablauf**
Ist die Patientin gelagert und mit einer Neutralelektrode geerdet, wird das OP-Gebiet desinfiziert und die Blase mit dem Einmalkatheter entleert. Es erfolgt die sterile Abdeckung der Beine, ein großes Abdecktuch wird oberhalb der Symphyse und, wenn der Operateur sitzt, ein mittelgroßes Abdecktuch über dem Damm geklebt. Die HF-Chirurgie wird angeschlossen.

Op-Ablauf siehe in den entsprechenden Kapiteln.

Vaginale Hysterektomie

■ Instrumentarium
- 3 Kornzangen, gebogen, für große Tupfern
- Kornzange, gerade, für Präpariertupfer
- 2 Kocher-Klemmen, lang, gerade, kräftig
- 4 Kugelzangen nach Schröder
- Overholt-Klemme kräftig, 90°
- 2 Overholt-Klemmen, Fig. 2
- 4 Péan-Klemmen, zum Anklemmen der Fäden
- 4 Absetzklemmen nach Wertheim, zum Absetzen des Uterus
- 2 Mikulicz-Klemmen, zum Anhaken der Adnexstümpfe
- 2 Nadelhalter nach Hegar, mittellang
- Präparierschere nach Metzenbaum, mittellang
- Uterusschere nach Sims
- Fadenschere nach Cooper, kurz
- chirurgische Pinzette nach Gerard, als Koagulationspinzette
- 2 chirurgische Pinzetten, mittelbreit
- chirurgische Pinzette, 2/3 Zahn, kräftig
- Hängespekulum nach Scherback mit Rinne, je nach Operateur auch Martin-Blatt
- 2 seitliche Blätter nach Doyen
- Blasenhaken nach Simon als vorderes Blatt
- Handgriff, Kugelelektrode und Kabel für die HF-Chirurgie

■ Einmalartikel
- Universalabdeckung
- Beinsäcke
- OP-Mäntel
- Handschuhe, für den Operateur zum Desinfizieren und Entleeren der Blase doppelt

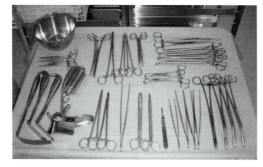

Abb. 2.**10**   Instrumententisch bei vaginaler Hysterektomie.

- Einmalkatheter
- Dauerkatheter Ch. 14
- Urinbeutel
- Gleitmittel zum DK legen
- Einmalspritze zum Blocken des DK
- 20er Skalpellklinge
- Tupfer, Präpariertupfer, lange Kompressen
- b. B. Tamponade mit östrogenhaltiger Salbe getränkt

■ Nahtmaterial
Es wird ausschließlich geflochtenes, resorbierbares Nahtmaterial aus Polyglycolsäure verwendet.
- 3 × USP 1,5 × 75 cm, mit lediger Nadel HR-29 s, zum Absetzen des Uterus
- 2 × USP 2/0, 90 cm, mit Nadel HR-26, als Ecknähte im Bereich der Adnexstümpfe beim Verschluss des Blasenperitoneums
- USP 2/0, 5 × 75 cm, mit lediger Nadel HR-29 s, zum Verschluss des Blasenperitoneums
- USP 0, 5 × 75 cm mit lediger Nadel HR-29 s, zum Verschluss und Säumen des Scheidenstumpfes

■ Lagerung
- Steinschnittlage, Beine über 90° kopfwärts geneigt, so weit wie möglich abduziert

Cave bei Hüftschäden oder Hüftendoprothesen!!

■ Desinfektion
- Scheide mit Schleimhautdesinfektionsmittel
- umgebendes Hautareal mit Hautdesinfektionsmittel

■ Hinweise zum Ablauf
Die Patientin wird gelagert, mit einer Neutralelektrode geerdet, desinfiziert und steril abgedeckt. Nach erfolgter Hysterektomie wird bei Bedarf die Vagina mit einer Salbentamponade austamponiert und ein Verweilkatheter in die Blase eingelegt. Das Operationsgebiet wird von Blutresten gereinigt und die Patientin anschließend zurückgelagert.

Vollständiger OP-Ablauf siehe Kapitel 7, Vaginale Hysterektomie.

Abrasio + fraktionierte Abrasio

■ **Instrumentarium**
- je 1 Uterusdilatationsstift nach Hegar 2–12 mm
- Uterussonde nach Sims, zur Längenmessung
- je 2 scharfe Küretten nach Recamier oder Sims, Fig. 1–4
- Kornzange gebogen, als Abwaschklemme
- anatomische Pinzette, mittelbreit, mittellang
- vorderes und hinteres Blatt nach Kristeller, schmal
- vorderes und hinteres Blatt nach Kristeller, breit
- 2 Kugelzangen nach Schröder
- Töpfchen, Nierenschale

Es hat sich bewährt, für Abrasiones spezielle Container vorzuhalten. Man kann sie aber auch so aufrüsten, dass damit kleine Eingriffe an Zervix oder Vulva durchgeführt werden können. Zusätzliche Instrumente siehe Kapitel 2, Konisation.

■ **Einmalartikel**
- 3 sterile Abdecktücher
- Handschuhe
- Einmalkatheter
- Gleitmittel für EK sinnvoll, da die Patientinnen hinterher nicht über Brennen bei Miktion klagen
- Tupfer, Kompressen

■ **Lagerung**
- wie bei allen vaginalen Eingriffen Steinschnittlage

■ **Desinfektion**
- Schleimhautdesinfektionsmittel

■ **Hinweise zum Ablauf**
Die Patientin wird in Steinschnittlage gebracht und mit Schleimhautdesinfektionsmittel desinfiziert. Die Blase wird mittels EK entleert. Nun wird ein steriles Tuch oberhalb des Anus geklebt und das andere auf das Abdomen gelegt. So ist ein steriles Untersuchen oder die Ablage von sterilen Instrumenten möglich.

Bei einer fraktionierten Abrasio ist darauf zu achten, dass verschiedene Küretten für Zervix und Cavum uteri genommen werden, damit eine korrekte Zuordnung beim Pathologen erfolgen kann.

Abortabrasio

■ **Instrumentarium**
- je 1 Uterusdilatationsstift nach Hegar, 3–20 mm
- Uterussonde nach Sims
- je 1 stumpfe Kürette nach Recamier oder Sims, Fig. 1–6 (7,5–16,5 mm)
- Abort- und Plazentazange nach Winter, zur Entfernung von Abortresten aus dem aufdilatierten Uterus
- anatomische Pinzette, mittelbreit, mittellang
- vorderes und hinteres Blatt nach Kristeller, schmal
- vorderes und hinteres Blatt nach Kristeller, breit
- und/oder 1 Hängespekulum nach Scherback, mit Rinne, schmal, mittel, breit
- 2 Kugelzangen nach Schröder
- Töpfchen für die Desinfektion
- Nierenschale zum Auffangen des gewonnenen Materials, das hier erfahrungsgemäß in großer Menge anfallen kann
- Tupfer, Kompressen

Es sollten für die Abortabrasiones auf jeden Fall eigene Container vorhanden sein, um eine Verwechslung der stumpfen mit scharfen Küretten zu vermeiden. Scharfe Küretten sind bei einem schwangeren, weichen Uterus in den meisten Fällen kontraindiziert. Die hier vorgeschlagenen Küretten sind starr. Es kann aber von Vorteil sein, einige flexible Küretten zu bevorraten, um bei einem schwierigen Situs kein Gewebe zurückzulassen.

■ **Hinweise zum Ablauf**
Einmalartikel, Lagerung, Desinfektion erfolgen wie bei einer diagnostischen Abrasio, Operationsablauf siehe Kapitel 11, Abortkürettage.

Konisation

■ **Instrumentarium**
Siehe auch Kapitel 2, Abrasiosieb, dazu kommt zusätzlich:
- Skalpellgriff, winklig abgebogen, lang
- Uterusschere nach Sims
- Präparierschere nach Metzenbaum, mittellang
- Fadenschere nach Cooper
- chirurgische Pinzette, kräftig, mittellang

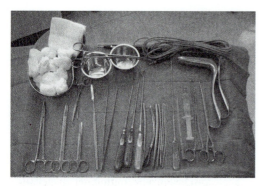

Abb. 2.11 Instrumente Konisation und Abrasio.

- 2 Péan-Klemmen
- 2 Kocher-Klemmen
- Handgriff, Kabel und Kugelelektrode für HF-Chirurgie
- HF-Schlingenelektrode für die Elektroresektion
- lange Kugelelektrode

Dieses Instrumentarium kann, wie beschrieben, in einen Abrasiocontainer seinen Platz finden oder aus einem anderen gynäkologischen Sieb entnommen werden. Sinnvoll erscheint hier aber ein Kombinationscontainer für Abrasiones und kleine gynäkologische Eingriffe an Vulva und Vagina.

■ Einmalartikel
- 3 sterile Abdecktücher
- Beinlinge
- Handschuhe
- Einmalkatheter
- Gleitmittel für EK
- Skalpellklinge, doppelschneidig, speziell für Konisationen vorgesehen, oder
- 11er Stichskalpell
- Lugol-Lösung (Jodtinktur) zum Anfärben der Portiozellen
- Nahtmaterial, geflochten, nicht resorbierbar, atraumatisch, für die Markierung des Konus (z. B. bei 12 Uhr)
- evtl. Nahtmaterial, geflochten, resorbierbar, atraumatisch, aus Polyglycolsäure, USP 1 oder 0 als Umstechung, wenn die Blutstillung mit dem Kauter nicht ausreicht.

■ Hinweise zum Ablauf
Lagerung und Desinfektion erfolgen wie bei einer Abrasio. Die Patientin muss aber mit einer Neutralelektrode geerdet werden, da für die Blutstillung HF-Strom verwendet wird. Starke Blutungen können mit einer Durchstichligatur versorgt werden. Wird der Eingriff als Elektroresektion durchgeführt, erfolgt die Blutstillung bereits beim Gewinnen des Konus. Hierfür eignet sich eine ausreichend große Elektroschlinge.

Vollständiger Operationsablauf siehe Kapitel 6, Eingriffe an der Zervix.

Vulva-Probeexzision

■ Instrumentarium
- Kornzange gebogen, für die Desinfektion, Blaufärbung etc.
- chirurgische Pinzette kräftig, mittellang
- chirurgische Pinzette fein nach Gerard, zur Koagulation
- Präparierschere nach Metzenbaum
- Fadenschere nach Cooper
- Handgriff, Kabel, Kugelelektrode für HF-Chirurgie
- Nadelhalter nach Hegar

■ Einmalartikel
- 3 Abdecktücher
- Einmalkatheter
- Gleitmittel für EK
- Handschuhe
- Einmalskalpell Fig. 11 (spitz) oder
- Einmalskalpell Fig. 15 (fein, rund)
- Toluidinblau-Lösung
- Essigsäure 3 %
- evtl. Hautfaden, monofil, nicht resorbierbar, aus Polyamid USP 3/0 DS-19

■ Hinweise zum Ablauf
Lagerung und Desinfektion erfolgt wie bei allen vaginalen Kurzeingriffen (z. B. Abrasio).

Nach Entleerung der Blase wird die Vulva mit Toluidinblau abgetupft und im Anschluss mit Essigsäure abgewaschen. Die veränderten Zellen nehmen den blauen Farbstoff an, die gesunden Zellen nicht. Nun können die suspekten Herde als PE entnommen werden und, korrekt benannt und beschriftet, dem Pathologen zur Befundung eingesandt werden.

Große Defekte werden mit einer feinen Hautnaht verschlossen, kleine heilen ohne weitere

Behandlung ab. Mit einem Salbenverband versehen, kann die Patientin aus dem OP-Saal entlassen werden.

Weiteres zum Operationsablauf siehe Kapitel 4, Eingriffe an der Vulva.

Abdominale Eingriffe

Abdominale Eingriffe allgemein

■ **Standardinstrumentarium für einen Laparotomiecontainer**
- 4 Kornzangen, gebogen, als Tupferklemme
- 2 Kornzangen, gerade, für Präpariertupfer
- 4 Kocher-Klemmen, lang, gerade, für das Fassen des Uterus oder der Scheidenecken
- 2 Péan-Klemmen, lang, gerade
- 2 Kugelzangen nach Schröder
- 2 Overholt-Klemmen, lang, Fig. 1, 260 mm
- 4 Overholt-Klemmen, Fig. 2
- 4 Overholt-Klemmen, fein, Fig. 0
- 10 Péan-Klemmen
- 4 Mikulicz-Klemmen
- 4 Absetzklemmen nach Wertheim
- Uterusfasszange nach Schröder, klein
- Uterusfasszange nach Pratt, kräftig
- 2 Gewebefasszangen nach Noto, z. B. zum Fassen der Adnexen und bei Lymphadenektomien
- 2 Hakenzangen nach Museux, für Myomenukleationen
- 2 Nadelhalter (Standard) nach Hegar, 180 mm
- Nadelhalter nach Hegar, lang, 245 mm
- Nadelhalter nach Wertheim, lang, 240 mm
- Nadelhalter lang, im Maul abgewinkelt, z. B. nach Fiochietto, lässt den Blick auf die Nadel frei
- Skalpellgriff, Fig. 1
- Metzenbaum-Schere gebogen, 165 mm
- Metzenbaum-Schere gebogen, 200 mm
- Metzenbaum-Schere gebogen, 210 mm
- Metzenbaum-Schere gebogen, 240 mm
- 2 Uterusscheren nach Sims
- 2 Fadenscheren nach Cooper
- atraumatische Pinzette nach DeBakey, mittellang, Maulbreite 2 mm
- atraumatische Pinzette nach DeBakey, mittellang, Maulbreite 2,8 mm
- 2 chirurgische Pinzetten nach Gerard, als Koagulationspinzette
- 2 chirurgische Pinzetten, mittelbreit, 160 mm
- chirurgische Pinzette, 2/3 Zahn, 160 mm
- 2 chirurgische Pinzetten, Standard, kurz
- hinteres Blatt nach Kristeller, zum Desinfizieren der Scheide
- Wund- und Blasenhaken nach Simon
- 2 Wundhaken nach Roux, groß
- 2 Wundhaken nach Kocher, halbscharf, Sechszinker
- 2 Scheidenspekula nach Breisky, zum Weghalten von Gewebe
- Bauchspatel, biegsam
- Handgriff und Kabel für die HF-Chirurgie, mit Kugel- und Nadelelektrode
- ausreichend Metalltöpfe für Tupfer, Desinfektionsmittel etc.
- Redonspieß Ch. 10 – 14

Dieser Grundcontainer ermöglicht die Instrumentation und Operation der abdominalen Standardoperationen in der Gynäkologie. Für spezielle Eingriffe, bei adipösen Patienten oder für radikalonkologische Eingriffe mit abdominalem Längsschnitt sollte ein Zusatzcontainer erstellt werden, in dem folgende Instrumente vorhanden sind:
- Nadelhalter nach Hegar, lang, kräftiges Maul (245 mm)
- 2 Pinzetten nach DeBakey, lang (260 mm)
- 2 Präparierklemmen nach Overholt, lang (295 mm) Fig. 0
- 2 Präparierklemmen nach Overholt, lang (295 mm) Fig. 1
- 2 Präparierklemmen nach Overholt, lang (260 mm) Fig. 4
- 2 lange Absetzklemmen nach Wertheim (Sonderanfertigung)
- 2 Péan-Klemmen, fein, lang
- 2 Clipzangen für Ligaturclips
- 2 Leberhaken z. B. nach Kelly, breit, lang
- 2 Leberhaken, breit, mittellang
- 2 Wundhaken, lang, geformt wie Leberhaken, zum Einhängen in den großen Bauchdeckenrahmen
- lange kräftige Präparierschere nach Metzenbaum
- lange feinere Schere nach Metzenbaum, lang (240 mm)

– lange Uterusschere nach Sims
– 2 Babcock-Klemmen, fein, zum Anheben des Ureters

Dieser Zusatzcontainer kann nach Bedürfnis des einzelnen Operateurs erweitert werden.

Benötigt werden außerdem **Bauchdeckenrahmen** (klein und groß) mit den entsprechenden vier Walven in zwei Größen, entsprechend den subkutanen Fettverhältnissen. Der Bauchdeckenrahmen und die Walven werden in einem eigenen Container untergebracht. Für paraaortale Lymphadenektomien ist die Anschaffung eines **Abdominalretraktors** nach **Rochard** von Vorteil, alternativ Behrends-Haken oder Omnitrac.

■ Einmalartikel
– Universalabdeckung, bestehend aus 4 Tüchern, Tischbezug, Tischabdeckung
– Tischbezug, um bei größeren Eingriffen einen zusätzlichen Tisch für die Siebschalen zu haben
– Abdecktuch für den Abwaschtisch
– Beinlinge, nur bei Steinschnittlagerung
– OP-Mäntel
– Handschuhe, zum Legen des DK und zum vaginalen Desinfizieren doppelt
– Dauerkatheter Ch. 14, bei langen Eingriffen mit anschließender Überwachung auf der Intensivstation evtl. Temperaturdauerkatheter (Absprache mit Anästhesie)
– Urinbeutel
– Gleitmittel für den DK
– Einwegspritze 10 ml zum Blocken des DK
– Einwegspritze 20 ml für Spülzytologie bei Tumoroperationen
– 20er Skalpellklinge
– b. B. Saugschlauch mit Saugeransatz
– Tupfer, Präpariertupfer, Bauchtücher, große Kompressen

■ Lagerung
Abdominale Eingriffe sind sowohl in Rückenlage als auch in Steinschnittlage möglich. Dies ist von Operateur zu Operateur unterschiedlich. Bei Steinschnittlage sollten die Beine nur soweit wie nötig ausgelagert und die Lagerung nach Absenken der Beine kontrolliert werden. Außerdem wird auf eine korrekte Auslagerung der Arme geachtet (nicht über 90° abduzieren).

■ Desinfektion
– Zum Legen des Dauerkatheters und zur Desinfektion der Vagina wird ein Schleimhautdesinfektionsmittel gewählt.
– Für das Abdomen wird ein gefärbtes Hautdesinfektionsmittel genommen, so kann man das bereits desinfizierte Areal gut übersehen. Bei einer Laparotomie nach Pfannenstiel reicht es, bis zwei Querfinger über den Nabel zu desinfizieren. Ist eine Längsschnittlaparotomie geplant, muss bis zu den Mamillen desinfiziert werden, um jederzeit die Möglichkeit einer Schnittverlängerung zu haben.

■ Hinweise zum Ablauf
Bei allen abdominellen Eingriffen wird die Patientin gelagert, die Neutralelektrode geklebt, von vaginal desinfiziert und ein Dauerkatheter gelegt. Abschließend wird das Abdomen ausreichend desinfiziert. Es erfolgt nun das sterile Einkleiden der Operateure, das sterile Abdecken des Operationsgebietes und der Anschluss der HF-Chirurgie und b. B. des Saugers. Weitere Hinweise befinden sich in den entsprechenden Kapiteln.

Um das Darmkonvolut nach kranial abzudrängen und hinter einer Walve zu platzieren, hat sich folgendes Prozedere bewährt: 2–3 feuchte Bauchtücher werden ausgebreitet über den Darm gelegt und dieses Paket wird nach kranial gedrückt. Ein zusammengelegtes Bauchtuch wird vor das Darmkonvolut gelegt und dann die obere Walve eingesetzt. So wird der Darm schonend zurückgehalten und man hat freie Sicht auf den Operationssitus.

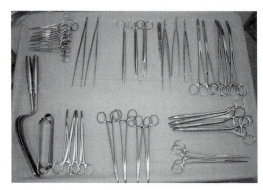

Abb. 2.**12** Instrumententisch (Standard) bei Laparotomien.

Abdominale Hysterektomie
mit oder ohne Adnexen

■ **Instrumentarium**
  aus dem Laparotomiecontainer
- 3 Kornzangen, gebogen, für große Tupfer
- 2 Kornzangen, gerade, für Präpariertupfer
- 2 chirurgische Pinzetten nach Gerard, zur Koagulation von auftretenden kleinen Blutungen
- 2 chirurgische Pinzetten, mittelbreit, 180 mm
- 1 chirurgische Pinzette, 2/3 Zahn, 180 mm, zum sicheren Fassen des Gewebes
- 1 Skalpellgriff für 20er Skalpellklingen
- 1 Metzenbaum-Schere, mittellang, gebogen zum Präparieren
- evtl. 1 Metzenbaum-Schere, lang, gebogen bei adipösen Patientinnen
- 1 Uterusschere nach Sims, zum Absetzen des Uterus und zur Präparation
- 1 Fadenschere nach Cooper
- 2 Mikulicz-Klemmen, zum Anklemmen der Faszie und des Peritoneums
- 10 Péan-Klemmen, zum Anklemmen der Fäden und zum Markieren der Bauchtücher
- 4 Overholt-Klemmen, zur Präparation und zum Absetzen von Gewebe
- 2 feine Overholt-Klemmen, für die Fadenführung bei Ligaturen
- 2 Kocher-Klemmen, gerade, lang, zum Anklemmen des Uterus
- 4 Absetzklemmen nach Wertheim, zum Absetzen des Uterus und als Gegenklemme
- 2 Nadelhalter nach Hegar, mittellang
- 2 Spekula nach Breisky, zum Abhalten des Gewebes in der Tiefe
- 1 Wund- und Blasenhaken nach Simon, zum Weghalten der Blase
- 2 Wundhaken nach Roux

zusätzlich
- 1 eckiger Bauchdeckenrahmen mit 4 Walven, je nach Beschaffenheit der Bauchdecke groß oder klein

■ **Einmalartikel**
Siehe Kapitel 2, Laparotomie allgemein.

■ **Nahtmaterial**
Es wird auch hier ausschließlich resorbierbares, geflochtenes Nahtmaterial aus Polyglycolsäure verwendet:

- zum Absetzen des Uterus, der Adnexen und zum Säumen der Scheide: USP 1 oder 0, 5 × 75 cm lang, mit einer ledigen Nadel HRX-29, oder als atraumatisches Nahtmaterial mit einer HRX-27 Nadel
- zum Verschluss des Blasenperitoneums: USP 2/0, 90 cm lang, mit einer HR-26 oder HR-27 Nadel, atraumatisch
- für den Bauchdeckenverschluss:
  • Peritoneum: USP 0, 90 cm, mit HRX-35 Nadel, atraumatisch
  • Muskelfaszie: USP 1, 90 cm, mit HRX-35 Nadel, atraumatisch
  • bei Bedarf subkutan: USP 2/0, 90 cm lang mit HR-40 Nadel, oder je nach Dicke der Subkutis auch mit einer größeren oder kleineren Nadel
- Hautverschluss: mittels eines Hautklammergerätes oder mit einer Intrakutannaht aus Polypropylen, monofil, nicht resorbierbar, USP 0 oder 2/0 mit einer Hautnadel (DS-24)

■ **Hinweise zum Ablauf**
Nach Lagerung, Anbringen einer Neutralelektrode, Desinfektion der Scheide und Legen eines Dauerkatheters erfolgt die sterile Abdeckung. In Steinschnittlage beginnt man mit der Abdeckung der Beine, bei Rückenlage benötigt man ausschließlich die Viertuchabdeckung (unten, seitlich, oben). Nun werden alle Gerätschaften angeschlossen und auf ihre Funktion überprüft.

Sind alle Vorbereitungen abgeschlossen, ist bei Beginn der Operation unbedingt darauf zu achten, dass nur noch abgezählte Verbandstoffe wie lange Kompressen und Bauchtücher mit Röntgenkontraststreifen verwendet werden. Die Bauchtücher können als zusätzliche Sicherung mit einer Péan-Klemme versehen werden.

Cave: Tupfer dürfen **nur** armiert in einer Kornzange angereicht werden. Bitte **nie** einen gebrauchten Tupfer abwerfen und die Kornzange leer auf den Instrumentiertisch zurücklegen, sondern den kompletten Stieltupfer an den Instrumentierenden zurückreichen.

Ist der Operationsverlauf problematisch, kann sich hinterher keiner der Beteiligten mehr daran erinnern, wo der Tupfer verblieben ist!!! Eine langwierige Suche wäre die Folge dieses Fehlverhaltens. Wichtig ist auch, die korrekte Anzahl des Verbandsmaterials in einer OP-Dokumentation zu vermerken. Diese muss am Ende von allen Beteiligten (Operateur, Instrumentierschwester/-pfleger, Springer) unterschrieben werden und gehört in die Patientenakte.

Beschreibung des OP-Ablaufes siehe Kapitel 7, Hysterektomie.

Urogynäkologische Eingriffe

Vordere Plastik

■ Instrumentarium aus dem Vaginalsieb
- 3 Kornzangen, gebogen, für große Tupfer
- Kornzange, gerade, für Präpariertupfer
- 2 Kocher-Klemmen, lang, gerade, kräftig zum Fassen von Gewebe in der Tiefe
- 10 Klemmchen nach Halsted-Mosquito, scharf, zum Anklemmen der Vaginalhaut, alternativ Baby-Allis-Klemmchen
- 2 Nadelhalter nach Hegar, mittellang (Standard)
- Präparierschere nach Metzenbaum, gebogen, 200 mm lang
- Fadenschere nach Cooper kurz
- atraumatische Pinzette nach DeBakey
- chirurgische Pinzette nach Gerard, zur Koagulation
- 2 chirurgische Pinzette, mittelbreit
- chirurgische Pinzette, 2/3 Zahn, kräftig, damit lässt sich das Gewebe gut und sicher festhalten
- Hängespekulum nach Scherback, mit Rinne
- 2 seitliche Blätter nach Doyen
- Klingenhalter

■ Einmalartikel
- Universalset
- Beinlinge
- OP-Mäntel

- Handschuhe (für die Desinfektion doppelt)
- Einmalkatheter
- Dauerkatheter Ch. 14 oder Cystofix
- Urinbeutel
- Blockerspritze für DK
- 20er Klinge
- Tamponade mit östrogenhaltiger Salbe
- Tupfer, Präpariertupfer, lange Kompressen

■ Nahtmaterial
Das verwendete Nahtmaterial ist geflochten, resorbierbar und besteht aus Polyglycolsäure.
- 2 × USP 2/0, 75 cm lang, atraumatisch mit Nadel HR-26 für die Blasenraffnähte
- 1 × USP 3/0, 10 × 45 cm, mit lediger Nadel HS-30 (Lanzettspitze) zum Verschluss der Scheidenhaut. Es kann natürlich auch hier atraumatisches Nahtmaterial verwendet werden.

■ Hinweise zum Ablauf
Die Vorbereitungen zur Operation erfolgen wie bei jedem vaginalen Eingriff. Lagerung und Desinfektion sind im Kapitel 2, Vaginale Eingriffe, nachzulesen.

Operationsablauf siehe Kapitel 9, Vordere Plastik.

Nach Beendigung der vorderen Plastik wird entweder ein Dauerkatheter oder eine suprapubische Harnableitung eingelegt. Die Scheide wird mit der Salbentamponade gut austamponiert.

Hintere Plastik

■ Instrumentarium aus dem Vaginalsieb
Es wird dasselbe Instrumentarium wie bei der vorderen Plastik benötigt. Zusätzlich:
- 2 Kugelzangen nach Schröder, zum Anhaken des Scheidenendes
- Uterusschere nach Sims
- Blasenhaken nach Simon

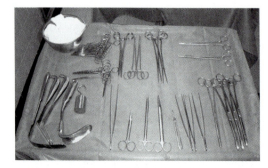

Abb. 2.**13**   Tisch für vaginale Plastik.

■ **Nahtmaterial**

Es wird resorbierbares, geflochtenes Nahtmaterial aus Polyglykolsäure verwendet.
– USP 2/0, 5 × 75 cm, mit einer ledigen Nadel HRX-29, für die Vereinigung der Rektumpfeiler
– USP 2, 90 cm, atraumatisch mit HR-35 (oder größer) für die Naht des M. levator ani. Diese Naht wird vorgelegt und mit einer Péan-Klemme angezügelt.
– USP 3/0, 10 × 45 cm, mit einer ledigen Nadel HS-30 (Lanzettschliff), für den Verschluss der Scheidenhaut

■ **Hinweise zum Ablauf**

Die benötigten Einmalartikel, die Lagerung und die Desinfektion unterscheiden sich nicht von denen anderer vaginaler Eingriffe. Der vollständige Ablauf der Operation ist im Kapitel 9, Hintere Plastik, nachzulesen. Nach Beendigung der Operation wird ein Dauerkatheter in die Blase eingelegt und die Scheide austamponiert.

Vaginaefixatio sacrotuberalis

Dieser Eingriff wird in der Regel in Zusammenhang mit einer hinteren Plastik durchgeführt. Daher wird dasselbe Nahtmaterial, das gleiche Instrumentarium und dieselben Einmalartikel benötigt. Ebenso wird die Patientin, wie für vaginale Eingriffe üblich, gelagert und vorbereitet.
Zusätzlich benötigt man die im Folgenden genannten Utensilien.

■ **Instrumentarium**
– Redonspieß Ch. 14
– 2 Breisky-Spekula, lang (Wiener Modell), um das Gewebe zur Seite zu halten, wenn die Präparation bis zum Os sacrum erfolgt.

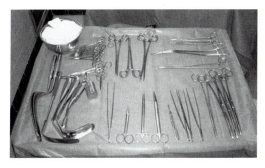

Abb. 2.**14** Instrumentarium für Vaginaefixatio sacrotuberalis.

– langer Nadelhalter nach Wertheim, zum Legen der Fixationsfäden
– langer Nadelhalter nach Hegar, zum Fassen der gestochenen Nadel

■ **Nahtmaterial**

Spät resorbierbar, monofil, aus Polydioxanon (PDS)
– 3 × USP 1, 90 cm, HRx27
– Nicht resorbierbares, geflochtenes Nahtmaterial für die Redonannaht
– Polyester USP 0 mit scharfer Nadel

■ **Zusätzliches Einmalmaterial**
– Redondrainage Ch. 14
– Redonflasche

■ **Hinweise zum Ablauf**

Nach Präparation und Einstellung des Situs erfolgt das Legen der Nähte. Sind alle drei Nähte vorgelegt, ist es zweckmäßig, diese mit unterschiedlichen Klemmchen zu fixieren und auf eine Overholt-Klemme aufzufädeln. Diese verhindert ein Verdröseln der Fäden. Die Redondrainage wird mit der Perforation auf den Spieß aufgesteckt und von außen nach innen gestochen.
Um die Fixationsfäden in die Scheide auszustechen, muss ein lediger Nadelhalter und ein Nadelhalter mit lediger Nadel bereitgehalten werden.
Nach Beendigung des Eingriffes wird auch hier ein Dauerkatheter eingelegt und die Scheide mit einer östrogenhaltigen Salbentamponade gut austamponiert.
Vollständiger Op-Ablauf siehe Kapitel 9, Vaginaefixatio sacrotuberalis.

TVT (Tensonfree vaginal tape)

■ **Instrumentarium aus dem Vaginalsieb**
– Kornzange gebogen
– Kornzange gerade
– 6 Klemmchen nach Halsted-Mosquito, scharf
– 2 Nadelhalter nach Hegar, mittellang
– Präparierschere nach Metzenbaum
– Uterusschere nach Sims
– Fadenschere nach Cooper
– chirurgische Pinzette, mittelbreit
– chirurgische Pinzette, 2/3 Zahn
– Hängespekulum nach Scherback mit Rinne
– Klingenhalter

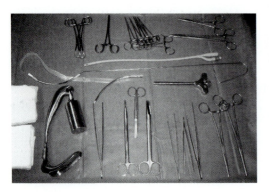

Abb. 2.**15a** TVT-Tisch.

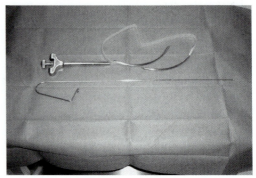

Abb. 2.**15b** Spezielles Instrumentarium für TVT.

und als spezielles Instrumentarium:
- Führungsstab für den DK Ch. 18
- Handgriff für das TVT-Band
- Zystoskop Ch. 17,5
- Hopkins-Optik, 5 mm, 70 °, für eine gute Einsicht der Ostien
- Kaltlichtkabel
- Videoturm für die Zystoskopie

■ Einmalartikel
- Universalset
- Beinlinge
- Handschuhe
- OP-Mäntel
- Einmalkatheter
- Dauerkatheter Ch. 18
- Gleitmittel für den DK
- Urinbeutel
- Einmalspritze zum Blocken
- Perfusorspritze 50 ml, zum Einspritzen der NaCl-Lösung
- lange Kanüle Nr. 1
- 20er Skalpellklinge
- TVT-Band
- steriler Kamerabezug
- Infusionssystem
- 1000 ml Beutel Spüllösung
- 40 ml NaCl 0,9 % zu Injektionszwecken

■ Nahtmaterial
- für die suprapubische Inzision: Polyester, monofil, nicht resorbierbar, USP 3/0, DS-30
- für die Scheidenhaut: Polyglycolsäure, geflochten, resorbierbar, USP 3/0 DS-30

■ Hinweise zum Ablauf
Vorbereitung, Lagerung und Abdeckung der Patientin erfolgen wie bei einem vaginalen Eingriff. Zu beachten ist, dass die Beine nicht über 45 ° kopfwärts gebeugt werden, da sonst eine korrekte Einlage des TVT-Bandes nicht gewährleistet werden kann. Das obere Abdecktuch muss so geklebt werden, dass die Spieße über der Symphyse austreten können.

Das TVT-Band ist mit einem Plastiküberzug versehen, um ein Verhaken mit dem Gewebe zu vermeiden. Die Überlappung muss vor dem Einbringen aufgehoben werden, damit der Überzug hinterher problemlos entfernt werden kann.

Für die Zystoskopie, die nach dem Stechen der Spieße durchgeführt wird, wird der Videoturm vor den rechten Arm platziert. So hat der Operateur eine gute und freie Sicht auf den Monitor.

Ablauf der Operation siehe Kapitel 9, TVT.

Kolposuspension nach Burch

Endoburch transperitoneal

■ Instrumentarium aus dem Pelviskopiesieb
- 2 Pneumoperitonealkanülen nach Veress, kurz, ca. 7 cm
- 11-mm-Trokar mit Multifunktionsventil mit kegeligem Dorn, als ersten Einstich
- 11-mm-Trokar mit automatischem Klappenventil und kegeligem Dorn
- 6-mm-Trokar mit automatischem Klappenventil und kegeligem Dorn
- 2 Reduzierhülsen 10/5; es ist darauf zu achten, dass die Reduzierhülse eine HR-26 Nadel

vollständig aufnehmen kann, um eine Verletzung im Abdomen oder eine Beschädigung der Nadel beim Einführen zu verhindern.
– Fasszange nach Manhes (Allis-Fasszange)
– Overholt (Präparier- und Fasszange nach Kelly)
– Metzenbaum-Schere, zum Präparieren
– Hakenschere, als Fadenschere
– bipolare Koagulationszange
– Nadelhalter, gerade

Zusätzlich benötigt man:
– Kaltlichtkabel
– Insufflationsschlauch mit der Möglichkeit der CO_2-Erwärmung
– Hopkins-Optik, 30°, 10 mm
– Nadelhalter nach Hegar
– chirurgische Pinzette (Standard)
– Fadenschere nach Cooper
– 4 Metalltöpfchen, für Flüssigkeiten
– Kornzange gebogen
– hinteres Blatt, für die vaginale Desinfektion

■ **Einmalartikel**
– Universalset
– Beinlinge
– Abdecktuch, selbstklebend
– Abdecktuch, für den Abwaschtisch
– Handschuhe, für den Operateur 3 ×
– OP-Mäntel
– Dauerkatheter Ch. 20
– 20 ml Einwegspritze
– Urinbeutel
– Cystofix, als suprapubische Harnableitung
– Robinson-Drainage
– 11er Einmalmesser
– steriler Kamerabezug
– Kabelfixierer
– Pflaster für die Einstiche
– Infusionssystem
– NaCl-Spüllösung mit Methylenblau angefärbt
– Tupfer, Kompressen

■ **Nahtmaterial**
– für die Burchnähte: Polyesterfaden geflochten, nicht resorbierbar, USP 0, HR-26 Nadel, wenn möglich zweifarbig z. B. weiß und grün eingefärbt. Dies erleichtert die Identifikation der einzelnen Fäden beim intrakorporalen Knüpfen.
– für die Trokareinstiche: Polyamidfaden monofil, nicht resorbierbar, USP 3/0, DS-19 Nadel

– für den Einstich am Nabel: Polyglycolsäure geflochten, resorbierbar, USP 3/0 DS-19
– für die Annaht des Cystofix: Polyesterfaden, geflochten, nicht resorbierbar USP 0 DS-30

■ **Desinfektion**
– Schleimhautdesinfektionsmittel für die Scheide
– Hautdesinfektionsmittel für das Abdomen und den Umgebungsbereich der Scheide

■ **Lagerung**
Die Lagerung entspricht der für andere laparoskopische Eingriffe.

■ **Hinweise zum Ablauf**
Die laparoskopische Kolposuspension nach Burch verläuft im Prinzip wie jede Laparoskopie und wird auch so vorbereitet. Nur bei der Abdeckung muss einiges beachtet werden: Als Erstes werden die Beine abgedeckt, dann das mittlere Tuch im Dammbereich geklebt. Die seitlichen Tücher werden bis über die Beine fixiert, danach das lange Tuch oberhalb des Nabels. Nun wird der Dauerkatheter gelegt und die Blase entleert. Als Letztes wird ein selbstklebendes Abdecktuch im Bereich der Symphyse geklebt.

Der Videoturm wird vor dem rechten Bein in Position gebracht, so dass der Operateur dorthin einen optimalen Blickwinkel hat und während des Eingriffes nicht den Kopf verdrehen muss. Nun werden alle Geräte angeschlossen. Die Blase wird nach dem Einbringen der Trokare mit 60 ml Blaulösung aufgefüllt. Dies dient der Orientierung beim Präparieren im Blasenbereich.

Der Vorbereitung des Nahtmaterials kommt ein hoher Stellenwert zu, da eine optimale Länge des Fadens und ein optimales Einspannen der Nadel in den Nadelhalter die Dauer der Operation erheblich verkürzt. Die Fäden werden auf die Länge der Reduzierhülse gekürzt (ca. 12 cm). Dies hat sich als optimale Fadenlänge für das spätere intrakorporale Knoten herausgestellt. Der Faden wird zuerst mittels Nadelhalter in die Reduzierhülse eingeführt. Die Nadel wird so in den Nadelhalter eingespannt, dass sie ganz in die Reduzierhülse eingezogen und später im Abdomen am Overholt in Stichposition gedreht werden kann, ohne erneut eingespannt werden zu müssen. Es empfiehlt sich die Kontrolle der korrekten Positionierung der Nadel vor dem Einziehen in die Reduzierhülse.

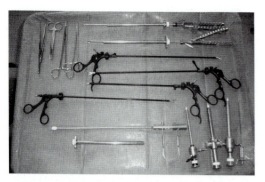

Abb. 2.**16** Tischaufbau für transperitoneale Kolposuspension nach Burch.

Zum Stechen der Fäden zieht der Operateur einen zweiten Handschuh über die linke Hand und geht mit einem Finger in die Scheide. Da diese Position sehr unbequem ist, sollten beide Nadelhalter mit Nadeln bestückt und die Instrumente zügig in den Trokaren gewechselt werden.

Vollständiger Operationsablauf siehe Kapitel 9, transperitoneale Kolposuspension nach Burch.

Kolposuspension nach Burch per Laparotomie

■ **Instrumentarium**
aus dem Laparotomiesieb
- 3 Kornzangen, gebogen, für große Tupfer
- Kornzange, gerade, für Präpariertupfer
- 2 chirurgische Pinzetten nach Gerard, zur Koagulation
- 2 chirurgische Pinzetten, mittelbreit, 180 mm lang
- chirurgische Pinzette, 2/3 Zahn, 180 mm lang
- 2 atraumatische Pinzetten nach DeBakey, 200 mm lang
- Messergriff für Skalpellklingen
- Metzenbaum-Schere gebogen, 200 mm lang
- Uterusschere nach Sims
- Fadenschere nach Cooper
- 2 Wundhaken nach Roux, groß
- 2 Scheidenspekula nach Breisky, lang, zum Weghalten des Gewebes beim Arbeiten im Cavum Retzii
- 6 Péan-Klemmchen
- 2 Mikulicz-Klemmen
- 2 Overholt, gebogen, 220 mm lang
- 2 Nadelhalter nach Hegar, mittellang (Standard)

- Nadelhalter nach Hegar, lang
- Nadelhalter lang nach Fiochietto; dieser ist im Maul abgewinkelt und lässt so den Blick auf die Nadel frei.
- Redonspieß Ch. 14

Zusätzlich benötigt man
- viereckiger Bauchdeckenrahmen mit 2 Walven

■ **Einmalartikel**
- Universalabdeckset
- Tischbezug für 2. Instrumententisch
- Beinlinge
- Abdecktuch selbstklebend
- Abdecktuch für den Abwaschtisch
- OP-Mäntel
- Handschuhe, für den Operateur 3-fach, zum Abwaschen und zum Stechen der Burchfäden
- Dauerkatheter Ch. 20, wird steril nach dem Abdecken gelegt
- Urinbeutel
- suprapubische Harnableitung, z. B. Cystofix
- Blasenfüllung (1000 ml NaCl-Lösung 0,9 %)
- steriles Infusionsbesteck
- Gleitmittel für Dauerkatheter
- 20er Messerklinge
- Redondrainage Ch. 14
- Redonflasche
- Tupfer, Präpariertupfer, lange Kompressen, Bauchtücher

■ **Nahtmaterial**
- für die Burchnähte: 4 × Polyester, geflochten, nicht resorbierbar, atraumatisch, USP 0, 90 cm lang, HR-27S
- Faszienverschluss: Polyglycolsäure, geflochten, resorbierbar USP 1, HR-35 Nadel, 90 cm lang
- b. B. subkutan: Polyglycolsäure geflochten, resorbierbar, USP 2/0, HR-35 Nadel, 90 cm lang
- Hautverschluss: entweder mittels Hauttacker oder mit einem Polypropylenfaden, monofil, nicht resorbierbar USP 1, 90 cm lang mit einer Hautnadel

■ **Hinweise zum Ablauf**
Vorbereitung, Desinfektion und Lagerung der Patientin erfolgt wie beim Endoburch (siehe Kapitel 2 und 9). Es ist darauf zu achten, dass der Dauerkatheter steril **vor** dem Kleben des kleinen Abdecktuches über der Symphyse gelegt wird.

Die Burchfäden werden in den langen, abgewinkelten Nadelhalter eingespannt und ein zweiter langer Nadelhalter wird zum Nachgreifen bereitgehalten. Nach dem Stechen wird jeder Faden mit einer Klemme fixiert, die Nadel verbleibt am Faden.

Gesamter OP-Ablauf siehe Kapitel 9, Kolposuspension nach Burch per Laparotomie.

Laterale Kolpopexie per Laparotomie

Dieser Eingriff kann sowohl von abdominal als auch von vaginal durchgeführt werden. Bei abdominalem Zugang unterscheidet sich die instrumentelle Vorbereitung nicht von der für einen Burch per Laparotomie. Auch das Einmalmaterial, die Patientenvorbereitung, Desinfektion und Abdeckung sind identisch.

An **Nahtmaterial** benötigt man:
- Polyester, geflochten, nicht resorbierbar USP 0 Nadel HRs-27, mindestens 6 Fäden
- Polyglycolsäure, geflochten, resorbierbar
- USP 1, Nadel HRs-35, für die Faszie
- b. B. USP 2/0, Nadel HRs-35 oder größer für subkutane Adaptationsnähte
- Polypropylen USP 0 oder 2/0, DS-24, für den intrakutanen Hautverschluss

Bei **vaginalem Zugang** benötigt man das Instrumentarium wie für eine hintere Plastik mit sakrospinaler Vaginaefixatio. Einmalmaterial, Patientenvorbereitung, Desinfektion und Abdeckung sind gleich und nachzulesen in den vorangegangenen Kapiteln.

An **Nahtmaterial** benötigt man hier:
- Polyester, geflochten, nicht resorbierbar, USP 0, Nadel HRs-27, bis zu 6 Fäden
- Polyglycolsäure, geflochten, resorbierbar, USP 3/0, 12 × 45 mit lediger Nadel DS-24 oder als atraumatischer Faden

Sakropexie der Vagina

Sakropexie der Vagina per Laparotomie

■ **Instrumentarium**
aus dem Laparotomiesieb
- 3 Kornzangen, gebogen, für große Tupfer
- 2 Kornzangen, gerade, für Präpariertupfer
- 2 Overholt, mittellang, Fig. 2
- 2 Overholt, fein, zum Anklemmen kleiner Gefäße oder zum Fadenführen bei Ligaturen

- 10 Péan-Klemmen
- 4 Mikulicz-Klemmen, zum Anklemmen der Faszie und des Peritoneums
- 2 Nadelhalter nach Hegar, Standard
- Nadelhalter nach Wertheim, lang
- Nadelhalter nach Hegar, lang
- Skalpellgriff Fig. 1
- Präparierschere nach Metzenbaum, 200 mm
- Uterusschere nach Sims
- Fadenschere nach Cooper
- 2 atraumatische Pinzetten nach DeBakey
- 2 chirurgische Pinzetten nach Gerard, zum Koagulieren
- 2 chirurgische Pinzetten mittellang, mittelbreit
- chirurgische Pinzette 2/3 Zahn
- 2 Roux-Haken
- 2 Scheidenspekula nach Breisky

Zusätzlich benötigt man einen Bauchdeckenrahmen mit 4 kleinen und 4 großen Walven. Bei adipösen Patientinnen empfiehlt es sich, langes Instrumentarium für die Präparation in der Tiefe und für das Durchziehen des Vypro-(Vicrylprolene)-netzes griffbereit zu haben.

■ **Einmalartikel**
- Universalset
- 2 Abdecktücher selbstklebend
- Beinlinge
- OP-Mäntel doppelt
- Handschuhe doppelt, für das vaginale Desinfizieren dreifach
- Dauerkatheter Ch. 14
- Urinauffangbeutel
- Einmalspritze 10 ml, zum Blocken
- Gleitmittel für den DK
- 20er Messerklinge
- Tupfer, Präpariertupfer, lange Kompressen, Bauchtücher
- Vypronetz 12 × 15 cm

■ **Nahtmaterial**
- Polyesterfaden, geflochten, nicht resorbierbar, USP 0, HRs-27 Nadel, zur Fixation des Vypronetzes
- Polyglycolsäure, geflochten, resorbierbar, USP 2/0, HR-26 Nadel, zum Verschluss des Retroperitoneums über dem Vypronetz
- Polyglycolsäure, geflochten, resorbierbar, USP 0, HR-35 Nadel, als Peritonealverschluss
- Polyglycolsäure, geflochten, resorbierbar, USP 1, HR-35 Nadel, für die Faszie

– Polypropylen, monofil, nicht resorbierbar, USP 0, DS-30 Nadel, für den Hautverschluss

■ Hinweise zum Ablauf

Lagerung, Desinfektion und Abdeckung erfolgt wie bei jedem abdominalen Eingriff. Wichtig ist, dass nach der vaginalen Desinfektion und Einlage eines Dauerkatheters ein Tupfer in die Scheide eingelegt wird, um sie zur Fixation an ihren richtigen Platz zu bringen.

Beim Einnähen des Netzes muss darauf geachtet werden, dass es nicht verdreht wird. Die Fäden werden zur Identifikation mit Klemmchen markiert.

Endoskopische Sakropexie der Vagina

■ Instrumentarium
aus dem Pelviskopiecontainer

– 2 11-mm-Trokare mit Klappenventil und Trokardorn mit kegeliger Spitze
– 2 6-mm-Trokare mit Klappenventil und Trokardorn mit kegeliger Spitze
– 2 Reduzierhülsen 10/5 (durchgängig für Nadel HR-26)
– Metzenbaum-Schere
– Allis-Fasszange
– Hakenschere, als Fadenschere
– Overholt-Klemme
– 2 Nadelhalter, gerade
– Veress-Kanüle kurz oder lang, je nach Patientin
– bipolare Koagulationszange
– Saugspülrohr
– evtl. 1 Darmretraktor (Mehrweg- oder Einweginstrument)
– zum Verschluss der Inzisionsstellen:
  • Nadelhalter nach Hegar, kurz
  • Fadenschere nach Cooper
  • 2 chirurgische Pinzetten, kurz
– 3 Metalltöpfchen für Flüssigkeiten
– für die vaginale Desinfektion:
  • Metalltöpfchen für die Desinfektionsmittel
  • hinteres Blatt
  • Kornzange

■ Einmalartikel

– Universalabdeckset
– 2 Abdecktücher, selbstklebend

– Abdecktuch für den Abwaschtisch
– Beinlinge
– OP-Mäntel
– Handschuhe, zum Abwaschen doppelt
– Dauerkatheter Ch. 14
– Urinbeutel
– Gleitmittel für den DK
– 11er Stichskalpell
– b. B. Saugerschlauch, Infusionssystem, Spülbeutel mit NaCl 0,9 % oder Ringerlösung
– Robinson-Drainage
– Vypronetz

■ Nahtmaterial

– zum Einnähen des Vypronetzes:
  • 6 × Polyester geflochten, nicht resorbierbar, USP 0, Nadel HR-26 oder
  • Hernienstapler, für endoskopische Herniotomien
– zum Verschluss des Einstichs am Nabel:
  • Polyglycolsäure, USP 3/0, Nadel DS-18
– zum Verschluss der anderen Einstiche und als Annaht für die Drainage:
  • Polyamid, USP 3/0, Nadel DS-18

■ Hinweise zum Ablauf

Lagerung, Vorbereitung und Desinfektion der Patientin erfolgt wie bei einer LAVH. Der Tupfer zum Positionieren der Scheide wird, ebenso wie der Dauerkatheter, **nach** der sterilen Abdeckung gelegt und ein kleines Klebetuch zur Abschirmung der Vaginalregion über der Symphyse geklebt. Zum Operationsablauf siehe Kapitel 9, Sacropexie der Vagina.

Um das Vypronetz in den Situs einzubringen, muss es mit der Allis-Klemme in eine Reduzierhülse eingezogen werden. Die „geladene" Reduzierhülse wird über den 11-mm-Trokar in den Bauch geschoben. Das Netz wird in den Situs eingebracht und mit der Allis-Klemme und bspw. einem Overholt positioniert. Die Fäden werden, wie beim Endoburch beschrieben, vorbereitet. Die spezielle Assistenz des Instrumentierenden erfolgt ebenso.

Radikalonkologische Eingriffe

Eingriffe per Längsschnittlaparotomie mit pelviner Lymphadenektomie

Radikalonkologische Eingriffe unterscheiden sich in der instrumentellen Vorbereitung erst einmal nicht von einer abdominalen Hysterektomie. Wichtig ist es, das benötigte Instrumentarium in ausreichender Länge bereitzustellen, siehe dazu auch den Vorschlag für Instrumentarium im Kapitel 2, Abdominale Eingriffe.

Zusätzlich wird ein großer runder Rahmen benötigt, in den die Walven eingehängt werden können, um die Bauchdecke auseinander- und den Darm zurückzuhalten.

■ Einmalartikel
- Universalabdeckset
- zusätzlicher Tischbezug für den zweiten Instrumentiertisch
- Abdecktuch für den Abwaschtisch
- Beinlinge, bei Steinschnittlagerung
- Handschuhe, zum Abwaschen doppelt
- OP-Kittel
- Dauerkatheter Ch. 14
- Urinbeutel
- Gleitmittel
- 20 ml Einwegspritze zum Blocken des DK
- 20 ml Einwegspritze für die Spülzytologie
- 20er Messerklinge
- Saugerschlauch und -ansatz
- 2 Robinson-Drainages zur Einlage in die Obturatoriuslogen, oder als Alternative:
- 2 Easy-Flow-Drainagen mit Abflussbeutel
- Redondrainage Ch. 12 oder 14, zum Einlegen ins subkutane Fettgewebe
- große Tupfer, Präpariertupfer, lange Kompressen, Bauchtücher
- ausreichend warmes NaCl 0,9 %, warmgehalten in einer Metallschüssel auf einem Wärmegerät

■ Nahtmaterial
- Polyglycolsäure, geflochten, resorbierbar
  - USP 0, Nadel HR-27, zum Absetzen der Parametrien, wenn nah an der Beckenwand abgesetzt werden muss
  - USP 0, 5 × 75, zum Absetzen des Uterus und zum Verschluss der Scheide, mit einer ledigen Nadel HRX-29
  - USP 2/0, 5 × 70, als lange Ligaturen

- USP 3/0, 5 × 70, als feine Ligaturen
- USP 2/0, 12 × 45, als kurze Ligaturen, z. B. beim Absetzen des Netzes
- USP 2/0, Nadel HR-27, als Durchstichligatur
- USP 3/0, Nadel HR-27, als feine Durchstichligatur oder für Schleimhautläsionen am Darm
- USP 0, Nadel HR-35, Verschluss des Peritoneums
- USP 1, Nadel HR-35, Faszienverschluss
- oder USP 1, Nadel HR-35, zum gleichzeitigen Verschluss von Peritoneum und Faszie
- b. B. USP 2/0, Nadel HR-35 oder -40, für adaptierende Subkutannähte
- Polypropylen, monofil, nicht resorbierbar
  - USP 5/0, Nadel HR-17, als Gefäßnaht
  - USP 2/0, Nadel DS-24, als fortlaufender Hautverschluss oder
- Hauttacker
- Titangefäßclips groß

■ Lagerung
- Steinschnitt- oder Rückenlage

Ist eine Rektumbeteiligung nicht auszuschließen, empfiehlt es sich, in Steinschnittlage zu lagern, um b. B. eine rektale Darmanastomose ohne Neuabdeckung zu ermöglichen.

■ Desinfektion
- vaginal und zum Legen des Dauerkatheters: Schleimhautdesinfektionsmittel
- abdominal: Hautdesinfektionsmittel, gefärbt
- evtl. Einlage einer mit 90 %igem Alkohol getränkten Kompresse, um die Verschleppung von Karzinomzellen zu vermeiden (beim Zervix- und Endometriumkarzinom)

■ Hinweise zum Ablauf
Die Patientin wird wie für jeden anderen abdominalen Eingriff vorbreitet und, je nach Operateur, in Steinschnitt- oder Rückenlage gelagert. Da der Eingriff mehrere Stunden dauert, ist bei Steinschnittlagerung besonders auf die Lage der Beine in den Göpel-Beinschalen zu achten. Sinnvoll ist es, die Beinschalen mit Gelkissen gut auszupolstern, um Druckstellen im Bereich der Kniekehlen zu vermeiden.

Der Instrumententisch wird wie für eine abdominale Hysterektomie vorbereitet, zusätzlich ist langes Instrumentarium und – für die pelvine

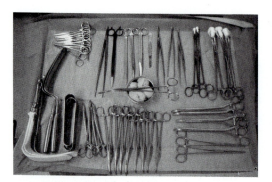

Abb. 2.**17a** Tischaufbau Instrumentiertisch bei Laparotomie mit pelviner Lymphadenektomie.

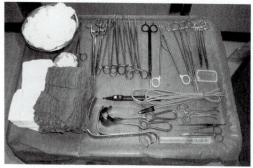

Abb. 2.**17b** Tischaufbau Nahttisch bei Laparotomie mit pelviner Lymphadenektomie.

Lymphadenektomie – das Instrumentarium aus dem Zusatzcontainer bereitzustellen.

Operationsablauf siehe Kapitel 10, Hysterektomie mit pelviner Lymphadenektomie.

Zum Absetzen der Adnexen können traumatische oder atraumatische Durchstichligaturen gewählt werden. Wird nahe an der Beckenwand radikal reseziert, sollten für die Durchstichligaturen ausschließlich Nadel-Faden-Kombinationen gebraucht werden, da diese das Gewebe nicht noch zusätzlich traumatisieren.

Sobald die Präparation der Lymphknoten erfolgt, muss immer eine Gefäßnaht (5/0) griffbereit sein, ebenso Ligaturclips, um auftretende Blutungen schnell zu stillen.

Vulvektomie mit inguinaler Lymphadenektomie

■ Instrumentarium
Das benötigte Instrumentarium befindet sich in dem hier beschriebenen Instrumentensiebaufbau im Vaginal- und Laparotomiecontainer. Oft gibt es in den Operationsabteilungen aber auch kleinere Siebe mit dem entsprechenden Zubehör. Für diese Operation empfiehlt es sich, folgende Instrumente auf dem Tisch zu haben:
- 3 Kornzangen, gebogen, für große und mittlere Tupfer
- 2 Kornzangen, gerade, für Präpariertupfer
- Präparierschere nach Metzenbaum, gebogen, 165 mm
- Uterusschere nach Sims
- Fadenschere nach Cooper
- 2 chirurgische Pinzetten nach Gerard, zur Koagulation

- 2 chirurgische Pinzetten, mittellang
- chirurgische Pinzette, 2/3 Zahn
- 2 chirurgische Pinzetten, kurz
- atraumatische Pinzette nach DeBakey
- 4 Klemmchen nach Halsted-Mosquito
- 8 Kocher-Klemmen
- 2 Wundhaken nach Roux, groß
- Weichteilsperrer
- 2 Overholt, Fig. 2
- 4 Overholt, fein
- 2 Nadelhalter nach Hegar, Standard
- Nadelhalter nach Hegar, fein, für die evtl. Gefäßnaht
- Organfasszange

■ Einmalartikel
- Universalset
- Beinlinge
- OP-Kittel
- Handschuhe doppelt, da nach der inguinalen Lymphadenektomie ein Handschuhwechsel erfolgen sollte, um bei positiven Lymphknoten eine Zellverschleppung zu vermeiden.
- 4 Abdecktücher, selbstklebend
- Dauerkatheter Ch. 14
- Urinauffangbeutel
- Gleitmittel für den DK
- 2 Einmalkatheter
- Diathermiebeutel
- drei 20er Skalpellklingen
- 11er Einmalskalpell
- 4 Redondrainagen, Ch. 14
- 4 Redonflaschen
- große, mittlere Tupfer, Präpariertupfer, lange Kompressen, Bauchtücher

– warme physiologische Kochsalzlösung oder Ringerlösung

■ Nahtmaterial
– Polyglycolsäure geflochten, resorbierbar
  • USP 2/0 und 0, 12 × 45, als Ligaturen
  • USP 2/0, Nadel HR-27, als Durchstichligaturen und als subkutane Adaptationsnähte
  • USP 3/0, Nadel HR-27, als feine Durchstichligatur
  • USP 0, Nadel HR-35, zur Muskelfixation am Leistenband
  • USP 1, Nadel HR-35, für Situationsnähte beim Hautverschluss nach der Vulvektomie
– Polydioxanon, monofil, spätresorbierbar, USP 2/0, Nadel DS-30, für den Hautverschluss vaginal
– Polypropylen, monofil, nicht resorbierbar
  • USP 0 oder 2/0, Nadel DS-24, für den intrakutanen Hautverschluss inguinal
  • USP 4/0, Nadel HR-17, als Gefäßnaht
– Polyester, geflochten, nicht resorbierbar als Annaht für die Drainagen

■ Lagerung
Steinschnittlage mit abgesenkten Beinen für die inguinale Lymphadenektomie und hochgefahrenen Beinen für die Vulvektomie.

Cave: Es muss eine gute Kontrolle der Beinlagerung in beiden Stellungen erfolgen, bevor abgedeckt wird !!! Cave: Lagerungsschäden, z. B. Lähmung des N. peroneus.

■ Desinfektion
Siehe im Kapitel 2, LAVH.

■ Abdeckung
Man schiebt als Erstes ein steriles Abdecktuch unter das Gesäß, um auch bei einem Ablösen der Klebetücher eine sterile Zone zu behalten. Dann bezieht man die Beine, klebt zwei Tücher seitlich bis in den Vaginalbereich, ein großes Klebetuch unterhalb des Nabels und ein mittleres Klebetuch unten, knapp unterhalb des Anus und quer über die Oberschenkel. Da mit der inguinalen Lymphadenektomie begonnen wird, schirmt man den Vaginalbereich mit einem Klebetuch knapp über der Klitoris ab. Nach Beendigung des inguinalen Eingriffs wird dieses Tuch entfernt und durch ein anderes, das quer auf Höhe der

Spinae geklebt wird, ersetzt. Dieses Klebetuch wird nach oben geschlagen.

■ Hinweise zum Ablauf
Die Patientin wird auf dieselbe Weise vorbereitet wie für eine LAVH. Wichtig ist, genügend Verbandstoffe wie Bauchtücher und Kompressen vorbereitet zu haben, da dieser Eingriff sehr blutig verlaufen kann. Ebenso sollte auch immer die Gefäßnaht griffbereit eingespannt sein.

Die anfallenden Präparate müssen sehr sorgfältig für den Pathologen gekennzeichnet werden. Die weitere postoperative Behandlung der Patientin hängt davon ab.

Einzelheiten über den Operationsverlauf siehe Kapitel 10, Vulvektomie.

Paraaortale Lymphadenektomie

■ Instrumentarium
Da dieser Eingriff oft mit einer radikalen Hysterektomie und pelviner Lymphadenektomie einhergeht, wird das Instrumentarium wie für jeden abdominalen Eingriff vorbereitet. Dieses Instrumentarium wird ausführlich im Kapitel 2, Abdominale Hysterektomie allgemein, beschrieben. Zusätzlich benötigt man:
– 2 atraumatische Pinzetten nach DeBakey, mittellang, fein
– 2 Clipzangen für Ligaturclips
– Abdominalretraktor nach Rochard, mit entsprechender Walve
– Bauchdeckenrahmen, groß, mit großen und kleinen Walven
– feiner Nadelhalter nach Hegar, für die Gefäßnaht

■ Einmalartikel
Siehe Kapitel 2, abdominale und radioonkologische Eingriffe.

■ Nahtmaterial
– Polyglycolsäure, geflochten resorbierbar
  • USP 3/0, 12 × 45, als feine Ligaturen
  • USP 2/0, 12 × 45, als Ligaturen
  • USP 2/0, Nadel HR-27, als Durchstich
  • USP3/0, HR-27, als feine Durchstichligatur
  • USP 1, HR-35, zum allschichtigen Verschluss von Peritoneum und Faszie
– Polypropylen, monofil, nicht resorbierbar
  • USP 5/0, Nadel HR-17, als Gefäßnaht, fein
  • USP 2/0 oder 0, DS-24, als Hautverschluss

– Hauttacker, als Alternative zur Intrakutannaht
– Titanclips groß

■ Lagerung

Üblicherweise in Rückenlage; zum Legen des
Dauerkatheters wird die Patientin kurzfristig in
Steinschnittlage gebracht. In Kombination mit
anderen radikalonkologischen Eingriffen kommt
auch eine Steinschnittlagerung mit abgesenkten
Beinen in Betracht (siehe entsprechende Kapitel).

■ Desinfektion

Wie für jeden abdominalen Eingriff üblich.

■ Hinweise zum Ablauf

Da bei diesem Eingriff an den großen Hauptgefä-
ßen präpariert wird, sollte immer eine Gefäßnaht griffbereit im Nadelhalter eingespannt sein.
Ebenso müssen die Gefäßclips vorbereitet werden. Als hilfreich hat es sich erwiesen, heiße
Kompressen zur Hand zu haben, um kleine Blutungen zum Stillstand zu bringen. Werden diese
in die Gefäßlogen eingebracht, ist wie bei allen
abdominalen Eingriffen hinterher auf Vollständigkeit des Verbandmaterials zu achten.

II

Operationsverfahren

3 Mammachirurgische Eingriffe

K. Brunnert

Augmentation zur Brustvergrößerung

■ OP- Prinzip

Vergrößerung und Formkorrektur einer oder beider weiblichen Brüste durch die Einlage von Brustimplantaten unter die Brustdrüse oder die Muskulatur des großen Brustmuskels (M. pectoralis major).

■ Indikation

- angeborene und erworbene Fehlbildungen der Brust
- kontralaterale Angleichung im Rahmen einer Brustrekonstruktion
- Wunsch der Patientin bei normaler Brust

■ Kontraindikationen

- entzündliche Prozesse der Brustdrüse
- Autoimmunerkrankungen
- psychische Erkrankung

■ Patientenaufklärung

Allgemeine Hinweise zur Aufklärung bei elektiven Eingriffen:

- Bei elektiven, ästhetisch motivierten operativen Eingriffen muss die Aufklärung besonders umfangreich und eingehend sein und sowohl eingriffstypische Komplikationen wie Kapselfibrose als auch allgemeine Operationsrisiken wie thromboembolische Ereignisse umfassen. Außerdem Hinweise auf Verhältnismäßigkeit der Komplikationen, Häufigkeit, Korrekturmöglichkeit.
- Besser als Aufklärungsvordrucke (z. B. Perimed-Bögen) sind handschriftliche Skizzen und Aufzeichnungen, also Hinweise auf eine individuelle Information und Erörterung der personenbezogenen Besonderheiten. Ferner Beispiele zeigen, evtl. sogar Kontakte mit bereits operierten Frauen anbieten oder vermitteln.
- Nicht nur schöne Bilder zeigen, sondern auch auf die Möglichkeit ungünstiger Verläufe hinweisen.

- Wichtig ist der Hinweis auf etwaige Folgeoperationen wie Implantataustausch, Narbenkorrekturen etc.
- Erklärung der zu erwartenden Beschwerden und Einschränkungen in der postoperativen Phase
- Aufklärung vor Zeugen
- Zeitpunkt: 24 Stunden vor dem operativen Eingriff
- Photodokumentation:
  • Vor der Operation, vor der Entlassung sowie nach Abheilung. Brustbild frontal, seitlich und Schrägaufnahmen von beiden Seiten. Am besten Digitalkamera mit der Möglichkeit der Ablage in der Krankenakte.

Spezielle Patientenaufklärung:

- Abklärung der Motivation und Erwartungen der Patientin
  • einfühlsame Exploration ohne Zeitdruck
  • Augmentation ungeeignet zur Lösung seelischer Identitätskonflikte, Sexualstörungen oder Partnerschaftsprobleme
  • Die Patientin muss genügend Zeit haben, den Eingriff in seiner ganzen Tragweite zu überdenken.
- Klärung der Kostenübernahme (Augmentation ist keine behandlungsbedürftige Erkrankung im Sinne der RVO)
- Brustimplantate, Silikon und alternative Füllstoffe
  • Alle Brustimplantate haben eine Hülle aus Silikongummi.
  • Füllsubstanzen: Silikongel, Kochsalz, Hydrogel
    • **Silikongel:** empfehlenswert, da die günstigsten und am besten dokumentierten Langzeitergebnisse

Merke: Um eine sog. Silikonwanderung zu verhindern, sollte nur **Kohäsivgel** verwendet werden (s. Abb. 3.**1**).

- **Kochsalz:** zweite Wahl, da fehlende Elastizität und Geschmeidigkeit, höheres spezifisches Gewicht als Silikongel, fehlende Lubrifikation der Silikonhülle und damit schnellerer Verschleiß, Volumenverlust möglich wegen Durchlässigkeit von Silikongummi für Wasser. Daher höhere Reoperationsrate als bei Silikongelbrustimplantaten.
- **Hydrogele:** wegen fehlender Langzeiterfahrungen und erwarteter Haltbarkeit von nur ca. 5 Jahren z. Zt. nicht empfehlenswert
- Ein Zusammenhang zwischen Silikon und Autoimmunerkrankungen, Systemerkrankungen wie Rheuma oder Krebserkrankungen konnte nicht gefunden werden. Keine Teratogenität.
- Silikon hat keine negativen Auswirkungen auf Schwangerschaft, Stillzeit, Reisen oder die Vorsorge von Brusterkrankungen.
- Risiken und Komplikationen

■ OP-Planung
- körperliche Untersuchung
- Defektanalyse: Form, Gewebekonsistenz und Durchmesser der Brustbasis sind für die Wahl der operativen Technik wichtig.

Merke: Bei konzentrischer Brustform ohne Ptose und schlanker Patientin mit wenig subkutanem Gewebe am Brustansatz **subpektorale Implantation**.

Bei schlaffer/ptotischer Brust **präpektorale Implantation,** da nur so eine direkte Ausformung des schlaffen Brustgewebes durch das Implantat erfolgt. **Cave:** Verletzung der subkutanen Fettschicht

- Operationsplanung mit **Anzeichnung** im Stehen oder Sitzen:
  - **Wichtig**: Bei der präoperativen Anzeichnung werden die Mittellinie prästernal, die aktuelle und geplante Zirkumferenz der Brust, die aktuelle Umschlagfalte auf beiden Seiten und die beabsichtigte neue Umschlagfalte eingezeichnet. Die Patientin muss auf etwaige Unterschiede der Umschlagfalten hingewiesen werden. Der Abstand der definitiven Umschlagfalte zur Mamille sollte z. B. im Falle eines runden Implantates dem Radius des gewählten Implantates entsprechen (Abb. 3.**2**).
  - Um ein natürliches Ergebnis zu erzielen, sollte der Durchmesser des gewählten Implantates dem gegebenen queren Durchmesser der Brust entsprechen, wobei die Dicke des parasternalen bzw. präaxillären Weichteilmantels der Brust mit ca. 1 -2 cm bei der Bestimmung des Implantatdurchmessers abgezogen werden müssen.
- Photodokumentation

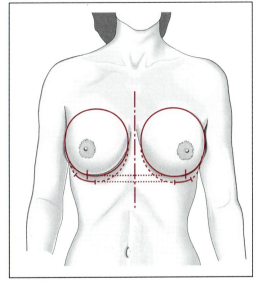

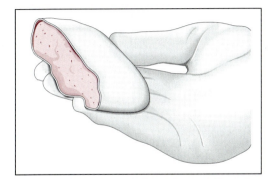

Abb. 3.**1** Brustimplantat (aufgeschnitten), Füllung Kohäsivgel.

Abb. 3.**2** Präoperative Anzeichnung vor Augmentation.

OP-Technik

Intraoperative Lagerung

Rückenlage mit symmetrischer Auslagerung der Arme um ca. 80 °. Zur Überprüfung der korrekten Platzierung der Implantate muss die Möglichkeit gegeben sein, die Patientin in eine stabile sitzende Position zu bringen.

Tumeszenz

Nach Hautdesinfektion und steriler Abdeckung der Patientin wird die Brust an der Basis pro Seite mit ca. 50 ml eines Lokalanästhetikums mit Adrenalin zur Reduzierung der Blutungsbereitschaft unterspritzt (z. B. 50 ml Xylonest 1 % mit 50 ml NaCl 0,9 % und 0,2 ml Suprarenin gemischt). Alternativ kann eine 1 : 200 000 verdünnte Suprareninlösung mit physiologischer Kochsalzlösung verwendet werden.

Zugangswege für die Implantateinlage

Der Zugang zur Brust von der Umschlagfalte aus ist der allgemein bevorzugte.
Vorteile:
– direkter und kürzester Zugang zur Brustunterlage (prä- und subpektoral)
– erlaubt genaue Platzierung des Implantates
– vermeidet direkten Kontakt mit dem Drüsenparenchym
– ermöglicht direkte Sicht in das Implantatlager
– beste Ausgangslage für eine Korrektur der Umschlagfalte
– kurze Schnittlänge von ca. 4 cm
  • Schnittlokalisation: Die Inzision wird in der existierenden oder geplanten Umschlagfalte 1 – 2 cm medial von der Medianlinie beginnend nach lateral geführt.
  • Alternativen: Areolarand- oder -querschnitt (für die prä- oder subpektorale Implantation): Unterer Areolarand über ca. 4 cm Länge; Präparation auf dem Drüsenkörper bis zum unteren Pol der Brustdrüse. Von hier aus schwenkt die Präparation nach kranial entweder auf oder unter dem M. pectoralis major (Abb. 3.**3**).
  • axillärer Querschnitt (für die subpektorale Implantation, s. Abb. 3.**4**)

Merke: Bei axillärem Zugang ist die Verwendung von Endoskopie notwendig. Beschichtete Implantate eignen sich aufgrund des hohen Reibungskoeffizienten nicht für diese Technik.

Wahl der Implantatloge

Die bevorzugte Implantatloge liegt kranial subpektoral und kaudal unter der Brustdrüse. Hierdurch kann die Muskulatur den Brustansatz ohne Stufenbildung natürlich formen und abdecken. Dies gilt besonders für straffe Gewebeverhältnisse mit wenig Drüsenparenchym und spärlichem subkutanem Fettgewebe.
Bei erschlaffter Haut und ptotischer Brustdrüse sollte eine präpektorale Implantatposition gewählt werden, um eine direkte Füllung und Ausformung der vorhandenen schlaffen Brust zu gewährleisten.
Bei stärkerer Ptose der Brust muss eine zusätzliche Mastopexie der Brust durchgeführt werden (siehe dort). ▶▶

▶▶ **Präparation der Implantatloge**

Die Inzision der Haut erfolgt mit dem Skalpell, die weitere Präparation mit dem elektrischen Messer. Die Hautränder werden schonend mit Zweizinkern gehalten, das subkutane Fettgewebe und die Fettfaszie werden zu gleichen Teilen separiert, um später einen gleichmäßigen Wundverschluss zu ermöglichen. Präparation auf den M. pectoralis major. Im Falle der **subpektoralen** Augmentation werden die Muskelfasern in Höhe der Inzision elektrochirurgisch durchtrennt. Die so geschaffene Lücke am unteren Muskelrand nimmt den Zeigefinger des Operateurs auf, der durch stumpfes Beiseiteschieben den in seiner Größe präoperativ festgelegten Raum unter dem Muskel ablöst. Widerstände werden unter guter Sicht eines Lichthakens elektrisch durchtrennt. Die interkostale Innervation wird nicht durchtrennt, sondern nach lateral verschoben, um die Sensibilität des Mamillen-Areola-Komplexes (MAK) zu erhalten. Die Umschlagfalte liegt in der Regel kaudal der unteren Pektoraliskante und wird, wie vorgezeichnet, subkutan präpariert. Im Falle einer **präpektoralen** Augmentation erfolgt die Präparation der Implantathöhle auf der Muskeloberfläche und wiederum genau in den Grenzen der auf der Haut vorher festgelegten Brustbasis oder deren Korrekturen (Abb. 3.**5a + b**).

Wahl des Implantates

Größe und Form des Implantates orientieren sich am Durchmesser der Brust und der benötigten Projektion. Probeimplantate in der Form des gewählten Implantattyps werden vorübergehend eingelegt, um die gewählte Implantatgröße und -form zu überprüfen. Die Patientin wird hierzu aufgesetzt. Das Implantat muss der Loge entsprechen, um eine Stauchung des Implantates mit Faltenbildung oder ein Verrutschen bei zu großer Loge zu vermeiden. Texturierte und besonders polyurethan-(PU)-beschichtete Implantate zeigen eine geringe Tendenz zur Dislokation aufgrund eines erhöhten Reibungskoeffizienten.

Einlage des Implantates

Der Operateur überprüft vor der Öffnung der Originalverpackung des Implantates den Inhalt anhand des Aufklebers, denn eine Resterilisierung irrtümlich entnommener Implantate ist nicht möglich. Das Implantat soll so wenig wie möglich berührt werden und wird in der intakten Sterilverpackung dem Operateur gereicht. Nach dem Öffnen der inneren Verpackung verbleibt das Implantat in seiner Schale, und es wird Taurolin 6 % zugeführt, um die Oberfläche zu spülen und von eventuellen Produktionsrückständen zu säubern. Der Operateur entnimmt das Implantat der Plastikschale und schiebt es in die Einführhilfe, die der Originalverpackung beiliegt und vorher mit einem sterilen Gleitmittel – z. B. Instillagel – lubrifiziert wurde. Die Verwendung der sog. Einführhilfe nach Dolsky ermöglicht eine Implantation ohne Hautkontakt mit dem Implantat bei der Einführung in die Operationshöhle. Das Implantat liegt am proximalen Ende der Einführhilfe, welche um etwa 1 – 2 cm umgeschlagen in die Operationshöhle eingeführt wird. Hierbei liegt die Wand der Plastikhülle dem Implantat durch mehrfache Drehung des distalen Endes straff an. In einer kombinierten Bewegung von Druck auf das Implantat in Richtung OP-Höhle und vorsichtigem Zurückziehen der Einführhilfe wird dann

▶▶

►►

das Implantat schonend eingeführt. Die Einführhilfe muss auf Vollständigkeit überprüft werden. Das Implantat wird abschließend korrekt positioniert, etwaige Falten werden korrigiert und ausgestrichen. Überprüfung von gutem Implantatsitz und Symmetrie im Sitzen.

Naht

Erst danach kann die Wunde dreischichtig vernäht werden (monofiles resorbierbares Nahtmaterial, z. B. Biosyn):
- subkutanes Fettgewebe mit Einzelknopfnähten (2/0, 3/0),
- Korium der Haut mit Einzelknopfnähten (4/0) oder fortlaufend Oberhaut intrakutan fortlaufend (5/0)

Bei der Einlage des endgültigen Implantates wichtig:
- sorgfältige Blutstillung, dann ist Verzicht auf Drainage möglich
- Spülung von Wundhöhle und Implantat mit desinfizierender Lösung z. B. Taurolin 6 %
- Berührung des Implantats so wenig wie möglich und nur durch den Operateur
- Handschuhwechsel vor der Handhabung des Implantats
- Reinigung der Handschuhe von Fabrikationsrückständen
- Kontrolle des Implantates auf Unversehrtheit
- Einlage des Implantates mit steriler Einführhilfe (z. B. nach Dolsky)
- Kontrolle von korrekter Implantatlage und Symmetrie mit Aufsetzen der Patientin
  • Verband: Steristrip, fixierender Pflasterverband mit Micropore 2,5 cm breit, fixierender Büstenhalter und Druckverband mit Lohmann-Permanentbinde für 24 Std.

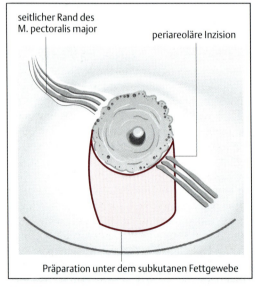

Abb. 3.**3**   Periareolärer Zugangsweg für Implantation.

■ **Probleme und deren Lösung**
- zu **hoher Implantatsitz** bei transaxillärer subpektoraler Augmentation
  • sorgfältige Ablösung der kaudalen Fasern des M. pectoralis major unter endoskopischer Sicht
- **Doppelkontur** im Bereich der Umschlagfalte, sog. Double-bubble
  • subkutane Platzierung des Implantates mit Lösung fester Bindegewebs- und Muskelfasern
- **Faltenbildung** (sog. Wrinkling)
  • Faltenbildung beruht auf mangelnder Gewebeabdeckung des Implantats
  • bei präpektoraler Implantatlage Konversion der Loge nach subpektoral
  • Alternative: bei Verschleiß einer abdeckenden Gewebeschicht, z. B. geschwundenes subkutanes Fettgewebe bei lange anhaltendem Druck infolge schwerer Kapselfibrose, Einschwenken eines endoskopisch präparierten Latissimus-dorsi-Muskellappens

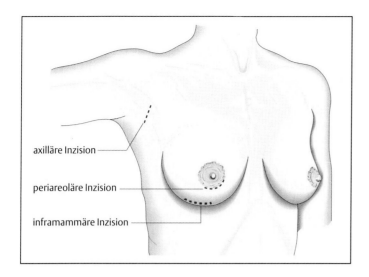

Abb. 3.**4**   Axillärer, periareolärer und inframammärer Zugangsweg für Implantation.

axilläre Inzision

periareoläre Inzision

inframammäre Inzision

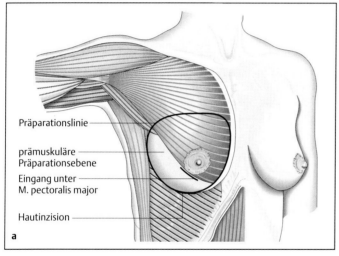

Abb. 3.**5a + b**   Subpektorale Präparation der Implantationsloge.

Präparationslinie

prämuskuläre Präparationsebene

Eingang unter M. pectoralis major

Hautinzision

a

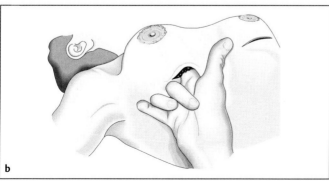

b

■ **Komplikationen**

– **Kapselfibrose**

• Vermeidung von subklinischen Infektionen, Seromen und Hämatomen bei der Implantateinlage, Verwendung von oberflächenstrukturierten Implantaten, besser: polyurethanbeschichteten Implantaten

– **Implantatruptur** – Silikonbleeding

• Verwendung von modernen, dickwandigen sog. Barrier-Implantaten, vorsichtiges Handling der Implantate bei der Einlage mit der Vermeidung von scharfen und kantigen Gegenständen

– **Dislokation** des Implantates

• exakte Präparation der erforderlichen Implantatloge unter Beachtung des Durchmessers

■ **Postoperative Behandlung**

– sonographische Kontrolle zum Ausschluss eines Hämatoms oder Seroms in den ersten 4 Wochen nach der Operation

– Punktion größerer Serome unter Ultraschallkontrolle und sterilen Bedingungen

– frühzeitige Revision eines Hämatoms

– körperliche Schonung von 4 Wochen postoperativ mit Vermeidung häufigen Anhebens der Arme über die Schulterhöhe

– Follow up: jährlich mit Palpation und Ultraschall, Mammographie und/oder MRT der Brust je nach Erfordernis der allgemeinen Vorsorge

Reduktionsplastiken

■ **OP-Prinzip**

Verkleinerung und Formkorrektur einer oder beider weiblichen Brüste durch die Entfernung von Drüsengewebe und überschüssiger Haut.

■ **Indikation**

– Hypertrophie der Brustdrüse mit/ohne Ptose

– Asymmetrie der Brüste mit Volumendifferenz

– onkoplastische Operationen im Rahmen einer brusterhaltenden Therapie

■ **Kontraindikationen**

– junge Mädchen mit noch nicht abgeschlossenem Brustwachstum

– akute Entzündung der Brustdrüse

– instabile psychische Situation – Probleme mit der sexuellen Identifikation

– unrealistische Erwartungshaltung

■ **Aufklärung**

Allgemeine Hinweise zur Aufklärung:

– Bei der Reduktionsplastik handelt es sich in der Regel um einen elektiven Eingriff mit den entsprechenden Erfordernissen an die Aufklärung in Hinblick auf Umfang und Darstellung der möglichen Komplikationen wie z.B. die Mamillennekrose (siehe hierzu auch das Kapitel über die Augmentationsplastik).

– individuelle Beratung und Information vor Zeugen

– Erörterung personenbezogener Besonderheiten

– handschriftliche Skizzen und Aufzeichnungen

– Bildmaterial demonstrieren, gelungene und weniger gelungene Beispiele

– Hinweis auf Ablauf der Nachsorge und Folgeoperationen

– Photodokumentation prä- und postoperativ

– zeitliche Distanz zur OP mit ausreichend Zeit, die Entscheidung zur Operation reifen zu lassen; schriftliche Einverständniserklärung spätestens am Vortag der Operation

Spezielle Patientenaufklärung:

– Abklärung der Motivation für die Operation und der medizinischen Gründe und Beschwerden

– Abklärung der Erwartungen der Patientin, z.B. der erwarteten Größe und Form der Brust

– Erörterung der entstehenden Narben (**Merke:** es gibt narbensparende Verfahren!)

– Klärung der Kostenübernahme im Vorfeld

– ärztliches Attest oder Gutachten über die medizinische Indikation zum Eingriff

– Hinweis an die Patientin, dass evtl. Vorstellung beim MdK erforderlich ist, mit der etwaigen Konsequenz, dass die Kosten für die Operation von der Patientin selbst getragen werden müssen.

– ausführliche Erörterung der geplanten Technik unter Berücksichtigung der Funktionserhaltung der Brust, z.B. Stillfähigkeit, Sensibilität.

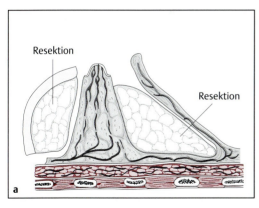
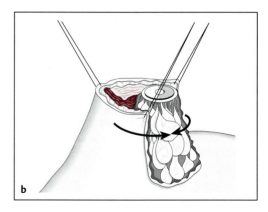

Abb. 3.**6a + b**   Zentrale Stielung.
a Querschnitt mit Drüsenpyramide und den Resektionsarealen
b Verschluss des reduzierten Hautmantels über der reduzierten Drüsenpyramide, klassisches Schnittbild

Merke: Es gibt **keine** Technik der Reduktion, die für alle Indikationen und Brüste geeignet ist.

■ **OP-Planung**
– körperliche Untersuchung
– Problemanalyse
  • Form, Größe, Haut- und Gewebequalität, Durchblutung der Brust und die Wünsche der Patientin sind für die Wahl der operativen Technik wichtig.
  • Größe und Position des MAK
  • Beurteilung der Ptose der Brust. Sie entscheidet darüber, über welche Strecke hinweg der MAK versetzt werden muss.
  • Vorhandensein einer Asymmetrie
  • Alter der Patientin
– Wahl der Technik
  • Operateur muss verschiedene Methoden der Brustreduktion, die für die individuelle Problematik der Patientin geeignet sind, beherrschen.
  • Verkleinerung der Brustdrüse
    • **zentrale Stielung:** bei jungen Frauen mit Wunsch nach Funktionserhaltung, gute Vaskularisation, optimales Resektionsvolumen: bis 50 % des Brustgewichtes (Abb. 3.**6a + b**)
    • **zentroinferiore Stielung:** Frauen mit Wunsch nach Funktionserhaltung, reduzierte Durchblutungsverhältnisse (z. B. starke Raucher oder ältere Patientinnen in der Postmenopause), Reduktionsmenge > 50 %, sehr vielseitig einsetzbar

  • **zentrosuperiore Stielung:** Frauen jeden Alters mit leichter bis mittelgradiger Hyperplasie, elastischen, lockeren Geweberverhältnissen, gut geeignet für die kontralaterale Symmetrisierung bei Brustrekonstruktion (Abb. 3.**7**)
  • **superiomediale Stielung:** prä- oder perimenopausale Frauen mit dichtem Drüsengewebe und geringer Mobilität des MAK, aber guter Blutzirkulation, große Resektionsvolumina (Abb. 3.**8a + b**)
  • **freier Mamillentransfer:** postmenopausale Frauen mit großem Resektionsvolumen, fortgeschrittener Involution des Drüsenkörpers, reduzierter Durchblutung der Brust, große Distanz bei der Anhebung des MAK über 10 cm (Abb. 3.**9**)
• Verkleinerung des Hautmantels
  • periareoläre Schnittführung (Abb. 3.**10a + b**)
  • perivertikale Schnittführung (Abb. 3.**10c + d**)
  • klassische modifizierte T-Schnittführung (Abb. 3.**10e + f**)
  • klassische T-Schnittführung (Abb. 3.**10g + h**)

Beachte:
• Narbensparende Verfahren bedürfen einer guten Qualität und Elastizität der Haut und bauen auf eine gute spontane Rückbildung eines Hautüberschusses.
• Die periareoläre Schnittführung erfordert eine Limitierung der Hautresektion auf einen Haut-

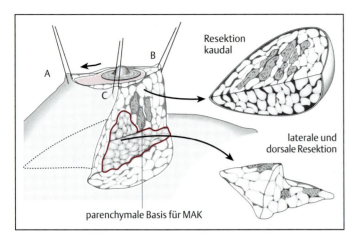

Abb. 3.**7** Zentrosuperiore Stielung.

Resektion kaudal

laterale und dorsale Resektion

parenchymale Basis für MAK

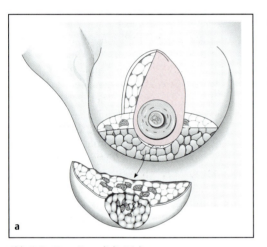

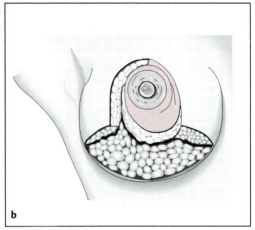

Abb. 3.**8** Superiomediale Stielung.
a kaudale Resektion, **b** Hautverschluss

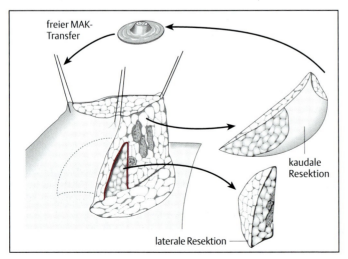

Abb. 3.**9** Freier Mamillentransfer.

freier MAK-Transfer

kaudale Resektion

laterale Resektion

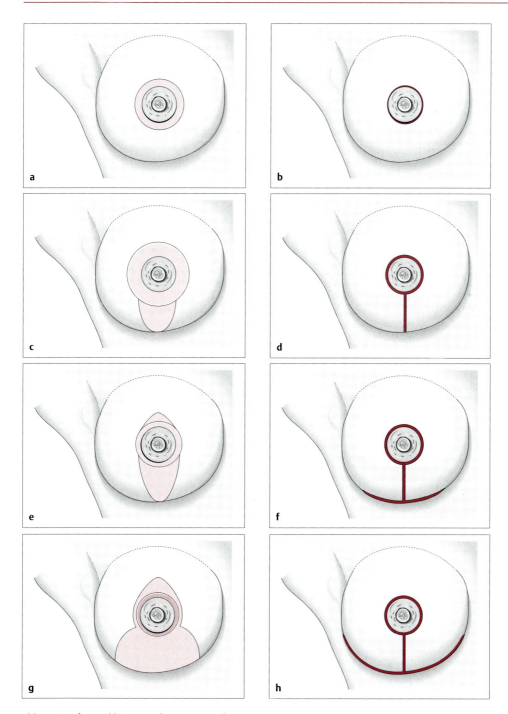

Abb. 3.**10a – h**   Verkleinerung des Hautmantels.
a + b periareoläre Schnittführung
c + d perivertikale Schnittführung
e + f klassische modifizierte T-Schnittführung
g + h klassische T-Schnittführung

ring mit einem Durchmesser von maximal 10 cm. Anderenfalls kann die Projektion der zentralen Brust verloren gehen.

- Bei der Ablösung der Brustdrüse von der Haut der unteren Brusthälfte bleibt dort ein größerer Hautmantel übrig als geplant. Bestehen Zweifel an der Rückbildungsfähigkeit dieses Hautsacks, sollte dieser Überschuss im Zuge der perivertikalen Technik verringert werden.
- Grundsätzlich können alle Techniken der Drüsenkörperreduktion mit einer narbensparenden Hautreduktion kombiniert werden.

– Operationsplanung mit Anzeichnung im Stehen oder Sitzen
  • **Wichtig**: Präoperative Anzeichnung mit Markierung der Brustbasis inklusive der Umschlagfalte, der prästernalen thorakalen Mittellinie und der Mittellinie der Brust. Die Höhe der Umschlagfalten beider Brüste werden auf der Mittellinie des Thorax eingezeichnet. Bestimmung und Einzeichnen der neuen Position des MAK (oberer Rand der Areola) auf der Mittellinie der Brust.

Beachte: Die Mittellinie der Brust verläuft nicht immer durch den MAK. Dieser kann nach medial oder lateral der Ideallinie liegen.
Idealmaße der Brust (siehe Abb. 3.**11a + b**): Der Abstand zwischen Fossa jugularis und dem oberen Areolarand bei frei hängender Brust sollte zwischen 18 und 22 cm betragen bzw. ca. 2 cm oberhalb der Umschlagfalte der Brust liegen. Bei der weiteren Hautschnittführung ist zwischen der klassischen T-Schnittführung und den moderneren narbensparenden Schnittführungen zu unterscheiden.

Beachte: Es gibt keine festen Standarddistanzen für die Anzeichnung. Wichtiger sind die Proportionen, die Größe der Brust und das Körpergewicht.

- **Klassische Schnittführung**: Die neue MAK-Markierung bildet die Spitze eines Dreiecks, dessen Schenkel ca. 8 cm lang sind. Die Schenkel verlaufen in einem leichten Bogen auf einer Linie, die, würde man sie in Richtung der Umschlagfalte verlängern, sich mit dem zweiten Schenkel auf der Mittellinie der Brust in Höhe der Umschlagfalte treffen würden. Die Basislinie des Dreiecks wird nach medial und lateral, unterstützt durch leichten waagerechten Zug an der Brust in die Gegenseite, bis zur Basislinie der Brust in der Umschlagfalte verlängert.

Beachte: Diese Linie entscheidet über die Qualität der späteren Narbe in der Umschlagfalte. Sie sollte nicht bogen- oder S-förmig verlaufen, um eine Gewebespannung beim Wundverschluss zu vermeiden (Abb. 3.**12a – c**).

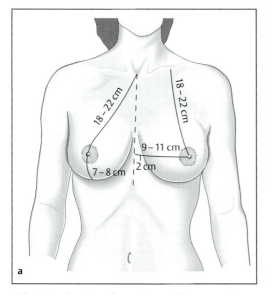
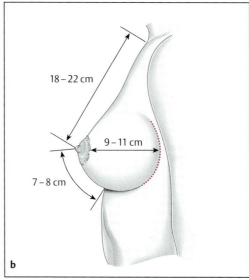

Abb. 3.11a + b Normalmaße der weiblichen Brust (Front- und Seitansicht).

- **Modifizierte Schnittführung:** sog. Freihand-Technik, um die Narbe in der Umschlagfalte zu verkürzen und dort Spannung und damit Nahtdehiszenz bzw. breite Narben zu vermeiden. Bei der Anzeichnung werden die Schenkel des gezeichneten Dreiecks über die oben genannten 8 cm hinaus verlängert und jeweils auf den Schnittpunkt der Medianlinie der Brust mit der Umschlagfalte geführt,

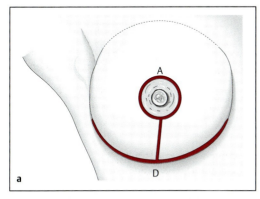

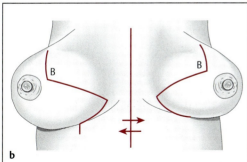

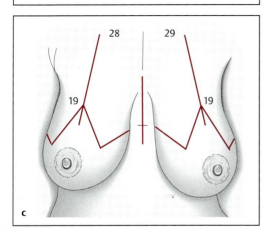

Abb. 3.**12a – c**   Klassische Schnittführung.
a definitiver Narbenverlauf, **b** OP-Zeichnung im Liegen,
c OP-Zeichnung im Stehen

womit eine den MAK umfahrende Ellipse als Schnittlinie gebildet wird (Abb. 3.**13**).

- **Narbensparende Schnittführung** (periareolär oder perivertikal): Einzeichnung eines Kreises bei runder Brust ohne Ptose oder eines senkrecht gestellten Ovals bei ptotischer Brust um den MAK, wobei der 12-Uhr-Punkt des Kreises durch den neu festgelegten MAK-Punkt verläuft. Der Durchmesser des Kreises hängt von der Menge der zu resezierenden Haut ab und liegt im Idealfall unter 10 cm. Die Medianlinie der Brust sollte durch die Mitte des Kreises führen. Der Abstand zwischen dem 6-Uhr-Punkt des Kreises und der Umschlagfalte beträgt 7 cm (Abb. 3.**14**).

– Photodokumentation

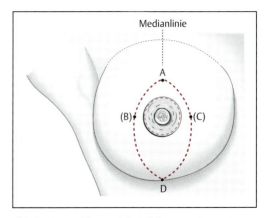

Abb. 3.**13**   Modifizierte Schnittführung: präoperative Anzeichnung.

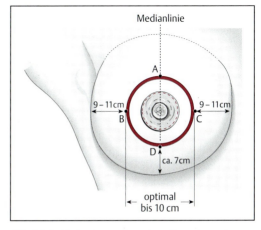

Abb. 3.**14**   Narbensparende periareoläre oder perivertikale Schnittführung.

OP-Technik

Intraoperative Lagerung

Rückenlagerung mit symmetrischer Auslagerung der Arme um ca. 80°. Zur intraoperativen Überprüfung der Symmetrie muss die Möglichkeit gegeben sein, die Patientin in eine stabile sitzende Position zu bringen.

Umschneidung des Mamillen-Areola-Komplexes (MAK)

Bei allen Reduktionstechniken wird zuerst der MAK umschnitten. Hierzu wird ein Mamillenring benutzt: bevorzugter Durchmesser: ca. 4 cm (Abb. 3.**15**).

Tipps:
- Durchmesser einige Millimeter größer wählen, falls größeres periareoläres Hautareal desepithelisiert werden soll (Vermeidung von Spannung)
- Haut bei der Impression mit dem Mamillenring nicht stark extendieren
- MAK **nicht** unterminieren

Merke: Niemals die Wundränder mit traumatisierenden Pinzetten greifen, sondern stets nur mit Wundhäkchen.

Zentraler Drüsenstiel mit klassischem Schnittbild
Hautpräparation

Zum Schutz vor einer Unterminierung erfolgt die periareoläre Desepithelisierung eines 2 cm breiten Hautstreifens. Danach werden die vorgezeichneten Schnittlinien inzidiert, die Freilegung des Drüsenkörpers kann beginnen. Die kraniale Hälfte der Brusthaut wird unter Schonung einer ca. 2 cm dicken subkutanen Fettschicht von der Brustdrüse abgelöst, am besten in der vorgegebenen Fettfaszie. Die Präparation endet ca. 2 cm in Distanz zur Thoraxwand zum Schutz der auf der Thoraxwand verlaufenden Gefäße.

Reduktion des Drüsenkörpers

Die Drüsenpyramide wird zirkulär verkleinert, wobei die Resektionslinien wiederum in Distanz zur Thoraxwand auslaufen. Das Gros der Resektionsmenge wird in der Regel im oberen äußeren Quadranten gewonnen.

Beachte: Zuschneiden des Drüsenkörpers als Pyramide und nicht wie eine Sanduhr! **Cave:** Blutversorgung des MAK (Abb. 3.**16**)!

Modellierung der Brust

Die vordere Kante des M. Latissimus dorsi wird durch eine kräftige fortlaufende PDS-Naht (Stärke 1) ventralisiert und an der Thoraxwand fixiert, um die Brustbasis zu verschmälern und seitlich abzustützen. Fixierung des MAK an der Resektionslinie der Haut in der Mittellinie mit einer Hautklammer, danach Abstecken der Haut in Höhe der Umschlagfalte (ebenfalls mit Hautklammern) von lateral nach medial unter vorsichtigem Plissieren der kranialen Resektionskante (i. d. R. länger als die kaudale Hautkante). Hierdurch kann die Narbenlänge in der Umschlagfalte kürzer gehalten werden; sie sollte auf keinen Fall lateral oder medial der Umschlagfalte sichtbar sein. Etwaiger Hautüberschuss kann in der Medianlinie reseziert werden. ▶▶

▶▶ **Symmetrisierung der Brust**

Hierzu wird die Patientin aufgesetzt (möglichst um 90°), nur so können das Gefälle und die Symmetrie der Brust beurteilt werden. Symmetrisches Einzeichnen der MAK mit dem Mamillenring in gleicher Größe oder mit einem der Hautspannung angemessenen Durchmesser. Der markierte Hautring wird ausgeschnitten, der MAK durchgezogen, eingepasst und mit intrakorealen Einzelknopfnähten eines resorbierbaren monofilen Fadens (z. B. 4/0 Biosyn) fixiert. Endgültiger Hautverschluss intrakutan (z. B. 5/0 Biosyn) fortlaufend. Die übrigen Schnitte werden ebenfalls in gleicher Weise vernäht.

Drainage

Fakultativ Jackson-Pratt Drainage. Liegezeit einige Tage bis Förderleistung < 50 ml/24 h.

Verband

Steristrip 2,5 cm breit und formender Pflasterverband mit Micropore 2,5 cm. Spezieller Reduktionsbüstenhalter (z. B. Postoperativer Büstier der Fa. Polytech).

Zentraler Drüsenstiel mit modifiziertem Schnittbild Hautpräparation

Umschneidung des MAK und periareoläre Desepithelisierung wie oben geschildert. Umschneidung der vorgezeichneten Hautspindel und zirkuläres Freilegen des Drüsenkörpers in geschilderter Distanz zu Haut und Thoraxwand: beginnend medial, danach lateral und kranial (Abb. 3.**17**).

Reduktion des Drüsenkörpers

Vorgehen zur Drüsenkörperreduktion wie beim klassischen Schnittbild.

Modellierung der Brust

Im Unterschied zum klassischen Schnittbild vertikales Abstecken der Haut in der Mittellinie über ca. 10 cm mit vorübergehenden Hautklammern. Der geklammerte Steg wird in der Mittellinie der Umschlagfalte fixiert. Hierdurch sind zwei mehr oder weniger große sog. „Dog ears" in Höhe der Umschlagfalte entstanden, deren kaudale Begrenzung in Höhe der Umschlagfalte inzidiert wird. Die dadurch entstandenen „Frackschöße" werden in Höhe der Umschlagfalte reseziert, was einen spannungsfreien Verschluss der Wunde und in der Regel auch eine Verkürzung der Narbe dort im Gegensatz zum klassischen T-Schnitt erlaubt (Abb. 3.**18**). Der weitere operative Ablauf bleibt wie beim klassischen Schnittbild.

Drainage

Fakultativ Jackson-Pratt Drainage. Liegezeit einige Tage bis Förderleistung < 50 ml/24 h.

Verband

Steristrip 2,5 cm breit und formender Pflasterverband mit Micropore 2,5 cm. Spezieller Reduktionsbüstenhalter (z. B. Büstier der Fa. Polytech).

Zentraler Drüsenstiel mit narbensparender (periareolärer) Schnittführung Hautpräparation

Umschneidung des MAK und des eingezeichneten äußeren periareolären Rings, der anschließend desepithelisiert wird. Zirkuläres Freilegen des Drüsenkörpers in geschilderter Distanz zu Haut und Thoraxwand, beginnend medial, danach lateral und kranial. ▶▶

▶▶ **Reduktion des Drüsenkörpers**

Vorgehen wie beim klassischen Schnittbild, wobei zur Vorbereitung des sog. „inneren BH" die periareoläre desepithelisierte Haut vom Drüsengewebe vorsichtig bis in 2 cm Sicherheitsdistanz zum MAK abpräpariert wird.

Modellierung der Brust

Es ist hilfreich, den reduzierten Drüsenkörper mit Einzelknopfnähten (1/0 – 2/0, Nylon oder Biosyn bzw. PDS) zu formen und an der Thoraxwand – besonders kranial und medial – zu fixieren, wobei durchaus eine Überkorrektur sinnvoll ist. Hierbei wird der sog. „innere BH" über dem geformten Drüsenkörper ausgebreitet und mit den gleichen Fäden fixiert (Abb. 3.**19**). Auf diese Weise kann der anfallende Hautüberschuss besser eingeschätzt und der Hautmantel am verkleinerten MAK mit vorübergehenden Klammern in allen 4 Richtungen symmetrisch fixiert werden.

Beachte: Bei elastischer Haut wird sich ein mäßiger Hautüberschuss der geformten Unterlage entsprechend zurückbilden. Eine vorübergehende periareoläre Faltenbildung regeneriert sich in der Regel über Wochen und Monate spontan.

Der größere äußere Hautring wird durch eine sog. „Purse-string"-Naht mit Gore-Faden (CV 3 – 4) und gerader Nadel gerafft, um eine Spannung durch Zug an der weicheren Areolahaut aufzufangen. Im Übrigen typische Areolaeinnaht mit Intrakoreal- und Intrakutannaht.

Drainage

Fakultativ Jackson-Pratt Drainage. Liegezeit einige Tage bis Förderleistung < 50 ml/24 h.

Verband

Steristrip 2,5 cm breit und – bei narbensparender Technik mit faltenbildendem Hautüberschuss besonders wichtig – **formender Pflasterverband mit Micropore 2,5 cm**. Spezieller Reduktionsbüstenhalter (s. o.).

Zentraler Drüsenstiel mit narbensparender (perivertikaler) Schnittführung **Hautpräparation Reduktion des Drüsenkörpers**

Hautpräparation und Reduktion des Drüsenkörpers werden wie bei der periareolären Technik vorgenommen.

Modellierung der Brust

Formen und Fixieren des reduzierten Drüsenkörpers wie bei der periareolären Technik. Die zusätzliche Resektion von Haut an der unteren Brusthälfte erfolgt unter folgenden Überlegungen: Zur Formung der Brust ist die zentrale Resektion von soviel Haut notwendig, dass ein periareolärer Ring mit einem Durchmesser größer als 10 cm entsteht, was eine zu große Spannung periareolär und eine starke Fältelung der Haut mit sich brächte. Durch die vertikale Nachresektion wird dieser Ring verkleinert und die untere Brusthälfte gestrafft (Abb. 3.**20**).
Der Hautüberschuss der unteren Brusthälfte wird in der Mittellinie der Brust mit Hautklammern gerafft, d. h. der überschüssige

▶▶

▶▶

Hautteil eingestülpt von der Areola bis zur Umschlagfalte. Auf beiden Seiten wird symmetrisch vorgegangen, die Symmetrie im Sitzen überprüft. Erst danach Resektion der markierten Hautareale und erneutes Abklammern der Brüste. Der periareoläre Hautverschluss erfolgt wie bei der periareolären Technik mit Gore-„Pursestring"-Naht. Der zusätzliche vertikale Schnitt ist häufig länger als die gewünschten 7 cm und endet in Höhe der Umschlagfalte bogenförmig.

Verschluss
Drainage
Verband

Tipps zum Verschluss:
- Fettgewebe am kaudalen Schnittpol weitgehend entfernen
- Raffung des kaudalen abgerundeten Wundpols durch eine ca. 6 cm lange halbkreisförmige Tabaksbeutelnaht mit Biosyn (2/0 – 3/0)
- fortlaufende Intrakorealnaht mit 4/0 Biosyn, mit welcher der vertikale Schnitt auf die gewünschte Länge von 7 cm verkürzt wird
- endgültiger Hautverschluss mit 5/0 Biosyn-Intrakutannaht (Abb. 3.**21a + b**)

Drainage und Verband wie bei periareolärer Technik beschrieben.

Zentroinferiore
Drüsenstielung

Diese Technik stellt eine Variation der zentralen Drüsenstielung dar, die mit allen oben genannten Hautschnitttechniken kombiniert werden kann. In diesem Falle wird ein 5 – 7 cm breiter desepithelisierter Steg vom MAK zur Umschlagfalte belassen, um die Blutversorgung des MAK zu optimieren. Die Gewebebrücke kann von darunter liegendem Fettgewebe befreit oder als solider Block präpariert werden (Abb. 3.**22**).

Zentrosuperiore
Drüsenstielung

Die Resektion von Drüsengewebe erfolgt vornehmlich kaudal und lateral. Im Falle einer klassischen Schnittführung der Haut kann die kaudale Resektion horizontal ohne gesonderte Desepithelisierung der Haut durchgeführt werden, wobei anschließend die Brustdrüse vom M. pectoralis major abgelöst wird und der obere äußere Quadrant retrograd reseziert wird. Hierdurch erreicht man eine Verschmälerung der Brustsilhouette. Der ausgeschnittene MAK wird an der Spitze des desepithelisierten periareolären Dreiecks fixiert, die Haut darüber senkrecht mit vorläufigen Klammern verschlossen. Das Hautfenster für die Areola wird in Symmetrie zur kontralateralen Seite in entsprechender Größe ausgeschnitten. Sollte die Mobilität des MAK bei der Verschiebung nach kranial erschwert sein, kann an der unteren Zirkumferenz und im Bereich der Spitze eine Inzision der Dermis erfolgen, ohne die Blutversorgung zu gefährden.

Superiomediale
Drüsenstielung

Variante der zentrosuperioren Stielung im Falle der Notwendigkeit, den MAK über eine größere Distanz zu verschieben. Der desepithelisierte Gefäßstiel zur Versorgung des MAK setzt am medialen Schenkel des periareolären Dreiecks bei kompletter Durchtrennung der Verbindung zum lateralen Schenkel an. Auch wird der mediale Schenkel kaudal ca. 1 cm inzidiert, um die laterokra-

▶▶

niale Rotation des MAK und den späteren Wundverschluss zu erleichtern. Sorgfalt ist auf die Schonung der subkutanen Gefäße des MAK-Stiels und einen spannungsfreien Einsatz in das zukünftige Gewebsbett zu verwenden.

Freier Mamillentransfer

Der freie Mamillentransfer erlaubt die großzügige Resektion von Brustgewebe, ohne Rücksicht auf die Ernährung des MAK nehmen zu müssen. Eine frei als Hauttransplantat verpflanzte Mamille heilt auf dem neuen Gewebesockel nahezu zu 100 % ein.

Hautpräparation

Klassisches Schnittbild, von dem aus nach Abtragen des MAK die gesamte untere umschnittene Brusthälfte reseziert werden kann. Gewebe vom oberen äußeren Quadranten kann vom gleichen Schnitt aus mitentfernt werden, wobei auf die Erhaltung einer zentralen Brustmasse geachtet werden muss, um die natürliche Projektion einer Brust zu bewahren. Dies gelingt am besten, wenn die Schnittrichtung senkrecht in Richtung Thoraxwand geführt wird.

Modellierung der Brust

Die Schnittlinien werden von lateral bzw. medial zur Brustmitte zunächst mit Hautklammern abgesteckt, überschüssige Haut kann hierbei in der Mittellinie markiert und reseziert werden. Nach Aufsetzen der Patientin werden die Mamillenpositionen bestimmt, in gleicher Größe wie das MAK-Transplantat eingezeichnet sowie oberflächlich umschnitten und desepithelisiert. Die MAK-Transplantate werden jeweils mit Einzelknopf-Haltefäden, z. B. Seide 5/0, angenäht (ca. 12 Haltefäden, die später den Drucktupfer fixieren sollen). Um ein Ankleben des Drucktupfers zu vermeiden, wird eine Fettgaze (z. B. Jelonet) unterlegt. Der Tupfer wird nach ca. 1 Woche entfernt.

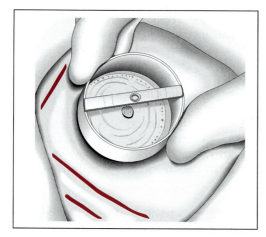

Abb. 3.**15**   Umschneidung des MAK mit einem Mamillenring.

■ **Probleme und deren Lösung**
– **breite Narben**
  • mehrere vermeidbare Ursachen: Nikotinabusus, Spannung auf den Wundrändern, ungeeignetes Fadenmaterial, sichere Nahttechnik.
  Die Folgen des **Nikotingebrauchs** können mit dem Aussetzen des Rauchens wenigstens 3 Wochen vor der Operation günstig beeinflusst werden. Auch über die Operationszeit hinweg und 6 Wochen danach gilt ein strenges Rauchverbot.
  Spannung auf den Wundrändern kann ebenfalls durch entsprechende präoperative Planung mit sparsamer bzw. individuell angepasster Hautreduktion und besonders durch Freihandverfahren vermieden werden. So wird z. B. bei der modifizierten Schnitttechnik die Querresektion in Höhe der Umschlagfalte streng nach dem aktuel-

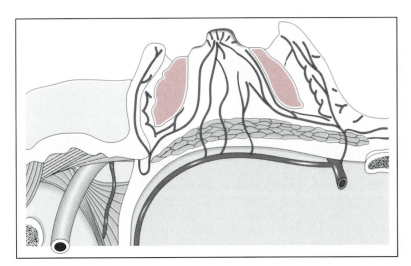

Abb. 3.**16** Reduktion des Drüsenkörpers. Beachte pyramidenartige Form (nicht sanduhrförmig) und Blutversorgung.

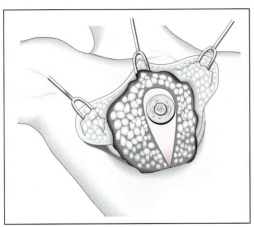

Abb. 3.**17** Modifiziertes Schnittbild: Freilegen des Drüsenkörpers.

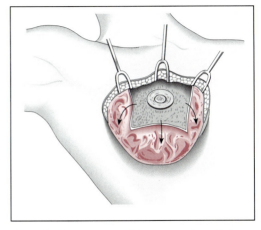

Abb. 3.**19** Präparation und Fixation von desepithelisierter periareolärer Haut zum inneren BH.

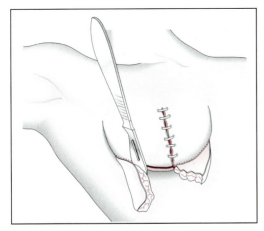

Abb. 3.**18** Modellierung der Brust, Resektion von überschüssiger Haut in der Umschlagfalte.

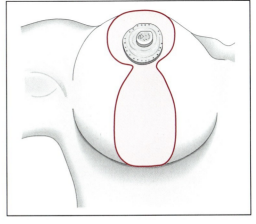

Abb. 3.**20** Schnittmuster der perivertikalen Reduktionsplastik.

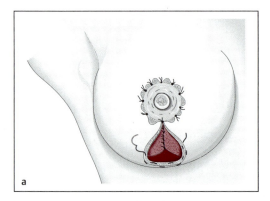

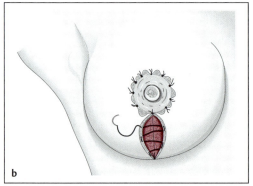

Abb. 3.**21a + b**   Perivertikale Reduktionsplastik: raffende, senkrechte, intrakoreale Naht und Hautverschluss.

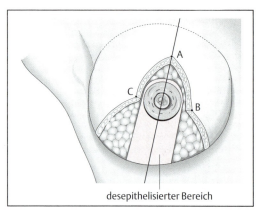

desepithelisierter Bereich

Abb. 3.**22**   Zentroinferiore Drüsenstielung.

len Bedarf und erst nach der Reduktion der Brustdrüse vorgenommen.

Nur **monofile Fäden** verwenden, da geflochtenes Fadenmaterial mehr Gewebereaktionen verursacht. Auf der Hautebene feines Fadenmaterial (4/0 – 5/0, langsam resorbierbar). Die Fäden müssen zur Prophylaxe einer Hautperforation geschmeidig sein. In der Tiefe können zur Fixation auch nicht resorbierbare Fäden (0 oder 2/0) verwendet werden.

Um ein Auseinanderweichen der Wundränder zu verhindern, muss der **Wundverschluss** fest und in mehreren Schichten erfolgen. Zunächst muss das unterliegende Drüsengewebe in sich ruhen und geformt sein. Diese Nähte können mit einer monofilen resorbierbaren 2/0 Naht durchgeführt werden. Eine gesonderte Naht des subkutanen Fettgewebes ist in der Regel nicht erforderlich. Das Korium wird fest mit einer Einzelknopfnaht (4/0 monofil und resor-

bierbar, z. B. Biosyn) adaptiert. Diese Nähte werden umgekehrt gelegt, so dass die Knoten und die ganz kurz am Knoten abgeschnittenen Fäden nach unten (von der Haut abgewendet) liegen. Diese Intrakorealnaht kann auch fortlaufend geführt werden, straff gezogen, um die Narbe zu verkürzen. Den Abschluss bildet eine fortlaufende 5/0-Intrakutannaht.

– **Dog ears**
  • Sog. „Dog ears" oder auch eine Verlängerung der Narben in der Umschlagfalte der Brust durch Ausschneiden eines „Dog ear" können vermieden werden, indem dieses subkutan „entfettet" wird, entweder durch scharfe Exzision des Fettes oder besser durch Lipoaspiration (insb. bei Fortsetzung der Umschlagfalte auf Thoraxwand). Asymmetrien, die beim Abklammern der Brust noch vorhanden sind und Fettansammlungen im Randbereich der Brust, können ebenfalls – besonders bei fettreichem Drüsenkörper – durch Lipoaspiration gut kontrollierbar ausgeglichen werden.

– **Asymmetrie**
  • Die Symmetrie ist für eine gelungene Reduktionsplastik essentiell. Brustreduktionen können grundsätzlich „à deux équipe" vorgenommen werden, was aber nur bei einem sehr gut eingespieltem Team sinnvoll ist. Die besten Ergebnisse werden erzielt, wenn eine Brust als Vorlage geformt und dann erst die kontralaterale Seite angegangen wird. Optimale Formung und Sym-

metrie erfordern das Aufsetzen der Patientin um 90°. Ein entsprechender OP-Tisch mit dieser Option ist unverzichtbar. Das Gleiche gilt für die Lagerung und die Fixierung von Kopf und Armen.

– **verstärkte Blutungsneigung**
  - Die Patientin sollte bei der Terminvereinbarung zur Operation darauf hingewiesen werden, 4 Wochen vor der Operation kein ASS oder Vitamin E einzunehmen. Regelmäßig eingenommenes Ibuprofen kann einen ähnlichen blutungssteigernden Effekt haben. Auch die prämenstruelle Phase und die ersten Tage der Menstruation sind aus diesem Grund zu vermeiden.

■ **Komplikationen**

– **Mamillennekrose**
  - Sorgfältige präoperative Planung, Wahl der geeigneten Stielung: bei einer MAK-Verschiebung von > 10 cm die Durchführung eines freien Mamillentransfers in Erwägung ziehen. Sollten sich intraoperativ Durchblutungsstörungen oder starke venöse Stauungszeichen am MAK zeigen, sollte von der gestielten MAK-Verschiebung auf den freien Transfer übergegangen werden.
  - **Therapie:** Nekrosenabtragung, enzymatische Wundreinigung, nach spontaner Ausheilung Rekonstruktion.

– **Hautnekrosen**
  - Vermeidung der Präparation von Hautlappen < 2 cm Dicke, Vorsicht bei der Elektrokoagulation unter der Haut, vorsichtiger Umgang mit den Wundrändern, keine quetschende Manipulation in diesem Bereich, z. B. Fassen des Wundrandes mit der Pinzette.

– **Infektion** mit/ohne Abszessbildung
  - perioperative Antibiose mit einem Cephalosporin der 1. Generation
  - **Therapie:** Antibiose je nach Antibiogramm

- **Abszessbildung:** typische Inzisionsbehandlung, möglichst im Hautspaltenverlauf mit großzügiger Eröffnung und ggf. einer Gegeninzision. Intraoperative Spülung mit Taurolin oder Octenisept, sorgfältige Eröffnung aller Abszessmembranen. Tägliche Spülung mit Kochsalz, H_2O_2, Octenisept etc. Zur Wundreinigung Instillation von Hydrogel z. B. IntraSite Gel, oder Betaisodona-Salbe o. ä.

■ **Postoperative Behandlung**
– Entlastung der Narben und Formen der Brust mit einem Plasterverband für möglichst 3 – 4 Monate mit Micropore 2,5 cm
– Bepinselung und Trocknung von Wundreizungen und nässenden Wundabschnitten mit Mercuchrom; für diese Zeit Aussetzen des Abklebens mit Micropore in dem betroffenen Bereich
– bei allgemeinen Hautreizungen infolge Micropore vorübergehendes Aussetzen des Abklebens
– Tragen eines Reduktionsbüstenhalters (postop. Büstier) für 3 Monate Tag und Nacht; für weitere 3 Monate Tragen eines straffen Sport-BHs tagsüber
– kein Fadenzug (lediglich Abschneidung überstehender Fadenenden oder hervorstehender Knoten in Hautniveau)
– sonographische Kontrolle zum Ausschluss eines Hämatoms oder Seroms in den ersten 4 Wochen postoperativ
– Punktion größerer Serome unter Ultraschallkontrolle und sterilen Bedingungen
– frühzeitige Revision eines Hämatoms
– körperliche Schonung von 4 – 6 Wochen postoperativ mit Vermeidung häufigen Anhebens der Arme über die Schulterhöhe
– Follow up: jährlich mit Palpation und Ultraschall; Mammographie je nach Erfordernis der allgemeinen Vorsorge

TRAM-Lappen zur Brustrekonstruktion

■ **OP-Prinzip**

Brustrekonstruktion mit Eigengewebe (TRAM-Lappen = Transversus-rectus-abdominis-Muskellappen). Vorteile einer TRAM-Rekonstruktion:
– gut kalkulier- und formbares Eigengewebe
– sehr gute Symmetrie (in der Regel keine kontralaterale Angleichung notwendig)

– sehr stabiles Langzeitergebnis
– niedrige Komplikationsrate (bei guter Technik und erfahrenem Operateur)

■ **Indikationen**
– Volumenersatz im Rahmen einer hautsparenden Mastektomie (Sofortrekonstruktion)

- Ersatz von Fettgewebe und Haut im Rahmen einer Intervallrekonstruktion, besonders bei vorgeschädigtem ortständigem Gewebe
- Defektdeckung bei ausgedehnten Resektionsflächen im Thoraxwandbereich
- Zustand nach Halsted-Mastektomie
- Ablehnung der Verwendung von Silikonimplantaten durch die Patientin
- besondere Eignung einer Patientin und Präferenz gegenüber anderen rekonstruktiven Methoden aus folgenden Gründen:
  - Gewebeüberschuss an der Bauchdecke z. B. nach Schwangerschaft
  - Probleme mit Implantaten
  - Rezidiv nach brusterhaltender Therapie (BET)

■ Kontraindikationen
- ausgedehnte Narbenfelder an der Bauchdecke
- Zustand nach Bauchdeckenplastik
- schwerer Nikotinabusus
- Fettschürze
- generalisierte Gefäßerkrankungen
- unerfahrener Operateur

Bedingt geeignete Patientinnen:
- Alter über 70 Jahre
- psychische Instabilität
- Nikotinanamnese
- Adipositas
- erhöhtes Thromboembolierisiko
- schwache Bauchdeckenmuskulatur

■ Patientenaufklärung
- strenges Rauchverbot 3 Wochen vor und 6 Wochen nach der OP
- Gefahr des Gewebeuntergangs am transplantierten Lappen
- Gefahr der Bauchdeckenhernie oder Schwächung der Bauchdecke
- Notwendigkeit der postoperativen Bauchdeckengymnastik (isometrische Übungen)
- Vermeidung von Hitzeeinwirkung, starker Sonneneinstrahlung auf die TRAM-Brust wegen Verbrennungsgefahr
- Möglichkeit einer Eigenblutspende, da u. U. ein größerer Blutverlust möglich

■ OP-Planung
- sorgfältige Patientenauswahl
- Defektanalyse

- **Wichtig:** Verlauf der Mastektomienarbe und die Hautqualität der Thoraxwand sind wichtig für die Wahl der Schnittführung sowie die Bestimmung der Areale an Haut, die entfernt werden müssen, um einen möglichst ästhetisch gelungenen Einsatz des Transferlappens zu gewährleisten. Hautareale mit fraglicher Zukunft, z. B. Radioderm, sollten durch Haut von der Bauchdecke ersetzt werden.
- Narben im abdominellen Bereich:
  - Kocher-Narbe (Z. n. Cholezystektomie): führt meist zu einer Atrophie des M. rectus abdominis in diesem Bereich mit Verschluss der dortigen epigastrischen Gefäße. **Abhilfe:** kontralaterale Stielung oder freier Gewebstransfer.
  - Appendektomienarbe o. ä.: Das Gewebe lateral der Narbe auf der dem Versorgungsgefäß abgewandten Seite ist unsicher, sollte nur in Ausnahmefällen und nach Überprüfung einer ausreichenden Durchblutung verwendet werden.
  - Medianer Unterbauchlängsschnitt: Beide TRAM-Hälften sind für sich überlebensfähig; Kollateralen über die Narbe hinweg auf die kontralaterale Seite sind fragwürdig.
  - Querschnitt nach Pfannenstiel: unproblematisch
- Wie viel Gewebe und Haut werden benötigt, um eine symmetrische Brust zu erzielen? Ist genügend Gewebe vorhanden für eine bilaterale Rekonstruktion? Sollte eine prophylaktische Mastektomie kontralateral durchgeführt werden (familiäre Belastung, BRCA, lobuläres Karzinom, Mikrokalzifikationen).

Merke: Mit der Hilfe einer Formel kann das ungefähre Lappengewicht berechnet werden: Lappenlänge × Breite × Dicke × 0,8 (s. Abb. 3.**23**).

- Analyse des Spenderareals: Narben, Durchblutung, Dicke der Fettschicht (cave > 5 cm Dicke), Auffinden der sicheren Gewebsareale

Merke: Die am besten durchbluteten Areale des TRAM-Lappens liegen über den Perforatoren und fallen unter die sog. Zone I. Die Nachbarregionen der gleichen Seite (Zone II) weisen eine etwas geringere Durchblutungssicherheit auf mit zuneh-

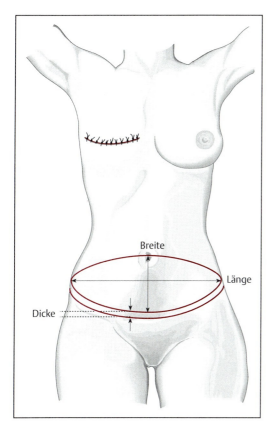

Abb. 3.**23** TRAM: Berechnung des Lappengewichts.

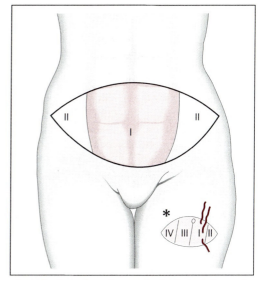

Abb. 3.**24** Doppelstieliger TRAM-Lappen. Die Areale über den Gefäßen (Zone I) sind am besten durchblutet. Bei nur einem Gefäßstiel (*) reduziert sich die Durchblutungssituation entsprechend.

mender Entfernung. Jenseits der Mittellinie bei nur einem Gefäßstiel beginnt die Zone III mit einer fragwürdigen Sicherheit (s. Abb. 3.**24**).

- Wahl der TRAM-Technik in Hinblick auf benötigte Gewebemenge, Risikosituation, anatomische Gegebenheiten, Vorschalten eines sog. „Delay". Der Operateur sollte verschiedene Techniken der TRAM-Rekonstruktion beherrschen.
  - gestielter TRAM
    - einstielig, ipsi- oder kontralateral
    - doppelstielig, ein- oder beidseitig
  - freier TRAM
- Genaue Kenntnisse über die Anatomie der Bauchdecke und die Lokalisation von Gefäßen und Perforatoren sind essentiell (Abb. 3.**25a – c**).
  - Für die Stabilität der Bauchdecke sind 5 Muskelpaare und die Bindegewebsstruktu-

ren der Linea alba und der Linea semilunaris verantwortlich.
- Die untere Hälfte der Bauchdecke wird von den inferioren epigastrischen Gefäßen versorgt. Diese Tatsache macht sich der freie TRAM zunutze, der über eine Gefäßanastomose die abgetrennten Aa. und Vv. epigastricae inferiores mit einem Gefäß im Thoraxbereich verbindet.
- Beim gestielten TRAM wird die Gefäßversorgung auf die A. epigastrica superior umgestellt, was in der Regel ohne Probleme verläuft, aber im venösen Schenkel verzögert ablaufen kann, da die Entstehung einer Insuffizienz der venösen Klappen Voraussetzung für den venösen Abfluss ist.
- An dieser Stelle kommt der Algorhythmus des sog. „Delay" zum Tragen.
- Die Verbindung von der tiefen epigastrica superior zum Fettgewebe und der Haut des gestielten Lappens läuft über die Perforatoren der epigastrischen Arkade in der Rektusmuskulatur (Abb. 3.**26**).
- Operationsplanung mit Anzeichnen im Stehen
- Photodokumentation

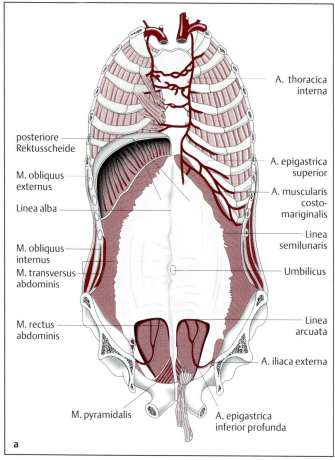

A. thoracica interna

posteriore Rektusscheide

M. obliquus externus

Linea alba

M. obliquus internus

M. transversus abdominis

M. rectus abdominis

M. pyramidalis

A. epigastrica superior

A. muscularis costo-mariginalis

Linea semilunaris

Umbilicus

Linea arcuata

A. iliaca externa

A. epigastrica inferior profunda

a

Abb. 3.**25a – c**   Anatomie der Bauchdecke
a Frontalansicht
b Querschnitt oberhalb des Bauch-nabels
c Querschnitt unterhalb der Linea arcuata

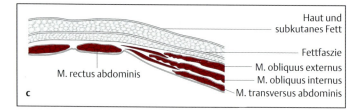

Haut und subkutanes Fett

Fettfaszie

M. obliquus externus

M. obliquus internus

M. transversus abdominis

M. rectus abdominis

b

Haut und subkutanes Fett

Fettfaszie

M. obliquus externus

M. obliquus internus

M. transversus abdominis

M. rectus abdominis

c

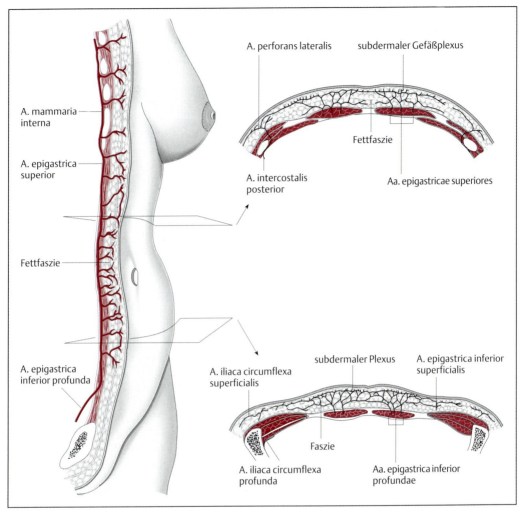

Abb. 3.**26** Gefäßversorgung der Bauchschnitte (Lateralansicht mit Querschnitten ober- und unterhalb des Bauchnabels).

OP-Technik

Intraoperative Lagerung

Rückenlagerung mit symmetrischer Auslagerung der Arme um ca. 80°. Zur intraoperativen Überprüfung der Symmetrie muss die Möglichkeit gegeben sein, die Patientin in eine stabile sitzende Position zu bringen. Zur Entlastung der Bauchdecke beim Verschluss der Schnittränder ist ein Anwinkeln der Beine sinnvoll, hier ist die sog. „Saunalagerung" hilfreich.

Tipp: Bis zum Abschluss der Rekonstruktion der inneren Bauchdecke sollte die Patientin flach gelagert bleiben, danach beim Verschließen der äußeren Bauchdecke ist eine Anhebung des Oberbauches bzw. der Oberschenkel hilfreich. ▶▶

▶▶ Arbeiten mit zwei Operationsteams

Um die Operationszeit abzukürzen, können weite Passagen des Eingriffs parallel mit 2 Teams vorgenommen werden.

– Bei Sofortrekonstruktion Durchführung der Mastektomie/Axilladissektion parallel zur Präparation des TRAM-Lappens an der unteren Bauchdecke
– Rekonstruktion der Brust und Verschluss der Bauchdecke
– Präparation der Empfängergefäße beim freien TRAM

Arbeitsstil

Durchweg ist während der gesamten Operation gewebeschonendes, gewebeeinsparendes und blutarmes Operieren angezeigt. Grundsätzlich sollte ein Hochfrequenzschneidegerät, am besten in Verbindung mit Argongas, verwendet werden. Haut und unmittelbare Nachbarschaft von wichtigen Perforatoren sollten aber schonend mit Skalpell oder Schere präpariert werden, um thermische Schäden zu vermeiden. Blutungen sollten unverzüglich gestillt werden, denn bei der großen Wundfläche einer TRAM-Präparation muss sonst mit einem beträchtlichen Blutverlust und als Konsequenz mit Bluttransfusionen gerechnet werden.

Gestielter TRAM-Lappen
Einstielige Variante
Lappenpräparation

Die kraniale Begrenzung des TRAM-Lappens muss in Nabelhöhe liegen oder darüber, um möglichst viele Perforatoren der periumbilikalen Arkade für die Versorgung des Lappens zu erhalten. Die kaudale Begrenzung sollte aus ästhetischen Gründen in der Schamhaargrenze suprasymphysär liegen, sofern die Position des Nabels dies erlaubt. Bei lockerem Gewebeüberschuss an der unteren Bauchdecke kann die kraniale Begrenzung des Lappens nach supraumbilikal verschoben werden, wodurch weitere Perforatoren für den Lappen gewonnen werden können. Ist die Bauchdecke straff oder die Position des Nabels relativ hoch, wird u. U. die kaudale Lappenbegrenzung weiter nach kranial wandern müssen: eine Narbenführung, die in der Regel bei der 2. Phase der Brustrekonstruktion abgesenkt werden kann. Die kraniale Umschneidung des Lappens wird nach oben (vom Lappen weg) angeschrägt, um mehr Fettgewebe und zusätzliche Perforatoren mit einzubeziehen, aber ohne den oberen Hautrand zu unterminieren. Am kaudalen Rand verläuft die Schnittrichtung senkrecht auf die Faszie (Abb. 3.**27a – b**).

Die obere Bauchdecke wird bis ca. 2 cm oberhalb des Rippenbogens von der Faszie abgelöst, nach kranial hin spitzbogig zulaufend, um die von lateral einsprossenden Nerven und Gefäße so weit wie möglich zu schonen und damit die manchmal postoperativ so als störend empfundene Anästhesie der Bauchdecke zu vermindern (Abb. 3.**27c + d**).

Anschließend werden die Lappenspitzen bds. von der Seite her präparierend bis hin zur lateralen Perforatorenreihe angehoben. Das kaudale Lappendrittel wird von der unteren Schnittkante aus ebenfalls bis in die Höhe der Linea arcuata abgelöst. Der Nabel muss elliptisch umschnitten und vorsichtig ausgelöst werden. Die Schnittlinie liegt am Rand der Nabelgrube.

Tipp: Verwendung eines kleinen scharfen Skalpells Nr. 10 oder eine kleine, kräftige Schere. Die periumbilikale Haut ist fester als die übrige Bauchhaut.

▶▶

▶▶ **Lokalisation der Versorgungsgefäße**

Für die weitere Präparation des Lappens ist eine genaue Kenntnis der Gefäßverläufe wichtig, zumal so wenig Muskulatur wie möglich entfernt werden soll. Es gibt zahlreiche Variationen der Verläufe der epigastrischen Gefäße, auch sind beide Seitenhälften einer Patientin nicht unbedingt symmetrisch. Für jede Seite wird eine Dopplerlokalisation vorgenommen, beginnend kaudal an den Gefäßen der tiefen A. epigastrica inferior, möglichst dort, wo das Gefäßbündel in die Rückseite des M. rectus abdominis einmündet, bis hinauf zum Rippenbogen. Die gedoppelten Positionen werden mit Farbe markiert.

Tipp: Die Signale der A. epigastrica superior fallen in der Regel deutlicher aus, sobald die A. epigastrica inferior ligiert wurde.

Präparation des Muskelstiels

Über dem Signal der zuführenden A. epigastrica inferior profunda und in der Linie der lateralen Perforatorenkette wird die Rektusfaszie längs oder leicht angeschrägt inzidiert, mit einem Overholt die Rektusmuskulatur vorsichtig auseinandergeschoben und das darunter liegende, meist kräftige Gefäßbündel doppelt ligiert (z. B. mit Vicryl 2/0). Kontrolle die Einmündung des Gefäßbündels in die Muskulatur und anschließende Durchtrennung von Faszie und Muskulatur wenige Millimeter lateral der Signale bzw. der äußeren Perforatorenkette mit einem Skalpell oder mit dem elektrischen Messer.

Cave: Hauptgefäß und Austritte der Perforatoren aus der Muskulatur.

In der Regel gelingt es, bei der Präparation streng in Faserrichtung vorzugehen und somit die Traumatisierung des Muskelgewebes zu vermindern. Ist die laterale Präparation bis auf die Rippenkurvatur erfolgt, beginnt die mediale. Start knapp oberhalb des Nabels, wobei normalerweise ein breiter Streifen Muskulatur erhalten werden kann. Dicke des Lappenstiels ca. Fingerbreite. Die Präparation wird dann nach kranial unter Beachtung der Integrität der zuführenden Vasa epigastrica bis zum Rippenbogen ausgeführt. Nun wird der Lappen zur Gegenseite umgeklappt und die weitere Stielpräparation von retrograd, d. h. von der Unterseite des Lappens aus, durchgeführt. Hierbei können wichtige Perforatoren der medialen Reihe identifiziert und erhalten werden. Die Durchtrennung der Faszie wird ebenfalls von der Unterseite aus vorgenommen. Danach kann das Fettgewebe des Lappens in seinem Mittelbereich auf der Faszie – soweit erforderlich – unter direkter Sicht abgelöst werden. Die Auslösung des Muskelstiels wird mit der konischen Durchtrennung in Höhe der Linea arcuata abgeschlossen. Zur Sicherheit und Stabilisierung kann die quere Resektionskante des Stiels mit einer monofilen 2/0-Naht an der Resektionskante der Faszie fixiert werden. Hiermit ist im Fall eines einstieligen TRAM-Lappens die Stielpräparation beendet, die kontralaterale Lappenhälfte wird von der Faszie abpräpariert (Abb. 3.**28**). ▶▶

Beachte:

- Der schmale ausgeschnittene Faszienstreifen auf dem Muskelstiel bleibt erhalten, einmal zur Stabilisierung der Muskelfasern, zum anderen zum Schutz der Muskelgefäße, die in der Höhe der Intersektionen nahe an der Oberfläche verlaufen.
- Der 8. Interkostalnerv, der die obere Hälfte des Rektus innerviert, kann erhalten bleiben, da er mit dem inneren Drittel der Muskulatur in situ verbleibt. Sollte der Eintrittsbereich des Nervs, der knapp unterhalb des Rippenbogens liegt, aufgrund des Gefäßverlaufs mit in den Stiel inkorporiert werden müssen, so muss er durchtrennt werden, um eine Atrophie des Muskelstiels zu ermöglichen.
- Bevor beim einstieligen TRAM die Entscheidung für einen bestimmten Stiel gefällt wird und die kontralateralen Perforatoren endgültig durchtrennt werden, sollte sicher gestellt sein, dass die Gefäßversorgung ungestört ist. Es ist manchmal notwendig, dass aufgrund intraoperativer Erkenntnisse die Planung bzgl. des Gefäßstiels geändert werden muss.

Lappentransfer

Beim einstieligen TRAM ist die ipsilaterale Stielung zu bevorzugen, wobei der Transfer durch die gleichseitige Umschlagfalte der Brust erfolgt. Der Transfertunnel muss so breit sein, dass er soeben die Passage des Lappens erlaubt, ca. 2–3 Querfinger breit, in der Mitte der Umschlagfalte und ohne diese zu zerstören. Nach dem Transfer kann der Tunnel wieder durch Nähte verkleinert werden, ohne jedoch den Muskelstiel zu komprimieren. Der Stiel darf außerdem nicht unter Spannung stehen, sollte einen lockeren Bogen ohne Knicke einnehmen. Beim einstieligen TRAM erfolgt der Transfer im Fall der Rekonstruktion der rechten Brust mit dem Uhrzeigersinn, bei einem Eingriff im Bereich der linken Brust gegen den Uhrzeigersinn. Die optimale Drehung liegt zwischen 70 und 90°. Der Lappen wird in dieser Position vorübergehend eingepasst, vor der endgültigen Fixierung sollte die Bauchdecke zumindest abgesteckt sein, um eine spätere Verziehung der Brust infolge einer Spannung im Bereich der Bauchdecke zu verhindern.

Rekonstruktion der Bauchdecke

Zunächst muss der muskuläre Defekt sorgfältig verschlossen werden, beginnend am unteren Pol des Muskeldefekts in Höhe der Linea arcuata. Die muskulären Ränder der konischen Resektion werden mit einer PDS-1-Naht und großer Nadel in einer Tabaksbeutelnaht aufgeladen und zusammengerafft, hierbei wird die Linea arcuata mitgefasst und fixiert. Danach werden mit gleichem Faden die muskulären Resektionsränder durch U-Nähte vorsichtig aneinander gelegt. Gleichartige U-Nähte verschließen dann in einer zweiten Schicht die Faszie. Eine dritte Nahtreihe wird mit einer PDS-1-Schlingennaht armiert, mit einer Everettnadel fortlaufend darüber gelegt (fester Verschluss).

Durch die einseitige Raffung der Faszie ist die innere Bauchdecke asymmetrisch geworden, die kontralaterale Hälfte wölbt sich leicht vor, der Nabel ist um ca. 3 cm aus der Mittellinie abgewichen. Ausgleich schafft eine einschichtige PDS-1-Schlingennaht, symmetrisch und parallel zu der kontralateralen gelegt, mit der ein spindelförmiges Faszienareal versenkt wird (Abb. 3.**29a + b**). ▶▶

▶▶

Zum Abschluss wird die Bauchdecke bei einem auf ca. 50° angehobenen Oberkörper und leicht angewinkelten Oberschenkeln von lateral nach medial mit breiten Hautklammern vorübergehend abgesteckt. Die Nabelposition wird in der Mittellinie V-förmig eingezeichnet, inzidiert und an der Unterlage von einem Teil des subkutanen Fettgewebes befreit. Die beiden Winkelspitzen des eingeschnittenen Nabel-V werden dann mit einer monofilen 2/0-Naht an der Faszie fixiert, wobei an der Hautkante versenkt eingestochen wird. Der Nabel selbst wird mit monofilen Nähten (4/0 – 5/0) eingenäht – randnah eingestochen. Hierzu sollte der Nabel so reduziert werden, dass die Narbe möglichst innen unterhalb des Randes der Nabelgrube platziert wird. Der Querschnitt wird anschließend nach Einlage von 2 Niedrigsogdrainagen von unten aufbauend verschlossen, zuerst mit einer Reihe von weit greifenden Einzelknopfnähten (monofil 2/0), wodurch das subkutane Fettgewebe unter dem Hautschnitt zusammengezogen wird: wichtig, um bei der gegebenen Spannung ein Einsinken der Narbenregion zu vermeiden. Die Haut selbst wird intrakoreal mit einer Einzel- oder fortlaufenden monofilen 4/0-Naht und danach mit einer fortlaufenden Intrakutannaht (4/0 – 5/0) verschlossen.

Beachte:
- Die Faszie kann leicht einreißen, deshalb nicht zu nahe am Faszienrand einstechen sowie stetig und nicht ruckartig den Faden durchziehen.
- Am kranialen Pol ist darauf zu achten, dass der Gefäßstiel nicht eingeschnürt wird.
- Niemals Kunststoffnetze zur Interposition und Überbrückung der Faszienlücke verwenden! Auch die zusätzliche Abdeckung mit einem Fadennetz ist bei sparsamer Muskelpräparation, guter Relaxierung der Bauchdecke durch die Anästhesie und korrekter Nahttechnik nicht erforderlich.
- Bevor die Bauchdecke verschlossen wird, ist darauf zu achten, dass die Faszienoberfläche gleichmäßig gewölbt ist. Ungleichmäßige Vorwölbungen sollten analog zur kontralateralen Faszendoppelung in gleicher Weise versenkt werden.
- Der Verlauf des Querschnitts nach Pfannenstiel kann sich durch unterschiedliche, narbenbedingte Spannungsverhältnisse verziehen. Vor dem Hautverschluss ist dies zu beachten und u. U. zu korrigieren.
- Dicke PDS-Knoten müssen bei schlanken Bauchdecken versenkt werden, da sie sonst für eine längere Zeit störend getastet werden können.

Tipp: Bei der Schlingennaht wird diese am Schluss als Einzelnaht geknüpft; vor dem letzten Einstich wird ein Faden an der Nadel durchtrennt.

Doppelstielige Variante des TRAM
Lappenpräparation

Im Falle einer doppelten Stielung wird die Präparation, die oben für den einstieligen Lappen geschildert wurde, kontralateral in gleicher Weise ausgeführt. Hier muss die Ablösung der Bauchdecke bis hoch in das Epigastrium vorangetrieben werden, weil dort der Lappentransfer in den Brustbereich stattfindet (Abb. 3.**30a – c**). ▶▶

▶▶ **Lappentransfer**

Der Transfertunnel liegt im Epigastrium und vermeidet die Umschlagfalte der Brust auf der zu rekonstruierenden Seite. Das bedeutet, dass die Begrenzung der Brust parasternal an der unteren inneren Kurvatur der Brust den Transfertunnel aufnimmt. Wenn erforderlich, wird hierbei die kontralaterale Brust randständig unterminiert. Die Breite des Transfertunnels wird vom Volumen des Lappens bestimmt, so breit wie nötig, so schmal wie möglich. Der doppelstielige TRAM wird meist en bloc transferiert, wobei der Nabel zur Mittellinie zeigt. Das bedeutet, dass die ipsilaterale Lappenspitze beim Transfer führt. Der Lappen wird durch eine Kombination von Zug mit einer Backhausklemme an der führenden Lappenspitze und vorsichtigem Schub mit der anderen Hand durch den Transfertunnel hindurchgeleitet. Ein großer gebogener breiter Bauchhaken, z. B. nach Deaver, kann hierzu die Bauchdecke anheben bzw. den Transfertunnel aufhalten. Meist wird der transferierte Lappen nach Kontrolle der Stiele um weitere 90 ° gedreht und in der 180 °-Position vorübergehend platziert bzw. mit Hautklammern fixiert, wobei der Nabel nach kaudal schaut, d. h. in der 6-Uhr-Position zu liegen kommt (Abb. 3.**31a + b**).

Hemi-TRAM-Variante

Mit einer beidseitigen Gefäßversorgung kann der TRAM-Lappen in der Mitte oder nach einer Seite versetzt, je nach Bedarf, geteilt werden, um kombiniert auf einer Seite oder aber beidseitig eingesetzt zu werden. Indikationen wären z. B. die primäre hautsparende Mastektomie auf der einen Seite und die kontralaterale prophylaktische Mastektomie bei einem hohen familiären Risiko. Die operative Technik entspricht der von zwei ipsilateral gestielten TRAM-Lappen (Abb. 3.**32**).

Eine Trennung in der Mittellinie mit dem Transfer beider Lappenhälften auf eine Seite ist in manchen Situationen hilfreich, so z. B. bei Vorliegen einer medianen Unterbauchlängsschnittnarbe und/ oder bei einem Volumenbedarf im oberen Thoraxbereich bzw. präaxillär, wobei die getrennten Lappen unabhängig voneinander, einmal durch die Umschlagfalte ipsilateral, zum anderen epigastrisch transferiert werden können und somit eine bessere Beweglichkeit bekommen.

Merke: Der muskelreduzierte doppelstielige TRAM-Lappen stellt bei erhöhtem Volumenbedarf in geübter Hand eine sehr sichere und langfristig formstabile natürliche Rekonstruktionsmethode der Brust dar. Sie ist weniger aufwändig, kostengünstiger und auch komplikationsärmer als der freie TRAM-Lappen oder der sog. DIEP-Lappen.

Midabdominale Variante

Bestehen Zweifel an der Durchblutung im Bereich der unteren Bauchdecke, wie z. B. beim Vorliegen einer Fettschürze oder von Narben kann der TRAM-Lappen nach kranial verschoben werden. Es muss aber bedacht werden, dass die Stiellänge ausreichend sein muss, um einen spannungsfreien Transfer zu gewährleisten. Ferner ist mit der Patientin die unattraktive Höhe der Narbe quer über die Bauchdecke in der Nähe des Nabels zu besprechen. Von

▶▶

►►

der Technik der Präparation bestehen keine Unterschiede, abgesehen davon, dass der perforatortragende Muskelbereich am Lappen verlängert ist und damit mehr Perforatoren für die Versorgung zur Verfügung stehen (Abb. 3.**33b**).

Vertikale Variante (VRAM)

Die vertikale Lappenorientierung (s. Abb. 3.**33d**) ist die Variante der Wahl für die Hochrisikopatientin, da diese Technik bei kürzerer Operationsdauer mehr Sicherheit bietet. Die oberen Zweidrittel des Lappens sind von einem perforatortragenden Muskelstiel unterlegt, der eine hervorragende Blutversorgung und eine sehr gute Beweglichkeit für den Einsatz des Lappens an der Thoraxwand garantiert. Es können die ipsilaterale Stielung ebenso wie die kontralaterale gewählt werden.

Die Inzision der vorgezeichneten VRAM-Spindel wird wie beim TRAM schräg vom Lappen weggeführt, einmal, um mehr Gewebe in den Lappen zu inkorporieren, zum anderen, um eine Unterminierung des Lappens zu verhindern. Ipsilateral wird die Präparation an die äußere Perforatorenreihe herangeführt, die A. epigastrica inferior profunda wird per Doppler aufgesucht und ligiert, wie beim TRAM beschrieben. Kontralateral wird der Lappen bis über die Mittellinie abgelöst, der Nabel wird im Zentrum des Lappens umschnitten und ausgelöst. Die Präparation endet an der medialen Perforatorenreihe. Die Auslösung erfolgt wie beschrieben unter Schonung der Perforatoren und der Hauptgefäße. Epigastrisch wird ein kurzer Transfertunnel präpariert und der Lappen transferiert. Die Rekonstruktion der Spenderregion erfolgt wie beim einstieligen TRAM. Der Nabel wird in die Narbe integriert.

Freier TRAM-Lappen

Vorteile des freien TRAM-Lappens:
- Die untere Bauchdecke wird über die tiefe A. epigastrica inferior (DIEA) versorgt, wie auch der freie TRAM-Lappen, daraus resultiert möglicherweise ein erhöhter intravasaler arterieller Druck im Lappen mit einer besseren Versorgung bis in die Spitzenregionen.
- Lappentransfer durch die Umschlagfalte der Brust oder das Epigastrium entfällt.
- Rektusmuskulatur im Bereich des Oberbauches bleibt unberührt.

Nachteil:
- Gefäßanastomose mit ihrer zusätzlichen Morbidität und der Konsequenz einer höheren Rate an totalem Lappenverlust
- Notwendigkeit eines zweiten OP-Teams zur Präparation der Empfängergefäße
- höhere Kosten durch größeren technischen Aufwand, zweites OP-Team, längere OP-Dauer und höhere unmittelbare postoperative Morbidität

Kontraindikationen:
- vorausgegangene gynäkologische Operationen mit Querschnitt nach Pfannenstiel und querer Durchtrennung der DIEA
- generalisierte Gefäßerkrankungen mit Neigung zu refraktorischen Gefäßspasmen

►►

►► Lappenpräparation

Die Auslösung des Lappens sowie die Gefäßpräparation im Spenderbereich können simultan mit der Brust-OP und der Präparation der Empfängergefäße durchgeführt werden. Die Wahl der ipsi- oder kontralateralen Gefäßstielung hängt davon ab, ob der Lappen horizontal oder vertikal eingesetzt werden soll: Im Fall der horizontalen Implantation wird der kontralaterale Gefäßstiel gewählt, bei vertikaler Implantation der ipsilaterale. Die Lappenpräparation erfolgt wie beim gestielten TRAM, die laterale Perforatorenreihe wird aufgesucht und lateral davon das vordere Blatt der Rektusfaszie zwischen Nabel und Linea arcuata durchtrennt. Parallel zur Perforatorenreihe wird die Rektusmuskulatur gesplittet und nach medial angehoben, um den Verlauf der DIEA und DIEV zu verfolgen. Die mediale Perforatorenreihe wird von der kontralateralen Seite aus präpariert und der Rektus von kranial nach kaudal vorsichtig vom hinteren Blatt der Rektusfaszie abgelöst. Medial und lateral können Streifen von Rektusmuskulatur erhalten bleiben. Die quere Durchtrennung des Rektus erfolgt in Höhe des Nabels, aber erst dann, wenn das Vorhandensein von ausreichenden Empfängergefäßen gesichert ist und damit sich eine Muskelstielung erübrigt. Die quere Durchtrennung erfolgt kaudal vom größten Perforator etwa in Höhe der Linea arcuata. Zur Erleichterung der Freilegung des Gefäßstiels hin zur A. und V. iliaca externa wird die vordere Rektusscheide bis zur Symphyse gespalten und das Gefäßbündel über 8 – 10 cm Länge unter Lupensicht freigelegt und an seinem tiefsten Punkt abgetrennt. Benötigt werden jeweils eine Arterie und eine Vene, wobei das Kaliber 2 – 3 mm beträgt. Ist ein zweiter Venenast vorhanden, ist dieser in der Regel dünner und wird ligiert. Der Lappen ist nun bereit für den Transfer (Abb. 3.**34a + b**).

Präparation der Empfängergefäße

Bevorzugt werden die thorakodorsalen Gefäße. Falls nicht verfügbar, kann die A. mammaria interna gewählt werden.

- **thorakodorsales Gefäß:** hintere Axillarlinie bzw. vorderer Rand des Latissimus dorsi: Präparation unter Lupensicht für eine End-zu-Seit- oder End-zu-End-Anastomose oberhalb des Serratusastes. Alternative: weiter proximal die A. circumflexa scapularis, die subskapularen oder axillären Gefäße als End-zu-Seit-Anastomosen.
- **A. mammaria interna:** Exzision des Knorpels der 3. Rippe; die Mammaria-Gefäße liegen direkt unter dem Perichondrium und werden über einige Zentimeter freigelegt.
- **Anastomose:** in der Regel unter dem Mikroskop; Fixierung des Lappens mit Klammern, so dass die Anastomosenenden spannungsfrei einander genäht werden können. Venenanastomose mit dem Gefäßkoppler. Arterie und Vene werden voneinander getrennt anastomosiert. Reinigung der Stümpfe mit heparinisiertem Kochsalz. Bei Kaliberdifferenzen ist eine End-zu-Seit-Anastomose zu bevorzugen. Zug an der Anastomose muss durch Fixierung des Muskelstumpfes an der Thoraxwand verhindert werden. Nach Öffnen der Anastomose durch Entfernen der Gefäßklemmen kann zum Abschwellen 1 g Methylprednisolon verabreicht werden.

►►

▶▶

Merke: strenge und engmaschige postoperative Lappenkontrolle und Monitoring der Durchblutung. Bei Verdacht auf Anastomosenproblematik ist eine sofortige Revision erforderlich.

sog. Turbo-TRAM

Variante des freien bzw. des einstieligen TRAM. Kombiniert einen gestielten Rektus mit einem kontralateralen und mikrochirurgisch präparierten basierend auf der DIEA. Indiziert bei Z. n. klassischer Cholezystektomie mit Rippenbogenrandschnitt und großem Volumenbedarf (Abb. 3.**35**).

***Lappenformung
im Empfängerbereich
(Brustrekonstruktion
mit dem TRAM-Lappen)***
Sofortrekonstruktion

Das formbare Gewebe des TRAM-Lappens ist wie ein lebendes Implantat und besonders bei der hautsparenden Mastektomie geeignet, den Volumen- bzw. Hautdefekt komplett auszugleichen. Jeder Hautdefekt, ganz gleich wo an der Brust, kann ohne Niveauunterschied individuell ersetzt werden. Haut und, falls Erhaltung möglich, der MAK können scharf unterschnitten werden, zumal gut durchblutetes gesundes Gewebe für den Ersatz zur Verfügung steht (Abb. 3.**36**).

Intervallrekonstruktion

Die Lage der Narbe spielt eine bedeutende Rolle bei der Entscheidung, ob diese wieder geöffnet und für den Einsatz des Lappens genutzt wird oder nicht. Ideal ist die schräg von oben außen nach unten innen verlaufende Narbe. Geöffnet gibt sie dem Lappen eine gute Entfaltungsmöglichkeit, das Dekolleté kann ohne sichtbare Narbe wieder aufgefüllt werden. Zur guten Ausformung des unteren äußeren Quadranten wird die ortsständige Haut laterokaudal der Narbe bis fingerbreit oberhalb der Umschlagfalte bzw. lateralen Brustkontur reseziert. Damit fällt die kaudale Begrenzung der Lappeninsel mit der Umschlagfalte zusammen und ist somit gut versteckt. Dieses Einsatzprinzip zur Vermeidung eines sog. „Patch-Effektes" gilt auch für andere Narbentypen, z. B. bei der horizontalen Narbe. Hier wird diese von einer schräg verlaufenden Inzision gekreuzt und die lateral der Inzision stehende Haut reseziert, der mediale Narbenausläufer wird belassen. Liegt eine am Brustansatz verlaufende Narbe vor, so muss diese u. U. zugunsten eines Schrägschnitts ignoriert werden.
Neben dem Narbenverlauf muss auch ihre Qualität und die der umgebenden Haut mit berücksichtigt werden. Eingezogene und konstriktive Narben sowie geschädigte Haut, z. B. durch Bestrahlung, müssen soweit wie möglich entfernt werden.
Ist die Lage der Pektoralismuskulatur verändert worden, so z. B. nach einer subpektoralen Implantatrekonstruktion, sollte die ursprüngliche Lage auf der Thoraxwand wiederhergestellt werden, um Muskelaktivitäten im Hautbereich zu vermeiden.
Der Grad der Rotation des Lappens ist entscheidend für die Form der Brust, die rekonstruiert werden soll. Grundsätzlich gibt es 3 Optionen für den Einsatz: Schräg, vertikal und horizontal. Die **vertikale Option** ist besonders geeignet, wenn es gilt, eine schmale oder lang gezogene Brust zu rekonstruieren oder einen entsprechend lang gezogenen Gewebedefekt auf der Thoraxwand auszufüllen. Entsprechend erfordert die breitbasige Brust eine **hori-**

▶▶

▶▶

zontale Einpassung des Lappens, d. h. eine Rotation um 180°. Die **schräge Option** ist eine Variante der vertikalen Lappenorientierung und ist sowohl geeignet, dem inneren oberen wie dem unteren äußeren Quadranten mehr Fülle zu geben (Abb. 3.**37a – c**).

Ist die Bauchdecke abgesteckt, wird der TRAM-Lappen aus seiner vorübergehenden Lage befreit und auf seine Durchblutung überprüft. Besonders venöse Stauungszeichen müssen beachtet werden. Sind solche vorhanden, können korrigierende Manipulationen und Veränderungen an der Platzierung der Versorgungsstiele das Problem beheben. Besonders kritisch müssen die Grenzregionen des Lappens beobachtet werden, grundsätzlich sollten die Lappenspitzen als Problemzonen angesehen und reseziert werden. Das bedeutet nicht, dass nicht auch diese gut durchblutet sein können; sicherheitshalber sollte man sie aber dann desepithelisieren und nur als Unterfüller verwenden.

Merke: Hautpartien des TRAM-Lappens sollten nur dann als Ersatz für Brusthaut verwendet werden, wenn sie zweifelsfrei eine normale Zirkulation aufweisen und im zentralen Durchblutungsfeld liegen (Zone I und II).

Arterielle und auch stärkere venöse Blutungen müssen selbstverständlich gestillt werden, besonders am Gefäßstiel. Am Lappen selbst kann aber eine gewisse venöse Absonderung hingenommen werden, zumal es einer Stauungssymptomatik entgegen wirken kann.

Der transplantierte Lappen muss den präthorakalen Defekt in den gewünschten und vorgezeichneten Dimensionen vollständig ausfüllen, ohne Zug oder Spannung am Lappen selbst zu verursachen. Hierzu sollte das Korium des Lappens mit resorbierbaren monofilen Fäden an der Thoraxwand befestigt werden, um ein späteres Abrutschen zu verhindern.

Der Lappen kann vornehmlich im Bereich der Spitzen und des Fettes unterhalb der Fettfaszie reduziert werden, falls erforderlich. Grundsätzlich sollte etwas mehr Lappenvolumen vorgehalten werden als es notwendig erscheint, da mit einer gewissen Schrumpfung des Transplantates gerechnet werden muss.

Grundsätzlich sollte die kontralaterale Brust als Vorlage für die neu zu formende dienen. Kontralaterale Formkorrekturen sind daher sinnvollerweise im Rahmen des Lappentransfers vorzunehmen, sofern sie beabsichtigt sind.

Die ehemalige Region des Nabels am Lappen ist ausgedünnt und sollte mit feinen, nicht traumatisierenden Fäden aufgenäht werden. Hierdurch könnte auch die Projektion des Lappens verbessert werden. Im Falle der Platzierung in der 180°-Position kann eine dreieckige Desepithelisierung mit senkrechter Naht auf sechs Uhr analog zur Schnitttechnik bei der Brustreduktion die Brustprojektion verbessern.

Der TRAM-Lappen wird zunächst mit Hautklammern so in den Brustdefekt eingepasst, wie es der gewünschten Form entspricht. Es erfolgt die Fixation in der vorbereiteten Wundhöhle, die Sym-

▶▶

metrie wird im Sitzen überprüft. Danach wird die Hautinsel aus Lappenhaut mit Farbe markiert und die Klammern Areal um Areal entfernt, die markierte Hautinsel umschnitten und die zu unterlegenden Hautareale desepithelisiert. Die erneut eingeklammerte Lappeninsel wird danach intrakoreal mit Einzelknopfnähten fixiert und nach Legen von ein bis zwei Drainagen in Hautniveau intrakutan fortlaufend mit einer 4–5/0-Naht eingenäht (Abb. 3.**38a – d**).

Verband

Abkleben der Nähte mit Steristrip (Leukostrip), evtl. formender und fixierender Pflasterverband mit Micropore (2,5 cm breit) im Bereich der Brust, wobei das Papierpflaster nicht direkt auf die Lappenhaut geklebt werden sollte.

■ **Probleme und deren Lösung**
– zu **tiefe Umschlagfalte** der rekonstruierten Brust
  • Um ein Absinken der Umschlagfalte durch Spannung und Traktionen zu vermeiden, sollte diese stets etwa 2 cm höher als auf der Gegenseite avisiert werden.
– **venöse Stauung** des Lappens
  • Prophylaxe: durch sog. Delay-Eingriffe, extended oder einfach, 8–14 Tage vor der definitiven TRAM-Rekonstruktion
  • Intraoperativ: Zeigen sich Stauungszeichen am Lappen, sollte zuerst die Lage des Lappens verändert werden mit Überprüfung der Stiele auf Spannung oder andere Abflussbehinderungen. Bei Persistenz der Stauung sollten die Ligaturen der durchtrennten epigastrischen Gefäße eröffnet und die gestaute Blutmenge abgelassen werden.
  • Postoperativ: Revision des Lappens im OP mit Kontrolle der Versorgungsgefäße, Ausschluss eines Hämatoms etc. Als letzter Versuch: Anlegen von Blutegeln.
– **Risikofaktoren**
  • Bei der präoperativen Abwägung der Risikofaktoren sollte der Einsatz eines Delay-Eingriffs in Erwägung gezogen werden, um die venöse Abflusssituation zu verbessern.
  • **Einfacher Delay:** In einem vorgeschalteten Eingriff werden nach Doppler-Lokalisation über eine kurze, schräg verlaufende Faszieninzision im Leistenbereich die tiefen inferioren epigastrischen Gefäßbündel ligiert (DIEA, DIEV). Im Zugriff darauf können auch gezielt die superfizialen Hauptäste der A. Epigastrica durchtrennt werden

(SIEA, SIEV). Zeitpunkt 1–2 Wochen vor dem TRAM (Abb. 3.**39**).
  • **Extended Delay:** Vorschalt-OP für höhere Risikosituation. Zeitlicher Abstand zur Hauptoperation wie beim einfachen Delay. Zusätzlich zur Ligatur der inferioren epigastrischen Gefäße wird der gesamte TRAM-Lappen mit Anhebung der Lappenspitzen bis an die äußere Perforatorenkette umschnitten. Der ausgelöste Lappen wird danach wieder oberflächlich mit einer fortlaufenden Intrakutannaht provisorisch eingenäht. Kurzzeitige Drainage und perioperative Antibiose.

■ **Komplikationen**
– **Lappennekrosen**
  • Prophylaxe:
    • sorgfältige präoperative Planung mit Beurteilung der Risikosituation und der Durchblutungsverhältnisse an der Bauchdecke
    • Vorschalten eines Delay
    • Wahl der Technik: Stielung, freier Transfer oder Turbo-TRAM
    • intraoperative Resektion aller TRAM-Areale mit reduzierter Durchblutung
  • Therapie:
    • Sobald sich eine TRAM-Nekrose markiert hat, sollte sie reseziert werden. Plastische Deckung durch einfaches Advancement der benachbarten Gewebeareale, evtl. Verschiebe-Rotationslappen oder Z-Plastik. Falls notwendig: Einbringen eines Latissimus-dorsi-Lappens (Abb. 3.**40a – d**).

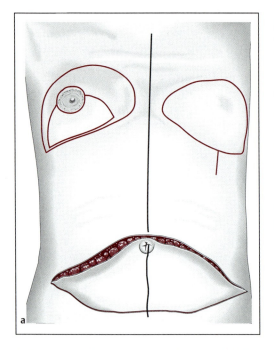
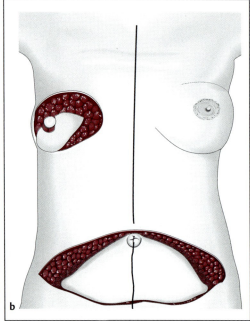
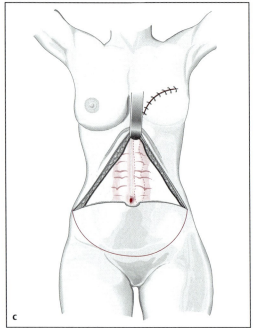
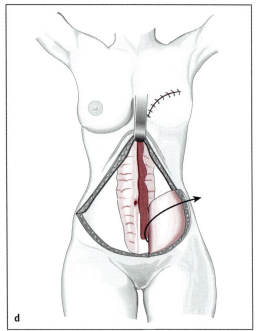

Abb. 3.**27a – d** Präparation des einstieligen ipsilateralen TRAM-Lappens.
a Inzision des oberen Lappenrandes oberhalb des Bauchnabels
b simultan durchgeführte Mastektomie und Lappenpräparation (Sofortrekonstruktion)
c subkutane Präparation
d Muskelstielpräparation

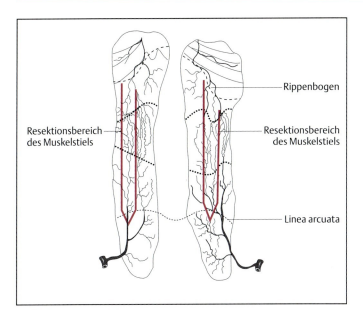

Abb. 3.**28** Präparation des Muskelstiels.

Rippenbogen

Resektionsbereich des Muskelstiels

Resektionsbereich des Muskelstiels

Linea arcuata

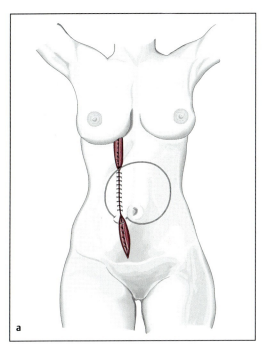

a

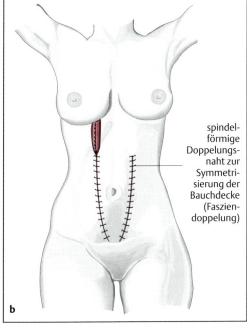

spindelförmige Doppelungsnaht zur Symmetrisierung der Bauchdecke (Fasziendoppelung)

b

Abb. 3.**29a + b** Rekonstruktion der Bauchdecke beim einstieligen TRAM.

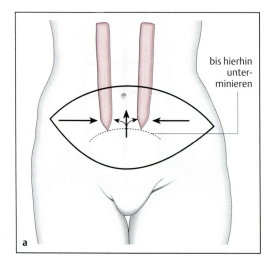

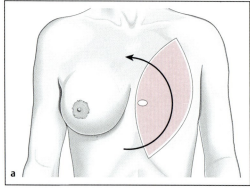

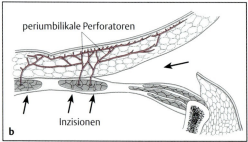

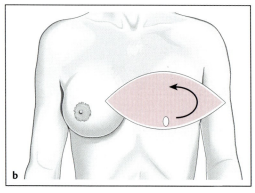

Abb. 3.**31a + b** Rotation eines doppelstieligen TRAM um 90° und 180°.

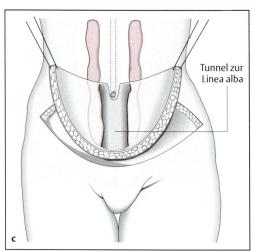

Abb. 3.**30a – c** Stielpräparation beim doppelstieligen TRAM.

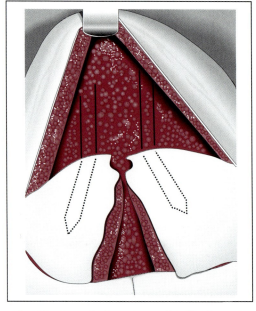

Abb. 3.**32** Hemi-TRAM (beidseitige TRAM-Rekonstruktion): Präparation von 2 TRAM-Lappen, sog. Hemiflaps, durch Halbierung der Medianlinie.

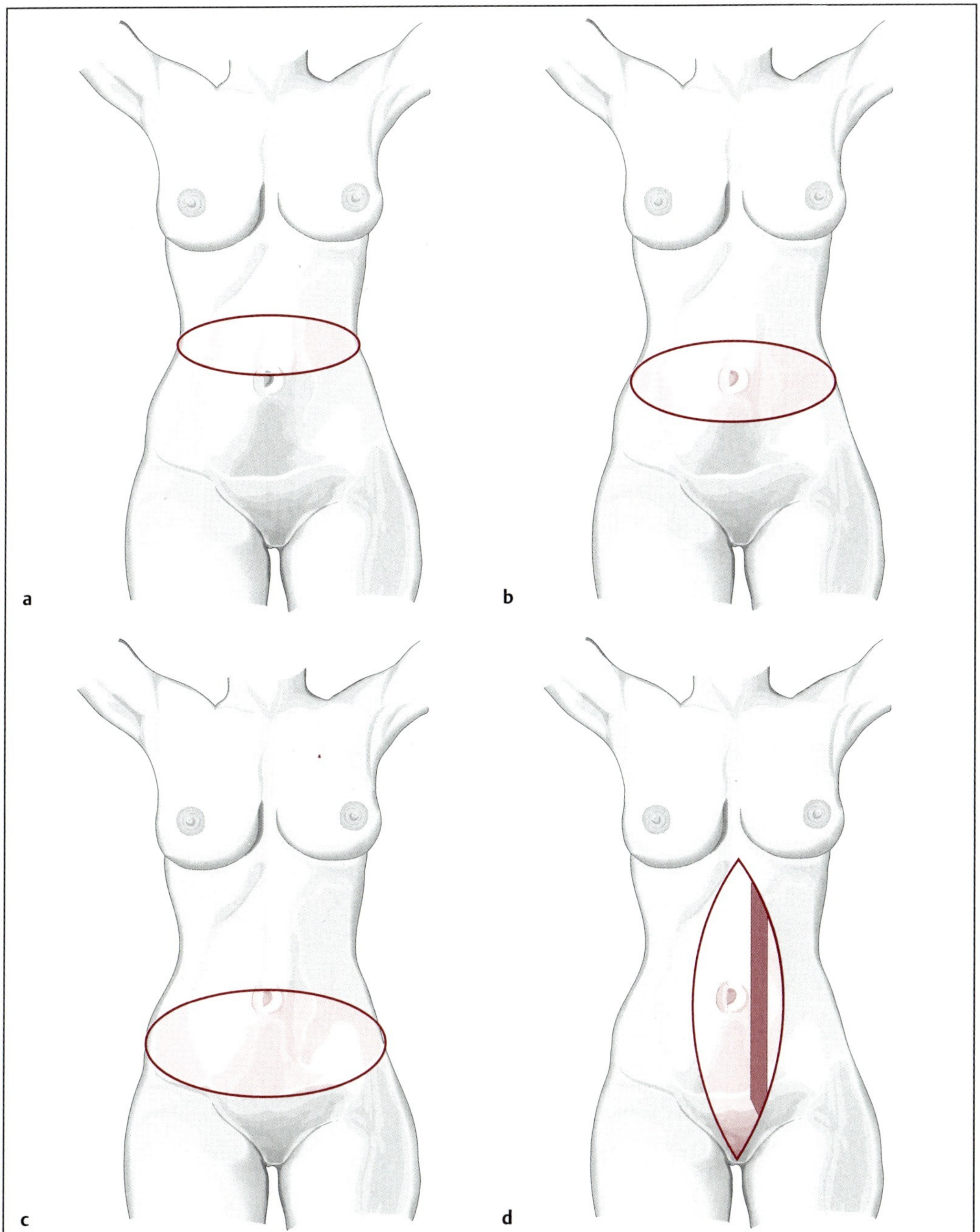

Abb. 3.**33a – d** Unterschiedliche TRAM-Formen.
a oberer TRAM
b midabdominaler TRAM
c unterer TRAM
d VRAM (vertikale Variante)

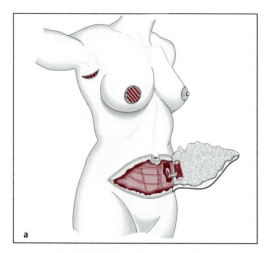

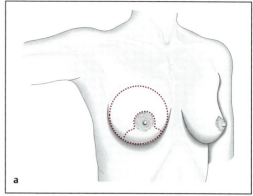

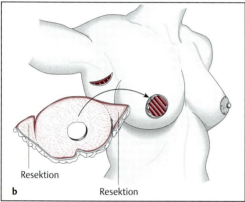

Resektion

b   Resektion

Abb. 3.**34a + b**   Sofortrekonstruktion mit freiem TRAM.

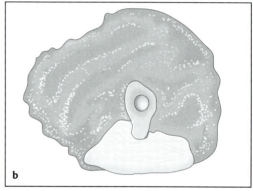

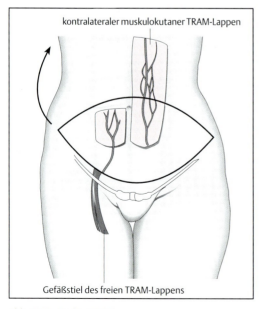

kontralateraler muskulokutaner TRAM-Lappen

Gefäßstiel des freien TRAM-Lappens

Abb. 3.**35**   Turbo-TRAM.

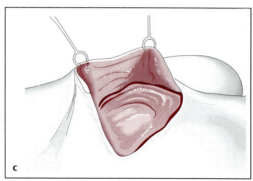

Abb. 3.**36a – c**   Beispiel für das Schnittbild einer hautsparenden Mastektomie.

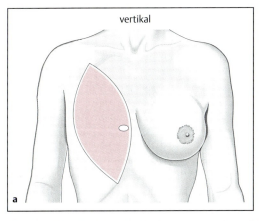

vertikal

a

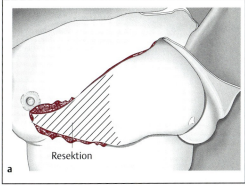

Resektion

a

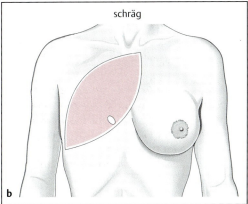

schräg

b

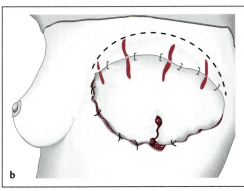

b

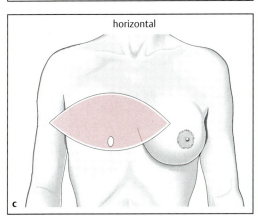

horizontal

c

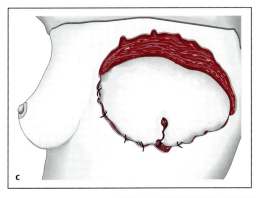

c

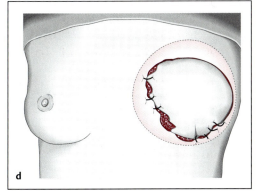

d

Abb. 3.**37a – c**   Intervallrekonstruktion (vertikale, schräge und horizontale Option).

Abb. 3.**38a – d**   Intervallrekonstruktion: Einpassung des ▶ TRAM-Lappens an der Thoraxwand.
a Resektion der Randbezirke
b Lappengewebe wird zur Probe unterlegt
c Desepithelialisierung des kranialen Lappenbereichs

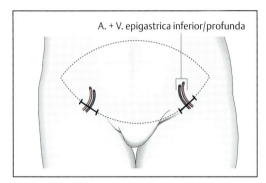

Abb. 3.**39** Einfacher Delay: 5 cm lange Schnitte über die A.+ V. epigastrica inferior profunda beidseits in der geplanten TRAM-Inzision.

- Kleinere trockene Randnekrosen können zur spontanen Abheilung kommen. Die Krusten sollten allmählich von den Rändern her abgetragen werden. Superinfektion durch peinliche Hygiene unbedingt vermeiden.
- **Fettgewebsnekrosen**
  - Prophylaxe: siehe Ausführungen über die Lappennekrose
  - Therapie: Fettgewebsnekrosen sind grundsätzlich ungefährlich, gelegentlich aber schmerzhaft, können diagnostische Probleme bei der Nachsorge verursachen. Gute Differentialdiagnose durch Sonographie. Im Zweifel: Stanzbiopsie oder Exstirpation.
- **Bauchwandhernien**
  - Prophylaxe:
    - Die beste Prophylaxe ist ein sorgfältiger und möglichst spannungsfreier primärer Defektverschluss ohne Interposition von Kunststoffmaterial. Voraussetzung hierzu ist eine sparsame Resektion von Muskulatur und Faszie.
    - Verwendung von monofilen, nichtresorbierbaren Fäden oder resorbierbaren Fäden mit langer Halbwertzeit wie PDS oder Biosyn (Stärke 1 oder 0)
    - Verwendung einer zweiten Nahtreihe mit einer 1er-Schlingennaht (z. B. PDS)
    - beachte Ausführungen über die Rekonstruktion der Bauchdecke
    - postoperative Krankengymnastik mit isometrischen Übungen

- Therapie:
- Darstellung des Defektes mit Präparation der auseinander gewichenen Strukturen
- erneute doppelschichtige Naht wie in der Prophylaxe beschrieben
- zusätzliche Abdeckung mit einem Fadennetz (beste Ergebnisse mit Prolenenetzen)
- postoperative Krankengymnastik mit isometrischen Übungen

■ **Postoperative Behandlung**
- Entlastung der Narben mit einem Plasterverband für möglichst 3 – 4 Monate mit Micropore 2,5 cm

Beachte: Vorsicht in der Anfangsphase: Pflasterunverträglichkeit kann zu Blasenbildung, Verkrustungen und damit zu Hautdefekten und Infektionen/ Nekrosen am Lappen führen.

- Wundreizungen und nässende Wundabschnitte werden mit Mercuchrom bepinselt und zum Abtrocknen gebracht. Für diese Zeit Aussetzen des Abklebens mit Micropore in dem betroffenen Bereich.
- bei allgemeinen Hautreizungen infolge Micropore Aussetzen des Abklebens
- Tragen eines weichen Büstenhalters oder Bustiers ohne Bügel möglich, besonders bei größerem Lappengewicht
- Fäden werden nicht gezogen. Es werden lediglich überstehende Fadenenden oder hervorstehende Knoten in Hautniveau abgeschnitten.
- sonographische Kontrolle zum Ausschluss eines Hämatoms oder Seroms im Spender- und Empfängerbereich in den ersten 4 Wochen nach der Operation
- Punktion größerer Serome unter Ultraschallkontrolle und sterilen Bedingungen
- frühzeitige Revision eines Hämatoms, ggf. auch einer Lappennekrose
- körperliche Schonung von 4 – 6 Wochen postoperativ mit Vermeidung häufigen Anhebens der Arme über die Schulterhöhe; keine Überbelastung der Bauchdecke, besonders in den ersten 6 Monaten
- Follow up: im normalen onkologisch bedingten Rhythmus mit Palpation und Ultraschall. Die Durchführung einer Mammographie ist wegen der hohen Gefahr von Fehlinterpretationen nicht sinnvoll.

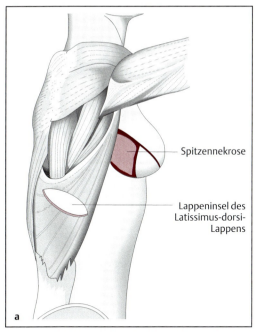

Spitzennekrose

Lappeninsel des
Latissimus-dorsi-
Lappens

a

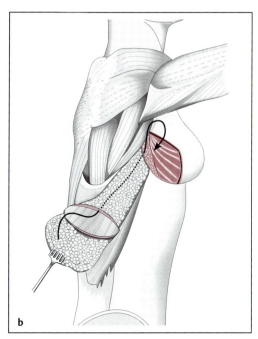

b

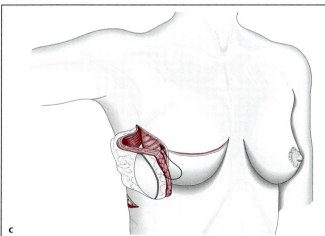

c

Abb. 3.40a–d Decken einer Spitzennekrose durch Latissimus-dorsi-
Lappen.
a Ausgangssituation
b Abtragung der Spitzennekrose
und Heben des Latissimus-dorsi-
Lappens
c Transfer und Einsatz des Latissimus-dorsi-Lappens
d eingenähte Lappeninsel des Latissimus-dorsi-Lappens

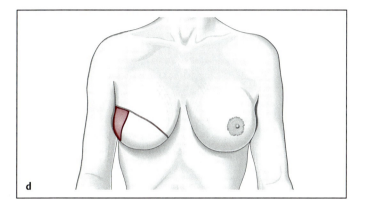

d

Latissimus-dorsi-Lappen zur Brustrekonstruktion

■ **OP- Prinzip**

Brustrekonstruktion mit Eigengewebe, meist unter Zuhilfenahme von Silikonbrustimplantaten wegen Volumenmangel.

Vorteile einer Latissimus-dorsi-Rekonstruktion
- universelle Einsetzbarkeit, sog. „Workhorse" der plastischen Chirurgie
- hoher Sicherheitsfaktor durch hervorragende Durchblutung und somit auch für Raucher einsetzbar
- kann aufgrund der guten Durchblutung vielfältig geformt werden
- gut geeignet für Hautersatz und zur Abdeckung von Implantaten
- sehr gute Flexibilität aufgrund der Stiellänge
- stabiles Langzeitergebnis
- niedrige Komplikationsrate
- auch für ältere Patientinnen geeignet

Nachteile einer Latissimus-dorsi-Rekonstruktion
- in der Regel nur wenig Eigengewebe zur Verfügung
- gut kalkulierbar, aber eingeschränkt formbares Eigengewebe
- meist zur Herstellung einer Symmetrie zusätzliche Verwendung eines Implantates notwendig (kombiniertes Rekonstruktionsverfahren)
- Hautqualität zu der von der Brust unterschiedlich
- Muskelaktivitäten, z. B. Muskelpull/-zucken

■ **Indikationen**
- Haut und Implantatabdeckung, und (eingeschränkt) Volumenersatz im Rahmen einer hautsparenden Mastektomie (Sofortrekonstruktion)
- Einsatz einer Hautspindel zur Wiederherstellung einer Ptose im Rahmen einer Intervallrekonstruktion, auch bei vorgeschädigtem ortsständigem Gewebe
- Defektdeckung bei ausgedehnten Resektionsflächen im Thoraxwandbereich
- Defektdeckung im Rahmen von Salvage-Eingriffen, z. B. Hautperforation über Implantaten, Spitzennekrosen beim TRAM-Lappen
- Ersatz des Brustmuskels nach Halsted-Mastektomie

- Ablehnung der Verwendung von Silikonimplantaten durch die Patientin (mit Einschränkung aufgrund der geringen Gewebemasse)
- angeborene oder erworbene Deformität, z. B. Poland-Syndrom
- besondere Eignung einer Patientin und Präferenz gegenüber anderen rekonstruktiven Methoden aus folgenden Gründen:
  • erhöhtes Risiko oder Kontraindikation für einen TRAM
  • sehr schlanke Patientin
  • starkes Wrinkling durch mangelnde Implantatabdeckung
  • Rezidiv nach BET
  • Nikotinabusus
  • eingeschränkte Belastbarkeit der Patientin, z. B. durch Alter
  • Wunsch der Patientin

■ **Kontraindikationen**
- ausgedehnte Narbenfelder im Spenderareal
- Z. n. Thorakotomie im Latissimusbereich
- Z. n. Durchtrennung der Versorgungsgefäße im thorakodorsalen Bereich
- generalisierte Gefäßerkrankungen
- unerfahrener Operateur

Bedingt geeignete Patientinnen:
- Alter über 80 Jahre
- psychische Instabilität
- erhöhtes Thromboembolierisiko

■ **Patientenaufklärung**
- Nikotinkarenz perioperativ erwünscht
- Gefahr des Gewebeuntergangs am transplantierten Lappen
- Möglichkeit der Schwächung des betroffenen Armes
- Möglichkeit einer störenden muskulären Aktivität im transplantierten Muskel oder angrenzendem Pektoralis
- Hinweis auf eine möglicherweise verlängerte Serombildung am Rücken
- Notwendigkeit der postoperativen Krankengymnastik
- Vermeidung von Hitzeeinwirkung, starker Sonneneinstrahlung, wegen Verbrennungsgefahr
- Vermeidung von UV-Licht wegen Hyperpigmentierung der Narben

- Möglichkeit einer Eigenblutspende, da u. U. ein größerer Blutverlust möglich
- Notwendigkeit der Einlage eines Permanentimplantates oder eines Gewebedehners mit der Folge eines späteren Implantatwechsels

■ **OP-Planung**
- sorgfältige Patientenauswahl
- Defektanalyse
  - **Wichtig:** Verlauf der Mastektomienarbe und die Hautqualität der Thoraxwand sind wichtig für die Wahl der Schnittführung, die Bestimmung der Areale an Haut, die entfernt werden müssen, um einen möglichst ästhetisch gelungenen Einsatz des Transferlappens zu gewährleisten, ohne die ortsständige Haut zu gefährden. Der günstigste Einsatzort für die Lappenspindel ist die Umschlagfalte der zu rekonstruierenden Brust wegen der Optimierung der Ptose und der Vermeidung eines sog. Patch-Effektes. Hautareale mit fraglicher Zukunft, z. B. Radioderm, sollten durch Lappenhaut ersetzt werden, evtl. unter Einsatz von Gewebedehnern für den Fall, dass die Breite der Insel ungenügend ist.
  - Wie viel Gewebe und Haut werden benötigt, um eine symmetrische Brust zu erzielen? Ist genügend Gewebe vorhanden für eine autologe Rekonstruktion?
- Implantatwahl: Für den Fall eines größeren Volumenbedarfs als durch das Lappengewebe gegeben muss der Einsatz von Silikonimplantaten erwogen werden. Das ist die Regel wegen der geringen Fettmenge am Latissimuslappen und der Tatsache, dass mit einer Schrumpfung der reichlich vorhandenen Muskulatur gerechnet werden muss.

Tipp: Der Autor bevorzugt die Einlage eines veränderlichen Implantats, um einer Schrumpfung in der rekonstruierten Brust entgegenarbeiten zu können oder aber irgendwelchen Traktionen, wie sie in der Anwesenheit von verpflanzter Muskulatur mit ihrer immanenten Spannung auftreten können. Außerdem ist auf diese Weise ein Volumen- und Formausgleich leichter möglich.

Bevorzugte Implantatwahl:
  - doppelkammeriger Becker-Expander (als Permanenteinlage geeignet)
  - Differenzialexpander, z. B. Doppelkammer-

expander von Polytech Silimed (muss nach ca. 6 Monaten ausgetauscht werden)
- Analyse des Spenderareals: Narben, Funktion der Muskulatur (Durchtrennung der Versorgungsgefäße im Rahmen einer axillären Voroperation?), Durchblutung, Dicke der subkutanen Fettschicht
- Wahl der Schnitttechnik in Hinblick auf
  - anatomische Gegebenheiten
  - gewünschte Positionierung der Narbe bzw. der Lappeninsel

Merke: Die Lappeninsel kann im Bereich des M. latissimus dorsi beliebig positioniert werden von vertikal, schräg bis horizontal. Grundsätzlich sind die natürlichen Hautlinien und Gewebefalten bei der Schnittführung zu berücksichtigen.

  - benötigte Gewebemenge
  - erforderliche Länge des Muskelstiels, um einen spannungsfreien Einsatz der Lappeninsel zu gewährleisten
  - Wird eine Lappeninsel überhaupt benötigt; der M. latissimus dorsi kann auch endoskopisch als reiner Muskellappen ohne Narbe am Rücken präpariert werden.
- Analyse der kontralateralen Brust als Modell in 4 Dimensionen
  - meistens symmetrisierende Anpassung für kontralaterale Brust erforderlich
  - Reduktion oder Mastopexie mit einer Berücksichtigung der zeitlichen Dimension (→ Überkorrektur nötig)
  - kontralaterale Implantateinlage in Erwägung ziehen
- Genaue Kenntnisse über die Anatomie der hinteren Thoraxwand und die Lokalisation von Gefäßen und Perforatoren sind essenziell (Abb. 3.**41a**).
  - Der M. latissimus dorsi versorgt sich über die thorakodorsalen Gefäße und zugleich über eine Serratusanastomose bzw. -kollaterale. Letztere ist bei Durchtrennung des Hauptgefäßes mit gewissen Einschränkungen alleine in der Lage, den Lappen zu versorgen.
  - Der Latissimus bildet eine große trianguläre Muskelfläche lokal und individuell unterschiedlicher Dicke, die sich von der Achselhöhle die Skapula entlang bis zur Wirbelsäule und zur Taille bzw. Darmbeinschaufel erstreckt. Der Ansatz ist sehnig, ca.

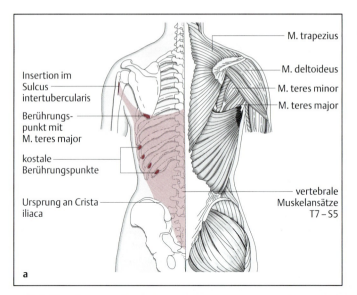

Abb. 3.**41a + b** Anatomische Verhältnisse der Latissimus-dorsi-Heberegion.

a dorsale Ansicht mit Muskelansatzpunkten des M. latissimus dorsi (links) und den benachbarten Rückenmuskeln (rechts)

b Ansicht in Abduktion der oberen Extremität mit zugehörigen Muskeln, Gefäßen und Nerven.

M. trapezius

M. deltoideus

M. teres minor

M. teres major

Insertion im Sulcus intertubercularis

Berührungspunkt mit M. teres major

kostale Berührungspunkte

Ursprung an Crista iliaca

vertebrale Muskelansätze T7 – S5

a

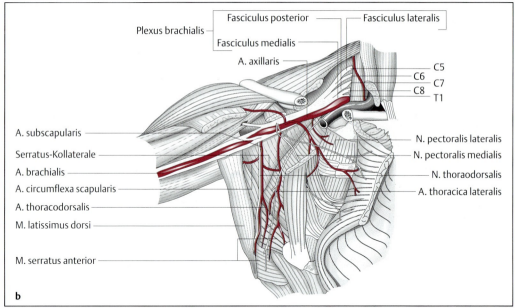

Plexus brachialis

Fasciculus posterior

Fasciculus lateralis

Fasciculus medialis

A. axillaris

C5

C6

C7

C8

T1

A. subscapularis

Serratus-Kollaterale

A. brachialis

A. circumflexa scapularis

A. thoracodorsalis

M. latissimus dorsi

M. serratus anterior

N. pectoralis lateralis

N. pectoralis medialis

N. thoraodorsalis

A. thoracica lateralis

b

3 cm breit, und haftet an der Innenseite des kranialen Humerus. Zusammen mit dem M. teres major bildet der Latissimus die hintere axilläre Falte. Wird der Latissimus entnommen, bleibt ein Teil dieser Falte dennoch erhalten.

• Der Latissimus geht unterschiedlich enge Verbindungen mit umgebenden faszialen und muskulären Strukturen ein, die bei der Präparation beachtet werden müssen. Drei Punkte sind für die Auslösung des Muskels entscheidend: die vordere Begrenzung im Bereich der hinteren Axillarlinie, die Spitze des Schulterblatts und der kaudale lumbosakrale Winkel.

• Die nervale Versorgung des Latissimus erfolgt über den N. thoracodorsalis aus dem Plexus brachialis C 6 – 8 und ist für die muskuläre Motorik verantwortlich (Abb. 3.**41b**).

– Operationsplanung mit Anzeichnen im Stehen

– Photodokumentation

OP-Technik

Intraoperative Lagerung

Stabile Seitenlagerung mit frei beweglichem Arm auf die nicht betroffene Seite. Der Arm wird dazu steril in einer Stockinette abgedeckt. Auf diese Art und Weise kann sowohl an der Brust wie am Rücken gearbeitet werden, wenn nötig auch in 2 Teams. Nach Transfer des Lappens in den Brustbereich und Versorgung der Spenderregion wird die Patientin in die typische oben beschriebene Rückenlage mit um ca. 80° abgewinkelten Armen verbracht. Das unmittelbare Op-Feld Brust/Axilla wird mit einer sterilen Folie für die Zeit der Umlagerung abgeklebt. Zur intraoperativen Überprüfung der Symmetrie muss die Möglichkeit gegeben sein, die Patientin in eine stabile sitzende Position zu bringen.

Beachte: Aufgrund der längeren OP-Zeit und der Lagerung in einer erzwungenen Position sollte besondere Sorgfalt auf eine Unterfütterung von Gelenken und eine Vermeidung von Druck und Spannung gelegt werden, um Lagerungsschäden zu vermeiden!

Arbeitsstil

Durchweg ist während der gesamten Operation gewebeschonendes, gewebeeinsparendes und blutarmes Operieren angezeigt. Grundsätzlich sollte ein Hochfrequenzschneidegerät, am besten in Verbindung mit Argongas, verwendet werden. Die Haut sollte aber schonend mit Skalpell durchtrennt und nur mit Wundhaken gefasst werden, um thermische oder quetschende Traumen zu vermeiden. Blutungen sollten unverzüglich gestillt werden, denn bei der großen Wundfläche muss sonst mit einem beträchtlichen Blutverlust und als Konsequenz mit Bluttransfusionen gerechnet werden.

**Gestielter
Latissimus-dorsi-Lappen
Variante mit Lappeninsel
Wahl der Inzision**

Lokalisation, Länge und Breite der Lappeninsel sind individuell und abhängig von der Deformität im Thoraxwand- oder Brustbereich. Die Position kann vertikal im Bereich der hinteren Axillarlinie platziert werden, wenn ein schmaler Muskel und Gewebestreifen benötigt wird. Wird eine lange Hautspindel gebraucht, bringt eine schräge Position in den natürlichen Hautlinien und längs den Fasern der Latissimusmuskulatur die günstigsten Spannungsverhältnisse. Eine quere Inzision ermöglicht es, die Narbe in der BH-Linie zu verstecken (Abb. 3.**42**).

Lappenpräparation

Die Breite der Lappeninsel ist abhängig von der individuellen Situation, sollte sich aber an den Spannungsverhältnissen orientieren, um eine Dehiszenz der Narbe zu vermeiden, besonders im Falle einer horizontalen Inzision. Die Breite von ca. 8 cm sollte in der Regel nicht überschritten werden, die durchschnittliche Breite nach Erfahrung des Autors beträgt etwa 5 cm. Die Hautinzision erfolgt mit dem Skalpell, wobei die Schnittkante im subkutanen Fettgewebe von der Lappeninsel schräg weggeführt wird, um zusätzliches Fettgewebe und Perforatoren in den Lappen mit einzubeziehen und eine Unterminierung der Insel zu vermeiden. Die

▶▶

Lappeninsel wird zirkulär umschnitten, wobei der Arm nach kranial abduziert wird. Die weitere Präparation erfolgt auf der Muskulatur, wobei entschieden werden muss, ob der gesamte Latissimus oder nur ein inseltragender Teil entnommen werden soll, wobei die Lappenspitzen den muskulären Teil überragen dürfen. Grundsätzlich werden die Grenzen des Latissimus aufgesucht, zunächst die ventrale Kante, welche auch die Grenze der Präparation darstellt. Von hier aus kann die Muskelkante weiter nach kranial bis in die Axilla und nach kaudal bis zur Taille bzw. bis zum Beckenkamm verfolgt werden. Danach wird die mediale Begrenzung des Latissimus im Bereich der Spitze der Skapula aufgesucht und von dort nach kranial zur Axilla und kaudal zur Wirbelsäule die Muskelbegrenzung freigelegt (Abb. 3.**43**). Von diesen Punkten aus kann nun der Latissimus von der Unterlage abgehoben, d. h. von M. teres major und M. serratus abgelöst werden. Hierbei sind zahlreiche kräftige Perforatoren elektrochirurgisch zu durchtrennen, wobei kranial auf die Serratus-Kollaterale geachtet werden muss, die – zumindest vorläufig – erhalten bleibt (Abb. 3.**44**).

Beachte: Die Serratus-Kollaterale darf nur bei erhaltenem thorakodorsalem Gefäßbündel durchtrennt werden!

Der Latissimus wird mit der flachen Hand angehoben, danach die kaudale Begrenzung im Bereich der Taille von paravertebral nach ventral durchtrennt.
Vorsicht bei der Ablösung paravertebral; hier müssen die Ausläufer des M. trapezius identifiziert und geschont werden. Die Präparation läuft parallel zu den Fasern des Trapezius (Abb. 3.**43**).
Der Latissimus ist nun kaudal abgelöst und wird zur weiteren Präparation unter Spannung nach kaudal gezogen oder – je nach Bedarf – angehoben oder nach lateral oder medial luxiert. In Richtung Axilla wird einer großer Haken eingesetzt (hilfreich ist ein Lichthaken) und der sich verjüngende Muskel bis in die hohe Achselhöhle verfolgt.

Lokalisation der Versorgungsgefäße

Die Präparation in Richtung auf die Achselhöhle an der Unterseite des Latissimus darf nur nach Lokalisation der Versorgungsgefäße erfolgen.

Beachte: Das thorakodorsale Gefäßbündel tritt ca. 8–10 cm kaudal der axillären Gefäßebene und 2–3 cm medial der ventralen Muskelkante in die Unterseite des Latissimus ein. Die Verbindungskollaterale zum Serratus darf erst dann durchtrennt werden, wenn die Unversehrtheit des thorakodorsalen Gefäßbündels gesichert und der Lappentransfer abgeschlossen ist.

Präparation des Muskelstiels

Der Latissimus wird dann dem ventralen Muskelrand und dem Verlauf des M. teres major entlang bis zum Ansatz am Humerus verfolgt, der sehnige Ansatz komplett freigelegt und in der Regel auch durchtrennt, um die Beweglichkeit des Muskellappens zu er-

▶▶

▶▶

Lappentransfer

höhen und dem Muskel die Möglichkeit zu nehmen, sich später nach dem Einpassen in der Brust gegen sein altes Widerlager am Oberarm zu kontrahieren. Trägt die sehnentragende Spitze des Latissimus in der Achselhöhle auf, kann sie reseziert werden, wiederum unter Beachtung des Versorgungsgefäßes (Abb. 3.**43**).

Parallel zur Lappenpräparation wird im Brustbereich die Mastektomie oder im Falle einer sekundären Rekonstruktion oder einer Defektdeckung die Thoraxwand vorbereitet. Der kraniale Hautlappen wird bis in die Axilla hinauf abgelöst und ein schmaler Transfertunnel zum Spenderbereich des Lappens hergestellt, wobei essentielle axilläre Strukturen streng geachtet und erhalten bleiben. Anschließend wird der mobilisierte Lappen, ohne diesen zu torquieren oder unter starke Spannung zu setzen, in den Thoraxwandbereich transferiert. Die ausreichende Länge des Muskelstiels und die spannungsfreie Einsatzmöglichkeit der Lappeninsel an ihrem vorbestimmten Ort werden überprüft.

Rekonstruktion des Spenderareals

Sorgfältige Blutstillung notwendig, da die Region sehr kräftige Perforatoren aufweist, die durchtrennt wurden. Die Resektionskanten der Muskulatur werden mit monofilem 2/0-Faden gesäumt und evtl. an der Thoraxwand fixiert. Einlegen von 2 Drainagen (Jackson-Pratt). Die Hautränder werden vorübergehend mit Hautklammern adaptiert, die Klammern durch eine dreischichtige Naht ersetzt:
– 1. Reihe: 2/0 PDS oder Biosyn subkutan
– 2. Reihe: 4/0 Biosyn intrakoreal einzeln oder fortlaufend
– 3. Reihe: 4/0 Biosyn intrakutan fortlaufend

Umlagerung der Patientin

Um eine symmetrische Brustform zu erzielen, muss die Patientin für den Fortgang der Operation in eine Rückenlagerung gebracht werden (siehe intraoperative Lagerung).

***Empfängerregion*
Sofortrekonstruktion**

Der Latissimus-dorsi-Insellappen eignet sich im Rahmen einer Sofortrekonstruktion zum Ersatz eines entstandenen Hautdefektes oder aber, wenn der Hautmantel völlig erhalten blieb, zur Unterfütterung des Hautmantels bzw. zur Distanzierung der Haut von der darunter liegenden Muskulatur. Damit reduziert sich die Gefahr der Übertragung einer Muskelaktion auf die darüber liegende Haut. Mit der eingebrachten Muskulatur wird im Rahmen eines rein autologen Vorgehens Volumen ersetzt oder aber die Implantatabdeckung ergänzt bzw. gewährleistet.
Zunächst wird der transferierte Lappen nach der Umlagerung aus dem Empfängerareal hervorluxiert und auf Durchblutung bzw. Bluttrockenheit überprüft. Die Lappenmuskulatur wird dann derart im Brustbereich ausgebreitet, wie sie eingenäht werden soll, wobei der Lappen beliebig gedreht und gewendet werden kann. Hier muss allerdings auf Spannung und Durchblutungsbehinderungen im Gefäßbereich geachtet werden. Jedoch kann im Gegensatz zum TRAM-Lappen dem Latissimuslappen viel mehr Spannung und Faltung zugemutet werden. Sollte eine zu große

Spannung entstehen, muss der Muskelstiel zusätzlich mobilisiert werden, damit es später nicht zu entstellenden Verziehungen an der rekonstruierten Brust kommt.

Die günstigste Einsatzvariante für den Latissimusmuskel für den Fall, dass eine Implantatloge gebildet werden soll, ist seine kaudolaterale Ergänzung an den von der Unterlage abgelösten M. pectoralis major (Abb. 3.**45**). Der Pektoralis wird an seiner Kante von lateral bis an den zirkulären Randbereich der Brustbasis vorsichtig abgelöst, die vor der Operation durch Einzeichnen eingezeichnet wurde. Hierbei werden die kaudalen Fasern des Brustmuskels in der Regel separiert, um eine spannungsfreie Entfaltung der Implantatloge und eine Ausformung der inneren Brustkontur zu ermöglichen. In die spitzwinklig zulaufende neu entstandene kaudale Muskellücke wird dann der Latissimus spannungsfrei eingepasst und ringsherum mit teilweise fortlaufenden, z. T. einzeln geknüpften monofilen PDS- oder Biosyn-Fäden (2/0) an der Thoraxwand und am Pektoralis fixiert. Ist ein Latissimusüberschuss im Verhältnis zum Pektoralis vorhanden, was meist der Fall ist, wird der Rand des Latissimus plissiert, gefaltet und teilweise soweit wie nötig über den Pektoralis gelegt.

Beachte, dass während des Einnähens der Muskulatur keine Verziehungen im Verhältnis zu der vorgesehenen Position der Hautinsel entstehen.

Eine Lücke wird zunächst für die Passage des Implantates gelassen. Vor der Einlage wird die Implantatloge mit Taurolin 6 % gespült und auf absolute Bluttrockenheit überprüft. Das Implantat soll so wenig wie möglich und nur durch den Operateur berührt werden. Die Handschuhe werden gewechselt, von Rückständen gereinigt und das Implantat bzw. der Expander auf Unversehrtheit überprüft. Einlage des Implantates mit steriler Einführhilfe (z. B. nach Dolsky) und Kontrolle von korrekter Implantatlage. Die Symmetrie der Brüste wird im Sitzen der Patientin überprüft. Wird ein Becker-Expander verwendet, so muss nach der Einlage das externe Füllventil am Rand der Brust (meist kaudolateral) in einer gesonderten und zu verschließenden kleinen Tasche platziert werden. In der Regel verwendet der Autor das kleine Füllventil, möglichst hautnah gelegen zur Erleichterung der Nachfüllprozedur. Der Becker-Expander muss vor der Einlage entlüftet und mit einer individuell zu bestimmenden Menge vorgefüllt werden.

Im Falle eines größeren Gewebedefizits und der Notwendigkeit einer gerichteteren Gewebedehnung zur Herstellung einer natürlichen Ptose kann ein reiner Expander verwendet werden. Hier empfiehlt sich der Doppelkammerexpander von Polytech Silimed, der eine echte differenzierte Aufdehnung des Gewebes ermöglicht. Die Auffüllung erfolgt über 2 integrierte Ventile, die mit Hilfe eines Magneten lokalisiert werden können (Abb. 3.**46**). Im Gegensatz zum Becker-Implantat, das als Permanentimplantat verwendet werden kann, muss die Patientin beim einfachen Expander

▶▶

darauf hingewiesen werden, dass ein Austausch gegen ein Permanentimplantat nach ca. 6 Monaten oder wenige Monate später erfolgen muss. Dies kann mit den sog. „Final touch ups", d. h. einer Feinkorrektur und einer evtl. Mamillenrekonstruktion kombiniert werden.

Merke: Zum Ende der Operation sollen der Expander bzw. das Becker-Implantat soweit wie möglich nachgefüllt werden, ohne eine zu starke Spannung am Gewebe zu bewirken. Das bedeutet praktisch auch eine Endkontrolle des Füllsystems.
Beachte: Der zum Ventil führende Schlauch darf nicht abgeknickt werden. **Cave:** Abriss des Steckkontaktes am Schlauch durch erhöhten Druck im Schlauchsystem. Außerdem muss die Austrittsstelle des Füllschlauches am Implantat in Richtung des Ventils zeigen, um eine eventuelle Entfernung des Schlauchsystems zu erleichtern.

Nach der Endkontrolle einer optimalen Position des eingelegten Implantates wird unter Zurücklassung einer Jackson-Pratt-Drainage der Implantatraum komplett verschlossen, auch nach kranial zur Axilla hin. Es ist darauf zu achten, dass durch den Muskelstiel des Latissimus in der oberen Brustregion oder der vorderen Axillarlinie kein Wulst zurückbleibt.

Merke: Infolge einer Durchtrennung des N. thoracodorsalis kann sich der Latissimus um bis zu 80 % seines ursprünglichen Volumens zurückbilden.

Bei einem Hautdefekt wird die Hautinsel so eingepasst, dass keine Spannung an dessen Rändern entsteht. Anschließend wird das benötigte Defektmuster auf der Inselhaut eingezeichnet, umschnitten und der Hautüberschuss desepithelisiert. Die Einnaht erfolgt in zwei Schichten: intrakoreal mit 4/0-Biosyn-Einzelknopfnähten, um das Niveau von Lappeninsel und umgebender Haut exakt anzupassen, Zentimeter für Zentimeter; ferner intrakutan fortlaufend mit 5/0 Biosyn.

Intervallrekonstruktion

Für das Vorgehen muss die Lage der Narbe an der Thoraxwand berücksichtigt werden. Zwar wird die Lappeninsel in der Regel in die Umschlagfalte platziert, um eine bessere Ptose zu erzielen, ist aber nur ein schmaler Hautstreifen zwischen Mastektomienarbe und neuer Inzision vorhanden, muss eine Verminderung der Durchblutung in dem Hautstreifen berücksichtigt werden. Dies gilt besonders, wenn eine Thoraxwandbestrahlung vorausgegangen ist. In diesem Falle ist es hilfreich, die Haut nicht von der darunter liegenden Muskulatur abzulösen, sondern diese mit der Haut zusammen von der Thoraxwand abzuheben. Liegt die Mastektomienarbe nahe und parallel zur Umschlagfalte oder ist das Überleben des interponierten Hautareals zweifelhaft, sollte es mitreseziert werden. Die Hautinsel am Lappen muss dann entsprechend breiter ausfallen oder durch einen Expander gedehnt werden (Abb. 3.**47**).

▶▶

Die Länge der Inzision im Bereich der präoperativ festgelegten Umschlagfalte entspricht exakt der Länge des Insellappens, der am Rücken entnommen wurde. Von dieser Inzision aus wird ein dermomuskulärer Lappen nach kranial und in Richtung Axilla von der Thoraxwand abgelöst. Der transferierte Insellappen wird in die neue Umschlagfalte eingesetzt, der muskuläre Rand kaudal an der Thoraxwand und kranial an der abgelösten Muskelkante, oder – falls ausreichend Latissimus vorhanden – am Oberrand der Implantatloge fixiert.

Die Einlage des Implantats oder des Expanders und die Einnaht des Lappenfensters entsprechen dem Vorgehen bei der Sofortrekonstruktion.

Endoskopische Variante ohne Lappeninsel Wahl der Inzision

Infolge des Wegfalls der Lappeninsel ist eine Inzision am Rücken nicht erforderlich. Die Präparation mit dem Endoskop wird in typischer Seitenlage von der Inzision an der betroffenen Brust aus durchgeführt, die möglichst, falls horizontal, bis in die Nähe der vorderen Axillarlinie erweitert oder dort vertikal angelegt wird (Abb. 3.**48a – c**).

Vorbereitung der Empfängerregion

Von der gewählten Inzision aus erfolgt zunächst die individuell erforderliche Operation an der Brust, z. B. die Explantation eines Implantats mit kompletter Kapsulektomie wegen schwerer Kapselfibrose und mangelhafter Implantatabdeckung. Die Präparation wird dann bis zum Rand des M. latissimus dorsi in ganzer Breite bis hinauf zum Ansatz in der Axilla fortgeführt.

Lappenpräparation

Die Präparation kann durch eine Unterspritzung des Latissimus-Areals mit verdünnter Suprareninlösung in der Verdünnung 1 : 200 000 erleichtert werden. Die Größe des benötigten Areals, welches zuvor bestimmt und auf die Haut des Rückens eingezeichnet wurde, bestimmt den Umfang der Resektion, die mit zunehmendem Fortgang des Eingriffs den Einsatz eines Endoretraktors bzw. eines Endoskops erfordert, der von einem Assistenten geführt werden muss. Zuerst wird die subkutane Fettschicht von der Muskulatur, dann die Muskulatur von der Unterlage abgelöst. Abschließend wird von unten her die Muskulatur mit dem Elektrokauter paravertebral und kaudal ausgelöst. Jetzt erfolgt die Präparation des Muskelstiels in Richtung Axilla, wobei die Verbindungen zum Serratus und Teres major gelöst werden. Nach Identifikation der Versorgungsgefäße (s. o.) wird der sehnige Ansatz des Latissimus freigelegt und scharf durchtrennt. Hierzu kann mitunter eine wenige Zentimeter lange Zusatzinzision in der Axilla hilfreich sein. Nach dem Lappentransfer in den Brustbereich sorgfältige Kontrolle auf Bluttrockenheit und Einlage einer Jackson-Pratt-Drainage. Danach wird die hintere Axillarlinie subkutan mit einer fortlaufenden 2/0-Biosyn-Naht verschlossen und zur Vorbereitung der Umlagerung die OP-Wunde vorübergehend geklammert und abgeklebt.

Falls notwendig, kann in gleicher Sitzung die kontralaterale Brust in gleicher Art versorgt werden. ▶▶

▶▶ **Einnaht des Lappens**

Für den rekonstruktiven Eingriff an einer oder beiden Brüsten wird die Patientin wieder auf den Rücken mit abgewinkelten Armen und der Möglichkeit gelagert, sie zur Symmetrieabstimmung aufzusetzen. Der eingeschwenkte Muskel wird wie gewünscht zur Defektdeckung, Implantatabdeckung oder zum Volumenersatz eingepasst bzw. eingenäht (siehe auch oben).

Verband

Abkleben der Nähte mit Steristrip (Leukostrip), evtl. formender und fixierender Pflasterverband mit Micropore 2,5 cm breit; fixierender Büstenhalter (z. B. Polytech Bustier), darüber ein Druckverband mit Lohmann-Permanentbinde für wenigstens 24 h, besser 2–3 Tage.

Autologe Brustrekonstruktion (Fleur-de-lis)

„Fleur-de-lis"-Rekonstruktion (s. Abb. 3.**49a + b**): Versuch, durch den Aufsatz eines Gewebedreiecks auf die Latissimusspindel mehr Gewebe für eine möglichst rein autologe Brustrekonstruktion ohne zusätzliche Verwendung eines Implantats zu gewinnen. Handikap dieser Methode ist die unattraktive Narbe im Spenderbereich des Rückens.

■ **Probleme und deren Lösung**

– **venöse Stauung** des Lappens
   • Stauungsproblematik am Lappen ist selten und wenn, dann eher durch Druck von außen infolge eines zu straffen postoperativen Druckverbands; Prävention durch regelmäßige postoperative Kontrolle der Lappendurchblutung und ggf. Lockerung des Verbands

– **Implantatproblematik**
   • **Expanderruptur**
   • Die Verwendung eines Gewebeexpanders ist aufgrund einer technisch komplizierten Bauweise und dem erhöhten Verschleiß durch Reibung infolge Faltenbildung bei Unterfüllung mit einer erhöhten Rupturgefahr verbunden. Postoperative Nachkontrollen alle 4 Wochen, bis eine Stabilisierung der Implantatlage eingetreten ist. Treten beunruhigende Falten auf, sollte durch Nachfüllen mit Kochsalz versucht werden, diese auszugleichen. Bei Persistenz der Falten und dünner Abdeckung sollte eine frühere Auswechslung des Expanders in Erwägung gezogen werden. Grundsätzlich sollte die Liegezeit des Expanders nicht ein halbes Jahr überschreiten.
   • **Dislokation**
   • Die Problemlösung für eine Dislokation ist die Verwendung eines beschichteten Permanentimplantates, welches aufgrund des hohen Reibungswiderstands und einer raschen Einheilung in das umgebende Gewebe bei korrekter initialer Platzierung eine sekundäre Dislokation verhindert.
   • **Kapselfibrose**
   • Zur Verhütung der Kapselfibrose ist die Vermeidung von subklinischen Infektionen,

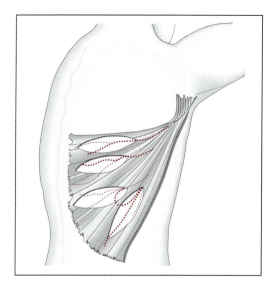

Abb. 3.**42** Varianten der Lappeninsel.

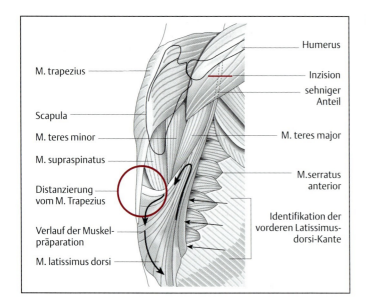

Abb. 3.**43**   Lappenpräparation.

M. trapezius

Humerus

Inzision

sehniger Anteil

Scapula

M. teres minor

M. teres major

M. supraspinatus

M.serratus anterior

Distanzierung vom M. Trapezius

Identifikation der vorderen Latissimus-dorsi-Kante

Verlauf der Muskel-präparation

M. latissimus dorsi

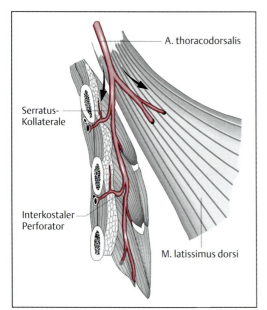

A. thoracodorsalis

Serratus-Kollaterale

Interkostaler Perforator

M. latissimus dorsi

Abb. 3.**44**   Darstellung der Serratus-Kollateralen.

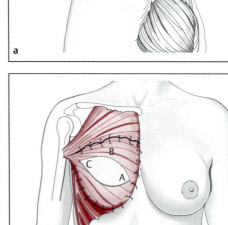

a

b

Abb. 3.**45a + b**   Einsatz des Latissimus-dorsi-Lappens im Rahmen der Brustrekonstruktion (Front- und Rück-ansicht).

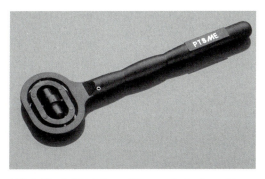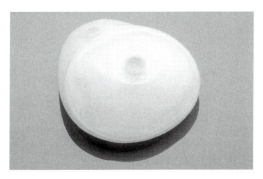

Abb. 3.**46**   Polytech-Doppelkammer-Expander rechts, zugehöriger Ventilsucher links.

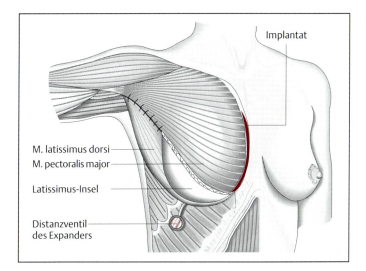

Implantat

M. latissimus dorsi

M. pectoralis major

Latissimus-Insel

Distanzventil des Expanders

Abb. 3.**47**   Bevorzugter Einsatz der Latissimus-dorsi-Insel bei der (sekundären) Intervallrekonstruktion mit Expander.

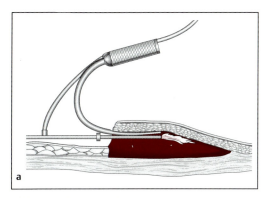

a

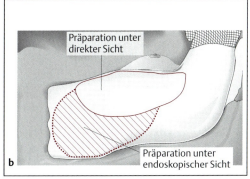

Präparation unter direkter Sicht

Präparation unter endoskopischer Sicht

b

Abb. 3.**48a + b**   Offene Endoskopie mit dem Endoretraktor.
a schematische Darstellung des Einsatzes eines Retraktors
b präoperative Anzeichnung der Präparationsbereiche: Bereich „Untersicht" für die offene, gestrichelter Bereich für die endoskopische Präparation

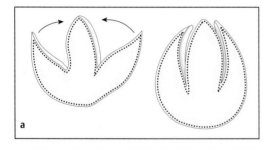

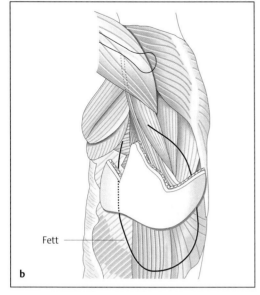

Fett

Abb. 3.49a + b Schematische Darstellung der Brustrekonstruktion mit einem „Fleur-de-lis"-Latissimus-Lappen.
a Operationsprinzip
b Prinzip der Transplantatentnahme

Seromen und Hämatomen bei der Implantateinlage wichtig; außerdem die Verwendung von oberflächenstrukturierten Implantaten, besser: polyurethanbeschichteten Implantaten.

– **Serome**
• Serombildung im Spenderbereich des Rückens ist eine normale Folge der Latissimushebung. Die Verwendung eines Argonbeamers bei der Präparation, eine peinlichste Blutstillung mit Säumung der Muskelstümpfe und die Einlage von Drains reduzieren der Erfahrung des Autors nach die Inzidenz über 10 Tage hinaus. Die oder der Drain werden nacheinander, d. h. nicht

am selben Tag gezogen und erst bei einer Fördermenge von dauerhaft unter 30–50 ml auf 24 Stunden. Der Unterdruck, der durch die Drainagen verursacht wird, hilft bei der raschen Verklebung der abgelösten Gewebeschichten. Druckverbände und Bewegungseinschränkung bewirken meiner Erfahrung nach keine wesentliche Besserung. Ich mache die Patientinnen darauf aufmerksam, dass eine spätere Serompunktion wahrscheinlich ist und führe diese in mehrtägigen Abständen auch ambulant durch. Ausnahmsweise kann eine Patientin auch einmal mit liegender Drainage entlassen werden.

– **Sekundärveränderungen** der Form über die Zeit (4. Dimension)
• Bei allen rekonstruktiven Implantateinlagen muss mit Veränderungen über die Zeit gerechnet werden. Das geht meist zu Lasten der Symmetrie und muss bei der Planung berücksichtigt werden. Das gilt besonders, wenn nur auf einer Seite ein Implantat zur Anwendung kommt und kontralateral z. B. eine Mastopexie oder Reduktion erfolgt. Abhilfe können eine beidseitige Implantateinlage und eine Überkorrektur formverändernder Eingriffe schaffen.
• Der Form und Symmetrie abträglich ist ferner die Schrumpfung der transplantierten Muskulatur. Aus diesem Grunde empfiehlt man, die nervale Versorgung bei der Transplantation zu erhalten, um dadurch den Muskelschwund zu vermindern. Treten störende Muskelaktivitäten auf, so kann der N. thoracodorsalis zu einem späteren Zeitpunkt durchtrennt werden.

– **Narbendehiszenz am Rücken** wegen
• Spannung auf den Wundrändern infolge zu breiter Lappeninsel
• Inzision gegen die Richtung der Hautspannungslinien
• festere Konsistenz der Rückenhaut
• nachlässige Wundversorgung
• Abhilfe durch Adaptierung an die Inselbreite, die sich ohne große Spannung entnehmen lässt, und Platzierung der Narbe möglichst in die Spannungslinien der Haut. Alternativ kann die Narbe in die BH-Linie und horizontal platziert werden, wodurch sie gut verdeckt werden kann. Überdies entspannen und verbessern sich die Narben

über die Zeit. Notfalls Narbenkorrektur nach einem Jahr oder später mit/ohne Kortisonunterspritzung. Sorgfältige adaptierende Wundversorgung in Schichten mit langsam resorbierbaren monofilen Fäden, z. B. Biosyn.

■ **Komplikationen**
– **Lappennekrosen:** Sind bei sorgfältiger Präparation und Überprüfung der Versorgungsgefäße eine absolute Rarität. Gelegentlich können bei starken Rauchern geringfügige Verkrustungen im Randbereich auftreten.
  • Prophylaxe:
    • sorgfältige präoperative Planung mit Beurteilung der Risikosituation und der Durchblutungsverhältnisse in der Axilla und am Rücken
  • Therapie:
    • Sobald sich eine Lappennekrose markiert hat, sollte sie reseziert werden. Plastische Deckung durch einfaches Anvancement der benachbarten Gewebeareale, evtl. Verschiebe-Rotationslappen oder Z-Plastik. Falls notwendig: Einbringen eines alternativen Lappens, z. B. TRAM.
    • Kleinere trockene Randnekrosen können zur spontanen Abheilung kommen. Die Krusten sollten allmählich von den Rändern her abgetragen werden. Superinfektion durch peinliche Hygiene unbedingt vermeiden.

■ **Postoperative Behandlung**
– **Wichtig:** Kontrolle des Druckverbandes und der Lappeninsel. **Cave:** Abklemmen des zuführenden Lappengefäßes in der Axilla
– Entlastung der Narben mit einem Pflasterverband für möglichst 3–4 Monate mit Micropore 2,5 cm, aufgrund der Spannungssituation besonders wichtig am Rücken.

Beachte: Bei Hautreizungen oder Unverträglichkeit von Pflaster sollte die Anwendung nicht erzwungen werden.

– Wundreizungen und nässende Wundabschnitte werden mit Mercuchrom bepinselt und zum Abtrocknen gebracht. Für diese Zeit Aussetzen des Abklebens mit Micropore in dem betroffenen Bereich.
– bei allgemeinen Hautreizungen infolge Micropore Aussetzen des Abklebens
– Fäden werden nicht gezogen. Es werden lediglich überstehende Fadenenden oder hervorstehende Knoten in Hautniveau abgeschnitten.
– sonographische Kontrolle zum Ausschluss eines Hämatoms oder Seroms im Spender- und Empfängerbereich in den ersten 4 Wochen nach der Operation
– Punktion größerer Serome unter Ultraschallkontrolle und sterilen Bedingungen
– frühzeitige Revision eines Hämatoms, ggf. auch einer Lappennekrose
– körperliche Schonung von 4–6 Wochen postoperativ mit Vermeidung häufigen Anhebens der Arme über die Schulterhöhe.
– Follow up: im normalen onkologisch bedingten Rhythmus mit Palpation und Ultraschall. Die Durchführung einer Mammographie ist wegen der hohen Gefahr von Fehlinterpretationen nicht sinnvoll.

Brustrekonstruktion mit ortsständigem Gewebe und Implantaten

■ **OP-Prinzip**
Brustrekonstruktion mit ortsständigem Gewebe unter Einsatz von Silikonbrustimplantaten mit/ohne Zuhilfenahme von Expandern.
  Vorteile einer Implantatrekonstruktion:
– geringer operativer Aufwand
– keine zusätzlichen Narben durch Lappenhebung
– auch für Patientinnen mit eingeschränkter Belastbarkeit geeignet
– beidseitige Rekonstruktion mit guter Symmetrie
– Formverbesserung im Falle einer starken Ptose oder Mammahyperplasie
– Die Verwendung von Expanderimplantaten ist eine Entscheidungshilfe bei der Suche nach der gewünschten Brustgröße

Nachteile einer Implantatrekonstruktion:
– größere Dominanz des Implantataspekts durch dünnere Gewebeschicht

- reduzierte natürliche Tastempfindung der rekonstruierten Brust
- geringere Langzeitstabilität des ästhetischen Ergebnisses
- höhere Versagerquote durch perioperative Komplikationen
- Häufig ist eine kontralaterale Angleichung notwendig.

Nachteile einer Expanderrekonstruktion:
- zweizeitiges Verfahren
- verstärkte Ausdünnung des abdeckenden Gewebes
- höhere Versagerquote wegen technischem Versagen
- erhöhte Infektionsgefahr

■ Indikationen
- hautsparende Mastektomie
- ältere Patientin mit Rekonstruktionswunsch, aber geringer körperlicher Belastbarkeit
- junge Frauen mit einem erhöhten familiären Risiko (BRCA-Trägerinnen)
- Mammahyperplasie mit der Möglichkeit eines Reduktionsschnittbilds
- Frauen, die eine kontralaterale prophylaktische Mastektomie oder Mastopexie/Reduktion wünschen

■ Kontraindikationen
- reduzierte Dehnungsfähigkeit des lokalen Gewebes, z. B. Zustand nach Bestrahlung
- stark ausgedünnte lokale Gewebeverhältnisse
- Ablehnung von Silikonimplantaten
- relative Kontraindikation: postoperative Radiatio

■ Patientenaufklärung
- Nikotinkarenz perioperativ erwünscht
- Gefahr einer Wunddehiszenz mit Exposition des Implantats durch eine relativ oberflächliche Implantatposition
- Hinweis auf implantattypische Komplikationen wie Kapselfibrose, Implantatruptur etc.
- Vermeidung von Hitzeeinwirkung, starker Sonneneinstrahlung, wegen Verbrennungsgefahr
- Vermeidung von UV-Licht wegen Hyperpigmentierung der Narben
- Möglichkeit eines späteren Implantatwechsels
- evtl. zweizeitiges Vorgehen notwendig, z. B. bei Expandereinlage
- Hinweis auf wahrscheinliche Veränderungen

an der/den operierten Brust/Brüsten über die Zeit, mit der Beeinträchtigung von Symmetrie und ästhetischem Resultat

■ OP-Planung
- sorgfältige Patientenauswahl
- Defektanalyse
  - Verlauf und Art der Mastektomienarbe und die Hautqualität der Thoraxwand sind wichtig für die Entscheidung, diese Operationstechnik zu wählen. Klärung der Frage, ob eine Symmetrie bzw. eine natürliche Ptose erzielt werden kann.
  - Wie viel Gewebe und Haut werden benötigt, um eine symmetrische Brustform zu erzielen? Muss ein Zwischenschritt mit der Verwendung eines Gewebeexpanders eingeplant werden? Ist der Verzicht auf eine autologe Rekonstruktion realistisch?
- Implantatwahl

Zuerst muss entschieden werden, ob eine einzeitige Technik oder ein zweiphasiges Verfahren angewendet werden kann.
- Im Falle einer hautsparenden Mastektomie oder gleichzeitigen Formveränderung, z. B. bei einer Mammahyperplasie, kann ein einfaches Permanentimplantat gewählt werden oder ein sog. Permanentexpander, wie z. B. der Becker-Expander, der die zusätzliche Option auf eine korrigierende Volumenveränderung enthält.
- Ist Haut reduziert worden, wie z. B. bei einer modifizierten Mastektomie, muss ein Expander gewählt werden. Am besten sind hier die rein kochsalzgefüllten Differenzial-Expander, z. B. der Doppelkammerexpander von Polytech Silimed, der eine differenzierte und beschleunigte Gewebedehnung ermöglicht. Nachteil: Expanderwechsel nach 6 Monaten.
- Alternative: Becker-Expander, der nicht nach einem halben Jahr gewechselt werden muss, aber auch eine geringere und langsamere Ausformung bietet.

Tipp: Der Autor bevorzugt, auch bei ausreichendem Hautmantel oder einer Formveränderung, die Einlage eines veränderlichen Implantats, um einer Schrumpfung in der rekonstruierten Brust entgegenarbeiten zu können oder aber irgendwelchen Traktionen, wie sie in der Anwesenheit von verpflanzter Muskulatur mit ihrer immanenten Spannung auftreten können. Außerdem ist auf diese Weise ein Volumen- und Formausgleich leichter möglich.

Wichtig: Die Größe des Implantats orientiert sich an den Dimensionen der Brust.

– Operationsplanung mit Anzeichnen im Stehen: Besondere Sorgfalt muss auf die Umrisse der Brustdrüse und die Umschlagfalte gelegt werden. Bei der Festlegung der Umschlagfalte der betroffenen Brust ist darauf zu achten, dass bei der simultanen Mastektomie diese nicht akzidentell unterschritten wird. Bei der Einlage eines Implantates wird die Umschlagfalte geringfügig um ca. 1 cm abgesenkt.
– Photodokumentation

OP –Technik	
Intraoperative Lagerung	– Rückenlagerung mit symmetrischer Auslagerung der Arme um ca. 80°. – Möglichkeit, Patientin in eine stabile sitzende Position zu bringen.
Arbeitsstil	– gleichmäßige und schonende Präparation im subkutanen Fettgewebe – Durchtrennung der Haut mit Skalpell; alte Narbe wird ausgeschnitten – Erhalt eines intakten subkutanen Fettpolsters im Inzisionsbereich als Vorbereitung für einen sicheren Wundverschluss – Schutz für die Wundränder bei der Präparation
Sofortrekonstruktion **Hautsparende Mastektomie – normaler Hautmantel**	Der einfachste Weg ist der Ersatz der entfernten Drüsenmenge 1 : 1 durch ein Implantat mit gleichem Volumen. Ein Implantat der entsprechenden Größe, oder besser, ein Becker-Expander wird in die Operationshöhle gelegt nach sorgfältigster Blutstillung und Einlage einer Jackson-Pratt-Drainage. Es gelten die oben geschilderten Bedingungen für die Einlage von Implantaten, das sog. „No touch regimen" (Kapitel Augmentation, s. o.). Wird ein Permanentimplantat gewählt, sollte es polyurethanbeschichtet sein, da mit dieser Beschichtung ein sog. aktives Einheilen stattfindet und laut Literatur die geringste Inzidenz einer Kapselfibrose gegeben ist. **Wichtig:** Ein zusätzlicher Vorteil, in dieser Situation ein veränderliches Implantat einzusetzen, ist die Möglichkeit der Unterfüllung, um für die unmittelbare postoperative Phase eine Entlastung der Hautlappen und der Wunde zu erreichen. Ist kein Lappentransfer geplant, um eine zusätzliche Gewebeabdeckung für das Implantat in den OP-Bereich einzubringen, sollte zumindest eine partielle Abdeckung durch die Muskulatur angestrebt werden (sog. Dual-plane-position). Eine komplette Abdeckung ist problematisch, da hierdurch das Implantat rundherum durch kontraktiles Gewebe eingeengt würde. **Gefahr:** Spannungsgefühl, Dislokation nach kranial. Durch die muskuläre Abdeckung ▶▶

▶▶

in der oberen Brusthälfte wird das Implantat gegen die Haut der unteren Brusthälfte gedrückt und somit die Ausbildung einer natürlichen Ptose gefördert. Es ist sinnvoll, die Ränder der angehobenen Pektoralismuskulatur durch ein Netz mit einer abgelösten Randstruktur der Serratusfaszie zu verbinden, z. B. Timesh (Netz aus titanisiertem Polypropylen). So wird verhindert, dass das Implantat aus seiner Loge herausrutscht (Abb. 3.**50**).

Hautsparende Mastektomie – mit mäßigem Hautüberschuss

Liegt ein Hautüberschuss vor im Sinne einer Ptose 1. bis 2. Grades, kann man diese im Rahmen eines z. B. perivertikalen Schnittbilds benutzen, um die Gewebeabdeckung zu verstärken; d. h. der Gewebeüberschuss wird markiert, desepithelisiert und unterlegt.

Merke: Auf keinen Fall wird der Gewebeüberschuss reseziert! Die kontralaterale Seite muss evtl. zur Symmetrisierung angeglichen werden.

Hautsparende Mastektomie – mit reichlich Hautüberschuss (Mammahyperplasie)

Liegt ein großer Hautüberschuss vor, eine Ptose 3. Grades oder Mammahyperplasie, ist ein klassisches Schnittbild sinnvoll, wobei der kaudale desepithelisierte Fettlappen von der Brustdrüse abpräpariert und als zusätzliche Abdeckung des Implantats verwendet wird. Hierzu wird der kraniale Rand an die kaudolaterale Kante des abgelösten Pektoralis major angenäht. Hierdurch entsteht eine Implantathöhle, die der Brustbasis entspricht und eine sichere Abdeckung garantiert (Abb. 3.**51**).

Intervallrekonstruktion bei Z. n. Mastektomie – Rekonstruktion mit Gewebeexpandern

Bei der präoperativen Anzeichnung wird die Umschlagfalte nur geringfügig gegenüber der Gegenseite abgesenkt. Ausplanzen der alten Mastektomienarbe, zumindest über eine Strecke von ca. 8 – 10 cm, Präparation prämuskulär bis zur festgelegten Umschlagfalte, nach kranial Eingehen unter die Pektoralismuskulatur und Ablösen derselben in den vorher festgelegten Grenzen der Brustbasis. Der Zugang in den submuskulären Raum erfolgt von der Pektoraliskante, wobei so präpariert wird, dass die Muskelfasern durch die Fixierung an die Haut und Teile der Serratusfaszie, die nach lateral abgelöst werden, gehalten werden. Narbenstrikturen, welche die Entwicklung der Brustform behindern können, sollen möglichst jetzt gelöst werden, besonders im kaudalen Brustbereich (Abb. 3.**52a + b**).
Der Expander, dessen Grundfläche dem Grundriss der Brust entsprechen muss, wird unter den Bedingungen des „No touch regimen" eingelegt, z. B. ein Doppelkammerexpander. Die Füllung sollte intraoperativ schon vorangetrieben werden, ohne zu große Gewebespannung zu erzeugen.
Der Wundverschluss erfolgt in Schichten mit Biosyn-Fäden (2/0 – 5/0).

Verband

Abkleben der Nähte mit Steristrip (Leukostrip), formender und fixierender Pflasterverband mit Micropore 2,5 cm breit; fixierender Büstenhalter (z. B. Polytech Bustier), darüber evtl. ein Druckverband mit Lohmann-Permanentbinde für 24 h.

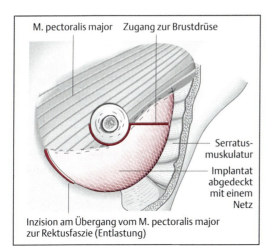

M. pectoralis major   Zugang zur Brustdrüse

Serratus-
muskulatur

Implantat
abgedeckt
mit einem
Netz

Inzision am Übergang vom M. pectoralis major
zur Rektusfaszie (Entlastung)

Abb. 3.**50**   Hautsparende Mastektomie und Sofortrekonstruktion durch Implantateinlage. Zugang zum
Drüsenkörper durch sog. Hockeyschlägerschnitt.

■ Probleme und deren Lösung

Siehe auch Kapitel über den Latissimus-dorsi-
Lappen.

– **Schmerzen**
  • Schmerzen im Implantatlager können
    durch erhöhte Spannung in einem submus-
    kulären Implantatraum auftreten, z. B.
    wenn das Implantat ringsherum durch
    Muskulatur umschlossen ist. Abhilfe schafft
    die „Dual plane position", bei der die kau-
    dale Implantathälfte nicht durch Muskula-
    tur abgedeckt ist. Jetzt kann das Implantat
    bei Anspannung der Muskulatur nach un-
    ten ausweichen.
  • Die Kapselfibrose ist in ihrer stärksten Aus-
    prägung (Baker IV) schmerzhaft. Die beste
    Therapie ist die Prophylaxe der Kapselfib-
    rose, wie Implantatwahl, Infektionsver-

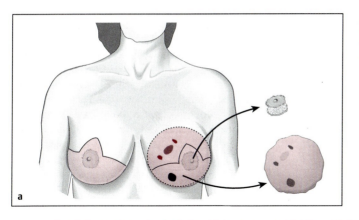

a

Abb. 3.**51a – d**   Sofortrekonstruktion bei Brusthyperplasie. Verwendung
eines desepithelisierten Hautlappens
zur Abdeckung des Implantats.

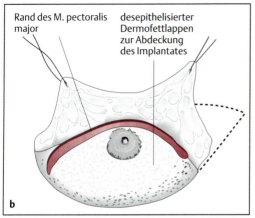

Rand des M. pectoralis   desepithelisierter
major   Dermofettlappen
                          zur Abdeckung
                          des Implantates

b

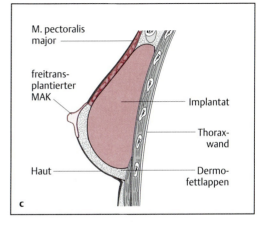

M. pectoralis
major

freitrans-
plantierter
MAK

Implantat

Thorax-
wand

Haut

Dermo-
fettlappen

c

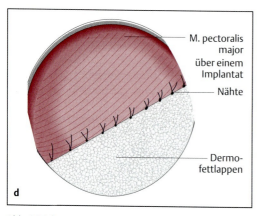

M. pectoralis major über einem Implantat

Nähte

Dermofettlappen

d

Abb. 3.**51d**

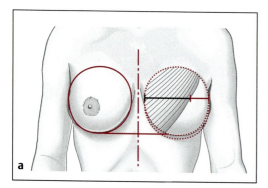

a

Abb. 3.**52a + b** Intervallrekonstruktion mit Gewebeexpandern.
a Markierung von Brustdimension und Hautinzision präoperativ

hütung, „No touch regimen", Vermeidung von Hämatomen und Seromen etc.
– **Implantatproblematik**
  • **Expanderruptur/Deflation**
  • Prophylaxe der Expanderruptur: Vermeidung von vorzeitigem Verschleiß, z. B. Faltenbildung; rechtzeitige Auswechslung nach 6 Monaten. Beim Permanentexpander (Becker) kann im Rahmen der Ventilentfernung eine Beschädigung des Ventils durch Zug gegen den Verlaufs des Schlauchs stattfinden.
  • Deflation durch Probleme im Füllsystem, z. B., Abknicken des Schlauchs. In diesem Fall kann die Druckerhöhung im Schlauchsystem zu einer Leckage führen, z. B. durch Nachgeben der Schlauchverbindung. Durch Punktion mit Kanülen großen Durchmessers kann es zum Leck im Ventilbereich kommen. Nur feine Nadeln Größe ca. 24 G benutzen.
  • **Füllprobleme**
  • Schwierigkeiten können bei der Suche nach Distanz-, aber auch den integrierten Ventilen auftreten: Distanzventile müssen relativ hautnah platziert werden, besonders die kleinen Ventile des Becker-Expanders, aber möglichst nicht dort, wo sie Druckbeschwerden auslösen können, z. B. im Auflagebereich des BH-Bügels. Außerdem müssen sie so eingenäht werden, dass sie sich nicht drehen oder verkanten und nicht in die Expanderloge zurückrutschen können. Bei integrierten Ventilen muss darauf ge-

b Ablösen der Pektoralismuskulatur zur Bildung des Implantatlagers

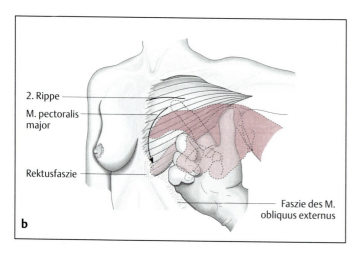

2. Rippe

M. pectoralis major

Rektusfaszie

Faszie des M. obliquus externus

b

achtet werden, dass die Abdeckschicht nicht zu dick ist, damit die Eindringtiefe des Magnetfinders und auch die Kapazität einer dünnen Nadel nicht überschritten werden. Bei der Einlage von Expandern mit integrierten Ventilen muss die Ventilposition mit einer Mindestfüllung an Kochsalzlösung stabilisiert werden.

- **Dislokation**
- Dislokation kann durch die Verwendung, z.B. von beschichteten Implantaten, die einen hohen Reibungskoeffizienten haben, verhindert werden. Texturierte Implantate, z.B. mit Siltex-Texturierung, haben diese Haftung nicht.
- **Faltenbildung**
- Faltenbildung (Wrinkling) tritt vornehmlich bei dünner Implantatabdeckung am Brustansatz und medial auf. In diesen Bereichen sollte demnach eine submuskuläre Platzierung des Implantats erfolgen.

■ Komplikationen

- **Infektionen**: Infolge der geringeren Gewebeabdeckung des Implantates und der wiederholten Punktionen der Haut, um Kochsalz nachzufüllen, ist die Infektionsgefahr erhöht. Serome sind an der Entwicklung von Infektionen häufig beteiligt.
  - Prophylaxe:
  - perioperative Antibiose bis zur Entfernung aller Drainagen
  - sorgfältige sterile Füllprozedur mit Fixierung des Ventils nach der Lokalisation zwischen zwei Fingern
  - Seromprophylaxe durch Legen einer Drainage (Jackson-Pratt-Drainage); Entfernung bei Ablauf von weniger als 50 ml auf 24 h
  - Therapie:
  - Entzündliche Reizung im Bereich des Distanzventils sollte mit Antibiotika behandelt werden.
  - Tritt eine Entzündung im Implantatbereich oder Expander trotz Antibiose auf, muss das Implantat entfernt werden. Ruhephase zur Ausheilung für 3 Monate.
- **Hautnekrose** oder **Wunddehiszenz** mit Exposition des Implantats
  - Prophylaxe:
  - Vorsichtige Gewebeexpansion in der unmittelbaren postoperativen Phase. Zeigen

sich postoperativ überraschend Perfusionsstörungen im Wundbereich, sollte Expanderinhalt abgelassen werden.
- Mehrschichtiger und, wenn möglich, kulissenförmig versetzter Wundverschluss. Die Wundränder werden etwas aufge:worfen vernäht.
- während der Operation schonender Umgang mit den Wundrändern
- Vermeidung einer Serombildung im Implantatraum oder Nahtbereich, Drainage und Punktion nach Entfernung der Drainage unter Ultraschallkontrolle
- Therapie:
- bei stärkerer Reizung des Implantatlagers Implantatentfernung und Neueinlage nach 3 Monaten
- alternativ und bei frühzeitiger Intervention ohne Entzündungszeichen Auswechslung des Implantats und Anfrischung des umgebenden Gewebes, soweit es Granulationen zeigt. Bei beschichteten Implantaten ist aufgrund der Haftung des Implantats die Umgebung weitgehend reizlos und braucht daher beim Implantatwechsel nicht gesondert behandelt zu werden. Beim erneuten Hautverschluss darf keine Spannung auf den Wundrändern liegen. Zur Entlastung wird eine geringere Expanderfüllung vorgegeben.
Ist das subkutane Fettgewebe im Nahtbereich stark ausgedünnt, sollte eine Gewebeeinschwenkung vorgenommen werden, z.B. Schwenklappen oder Latissimus-dorsi-Lappen.

- **Hämatome** und **Serome**
  - Prophylaxe:
  - sorgfältigste Blutstillung und Legen einer Drainage
  - Fortsetzung der Antibiose während der Liegezeit einer Drainage
  - Therapie:
  - Hämatome sollten wegen der Möglichkeit von Wundheilungsstörungen und einer konsekutiven Kapselfibrose frühzeitig operativ entfernt werden, z.B. durch Absaugen, Spülung und Legen einer Drainage unter Narkose.
  - Serome, die nach Ziehen der Drainage entstehen, werden unter Sono-Kontrolle punktiert. Evtl. Instillation von Tetrazyklinen nach Entleerung. Eine operative Revision nur bei hartnäckiger Persistenz und Ausbildung einer Kapsel.

■ **Postoperative Behandlung**

– Nachfüllen des Expanders in rascher Folge innerhalb weniger Tage und Wochen, je nach Nachlassen der Gewebespannung
– durchschnittliche Füllmenge und empfohlenes Füllmedium: 50 ml physiologische Kochsalzlösung. Die Verwendung anderer Füllsubstanzen wird nicht empfohlen.
– Zur Schmerzlinderung kann in den Expander ein Lokalanästhetikum eingefüllt werden (10 – 20 ml einer 1-%-Lösung).
– Austausch des Expanders nicht früher als 6 Monate, um das Gewebe „reifen" zu lassen. Dieses Zeitfenster sollte wegen der steigenden Gefahr einer Expanderdeflation nicht wesentlich überschritten werden.
– Tragen eines Bustiers für ca. 4 Wochen
– Narbenpflege z. B: durch Abkleben von Micropore 2,5 cm breit für ca. 3 Monate zur Entlastung der Spannung und Verhinderung eines Aufquellens; **cave:** Allergie, lokale Reizung. Spätere Narbenpflege z. B. mit Contractubex Gel, Freiöl, silikonhaltigem Gel, Johanniskrautöl etc.
– Entfernen oder Abschneiden von überstehenden Knoten, kein Fädenziehen
– sonographische Kontrollen zum Ausschluss eines Hämatoms/Seroms
– Größere Serome müssen unter Ultraschallkontrolle und sterilen Bedingungen punktiert werden. **Cave:** Infektion und Kapselfibrose!
– frühzeitige Revision eines größeren Hämatoms
– körperliche Schonung von 4 – 6 Wochen postoperativ mit Vermeidung häufigen Anhebens der Arme über die Schulterhöhe
– Follow up: im normalen onkologisch bedingten Rhythmus mit Palpation und Ultraschall. Die Durchführung einer Mammographie entfällt, allenfalls in dringenden Fällen Kernspin.

Rekonstruktion des Mamillen-Areola-Komplexes (MAK)

■ **OP- Prinzip**

– Wiederherstellung der Brustwarze mit ortsständigem Gewebe oder Teilung der kontralateralen Brustwarze
– Wiederherstellung der Areola durch Hauttransplantation, teilweise unter Einsatz von Mikropigmentierung

Vorteile einer MAK-Rekonstruktion:
– vollendet den natürlichen Aspekt einer weiblichen Brust
– verdeckt einen Teil der entstandenen Narben bzw. lenkt davon ab
– geringe operative Belastung, auch in Lokalanästhesie und ambulant möglich
– kann mit Narben- bzw. Formkorrekturen und Implantatwechsel kombiniert werden

Nachteile einer MAK-Rekonstruktion
– keine, zumal minimales Operationsrisiko

■ **Indikationen**

– Z. n. Entfernung oder Verlust des MAK oder Teilen davon

■ **Kontraindikationen**

– Bei ausgedehnteren durchgeführten Formveränderungen der Brust sollte die Wiederherstellung des MAK nicht simultan, sondern auf einen späteren Zeitpunkt verschoben werden.
– Hautreizungen oder Störungen der Wundheilung im Operationsgebiet

Bedingt geeignete Patientinnen:
– Minimale Gewebeschichtdicke im Operationsfeld: Hier sind lokale Lappenplastiken zur Mamillenrekonstruktion nicht zu empfehlen, sondern eher Transplantation einer geteilten Mamille von kontralateral.

■ **Patientenaufklärung**

– Rückbildung der Mamillenprojektion
– beste Stabilität bzgl. einer Mamillenprojektion bietet der sog. „Skate nipple"
– entzündliche Reaktionen selten, z. B. Talgretention
– Schmerzhaftigkeit der Spenderregion für Areolahaut in der Schenkelbeuge
– spätere Pigmentierung von ungefärbten Hautarealen notwendig (Zeitpunkt ca. nach 3 Monaten)

■ **OP-Planung**

– Diskussion der einzelnen Optionen in individueller Abstimmung mit der gegebenen Anatomie
– Defektanalyse mit Berücksichtigung des Nar-

benverlaufs, die Narbe darf z. B. nicht durch die zuführenden Gefäße des Skate-Lappens laufen
- Präoperative Anzeichnung im Stehen. Die Patientin muss in den Entscheidungsprozess mit einbezogen werden.
- Photodokumentation

OP-Technik

Intraoperative Lagerung	– Rückenlagerung mit symmetrischer Auslagerung der Arme um ca. 80° – Möglichkeit, Patientin in eine stabile sitzende Position zu bringen
Mamillenrekonstruktion **Teilung der kontralateralen Brustwarze**	Der **einfachste** Weg mit dem natürlichsten Ergebnis ist die Teilung der kontralateralen Brustwarze und die Transplantation auf die rekonstruierte Brust. Die Brustwarze kann quer oder längs gespalten werden: – Die quere Durchtrennung (s. Abb. 3.**53a**) wird gewählt, wenn die Länge der Brustwarze den Durchmesser überschreitet; der Defekt wird mit einer kleinen Tabaksbeutelnaht verschlossen, z. B. Vicryl rapid 5/0. – Die Längsspaltung (s. Abb. 3.**53b**) erfolgt bei einem breitbasigen oder gespaltenen Nippel. Zum Wundverschluss wird die Restmamille umgeklappt und mit Einzelknopfnähten (5/0 Vicryl rapid) vernäht. – Auf der Empfängerbrust wird an zuvor im Stehen festgelegter Stelle ein passendes Mamillenpodest desepithelisiert und das Transplantat mit 5/0-Biosyn-Einzelknopfnähten fixiert. – Verband: Fettgaze wird aufgelegt und darüber ein Drucktupfer mit Fixomull straff fixiert. Verbandswechsel nach 5 Tagen.
Wiederherstellung der Brustwarze mit der Skate-Technik	Der Skate-Lappen (Abb. 3.**54**) wird am Ort des zukünftigen Brustwarzensitzes aufgenäht und stellt bzgl. Projektion die **stabilste** Methode einer Mamillenrekonstruktion dar. Dennoch muss mit einem Projektionsverlust von 50 % über die Zeit gerechnet werden. Die Größe der präparierten Lappenflügel bestimmt die Größe des Nippels. Zur Komplettierung dieser Technik ist eine Hauttransplantation für die Areolarekonstruktion erforderlich. Das Areolarund wird wie vorgezeichnet umschnitten und das obere Drittel desepithelisiert. Mit eingezeichnetem Stiel des kleinen Lappens in der Medianlinie werden die Flügel des Skate-Lappens als Vollhautpräparat von der Unterlage abgelöst und der Stiel durch leicht angeschrägte Schnittführung aus dem Untergrund herauspräpariert. Die Menge an präpariertem Fett bestimmt die Nippelstärke. **Cave:** Präparation bei Prothesenunterlage und reduzierter Dicke des subkutanen Fettgewebes. Kranial bleibt der Versorgungsstiel mit der desepithelisierten Hautfläche verbunden. Der kleine Lappen wird mit einem Einzinker senkrecht gestellt, die Lappenflügel werden um den Fettkern herumgeschlagen und eine senkrechte Linie bildend mit 5/0-Biosyn-Einzelknopfnähten

▶▶

vernäht. Die Spitze des Läppchens wird nach vorn geklappt und bildet das Dach der Mamille. Hautüberschuss wird zugeschnitten. Die Exzisionsstelle im Fettgewebe wird adaptiert, ebenfalls mit 5/0-Nähten.

Abschließend wird ein Vollhauttransplantat um die Neomamille fixiert, wobei einzelne Fäden lang gelassen werden, um einen Drucktupfer einzuknoten (siehe unten).

Verband: Die Basis bildet gelochte Fettgaze, z. B. Jelonet, 5 × 5 cm groß, über die Neomamille wird zum Schutz eine Mamillen-schiene gestülpt (abgeschnittene Basis einer Spritze), in die etwas Nebacetin-Salbe gegeben wird. Fixiert werden Schiene und das Hauttransplantat mit einem eingeknoteten Drucktupfer, der für etwa 5 Tage in situ verbleibt.

Wiederherstellung der Brustwarze mit dem Star-Lappen

Die Star-Mamille (s. Abb. 3.**55a – e**) ist eine Modifikation der Ska-te-Mamille, besitzt aber nicht wie diese die Stabilität einer dauer-hafter Projektion. Es wird zentral im designierten Areolabereich eine dreizipflige Sternfigur umschnitten, wobei das Ärmchen, das auf 6 Uhr zeigt, wiederum wie beim Skate konisch aus dem Fett-gewebe herausgeschnitten wird. Die beiden waagerechten Arme werden kaudal parallel um das senkrechte Ärmchen gelegt und mit feinen Nähten fixiert (5/0 Biosyn). Die Dicke der Neomamille wird durch die Breite der Basis der kleinen zentrifugalen Ärmchen definiert. Es wird keine Haut desepithelisiert und somit ist auch keine Hauttransplantation erforderlich. Die Exzisionsstellen wer-den primär mit Einzelknopfnähten gleicher Fadenstärke ver-schlossen.

Verband: Auflage von gelochter Jelonet-Gaze mit Mamillen-schiene und Salbe wird wie bei der Star-Mamille vorgenommen. Die kleinen radiären Inzisionen werden mit Steristrips abgeklebt. Weitere Abdeckung durch kleine Mullkompresse und Fixomull.

Es gibt zahlreiche individuelle Varianten zur Rekonstruktion von Mamillen. Die gebräuchlichsten werden hier exemplarisch im Fol-genden dargestellt.

Areolarekonstruktion Wiederherstellung der Areola durch *Mikropigmentierung*

Die einfachste Art der Areolarekonstruktion ist seine intradermale Mikropigmentierung, die in den natürlichen Grenzen vorgenom-men wird. Sie lässt sich z. B. mit der Mamillenrekonstruktion durch Teilung der kontralateralen Seite gut kombinieren. Die Mi-kropigmentierung ist ein ambulanter Vorgang, der in der Sprech-stunde durchgeführt wird. Die Farben werden in areolatypischen Nuancen von der Industrie angeboten, z. B. steril in kleinen Plas-tikphiolen der amerikanischen Fa. Permark, und mit der Hilfe von sterilen Nadelsets zum einmaligen Gebrauch in die Haut einge-bracht. Verschiedene Hersteller bieten die notwendigen Maschi-nen an; der Autor verwendet die von der Fa. Polytech Silimed, die ein sehr gefälliges Handstück besitzt.

Technik: Zusammen mit der Patientin wird die Farbe ausgesucht.

▶▶

Dazu werden Proben tropfenweise neben der intakten Areola mit einem kleinen, zusammen mit den Nadeln kommenden, Plastikspatel in die Haut eingerieben, Überstände abgewischt und bei natürlichem Licht betrachtet. Die Farben können auch gemischt werden und mit Alkohol wieder entfernt werden. Wenige Tropfen Farbe, in eine sterile Schale eingebracht, genügen, um eine Fläche wie die Areola zu pigmentieren.

Nach Desinfektion wird die zu pigmentierende Haut mit Xylonest 1 % mit Adrenalin unterspritzt, danach in den festgelegten Grenzen die Farbe dünn mit dem Spatel in Segmenten aufgetragen und mit kreisenden und strichförmigen, radiären und zirkulären Zügen unter die Haut gebracht. Zwischendurch werden die Farbüberstände mit Alkohol abgewischt, um die gleichmäßige Verteilung der Farbe zu kontrollieren. Infolge der Adrenalinbeimengung können kleine, aber störende Blutaustritte verhindert werden.

Die Mamillen, z. B. Skate-Nipple, müssen häufig in einer anderen Farbe angefärbt werden. Die Pigmentierung kann auch beidseitig erfolgen, ggf. wird eine blasse Areola überpigmentiert. Anfangs sollte der eingebrachte Farbaspekt etwas kräftiger sein, um das natürliche Verblassen aufzufangen.

Verband

Nebacetin-Salbenverband, der 2 × täglich gewechselt wird. Die Salbe wird dünn aufgetragen und mit sterilen Mullkompressen abgedeckt. Krustenbildung sollte verhindert werden. Duschen ist ab 1 Tag nach der Pigmentierung erlaubt. Verbandswechsel bis die Areola abgeheilt ist (nach ca. 1 Woche).

Wiederherstellung der Areola durch *Hauttransplantation* Teilung der kontralateralen Areola

Ideale Spenderregion ist die kontralaterale Areola (s. Abb. 3.**56**), sofern sie groß genug ist und eine Mastopexie gewünscht wird. Hierzu wird die Areola in der Größe von ca. 4 cm umschnitten und der randständige Hautüberschuss mit ca. 2 cm Breite als Vollhauttransplantat abgetragen. Von Fett- und Bindegewebsüberständen befreit, wird das Transplantat auf der Auflagefläche mit Seidennähten (5/0, einzeln geknüpft) ausgespannt. Dehiszente Zwischenräume können mit einer fortlaufenden 5/0–Biosyn-Naht ausgeglichen werden. **Verband:** Die langen Seidenfäden fixieren einen Drucktupfer für 5 Tage über einer Jelonet-Gaze-Auflage.

Entnahme von Haut aus der Schenkelbeuge

Ähnliche Hautverhältnisse wie an der Areola in Art und Farbe finden sich auch in der Schenkelbeuge (s. Abb. 3.**57**). Allerdings treten manchmal trotz günstiger Lokalisation der Narbe aufgrund der Mobilität des Areals Dehiszenzen und postoperative Beschwerden auf oder es wachsen Haare auf dem Transplantat. Deshalb müssen mit dem subkutanen Fett auch die Haarwurzeln von der Unterlage entfernt werden. Der Durchmesser des Hauttransplantates sollte nicht kleiner sein als die Empfängerregion. Das elliptische Vollhauttransplantat wird in der Mitte gelocht und über die Neomamille gesteckt. Die Einnaht erfolgt wie oben beschrieben mit Seidennähten und Drucktupfer, in der Mitte wird die Haut mit 5/0-Biosyn-Einzelknopfnähten an der Neomamille fixiert. Die

▶▶

Spendernarbe wird mit Biosyn in drei Schichten vernäht. **Verband** mit Mamillenschiene und Drucktupfer wie oben, in der Schenkelbeuge mit einem Sprühverband.

Entnahme von Haut aus einem sog. „Dog ear"

Überschüssige Haut von einem Narbenpol (s. Abb. 3.**58**) ist gut geeignet, zumal dort keine neue Narbe entsteht, sondern allenfalls eine geringe Verlängerung und Korrektur der Narbe. Im übrigen erfolgt die Entnahme und Transplantation wie oben beschrieben. Eine spätere Mikropigmentierung ist in der Regel notwendig.

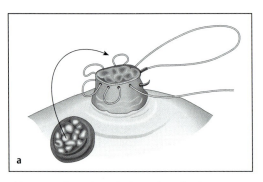

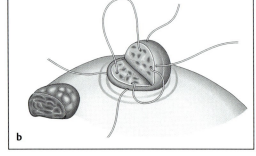

Abb. 3.**53a + b**   Teilung der kontralateralen Brustwarze.

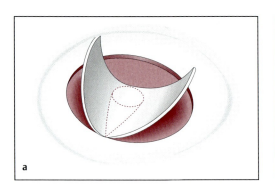

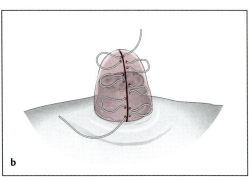

Abb. 3.**54a – c**   Skate-Technik zur Mamillenrekonstruktion.

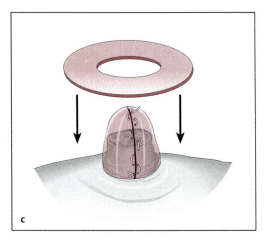

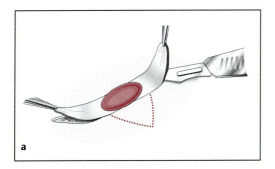

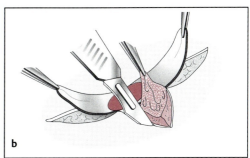

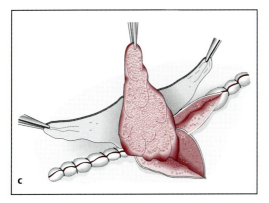

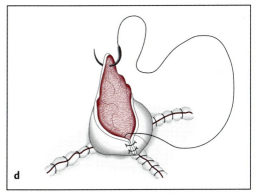

Abb. 3.**55a – e**   Star-Mamillentechnik: Umschneidung der sternförmigen Figur und Remodellierung der Mamille durch Fixation der drei Zipfel mittels feiner Nähte.

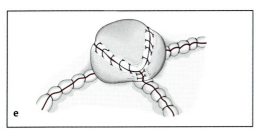

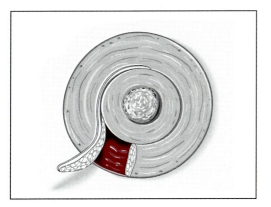

Abb. 3.**56**   Teilung der kontralateralen Areola zur Wiederherstellung des Warzenhofkomplexes.

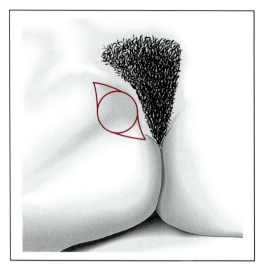

Abb. 3.**57** Entnahme von Haut aus der Oberschenkel-beuge als Transplantat.

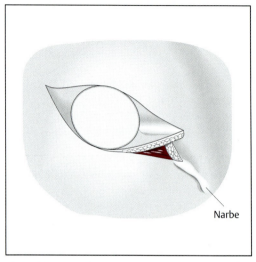

Abb. 3.**58** Hautentnahme aus einer Narbe („dog ear").

Operative Verfahren im Rahmen der Brusterhaltung – onkoplastische Operationen

■ **OP- Prinzip**
Die vollständige Entfernung einer bösartigen Geschwulst aus der Brust mit dem Ziel der Brusterhaltung und Defektdeckung zur Erhaltung einer ästhetisch befriedigenden Brustform unter Wahrung der größtmöglichen onkologischen Sicherheit.

■ **Indikation**
– Standardtherapie für die lokale Behandlung operabler und solitärer bösartiger Tumoren der Brust bei günstiger Relation von Tumorgröße zu Brustvolumen
– nichtinvasive Karzinome der Brust (DCIS, LCIS)
– invasive Karzinome mit intraduktaler Begleitkomponente, solange die Resektionsränder im Gesunden verlaufen

■ **Kontraindikationen**
– multizentrische bösartige Brusttumoren (in mehreren Quadranten)
– Hinweise auf ein inflammatorisches Mammakarzinom
– knappe oder befallene Resektionsränder trotz mehrmaliger Nachresektion
– Wunsch der Patientin nach Mastektomie

Bedingt geeignete Patientinnen:
– multifokale bösartige Läsionen in ausgesuchten Fällen
– Z. n. primärer Chemotherapie bei initial nicht zur BET geeigneten Tumoren und gutem klinischen Ansprechen

■ **Patientenaufklärung**
– Alle Patientinnen sollen über die Möglichkeit der brusterhaltenden Therapie (BET) und der Mastektomie mit und ohne Sofortrekonstruktion aufgeklärt werden.
– Aufklärung über die Rezidivrate einer BET (ca. 1 % pro Jahr)
– Notwendigkeit einer prophylaktischen Strahlentherapie der Brust
– Möglichkeit einer Strahlenfibrose mit Schrumpfung der Brust.
– Hinweis auf eine evtl. erschwerte Formkorrektur **nach** erfolgter Radiatio

Merke: Die Möglichkeit einer primären Chemotherapie und/oder die onkoplastischen Techniken können in ausgewählten Fällen über eine Formveränderung und/oder einen Volumenersatz den Einsatz der BET erweitern.

■ **OP-Planung**
– präoperative Diagnostik
  • Palpation
  • bds. Mammographie in mindestens 2 Ebenen
  • Sonographie der Mammae und Lymphabflüsse der Brust
  • evtl. MRT der Mamma
  • Planungserleichterung durch minimal-invasive Verfahren (z. B. Stanzbiopsie)
  • Zusätzlich Labor, Rö-Thorax, ggf. CT-Abdomen oder Abdomensonographie, Knochenszintigraphie
– Beurteilung des zu erwartenden Volumenverlusts und der Defektdeckung.

Beachte: Lokalisation des Tumors und Beziehung zu Nachbarstrukturen (z. B. Infiltration von Haut oder Muskulatur). **Problemzonen** sind die inneren Quadranten, Nähe Sternum, besonders bei Hautnähe oder Fixation in diesen Bereichen. **Cave:** Dislokation des MAK.

– Intraoperative Schnellschnittdiagnosen können nicht als Basis für definitive onkoplastische Operationsschritte wie Volumenersatz durch Latissimus-dorsi-Lappen herangezogen werden. Solche weiterführenden Maßnahmen können erst nach Vorliegen der endgültigen histologischen Aufarbeitung, also im Intervall, durchgeführt werden.

Beachte: Für die operative Behandlung sollten in der Regel nicht mehr als 3 operative Eingriffe benötigt werden.

– Operationsplanung mit Anzeichnen ggf. im Stehen
– bei Formveränderungen Photodokumentation

OP-Technik	
Minimal-invasive Mammadiagnostik	Der erfahrene Untersucher und Senologe wird anhand von Tastbefund, Mammographie und Sonographie und besonders durch den intraoperativen Aspekt des Tumors die richtige Diagnose vor der histologischen Aufarbeitung stellen. Ausnahme sind nicht palpable und wenig prägnante Befunde sowie auch Mikrokalzifikationen, die dann auch keine Indikation für eine Schnellschnittuntersuchung darstellen. Tumorcharakteristika, Prognosefaktoren und eine präzise therapeutische Planung, wie z. B. bei der Planung einer primären Chemotherapie, erfordern aber häufig die präoperative histologische Feindiagnostik.
Feinnadelbiopsie	Nicht geeignet für eine Diagnosestellung und obsolet, zumal die sog. **Feinnadel-Aspirations-Zytologie (FNAC)** nur Einzelzellen und keine Zellverbände liefert, die für eine exakte Diagnostik unabdingbar sind.
Hochgeschwindigkeits-Stanzbiopsie	– Indikation: Methode der Wahl bei palpablen oder sonographisch lokalisierbaren Brustläsionen. – Stanzzylinder von 2 mm Durchmesser, ausreichend für eine Schnellschnittdiagnostik und eine histologische und immunhistologische Bestimmung der Prognosefaktoren. – Das sog. BIP-Gerät (s. Abb. 3.**59a – c**) ist einfach in der Handhabung und besteht aus einer Hohlnadel, in der ein Trokar mit einer Biopsiekammer vor und zurück schnellt und mehrere Zentimeter lange Stanzzylinder fördert. ▶▶

– Technik: Der Eingriff erfolgt auf der Untersuchungsliege mit der Hilfe der Ultraschalllokalisation oder durch Palpation. Nach Desinfektion und oberflächlicher Lokalanästhesie wird der Tumor mit der linken Hand fixiert und mit anderen Hand die Nadel an den Tumor herangeführt und der Stanzmechanismus ausgelöst. Bei geübter Pathologie ist eine Stanzfrequenz von 3 – 5 mal ausreichend.

Vakuum-Stanzbiopsie

– Indikation: Frühdiagnostik. Geeignet bei nicht palpablen Tumoren und eher gutartigen Veränderungen.
– Vorteile: Kombinierbar mit den üblichen bildgebenden Verfahren; Größe und Qualität der Bioptate; „sampling error" unter 2 %; hohe Sensitivität und Spezifität bei 98 – 100 %.
– Nachteile: unangenehme Zwangshaltung über 30 – 45 Minuten; größere Traumatisierung des Gewebes; hohe Kosten (Anschaffungspreis und Folgekosten für Verbrauchsmaterialien);
– Technik: Bei der Vakuumbiopsie wird über eine kleine Hautinzision eine z. B. 11G-Hohlnadel unter sonographischer, mammographischer (Stereotaxie) oder MRT-Kontrolle in die Tumorregion vorgeschoben. Die Nadel enthält eine Biopsiekammer, in der über eine Vakuumpumpe ein Unterdruck erzeugt und Gewebe angesaugt wird. Eine rotierende und vorschiebbare Schneidevorrichtung trennt das angesaugte Gewebe ab. Durch Drehen der Biopsiekammer kann eine zirkuläre Resektion erfolgen.

Einfache Tumorexstirpation
Intraoperative Lagerung

Rückenlagerung mit symmetrischer Auslagerung der Arme um ca. 90 °.

Lumpektomie

Ist genügend Gewebemasse in der Brust vorhanden und der zu entfernende Tumor nicht größer als die Gewebemenge eines Quadranten (den gesunden Randsaum mit eingerechnet), ist eine Tumorexstirpation mit mehr oder weniger ausgedehnten Gewebeadaptationen in der Umgebung der Tumorhöhle der einfachste Weg, eine sanierende brusterhaltende Operation vorzunehmen.

Technik

Tumor und geplanter Schnitt (bogenförmig entlang der Langer-Linien [s. Abb. 3.**60**] über dem Tumor) werden mit einer verdünnten Suprarenin-Lösung 1 : 200 000 umspritzt bzw. unterspritzt. Ist eine Sentinel-Lymphknoten-Biopsie geplant, muss die Farbstoff oder Technetium-99-Injektion vorangestellt werden. Bei der Präparation auf den Tumor sollten die subkutane Fettschicht möglichst erhalten bleiben und die Wundränder nicht mit Pinzetten, sondern mit Wundhäkchen gehalten werden. Liegt der Tumor hautnah oder ist an der Haut fixiert, sollte eine Hautspindel umschnitten werden. Ist die subkutane Fettschicht beschädigt, wird Ersatz über eine Gewebeverschiebung gestellt.

Tumorpräparation

Möglichst atraumatisch; mit einer Schere wird der Tumor samt einem gesunden Randsaum von makroskopisch ½ – 1 cm von der Umgebung distanziert; durch Spreizen der Schere, scharf, wenn nötig, aber ohne durch Ausläufer des Tumors zu schneiden oder diesen zu traumatisieren (s. Abb. 3.**61a + b**).

▶▶

Merke: Auf keinen Fall wird der Knoten mit einer scharfen Fasszange traumatisiert!

Markierung des Tumors

Der Tumor muss in seiner räumlichen Zuordnung eindeutig markiert werden, entweder mit mehreren Fäden oder mit Farbe, um eine gezielte Nachresektion zu ermöglichen. Eine Skizze kann dem Pathologen die Beurteilung erleichtern. Zur Prophylaxe von Schwierigkeiten bei der pathologischen Beurteilung der gesunden Schnittränder sollte eine Elektrochirurgie vermieden werden.

Defektverschluss

Sorgfältige Blutstillung und postoperative Kompression vermeiden die Notwendigkeit, eine Drainage zu legen. Die Wundränder der Biopsiehöhle werden approximiert, aber die Wundhöhle nicht unbedingt fest verschlossen. Hierbei ist darauf zu achten, dass die Brustkontur nicht verformt wird oder Einziehungen entstehen. Das bedeutet, dass die Haut von bestimmten involvierten Drüsenarealen abpräpariert, aber eine Beschädigung des subkutanen Fettmantels vermieden werden muss.
Bei fettreicher Brust und kleinerem Defekt genügt der Verschluss des subkutanen Fettgewebes, die tieferen Schichten legen sich spontan aneinander.
Bei starren mastopathischen Wundrändern ist dagegen der Defektverschluss in der Tiefe wichtig, da bei Klaffen des Resektionsspalts später eine störende Lücke resultiert.

Axilladissektion

Liegt die Tumorhöhle axillanah, kann die axilläre Dissektion von der Tumorhöhle aus vorgenommen werden. Das gilt besonders im Falle einer Sentinel-Node-Biopsie: In diesem Falle können z. B. die blau angefärbten Lymphbahnen direkt von der Tumorhöhle aus verfolgt werden. Zum Schluss muss die Achselhöhle zur Tumorhöhle hin wieder verschlossen werden.

Größerer Tumor und innere Mastopexie

Im Falle eines größeren Gewebedefektes mit Entfernung eines ganzen Quadranten der Brust ist eine intramammäre Gewebeverschiebung notwendig. Eine gut planbare Zugangsvariante ist der periareoläre Schnitt mit einer Freilegung des Drüsenkörpers. Wie bei der Reduktionsplastik mit zentralem Drüsenstiel wird der tumortragende Quadrant wie ein Tortenstück reseziert, der Randbereich des Drüsenkörpers mobilisiert und durch Einzelknopfnähte verschlossen. Der periareoläre Schnitt bietet einen optimalen Zugang zum gesamten Drüsenkörper und einen ebenso guten Defektverschluss (Abb. 3.**62**).

Tumorexstirpation mit Brusterhaltung durch Formveränderung

Liegt eine größere Ptose der Brust mit/ohne Hyperplasie vor, kann eine Formveränderung den Defektverschluss erleichtern und gleichzeitig eine großzügige Gewebeentnahme ermöglichen. Allerdings sollten dann symmetrisierende Maßnahmen kontralateral mit eingeplant werden.

Zentraler Tumorsitz mit Entfernung des MAK

Im Falle einer Ptose und der Notwendigkeit, einen zentralen Tumor zu entfernen, können die sog. B-Technik oder eine kaudale Stielung den zentralen Gewebeersatz liefern:
▶▶

– **B-Technik:** Es handelt sich um einen kaudal und lateral gestielten Rotationslappen, der einen Hautkreis in der zum entfernten MAK entsprechenden Größe trägt. Nach Mobilisierung wird der Lappen in den zentralen Defekt eingeschwenkt und dort mit monofilen 2/0-Einzelknopfnähten verankert (Abb. 3.**63 + 64**).
– **Kaudale Stielung:** Anstelle einer Rotationslappenplastik kann auch ein zentrales Advancement in Form eines partiell desepithelisierten Dermofettlappens gestielt von kaudal erfolgen, mit dem Resultat einer klassischen Reduktions-T-Schnitt-Figur (Abb. 3.**65a – c**).

Kaudaler Tumorsitz mit freiem Mamillentransfer

Liegt ein kaudaler Tumorsitz bei Mammahyperplasie vor, kann das kaudale Brustdrittel, entsprechend dem Resektionsfeld einer klassischen Reduktionsschnittfigur mit kranialer Stielung, entfernt werden. Der freie Mamillentransfer erlaubt eine spannungsfreie Verschlusssituation mit hoher onkologischer Sicherheit (Abb. 3.**66a – c**).

Tumorexstirpation mit Brusterhaltung durch Lappenplastik

Ist eine partielle Mastektomie notwendig, die Möglichkeit einer Formveränderung aber nicht möglich oder auch eine Formveränderung mit dem Zwang zur kontralateralen Symmetrisierung von der Patientin nicht gewünscht, so ist der Einsatz eines Latissimus-dorsi-Lappens, mit oder ohne Hautinsel, sinnvoll (s. o. Kapitel über Latissimus-dorsi-Lappen).

Beachte: Der Einsatz einer TRAM-Lappen-Plastik im Rahmen der BET ist nicht sinnvoll, da infolge der an der Bauchdecke vorhandenen Gewebemenge in der Regel ein kompletter Ersatz des Drüsenkörpers ohne Nachbestrahlung einer BET vorzuziehen wäre.

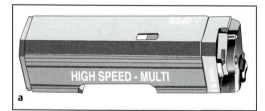

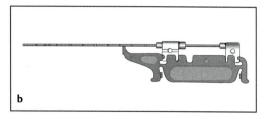

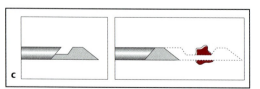

Abb. 3.**59** BIP-Stanzgerät (Hersteller: Biomed-Instrumente & Produkte, D-82299 Türkenfeld).
a Gerätegehäuse mit variabler Einschusstiefe und automatischer Sicherung
b Biopsienadel mit Aspirationsmöglichkeit
c Querschnitt des Kanülen-Nadel-Komplexes im Einsatz

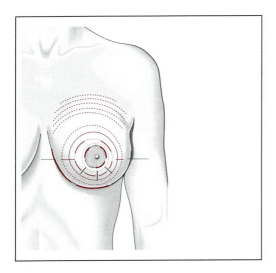

Abb. 3.**60** Tumorexstirpation: Schnitt entlang der bogenförmig verlaufenden Langer-Linien.

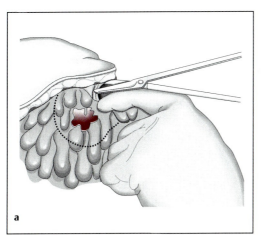

Abb. 3.**61a + b** Tumorpräparation (Lumpektomie).

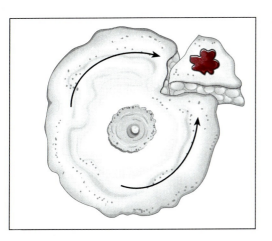

Abb. 3.**62** Innere Mastopexie: segmentale Resektion des tumortragenden Quadranten.

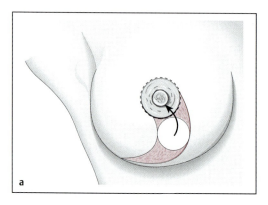

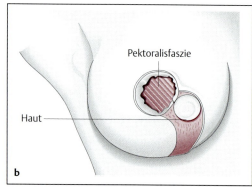

Pektoralisfaszie

Haut

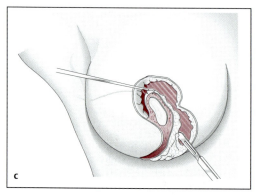

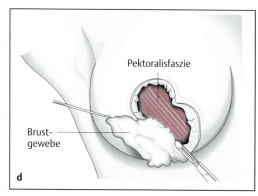

Pektoralisfaszie

Brust-
gewebe

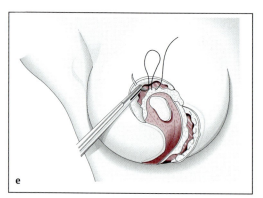

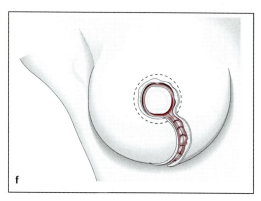

Abb. 3.**63a – g**   B-Technik (klassisch).

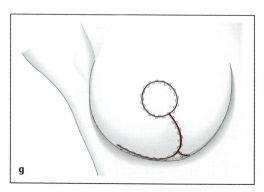

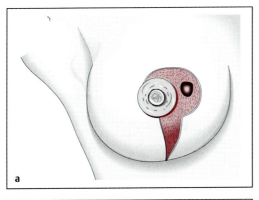

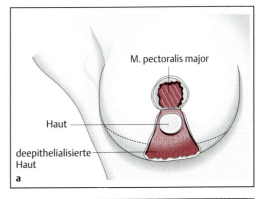

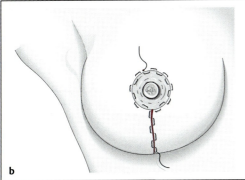

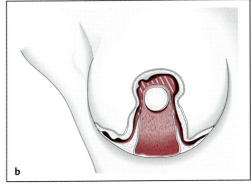

Abb. 3.**64a + b**   B-Technik (modifiziert).

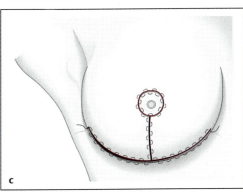

Abb. 3.**65a – c**   Kaudale Stielung.

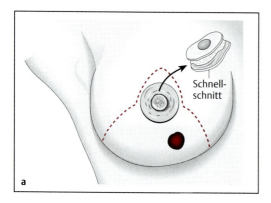

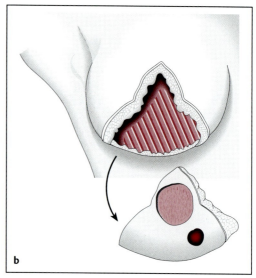

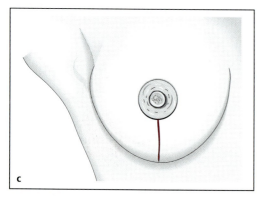

Abb. 3.**66a – c**   Kaudaler Tumorsitz mit freiem Mamillentransfer. Entnahme einer retromamillären Gewebescheibe für einen intraoperativen Schnellschnitt.

Ablative Mammachirurgie – ergänzende operative Verfahren

Hautsparende Mastektomie (SSM)

■ OP-Prinzip
Die vollständige Entfernung des Drüsenkörpers mit/ohne Entfernung des MAK zur Prophylaxe oder Therapie des Mammakarzinoms
- mit dem Ziel der Erhaltung der Brusthaut zu weiten Teilen in der Absicht der Sofortrekonstruktion
- mit Erhaltung einer ästhetisch befriedigenden Brustform unter Wahrung der größtmöglichen onkologischen Sicherheit.

■ Indikation
- multizentrische nichtinvasive Karzinome der Brust (DCIS, LCIS)
- multizentrische bösartige Brusttumoren (in mehreren Quadranten)
- knappe oder befallene Resektionsränder trotz mehrmaliger Nachresektion

- Wunsch der Patientin nach Mastektomie mit Sofortrekonstruktion

■ Kontraindikationen
- Hinweise auf ein inflammatorisches Mammakarzinom

Bedingt geeignete Patientinnen:
- postoperative Nachbestrahlung erforderlich: hier Eigengewebe (**cave:** Adipositas) oder Verwendung eines Gewebeexpanders zu bevorzugen
- starke Raucher
- Zustand nach Radiatio

■ Patientenaufklärung
- Möglichkeit der Nekrosebildung oder dem Auftreten von Epitheliolysen an Haut oder MAK, besonders bei starken Rauchern

- bei schlanken Patientinnen verbleiben ca. 3 mm subkutane Fettschicht → ggf. zusätzliche Abdeckung von Implantaten; z. B. Inkorporation von Lappenplastiken, submuskuläre Platzierung und Reduktionsschnittbild
- Alle Formen der Mastektomie hinterlassen kleine Reste von Drüsengewebe, z. B. im Bereich der Umschlagfalte der Brust, im axillären Ausläufer oder der Muskulatur. Bei der SSM verbleiben mikroskopische Reste unter der Haut, die weniger als 1 % des Drüsenkörpers ausmachen und vernachlässigt werden können.
- SSM nur sinnvoll in Kombination mit einem rekonstruktiven Verfahren
- Bei der einfachen Implantateinlage mehr Implantatpräsenz zu ertasten oder zu sehen, z. B. Wrinkling
- Die besten bzw. natürlichsten Rekonstruktionsergebnisse sind mit einem TRAM-Lappen zu erzielen.

■ OP-Planung
- Analyse der Tumorlokalisation in Bezug auf Haut und MAK
- Analyse der Gewebequalität, Dicke des subkutanen Fettgewebes, Elastizität der Haut etc.
- Analyse der Brustform in Hinblick auf die Möglichkeiten der Formveränderung bzw. Gewebedopplung mit Unterlegen von desepithelisierten Dermofettlappen
- kontralaterale Formkorrektur

Merke: Die Standardkonzeption der SSM beinhaltet folgende Bedingungen: Entfernung des Drüsenkörpers mit MAK, Biopsienarbe, Haut über oberflächlich liegenden Brusttumoren. Abweichung von diesem Konzept muss begründet sein.

- Operationsplanung mit Anzeichnung im Stehen
- Photodokumentation

OP-Technik	
Intraoperative Lagerung	Rückenlagerung mit symmetrischer Auslagerung der Arme um ca. 80 °. Intraoperatives Aufsetzen muss möglich sein, entsprechende Fixierung der Arme. Für den Fall der Kombination mit einer Latisimus-dorsi-Plastik kann die SSM in Seitenlage durchgeführt werden.
SSM bei normaler Brustform oder nur geringer Ptose Unterspritzung	Unterspritzung von Brustbasis und Haut bzw. Axilla mit verdünnter Suprareninlösung 1 : 200 000.
Inzision	Verschiedene Optionen möglich: Den besten Zugang im Falle einer Entfernung des MAK bietet die **periareoläre** Schnittführung. Von hier aus hat man einen sehr guten Zugang zu allen Drüsenarealen. Bleibt der MAK erhalten, ist der sog. **Hockeyschlägerschnitt** der beste Zugang (Abb. 3.**50**, S. 96). Er umfährt den unteren Rand der Areola und läuft dann für einige Zentimeter radiär auf links drei bzw. rechts neun Uhr zu. Alternativ kann bei guter Positionierung der Biopsieschnitt verwendet bzw. erweitert werden.
Präparation der Hautlappen	Vorsicht bei der Präparation der Inzisionsränder: Der subkutane Fettmantel muss intakt bleiben. Die weitere Auslösung des Drüsenkörpers erfolgt in der subkutanen Fettfaszie unter sorgfältiger Beachtung der Schichtdicke und der Notwendigkeit der Entfernung sämtlicher Drüsenausläufer. Der Autor bevorzugt die Präparation mit einer Lexer-Schere, wobei die Präparation teils

▶▶

stumpf, teils scharf erfolgt, teilweise wird der Elektrokauter mit Argongas (ValleyLab) zu Hilfe genommen. Die Faszie des großen Brustmuskels wird entfernt, die Ablösung von der Unterlage kann in der richtigen Schicht von kranial nach kaudal teilweise stumpf erfolgen. Die Grenzen der Präparation werden präoperativ eingezeichnet und streng beachtet. Besonders wichtig ist die Erhaltung der Umschlagfalte.

Axilläre Dissektion

Die **axilläre Dissektion** kann vom selben Schnitt aus erfolgen. Nach Beendigung wird die Achselhöhle wieder verschlossen und die Sofortrekonstruktion durchgeführt. Im Fall der Latissimus-dorsi-Rekonstruktion wird zuvor der Stiellappen durch die Axilla durchgeleitet. Alternativen sind die alleinige Implantatrekonstruktion und als erste Wahl der TRAM-Lappen.

SSM bei Hyperplasie oder starker Ptose der Brust (Abb. 3.51, S. 96 f) Unterspritzung

Unterspritzung von Brustbasis und Haut bzw. Axilla mit verdünnter Suprareninlösung 1 : 200 000.

Inzision

Nach der **Unterspritzung** mit verdünnter Suprareninlösung wird eine klassische Reduktionsschnittfigur als **Inzision** verwendet. Zunächst wird der Mamillen-Areola-Komplex in der gewünschten Größe umschnitten und als freies Transplantat abgetragen. Ein retromamillärer Schnellschnitt entscheidet über die Wiederverwendung des MAK.

Präparation der Hautlappen

Die Auslösung des Drüsenkörpers erfolgt entlang der Reduktionsschnittlinien mit der klassischen T-Schnittfigur. Die kaudale Brusthälfte wird als desepithelisierter Dermofettlappen erhalten und vom Drüsenkörper abgelöst. Die Präparation ist wegen der stärkeren Verflechtung des Drüsengewebes im Subkutanbereich kaudal schwieriger.

Implantatrekonstruktion mit lokal verfügbarem Gewebe

Nach erfolgter Mastektomie und Axilladissektion wird die Achselhöhle mit Einzelknopfnähten oder einer fortlaufenden 2/0-Biosyn- oder PDS-Naht verschlossen, die Wundhöhle mit physiologischer Kochsalzlösung gespült. Anschließend wird der M. pectoralis major beginnend an der lateralen Kante von der Thoraxwand entsprechend der eingezeichneten Brustbasis abgelöst. Hierbei müssen kaudolateral einzelne Muskelansätze abgelöst werden, um eine natürliche Ausformung der Brust zu ermöglichen. Der desepithelisierte Dermofettlappen wird kaudal an die Muskelkante des Pektoralis mit 2/0-Biosyn-Einzelknopfnähten angenäht und nach Handschuhwechsel, Taurolinspülung etc. das vorbereitete Expanderimplantat in die so neu geschaffene Implantathöhle eingelegt.
Legen einer Jackson-Pratt Drainage und vollständiger Verschluss der Brustinzisionen. Nach kontralateraler Anpassung wird dann, falls eine Retransplantation des MAK möglich ist, die Mamillenposition bei aufgesetzter Patientin bestimmt und eingezeichnet.

▶▶

Umschneidung und Desepithelisierung des MAK-Kreises. Zwischenzeitlich wurde das Transplantat von überschüssigem Bindegewebe und Fett befreit. Es wird auf die desepithelisierte Position mit langgelassenen Seidennähten der Stärke 4/0 oder 5/0 (etwa 16 Stück) aufgenäht. Mit diesen wird der Drucktupfer abschließend über einer Auflage von Jelonet-Gaze fixiert.

■ **Probleme und deren Lösung**
– **gesunde** und **gleichmäßig** präparierte Hautlappen
  • Schonende Behandlung der Wundränder, kein Quetschen mit Pinzetten, scharfe Haken etc. Am besten nimmt der Operateur den Hautlappen in die linke Hand, die rechte präpariert, wobei die linke ständig die Hautdicke überwacht. **Cave:** Beschädigung des subkutanen Gefäßgeflechts.
– **dünne Gewebeschicht** über dem Implantat
  • Möglichst die Inzision so platzieren, dass doppelte Gewebeabdeckung, z. B. durch desepithelisierten Dermofettlappen oder Muskulatur möglich ist. Auf jeden Fall sorgfältigste und atraumatische Naht der Hautwunde in 3 Schichten, z. T. fortlaufend, z. T. als Einzelknopfnaht mit monofilen resorbierbaren Fäden.

■ **Komplikationen**
– **Hämatom-, Serombildung**
  • Prophylaxe: Legen einer Jackson-Pratt-Drainage für einige Tage, bis Förderleistung < 50 ml/24 h
  • Therapie: Ultraschallkontrolle zum Ausschluss eines Seroms oder Hämatoms. Serompunktion nur unter Ultraschallsicht bei liegendem Implantat und unter sterilen Kautelen. Bei nennenswertem Bluterguss frühzeitige Entleerung bzw. Revision, um eine verzögerte Wundheilung, eine Superinfektion oder eine verstärkte Vernarbung zu verhindern.
– **Infektion**
  • Prophylaxe: perioperative Gabe von Cephalosporinen der 1. Generation

Modifiziert radikale Mastektomie (MRM)

■ **OP-Prinzip**
Die vollständige Entfernung des Drüsenkörpers mit Entfernung des MAK zur Prophylaxe oder Therapie des Mammakarzinoms.

■ **Indikation**
– Patientinnen, die für eine BET nicht geeignet sind und keine Sofortrekonstruktion wünschen
– lokal fortgeschrittenes Mammakarzinom und Ablehnung oder Versagen einer primären Chemotherapie
– Wunsch der Patientin nach Mastektomie zur Prophylaxe ohne Rekonstruktion
– inflammatorisches Mammakarzinom nach vorausgegangener Radiochemotherapie

■ **Patientenaufklärung**
– Darstellung der alternativen Optionen, wie z. B. primärer Chemotherapie, Möglichkeit der Sofortrekonstruktion etc.

■ **OP-Planung**
– Analyse der Tumorlokalisation in Bezug auf Haut und MAK, um die Form und Position der Hautspindel festzulegen (Abb. 3.**67a – e**). **Cave:** präaxilläre oder parasternale Abnäher oder Faltenbildung
– Analyse der Gewebequalität, Dicke des subkutanen Fettgewebes, Elastizität der Haut etc.
– Operationsplanung mit Anzeichnung im Stehen
– Photodokumentation

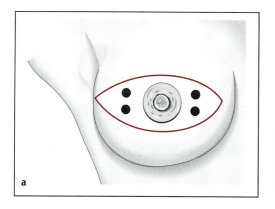

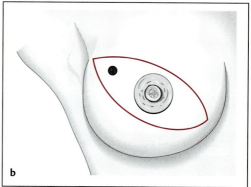

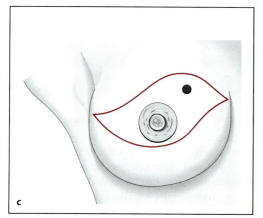

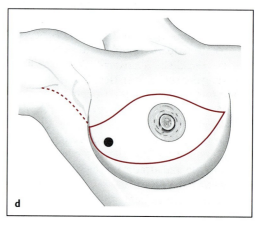

Abb. 3.**67a – e**   Verschiedene Inzisionsvarianten der modifiziert radikalen Mastektomie.

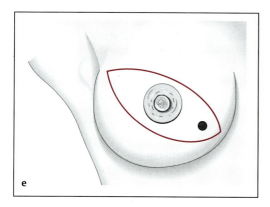

Die zur Zeit gebräuchlichste Variante einer MRM ist die nach **Auchincloss-Madden**, bei der die Brustdrüse mit MAK, die Haut über dem Tumor und die axillären Lymphknoten entfernt werden. Die Pektoralismuskulatur bleibt erhalten.   ▶▶

▶▶ Resektionsgrenzen

Die Resektionsgrenzen bilden Medial der Sternumrand, kranial die Klavikula, lateral die Latissimuskante und kaudal die Umschlagfalte der Brust.

Technik

Im Regelfall werden MAK und die Biopsieregion(en) zusammen in einer Spindel umschnitten und zusammen mit der Brustdrüse in toto in der Fettfaszie ausgeschält, wie bei der SSM geschildert. Durch Verkürzung oder Schrägstellung der Inzision kann das Dekolleté frei von Narben gehalten werden. In Sonderfällen, z. B. Tumorsitz am Brustansatz, muss die Schnittrichtung vertikal verlaufen. Auf eine gleichmäßige Präparation der subkutanen Fettschicht ist zu achten. Hautüberschuss, der nicht reseziert werden muss, kann desepithelisiert zur Unterpolsterung der Mastektomieregion verwendet werden. Die Pektoralisfaszie wird ebenfalls entfernt. Die Wundhöhle wird abschließend mit physiologischer Kochsalzlösung gespült und nach Handschuhwechsel beginnt von gleichem Schnitt aus die Axilladissektion.

Axilladissektion

Technik wird unten beschrieben. Verschluss der Achselhöhle zur Brust hin wie oben beschrieben unter Zurücklassung einer Jackson-Pratt-Drainage.

Wundverschluss

Entlang der Umschlagfalte wird ein weiterer Jackson-Pratt-Drain gelegt. Die Haut wird mit Klammern vorübergehend abgesteckt, überschüssige Haut – wie oben beschrieben – desepithelisiert und unterlegt. Die Hautnaht erfolgt in Schichten: mit Biosyn, 2/0 subkutan Einzelknopf, intrakoreal 4/0 fortlaufend und intrakutan fortlaufend 5/0.

■ **Probleme und deren Lösung**
- **gesunde** und **gleichmäßig** präparierte Hautlappen
  - Schonende Behandlung der Wundränder, kein Quetschen mit Pinzetten, scharfe Haken etc. Am besten nimmt der Operateur den Hautlappen in die linke Hand, die rechte präpariert, wobei die linke ständig die Hautdicke überwacht. **Cave:** Beschädigung des subkutanen Gefäßgeflechts.
- **Abnäher** parasternal oder präaxillär
  - Entsprechende Planung der Resektionsspindel. Ausdünnen des subkutanen Fettgewebes im Bereich der Wundwinkel. Evtl. Nachresektion und Verlängerung der Mastektomienarbe, Desepithelisieren und Unterlegen von überschüssiger Haut. Straffen und Fixieren der zurückgewichenen und abgelösten Haut der Thoraxwand im Bereich der vorderen Axillarlinie sowie Verschluss der Axilla mit einer fortlaufenden 1/0-Biosyn- oder PDS-Naht.

■ **Komplikationen**
- **Hämatom-, Serombildung**
  - Prophylaxe: Legen einer Jackson-Pratt-Drainage für einige Tage bis Förderleistung < 50 ml/24 h (Abb. 3.**68**)

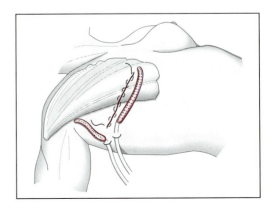

Abb. 3.**68**   Drainagen nach Mastektomie.

- Therapie: Ultraschallkontrolle mit gelegentlicher Punktion für den Fall einer Serombildung; bei größerem Hämatom frühzeitige Entleerung bzw. Revision
- **Infektion**
  - Prophylaxe: perioperative Gabe von Cephalosporinen der 1. Generation

Axilladissektion

■ OP-Prinzip
Die Entfernung von Lymphknoten der axillären Level 1 und 2 zum Zwecke eines Staging des Mammakarzinoms und zur regionalen Kontrolle der Erkrankung (Abb. 3.**69**).

■ Indikation
Invasive Karzinome der Brust.

■ Kontraindikationen
- DCIS, LCIS, außer bei Sentinel-Lymphknoten-Biopsie (SLN)
- für SLN: klinischer Befall der Axilla, Voroperationen im Lymphabflussbereich, primäre Chemotherapie

Bedingt geeignete Patientinnen:
- Patientinnen mit einer klinischen N0-Situation: Für diesen Fall ist eine Abklärung des axillären Status über die SLN zu erwägen.

■ Patientenaufklärung
- Möglichkeit der Entstehung eines Lymphödems oder von Parästhesien
- Alternative einer SLN: In diesem Fall muss die Patientin darauf hingewiesen werden, dass es sich bei der SLN noch nicht um eine Standardmaßnahme in der Behandlung des Mammakarzinoms handelt und eine Falsch-Negativ-Rate von 3 – 5 % mit der Möglichkeit eines späteren axillären Rezidivs erwartet werden muss.
- Ungenauigkeit einer Schnellschnittdiagnostik des Sentinel-Lymphknoten, d. h. der Möglichkeit eines Zweiteingriffs bei falsch-negativem Befund im Schnellschnitt.

■ OP-Planung
- klinische Einschätzung des axillären Status (Tastbefund, Sonographie und Mammographie) im Hinblick auf eine mögliche SLN
- Operationsplanung mit Anzeichnung der axillären Inzision im Stehen oder Sitzen

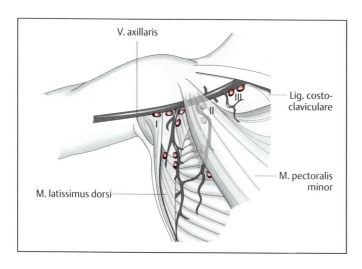

Abb. 3.**69**   Verschiedene Level der axillären Lymphknoten.

V. axillaris

Lig. costo-claviculare

M. pectoralis minor

M. latissimus dorsi

OP-Technik

Klassisch

Zur typischen Axilladissektion gehört die Entfernung der Lymphknoten im Level 1 und 2. Der Level 3 wird nicht geräumt, es sei denn, hier liegen auffällige Lymphknoten vor. Hierbei sollte vom Tastsinn ausgiebig Gebrauch gemacht werden.

Technik

Unterspritzung mit verdünnter Suprareninlösung 1 : 200 000. Präparation von der Mastektomieregion aus oder von einem ca. 5–6 cm langen Querschnitt in der Axilla und in der Faltenrichtung. Zunächst werden die abdeckende Fettfaszie eröffnet, die Strukturen der Axilla mit der Schere gespreizt, ohne etwas zu durchtrennen und die großen Gefäße lokalisiert. Freilegen der Lymphknotenketten und -bahnen, die mit dem umgebenden Fettgewebe entfernt werden.
Hierbei werden Nerven und Gefäße geschont, besonders
- N. intercostobrachialis, der quer durch den Level 1 zieht,
- N. pectoralis medialis, der um den Rand des M. pectoralis minor läuft und in den seitlichen M. pectoralis major einmündet
- und der laterale Versorgungsast des M. pectoralis major, der an dessen Unterseite entlang verläuft.
Größere Lymphbahnen werden bei der Auslösung der Lymphknoten koaguliert. Bei Retraktion des M. pectoralis major wird – ausgehend vom lateralen Rand des kleinen Brustmuskels – die Präparation systematisch bis zum Latissimus fortgeführt (Level 1). Durch Retraktion des kleinen Brustmuskels nach medial wird der Level 2 unterhalb des Muskels präpariert. Lymphknoten oder Fettgewebe oberhalb der axillären Gefäßebene oder jenseits des Level 2 werden nur bei Verdachtssituation entfernt. Die thorakodorsalen Gefäße und Nerven und der N. thoracicus longus am Boden der Axilla werden ebenfalls geschont.

Sentinel-Lymphknoten-Biopsie (SLN)

Die SLN stellt in Deutschland offiziell noch eine Studienfrage dar, ist aber in anderen Ländern bzw. Zentren wie z. B. in den USA oder Italien aufgrund der umfangreichen wissenschaftlichen Datenlage bereits Standard. Der bzw. die sog. Wächterlymphknoten sind die ersten Lymphknoten, die in der Abflussbahn eines Tumors der Brust angesteuert werden und somit eine repräsentative Aussage über den axillären Lymphknotenstatus mit einer akzeptablen Versagerquote von falsch-negativen Befunden von 2,5 % erlauben (Veronesi, Lancet 1997).

Merke: Die Trefferquote der SLN ist stark abhängig von der Erfahrung des Operateurs und gehört nicht in die Hände eines Unerfahrenen.

Durch die SLN kann die Traumatisierung und damit die potenzielle Morbidität des diagnostischen Eingriffs der Axilladissektion bei lymphknotennegativem Mammakarzinom erheblich gesenkt werden.
Es gibt zwei Methoden der Durchführung einer SLN:
- mit Hilfe der Lymphabflussszintigraphie
- mit der Farbstoffmarkierung ▶▶

Die höchste Trefferquote wird der Kombination beider Methoden zugeschrieben, aber auch die einzelne Anwendung der Methoden ist bei entsprechender Erfahrung statthaft.

SLN mit Farbstoffmarkierung

Einfache, zeitsparende und kostengünstige Applikation, Identifikation des Sentinel-LN aber schwieriger. Die Markierung erfolgt unmittelbar präoperativ mit der peritumoralen Injektion von ca. 5 ml Farbstofflösung, z. B. Patentblau V. Nach einer Wartezeit von ca. 10 Minuten erfolgen im Normalfall die Tumeszenz der Brust und die Lumpektomie. Anschließend kann die Suche nach dem Sentinel-LN beginnen. Wegweisend ist die Ausbreitung des Farbstoffs in den Lymphbahnen bzw. der Haut. Hierbei wird das Gewebe der Brust zur Axilla hin oder von einem isolierten Schnitt in der zentralen Axilla aus das Fettgewebe in der fraglichen Region gespreizt und die angefärbten Lymphbahnen verfolgt, bis der angefärbte Sentinel-LN gefunden ist. Die isolierten ein oder zwei Lymphknoten werden in der Regel im Schnellschnitt untersucht. Bei unauffälligem Befund unterbleibt vereinbarungsgemäß die weitere Axilladissektion; ist der Sentinel-LN befallen, wird eine klassische Axilladissektion angeschlossen. Die Patientin muss präoperativ darüber aufgeklärt werden, dass bei der Schnellschnittdiagnostik Mikrometastasen übersehen werden können bzw. erst in der Paraffinhistologie entdeckt werden und evtl. eine Zweit-OP erforderlich ist (Abb. 3.**70**).

SLN mit nuklearmedizinischer Markierung

Größerer apparativer Aufwand. Markierung erfolgt in der Regel am Vortag mit Technetium-99 (meist Nanokoll), das (wie beim Farbstoff) peritumoral appliziert wird. Mit der Hilfe einer anschließend durchgeführten Lymphabflussszintigraphie kann die Lokalisation des oder der markierten Sentinel-LN mit entsprechender Farbmarkierung auf der Haut erfolgen. Am folgenden Operationstag wird die Lokalisation des zuvor markierten Sentinel-LN mit einer mobilen γ-Handsonde markiert und dort oder über dem Punkt mit dem stärksten Signal ein wenige Zentimeter langer Schnitt gelegt. Wiederum wird das subkutane Fettgewebe beiseite geschoben und der entsprechende Lymphknoten mit der Handsonde aufgespürt, identifiziert und entfernt. Bei mehreren Lymphknoten mit Aktivität werden diese alle entfernt, nach Intensität der Strahlung geordnet, nummeriert und zur Pathologie weitergegeben. Weitergehende operative Maßnahmen hängen vom Ergebnis der Histologie ab. Die Strahlenbelastung für Patientin und Operateur bzw. Anwender kann nach bisherigen Erkenntnissen vernachlässigt werden.

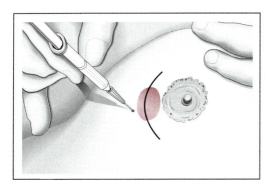

Abb. 3.**70** Farbstoffmethode: Detektion des Sentinel-bzw. Wächter-Lymphknotens.

■ **Probleme und deren Lösung**
– **Treffsicherheit** bei der SLN
  • Entdeckungsrate von 95 % und Rate von < 5 % falsch negativer Sentinel-LN muss erreicht werden. Für jeden Operateur ist eine persönliche Lernphase (20 – 30 Fälle), möglichst unter Anleitung, notwendig.
– **Tumorsitz** in den **inneren Quadranten**
  • Auch die in den inneren Quadranten sitzenden Tumoren drainieren überwiegend in die Axilla. Eine Beeinflussung der Prognose durch den parasternalen Tumorsitz konnte bislang nicht nachgewiesen werden.

■ **Komplikationen**
– **Serombildung**
  • Prophylaxe:
  • Legen einer Jackson-Pratt-Drainage für einige Tage, bis Förderleistung < 50 ml/24 h
  • Bei der oben beschriebenen gewebeschonenden Operationstechnik der Axilladissektion mit Spreizen des Gewebes anstelle scharfer Präparation und der sorgfältigen Koagulation der durchtrennten Lymphgefäße ist die Serombildung geringer. So kann häufig auf das Legen einer Drainage verzichtet werden.
  • Therapie:
  • Ultraschallkontrolle der Axilla mit gelegentlicher Punktion für den Fall einer Serombildung.
– **Infektion**
  • Prophylaxe: perioperative Gabe von Cephalosporinen der 1. Generation

Eingriffe an der Vulva

M. Wunsch

Vulva-Biopsie

■ **Indikation**

Jede klinisch nicht sicher einzuordnende Veränderung muss biopsiert werden.

OP-Technik	
	Die Wahl der Biopsietechnik hängt davon ab, welche Veränderung biopsiert werden soll.
Ringkürette	**Exophytische Läsionen** werden mit der scharfen Ringkürette abgetragen.
Knipsbiopsie	**Nicht-exophytische** Läsionen werden durch Knipsbiopsie abgeklärt. Um Gewebequetschungen zu vermeiden (histologische Beurteilung erschwert), muss die Biopsiezange 2 scharfe Branchen aufweisen.
Stanzbiopsie	Bei **entzündlichen Veränderungen** oder bei **Gewebsinduration** muss zur Erfassung tieferer Gewebsschichten eine Stanzbiopsie mit einer Gewebestanze durchgeführt werden (z. B. Hautstanze nach Keyes oder Biopsy-Punch, Einmalhautstanzen ⌀ 2 – 4 mm): Durch drehende Bewegungen unter leichtem Druck wird die gesamte Dermis durchtrennt. Der entstehende Hautzylinder tritt nach Durchtrennung der Kollagenfasern über das Hautniveau hervor und wird mit einem spitzen Skalpell abgetrennt.
Anästhesie	In der Regel ist die topische Applikation von Anästhetika ausreichend (z. B. Emla-Creme). Nach entsprechender Einwirkzeit sind Biopsien bis ca. 6 mm Tiefe zu anästhesieren. Bei Infiltrationsanästhesie verwendet man eine dünne Nadel (z. B. 30 Gauge).
Wundversorgung	Blutstillung: Kompression mit einem Watteträger, wenn dies nicht ausreicht: Eisen-III-Chlorid-Lösung, Eisensulfat-Lösung (Monsels-Lösung) oder Silbernitrat (auf kleine Watteträger appliziert). Bei Stanzen über 4 mm Durchmesser: Einzelknopfnaht (4/0, resorbierbar, scharfe Nadel), danach Sprühverband (z. B. Nobecutan).

■ **Fehler und Gefahren**

– **Quetschen des Gewebes** durch Pinzette oder das Entnahmeinstrument: Die Beurteilung durch den Pathologen wird erschwert; hilfreich ist die Benutzung eines Hauthakens.

- PE durch **Elektroschlingen** und **Laser**: Die Schnittrandbeurteilung ist nicht ausreichend möglich.
- **ungünstige Biopsiestelle**: keine Biopsie in sekundären Veränderungen, z. B. Entzündungen oder in nekrotischen Bezirken

- **zu geringe Biopsietiefe** und **Durchmesser**: Bei entzündlichen Prozessen, Gewebsindurationen und unklarem klinischen Bild muss der Biopsiedurchmesser mindestens 4 mm betragen.

Tumorexstirpation

■ Indikation

Die Exstirpation eines Vulvatumors ist in Fällen unklarer Dignität und bei funktionellen Beschwerden indiziert. Naevi werden bei Farbveränderungen oder ungünstigem Sitz (mechanische Irritation) entfernt.

OP-Technik	
Vorbereitung	Umschneidungslinien parallel zu den Hautfalten. Präparat markieren (z. B. 12 Uhr)!
Präparation	Um größere Gewebsdefekte zu vermeiden, ist bei tief im Gewebe liegenden Tumoren (Neurofibrome, Lipome, Fibrome) die Präparation direkt am Tumor durchzuführen.
Wundversorgung	Haut bzw. Subkutis werden mit resorbierbaren Fäden (3/0 oder 4/0) versorgt; ggf. wird eine dünne Drainage oder Silikonlasche eingelegt.

■ Fehler und Gefahren
- **falsche Schnittführung**, nicht an den Hautfalten orientiert
- Entfernung von **gesundem Gewebe**, dadurch unnötig große Gewebsdefekte
- **Gewebsverziehungen** durch tiefe und durchgreifende Nähte
- Verwendung zu **starker Fäden**

Kondylomabtragung

■ Indikation

Bei ausgedehntem Kondylombefall oder Befunden, welche sich nicht medikamentös beherrschen lassen, ist die operative Entfernung von Kondylomen indiziert.

OP-Technik	
	Einzelne Kondylome werden in Lokalanästhesie mit einem spitzen Skalpell reseziert. Ansonsten kommt die elektrochirurgische oder die Laserabtragung zum Einsatz (s. Abb. 4.**1a–c**). Die Abtragung erfolgt **oberflächlich**. Dies ist mit der Lasertechnik am besten zu erreichen, denn das Kondylomwachstum beschränkt sich auf die Epithelschicht. ▶▶

Cave: Erkennungsmerkmal: Beim Abtragen der Kondylombasis treten punktförmige Blutungen aus einer weißlichen Epithelschicht aus.

Elektrochirurgische Abtragung

Möglichst dünne Schlinge verwenden, mit einer feinen Pinzette Kondylom fassen, anspannen und an der Basis abtragen. OP-Gebiet zwischenzeitlich mit feuchtem Tupfer abwischen.

Laserabtragung

Die Exzision und Vaporisation von Kondylomen erfolgt optimal unter kolposkopischer Kontrolle mit einem Mikromanipulator; die Freihand-Technik ist möglich: Focus 1 mm, zur Vaporisation 2 mm. Geräteleistung 15 Watt, CW.
Die Ablation wird von dorsal nach ventral durchgeführt. Blutstillung durch Vaporisation nach Kompression mit feuchtem Wattetupfer.

Cave: Histologische Beurteilung ist obligat (DD: Bowenoide Papillose, Papillomatosis vulvae)!

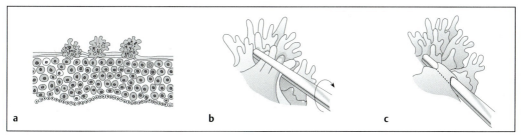

Abb. 4.**1**   Laserabtragung von Kondylomen.
a Abtragungstiefe
b Fassen, Drehen
c Dissezieren

■ Probleme und deren Lösung
– bei **gegenüberliegenden Läsionen** Verklebung der Wundflächen
– bei **ausgedehnten Kondylomrasen** ggf. zweitseitiges Vorgehen
– **korrespondierende Wundflächen** werden durch Einlage eines Salbenstreifens distanziert (Östrogen-Salbe)

■ Fehler und Gefahren
– zu **tiefe Abtragungsebene** (elektrische Schlinge): Vernarbungen, Stenosen und funktionelle Störungen

– **fehlende Nachbehandlung**: Verklebung gegenüberliegender Wundflächen

■ Postoperative Behandlung
– offene Wundbehandlung
– lokale Behandlung durch Spülung z. B. mit Octenisept-Lösung
– bei Schmerzen lokale Kühlung
– evtl. Auftragung von Anästhesin-Salbe
– frühzeitige Östrogen-Salbenbehandlung mehrfach täglich bis zur Abheilung

Abszessinzision

Abszesse im Vulvabereich entstehen meist in den Bartholin-Drüsen, deren Ausführungsgänge außerhalb des Hymenalringes bei 5 und 7 Uhr liegen. Ausgangspunkt können aber auch andere schleimsezernierende Drüsen im Bereich des Vestibulums sowie infizierte Haarbälge im Vulvabereich (z. B. bei Diabetes mellitus) sein.

OP-Technik	
Zugang + Ausräumung	Ausreichend weite Inzision parallel zu den Hautfalten (15er Skalpell), Abstrichentnahme. Blutstillung elektrisch, möglichst keine Nähte in infiziertem Gewebe. Austasten der Abszesshöhle. Alle Septen sind **stumpf** zu durchtrennen.
Wundversorgung	Einlegen einer Lasche (z. B. Finger eines Handschuhs), diese wird an 2 Stellen durch locker geknüpfte resorbierbare Fäden (außerhalb des Wundrandes durch die Haut gelegt) fixiert.

- ■ **Fehler und Gefahren**
- **nicht ausreichend weite Inzision, unvollständige Durchtrennung von Septen**: kurzfristige Rezidivgefahr
- bei **rezidivierenden Abszessen** und **Ulzerationen** im hinteren Bereich der großen Labien sowie im Dammbereich: Darmbeteiligung (z. B. Morbus Crohn) ausschließen.

- ■ **Postoperative Behandlung**
- offene Wundbehandlung durch tägliches Duschen bzw. Abspülen z. B. mit Octenisept-Lösung
- Sitzbäder z. B. mit Kamillelösung
- Entfernung der Lasche nach 2 – 3 Tagen
- bei diffusen Indurationen des Weichteilgewebes evtl. antibiotische Behandlung

Marsupialisation

Durch Retention von Eiter oder Sekret im Ausführungsgang der Bartholin-Drüsen entsteht eine entweder hoch schmerzhafte oder blande Anschwellung. Eine Abszedierung wird **inzidiert** und **drainiert**, bei blander Schwellung bzw. in Rezidivsituationen wird **marsupialisiert**.

OP-Technik	
Zugang	Anlegen einer 3 cm langen Längsinzision ca. 1 cm außerhalb des Hymenalsaums parallel zu den Hautfalten. Zur Darstellung des Zystenbalgs wird zunächst nur die Labialhaut inzidiert (15er Skalpell). Anspannen der Haut macht den Zystenbalg gut sichtbar.
Inzision	Längsinzision des Zystenbalges, evtl. Fassen der Ränder mit zarten (Moskito-)Klemmen, Abstrichentnahme. Austasten des Zystenbalges, Septen werden **stumpf** durchtrennt.
Wundversorgung	Adaptation von Zystenbalg und Haut mit Einzelknopfnähten (4/0 resorbierbar, scharfe Nadel). Zunächst Nähte bei 12, 3, 6 und 9 Uhr, weitere nach Situation; evtl. Einlegen einer weichen Silikonlasche (z. B. Finger eines Handschuhs), diese wird an einem Faden fixiert (s. Abb. 4.**2a – c**).

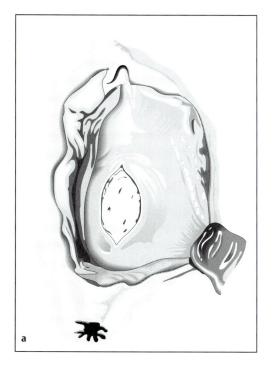

a

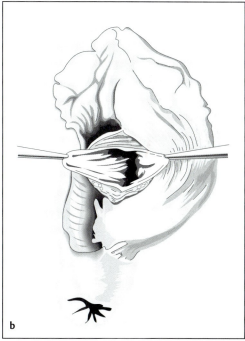

b

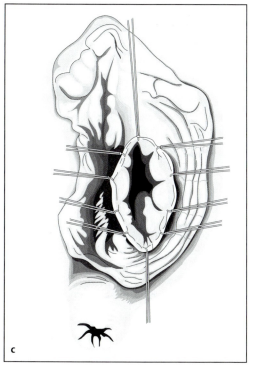

c

Abb. 4.**2**   Marsupialisation.
a nur Inzision der Haut
b Inzision des Zystenbalgs: Septen stumpf durchtrennen
c Abschlussbild

■ **Fehler und Gefahren**
– 1. **Längsinzision zu weit außerhalb** des Hymenalringes in Richtung der Labien
– 2. **Inzision zu klein**, Septen nicht komplett durchtrennt: Rezidivgefahr
– 3. Eröffnung der Zyste **mit einem Schnitt** (zu großes Skalpell): Der Zystenbalg ist für die Marsupialisation schlechter darstellbar.

Introituserweiterung

■ Indikation

Eine Einengung des Introitus kann durch
- ein kräftig entwickeltes Hymen,
- durch Narben nach geburtshilflichen Verletzungen,
- Narben nach vaginalen Operationen sowie

- durch Gewebeschrumpfung nach strahlentherapeutischer Behandlung

ausgelöst werden. Abhängig von der Ursache werden unterschiedliche Anforderungen an die Operationstechnik gestellt.

Hymenalstenose/Hymen imperforatus

OP-Technik	
Zugang und Fixierung	Bei rigidem Hymen wird mit dem Skalpell oder dem elektrischen Messer (Nadelelektrode) radiär, mehrfach bis zur Hymenalbasis inzidiert. Die Scheidenhaut wird ggf. mit feinem Nahtmaterial (5/0 resorbierbarer Faden, scharfer Nadel) an die Introitushaut fixiert (möglichst **wenig** Nähte!).
Anspannen des Hymen	Hilfreich ist das Anspannen des Hymenalringes. Bei kleiner Hymenalöffnung wird ein möglichst großer Foley-Katheter eingelegt und geblockt mit 10–15 ml. Zug auf den Katheter.
Inzision und Dehnung	Die Inzisionen werden nun über das angespannte Hymen gelegt. Die Grenze zur Scheidenhaut stellt sich gut dar. Bei Hymen imperforatus kreuzförmige Inzision, danach zirkuläre, partielle Exzision knapp über der Basis des Hymens. Nach der Hymenalinzision wird der Introitus **digital** gedehnt.

■ Fehler und Gefahren
- zu **tiefe Inzision** bis in die Scheide
- zu **kräftiges Nahtmaterial**, zu **viele Nähte**
- Hymenalgewebe **zu nahe an der Basis** reseziert: Gefahr ringförmiger Stenosen

■ Postoperative Behandlung
- mehrfach täglich Östrogen-Applikation
- Spülungen, evtl. Sitzbäder

Narbige Stenosen

OP-Technik	
	Die Operationstechnik ist dem individuellen Problem anzupassen:
Längsinzision mit Quervernähung	Bei einer einfachen **ringförmigen Stenose** oder engem Vaginaleingang wird die sog. „Längsinzision mit Quervernähung" durchgeführt (s. Abb. 4.**3a – c**): Mediane Spaltung der hinteren Kommissur (15er Skalpell), Kontrolle der Introitusweite durch Einlegen von 2 Fingern, evtl. Mobilisation der Dammnaht nach lateral. Dann quere Vernähung, zunächst mittlere Naht, dann nach lateral nähen (4/0 resorbierbares Nahtmaterial, scharfe Nadel). ▶▶

▶▶ **Z-Plastik**

Bei **ausgeprägteren Stenosen** ist durch eine „Z-Plastik" ein größerer Durchmesser des Introitus zu erreichen. Die Umschneidungslinie wird mit einem Hautmarker angezeichnet. Der Z-förmige Schnitt bildet 2 gleichseitige Dreiecke, die Basis wird erhalten, die Hautlappen mobilisiert (s. Abb. 4.**4a – c**). Die Spitzen des Gewebes dürfen nicht gequetscht werden, sie werden mit einem Hauthaken oder Faden angezügelt, nicht zu dünn präparieren! Dann Überkreuzen der Lappen, Naht (4/0 resorbierbare Fäden, scharfe Nadel, siehe Abb. 4.**4d – f**).

Hautlappenplastik

Stärkste Stenosen und **nach Radiatio** entstandene Verengungen werden durch eine Hautlappenplastik aus dem perianalen oder Vulvabereich versorgt. Zum Einsatz kommen Transpositionslappen (s. Abb. 4.**5a – g**) oder myokutane Lappen.

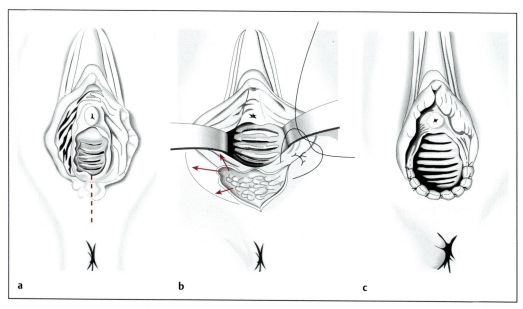

Abb. 4.**3** Ringförmige Hymenalstenose.
a Längsinzision
b Quere Vernähung nach seitlicher Unterminierung
c Abschlussbild

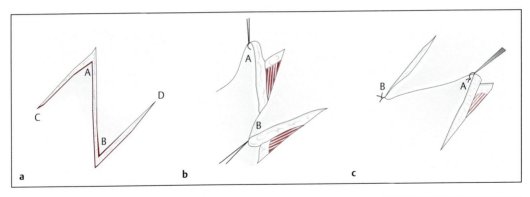

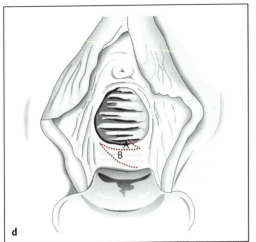

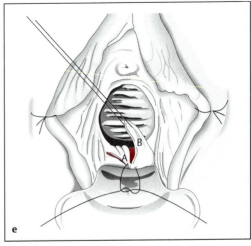

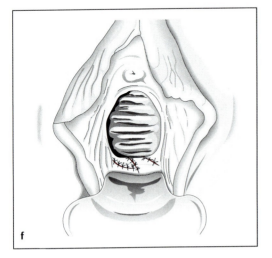

Abb. 4.**4** Z-Plastik bei ausgeprägteren Hymenal-
stenosen.
a – c Operationsprinzip
d – f Klinische Anwendung

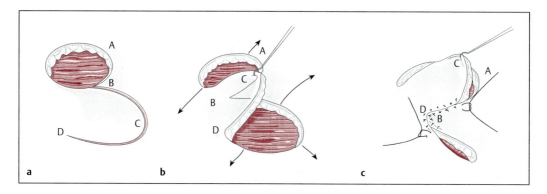

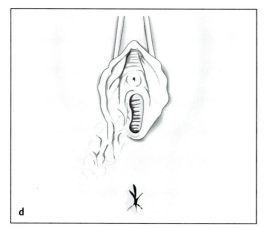

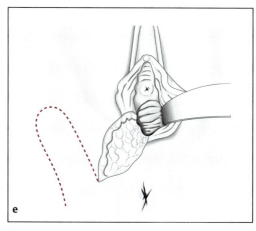

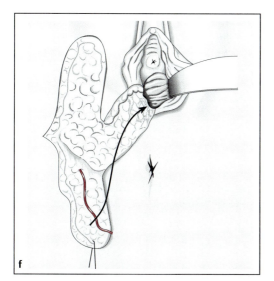

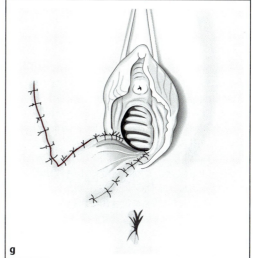

Abb. 4.5 Transpositionslappen.

a–c Operationsprinzip

a Verhältnis an der Lappenbasis : Länge im Verhältnis 1 : 2, Lappen ca. 20 % größer als Defekt

b ausreichende Mobilisierung

c spannungsfreies Einnähen

d–g Klinische Anwendung

d Ausgangslage

e perivulvärer Transpositionslappen, Ernährung druch Äste der A. pudenda externa.

f Schonung der ernährenden Gefäße an der Lappenbasis

g Schlussbild

■ Fehler und Gefahren

Bei Stenosen ist die Wahl der Operationstechnik entscheidend. Bei schwierigen Ausgangssituationen muss von vornherein eine Lappenplastik geplant werden.

■ Postoperative Behandlung

- offene Wundbehandlung
- tägliches Spülen bzw. Abduschen
- frühzeitig östrogenhaltige Salben für mindestens 6 Wochen
- bei Lappenplastiken Darmvorbereitung und anschließend mehrtägige parenterale Ernährung (s. o.)

Vulvare intraepitheliale Neoplasie (VIN)

■ Operationsindikation

Nach histologischer Sicherung der Diagnose durch Hautstanzen aus allen suspekten Bereichen ist die lokale Exzision (kleinere Areale) oder die Behandlung großflächiger Bezirke indiziert. Die Operationsplanung erfolgt unter Berücksichtigung der Histologie der Gewebsstanzen sowie des kolposkopischen Befundes (Essigsäure-Probe mittels 3%iger Essigsäure).

Cave: Unspezifische essigweiße Reaktion im Vulvabereich möglich!

Behandlungsziel ist die Abtragung der veränderten Haut, die Abtragungstiefe im nichtbehaarten Bereich muss 2 mm betragen, im Bereich der behaarten Hautregion 4 mm (einschließlich der Hautanhangsgebilde). Der Randsaum zum gesunden Gewebe soll 5 mm betragen.

OP-Technik	
CO_2-Laser	Methode der Wahl ist die Exzision bzw. Vaporisation mittels CO_2-Laser: 15 Watt CW, Focus 1,5 mm. Das Gewebe wird durch kochsalzgetränkte Tupfer befeuchtet. Bei ausgedehnten Befunden ist ein mehrzeitiges operatives Vorgehen sinnvoll. Bei Operationen nahe am Urethralwulst wird wegen der zu erwartenden Wundschwellung ein Dauerkatheter eingelegt.

■ Probleme und deren Lösung

Nach vorangegangener Vulvabiopsie wird die Laserbehandlung erst nach Abheilung der PE-Wunden durchgeführt. Wenn nahe am Urethralwulst operiert wird, ist ein Dauerkatheter einzulegen, da nach 12 Stunden ein Ödem der Operationsregion auftritt. Kühlung kann dieses Problem verringern und ist zudem schmerzlindernd.

■ Alternative Behandlungsmethoden

Bei begrenzten Befunden wählt man die chirurgische Exzision mit primärem Wundverschluss. Bei ausgedehnten Befunden kann die „Superficial skinning Vulvektomie" durchgeführt werden, diese Operation bewirkt jedoch erhebliche funktionelle und kosmetische Veränderungen im Vulvabereich.

■ Nachbehandlung

- **Ausreichende Analgesie!**
- ab dem 2. postoperativen Tag Spülung mit z. B. Octenisept-Lösung, Kamille oder Tannolact-Sitzbäder
- bei starker Sekretion Trocknen der Wunde durch tägliches Fönen
- ggf. Auftragen von Farbstoffen (z. B. Methylviolett 0,25 %)

Cave: Wundheilungsdauer: 4–6 Wochen

5 Eingriffe an der Vagina

M. Wunsch

Vaginalzysten

Bei Zysten im Vaginalbereich handelt es sich um
– Retentionszysten aus der paraurethralen Region,
– Zysten aus dem Bereich des Vestibulums sowie
– Zysten des Gartner-Ganges (oberes Scheidendrittel zwischen 3 und 9 Uhr).

OP-Technik	
Marsupialisation	Vaginalzysten werden mittels Längsinzision (15er Skalpell) marsupialisiert. Die Marsupialisation ist besser durchführbar, wenn zunächst nur die Vaginal- und erst dann die Zystenwand durchtrennt wird.
Lösung der Septen und Fixierung des Zystenbalgs	Austasten, Septierungen stumpf lösen. Der Zystenbalg wird mit Einzelknopfnähten an der Vaginalwand fixiert (4/0, resorbierbares Nahtmaterial). In Einzelfällen kann eine wetzsteinförmige Ausschneidung der Scheidenhaut über der stärksten Vorwölbung den Eingriff erleichtern.

■ Probleme und deren Lösung

Bei engen Scheidenverhältnissen und schlechter Darstellbarkeit des Operationsgebietes ist eine Östrogen-Vorbehandlung sowie eine mediane Kolpotomie hilfreich.

■ Fehler und Gefahren

– Bei den im oberen Scheidendrittel gelegenen Zysten **Ureternähe** beachten: keine Zystenausschälung, keine durchgreifenden Nähte.
– Kein Präparieren im **paravaginalen Gewebe**: Diese Region ist sehr gut vaskularisiert. Besonders gefährlich sind große, ins Retroperitoneum ziehende Hämatome. Wenn trotzdem präpariert werden muss (Myome, Fibrome der Scheide), ist auf gute Darstellung sowie akribische Blutstillung zu achten. Präparation nah am Tumor.

■ Nachbehandlung

Östrogene lokal

Erweiterung einer Stenose

Ursache von Vaginalstenosen können
– geburtshilfliche Verletzungen oder
– operative Eingriffe mit zu großzügiger Resektion von Scheidenhaut
sein.

■ Vorbereitung

Immer Östrogenvorbehandlung (7 Tage). Vor der Operation prüfen, welche Form einer Stenosierung besteht:
– ringförmige, begrenzte Stenose
– Stenosierung über längere Distanz
– Stenosierung der gesamten Scheide

OP-Technik

	Wie bei der Stenose des Introitus (s. Kap. 4) gibt es drei mögliche Vorgehensweisen: – Längsinzision mit Quervernähung – Z-Plastik – Lappenplastiken
Längsinzision mit Quervernähung	Bei begrenzten, ringförmigen Stenosen ist die Längsinzision mit querer Vernähung ausreichend. Es können ggf. mehrere Inzisionen gelegt werden. Sorgfältige Blutstillung zur Vermeidung paravaginaler Hämatome, je nach Gewebe 3/0 oder 4/0 Nahtmaterial (resorbierbar, scharfe Nadel).
Z-Plastik	Zusätzlicher Durchmesser der Scheide ist durch eine Z-Plastik zu erhalten, die operative Vorgehensweise entspricht der bei Vulvaeingriffen (s. Abb. 5.**1a–e**).
Lappenplastik	Im unteren Scheidenbereich lässt sich eine Erweiterung des Scheidenrohres durch den Einsatz von Transpositionslappen erreichen (s. Abb. 4.**5a–g**, S. 131), im mittleren und oberen Scheidendrittel müssen gestielte Hautinsellappen (s. Abb. 5.**2a–e**) verwendet werden.
Transpositionslappen	Das Verhältnis Basis : Länge beträgt etwa 1 : 2. Unter der Haut verbleibt eine ca. 2 cm dicke Fettschicht, in welcher Äste der Arteria pudenda verlaufen. Der Lappen muss ausreichend mobilisiert werden. Die unteren Labienanteile werden unter Erhalt eines 1 – 2 cm dicken Fettgewebssaumes mobilisiert. Danach erfolgt die Transposition. Der Lappen muss spannungsfrei eingenäht werden (4/0, resorbierbar, scharfe Nadel). Nach Mobilisierung der Ränder der Entnahmeregion erfolgt der spannungsfreie Verschluss (zweischichtig, resorbierbare Fäden, 3/0 oder 4/0, scharfe Nadel).

■ **Probleme und deren Lösung**

Eine Lappenplastik darf nicht unter Spannung stehen, ggf. muss weiter mobilisiert werden.

■ **Fehler und Gefahren**
– Das Gewebe ist schonend zu behandeln.
– Kein grobes Anfassen mit der Pinzette.
– Bei geplanten Lappenplastiken Darmvorbereitung: nach orthograder Darmspülung und parenteraler Ernährung 4 Tage postoperativ kein Stuhlgang.

■ **Nachbehandlung**
– Trockenhalten des Wundgebiets, evtl. Fönen der Wunde.
– nach ca. 1 Woche lokal Östrogensalbe

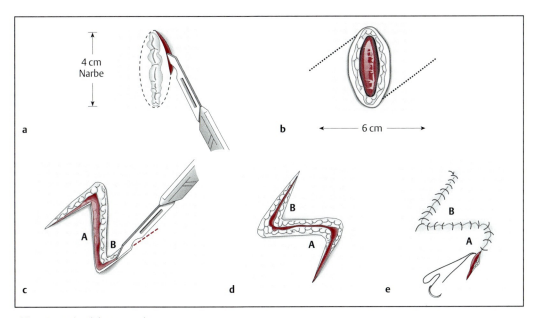

Abb. 5.**1** Z-Plastik bei Vaginalstenosen.
a Ausschneiden einer Narbe
b + c Schnittführung: horizontal ca. 6 cm
d Gewebeanteile werden ausgetauscht
e Abschlussbild: horizontaler Gewebegewinn

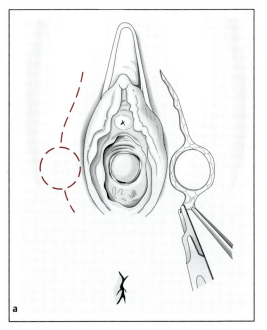

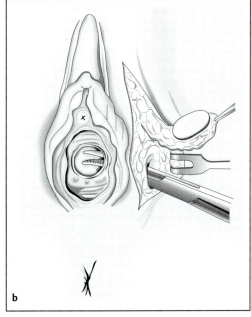

Abb. 5.**2a – b**

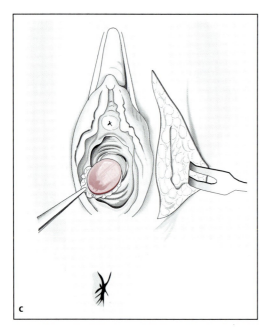

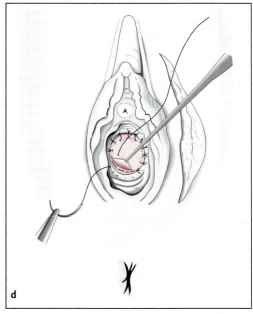

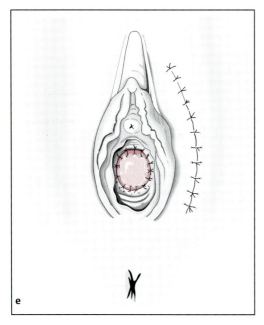

Abb. 5.**2** Hautinsellappen: Bulbocavernosus-Fettlappen.
a Entnahme aus dem medialen Anteil der großen Labie
(cave: Behaarung!)
b Verbindungstunnel in die Vagina
c Einschwenkung des ausreichend mobilen Lappens
d spannungsfreies Einnähen
e Abschlussbild

Vaginalsepten

Transversales Vaginalseptum

Meist liegen diese Septen im oberen oder mittleren Scheidenbereich. Sie können komplett oder inkomplett sowie als ringförmige Stenose tastbar sein.

OP-Technik	
Inzision und Resektion	Kreuzförmige Inzision mit einem Skalpell, danach Abtragen des Septums Quadrant für Quadrant an der Basis: Nicht zu nahe an der Scheidenhaut!
Naht und Wundbehandlung	Naht mit Einzelknopfnähten (4/0, resorbierbar), Scheidentamponade (Östrogensalbe)

Longitudinales Septum

Das obere Ende endet an der Zervix, bei ausgebliebener Fusion des oberen Genitaltrakts zwischen 2 Zervizes.

OP-Technik	
Präparation und Resektion	Anspannen des Septums (Spekula). **Mittige** Durchtrennung bis zur Zervix (Präparierschere). Mit kräftiger Pinzette oder einer langen scharfen Klemme wird der dorsale und ventrale Septumanteil angespannt und nahe an der Basis reseziert. Nicht zu nahe an der Vaginalhaut!
Naht und Wundbehandlung	Naht mit Einzelknopfnähten (4/0, resorbierbar). Scheidentamponade (Östrogensalbe)

■ **Fehler und Gefahren**

Resektion von Scheidenhaut muss vermieden werden. Die Grenze zur Scheidenhaut ist besser erkennbar, wenn das Septum **vor** der Resektion durchtrennt wird.

■ **Nachbehandlung:**

Östrogene lokal (Ovula, Salbe)

Scheidenstumpfrevision

■ **Indikation**

Eine Revision des Scheidenstumpfes kann
– postoperativ oder
– zur Diagnostik und Therapie von Auffälligkei-

ten, welche im Rahmen der Vorsorge erhoben werden,
nötig werden.

Carcinoma in situ des Vaginalstumpfes

OP-Technik	
Vorbereitung	Kolposkopie und Schiller-Jodprobe. Anhaken des Scheidenendes mit langen scharfen Klemmen.
Präparation und Naht	Umschneidung des zu entfernenden Gebietes (15er Skalpell, schlanke Präparierschere). Abpräparieren der Scheidenhaut, Gewebe unter Zug halten, zu tiefes Präparieren vermeiden. Naht mit Einzelknopfnähten oder fortlaufend (3/0, resorbierbar, scharfe Nadel; s. Abb. 5.**3a + b**).

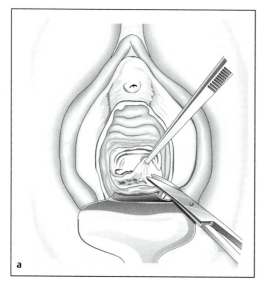 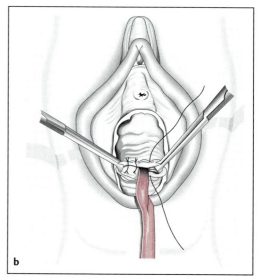

Abb. 5.**3** Carcinoma in situ am Scheidenende.
a Umschneiden der Läsion am Scheidenende
b Verschluss der Wunde nach Exzision mit Einzelknopfnähten

Postoperative Scheidenstumpfrevision

Frühphase

Oft handelt es sich um Vaginalstumpfabszesse, meist am 3. Operationstag (i. d. R. sekundär infizierte Hämatome).

OP-Technik	
Vorbereitung	Rektovaginale Palpation und vaginale Sonographie.
Abszessdrainage	Wenn eine Abszesshöhle erkennbar ist, wird der Vaginalstumpf mit einer Kocherklemme gespreizt. Bei verschlossenem Vaginalstumpf evtl. Lösen eines Fadens. **Abstrichentnahme**, evtl. Einlage eines T-Drains.

■ **Probleme und deren Lösung**

Bei nicht ausreichendem Effekt der Spreizung (es läuft nichts ab) ggf. frühzeitiger Entschluss zur laparoskopischen Abklärung.

■ **Fehler und Gefahren**
- kein **Stochern in der Tiefe**: Perforationsgefahr des Peritoneums, Blutungsrisiko
- keine **Spülungen**
- Entscheidung zur **Laparoskopie** oder **Laparotomie** bei Erfolglosigkeit anderer Maßnahmen **nicht zu spät**

■ **Nachbehandlung**
- lokale Anwendung von Vaginalsuppositorien (z. B. Fluomycin, Betaisodona)
- Antibiose bei entsprechendem klinischen Bild, orientiert am zu erwartenden Keimspektrum

Spätphase

Narben des Scheidenfundus nach vaginaler Hysterektomie können Beschwerden verursachen. Typisch: Kohabitationsbeschwerden und Schmerzen im Bereich von Narbenknoten bei der vaginalen Untersuchung (Vorgehensweise s. o.).

OP-Technik	
Granulationspolypen	Persistierende Fluorbeschwerden und Schmierblutungen nach Hysterektomie können durch Granulationspolypen (DD Tubenprolaps) ausgelöst werden. Granulationen epithelisieren meist nach lokaler Behandlung mit Eisen-III-Chlorid und Östrogenen. Bleiben dolente Veränderungen zurück, werden diese ggf. entfernt.
Tubenprolaps	Ein Tubenprolaps muss operativ behandelt werden: Freilegen der Tube, Absetzen über Overholt-Klemmen und Scheidenverschluss. Bei Ätzung einer prolabierten Tube werden von der Patientin in der Regel Schmerzen angegeben.

Teilkolpektomie

■ Indikation

Eine Teilkolpektomie wird bei der vaginalen intraepithelialen Neoplasie (VaIN) durchgeführt.

■ Spezielle Aufklärung

Je nach Ausdehnung der Exzision muss mit dem Verlust der Kohabitationsfähigkeit gerechnet werden. Rekonstruktive Maßnahmen sind möglich.

OP-Technik	
Vorbereitung und Präparation	Gute Darstellung durch ausreichend breite Spekula, Essigsäureprobe, Schiller-Jodprobe. Die Resektionsgrenzen werden mit Hilfe des Kolposkops festgelegt.
Präparation und Abschälung der Scheidenhaut	Durch Fäden (Z-Stiche, 2/0) wird das zu entfernende Gewebe unter Zug gehalten, die Vaginalwand durchtrennt (15er Skalpell). Mit einem feuchten, über dem Zeigefinger gehaltenen Mullstreifen wird die Scheidenhaut stumpf abgeschält. Gegebenenfalls sind weitere Hilfsfäden durch das zu entfernende Gewebe zu legen, um ausreichend Zug ausüben zu können.
Naht und Wundbehandlung	Naht mit 3/0, resorbierbar, scharfe Nadel. Scheidentamponade (Östrogensalbe). Einlegen eines Dauerkatheters, solange die Tamponade liegt (s. Abb. 5.**4a – e**).

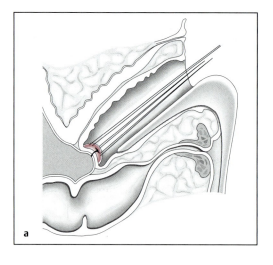

Abb. 5.**4** Teilkolpektomie.
a Das zu entfernende Gewebe wird durchstochen und angespannt.

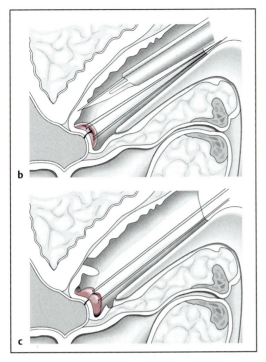

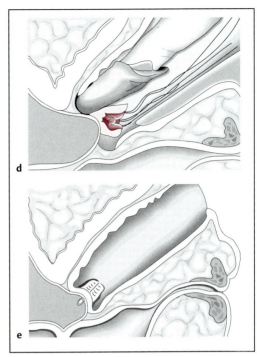

Abb. 5.**4** Teilkolpektomie.
b + c Umschneidung
d stumpfes Präparieren, Gewebe unter Zug halten (Hilfsfäden)
e Abschlussbild

■ **Fehler und Gefahren:**
- **zu tiefe Inzision** der Vaginalhaut: Verletzungen von Nachbarorganen, Blutungen aus paravaginalen Gefäßen
- **scharfe Präparation**: Blutungsgefahr

■ **Alternative Behandlungsmethoden**
CO_2-Laserexzision bzw. Vaporisation unter kolposkopischer Kontrolle (nach Jod- und Essigsäureprobe). Behandelt werden jodnegative Areale, Leukoplakiebezirke sowie essigweißes Epithel mit Mosaik und Punktierungsmuster. Die Lasermethode ist in der Lage, Stenosenbildungen zu vermeiden. Zusätzlich ist bei allen Vorgehensweisen eine langfristige intensive lokale Östrogenbehandlung wichtig.

Die Indikation für die Laserbehandlung ist bei jungen Patientinnen und guter Übersichtlichkeit des OP-Gebiets gegeben. Die Abtragungstiefe darf max. 3 mm betragen, Verletzungen von Nachbarorganen sind möglich (Kontrolle mit Messsonde).

Cave: bei ausgedehnten multifokalen Befunden: Bei nicht ausreichend sicherer Darstellung des Vaginalepithels können **Restbefunde** verbleiben. Bei über 50-jährigen Patientinnen muss mit **invasiven Anteilen** gerechnet werden.

6 Eingriffe an der Zervix

M. Wunsch

Laservaporisation

■ Operationsprinzip
Durch eine Temperatur von über 300 °C wird die Ablation von Gewebeschichten erreicht.

■ Indikation
- symptomatische benigne Portioveränderungen
- CIN (zervikale intraepitheliale Neoplasie) I-III der Ektozervix

■ Kontraindikation
Nicht einsehbare Areale im endo-/ektozervikalen Grenzbereich.

■ Vorbereitung
Zytologie und Kolposkopie, ggf. HPV-Typisierung, Portio-PE aus auffälligen Regionen. Bei CIN ist vor der Operation eine Zervixkürettage durchzuführen. Der Eingriff sollte kurz nach der Menstruation erfolgen.

OP-Technik	
Vorbereitung	Unter kolposkopischer Kontrolle (Jodprobe, Probe mit 3 %iger Essigsäure) wird das Ablationsareal mit dem Laserstrahl markiert, 3 mm im Gesunden.
Vaporisation	Danach quadrantenweise Vaporisation: Leistung 15 W, CW, Focus 1,5 mm. Kontrolle der Ablationstiefe mit einer Messsonde (7 mm). Blutstillung durch punktuelle Anwendung des defokussierten Laserstrahls, Wundfläche zwischenzeitlich mit feuchten Tupfern (Kochsalzlösung) komprimieren.

■ Häufige Fehler und Gefahren
- **falsche Patientenwahl**: komplettes und unzweifelhaftes Vorliegen der prätherapeutischen Diagnostik
- Gewährleistung von **Nachkontrollen** (Zytologie und Kolposkopie)

■ Postoperative Behandlung
- **Abheilung** ca. 6 Wochen
- Entstehung erheblichen **Fluors** durch Nekrosezonen: lokale Anwendung von Scheidenzäpfchen (Antiseptika, Östrogene, Milchsäurepräparate)
- erste zytologische und kolposkopische **Kontrolle** nach 3 Monaten

Portio-PE

■ Indikation
– bei klinisch vermutetem Zervixkarzinom (Ulkus/Exophyt)
– zur Abklärung kolposkopisch auffälliger Areale

OP-Technik	
	– Entnahme mit Biopsiezange – Blutstillung durch Elektrokoagulation – bei CIN zusätzlich Zervixkürettage

Konisation

■ Indikation
Eine Konisation wird durchgeführt bei
– Notwendigkeit einer kompletten histologischen Beurteilung bei CIN,
– Diskrepanz zwischen Zytologie und kolposkopischem Befund und bei
– nicht einsehbaren Veränderungen im Zervikalbereich.

Es stehen 3 Methoden zur Verfügung: Messer-, Schlingen- und Laserkonisation. Letztere hat die geringste Inzidenz von Nachblutungen. Auch ist die Schnittrandbeurteilung infolge der geringeren Nekrosezone besser als bei der Schlingenkonisation möglich. Die sicherste Beurteilung der Schnittränder ist bei der Messerkonisation gegeben.

Messerkonisation

■ Operationsprinzip
Das gesamte veränderte Gewebe wird entfernt. Die Basis des Konus umfasst den äußeren jodnegativen Bereich, die Spitze des Konus das gesamte pathologisch veränderte Gewebe im Zervikalkanal. Es wird die im Laufe des Lebens veränderte Plattenepithel-/Zylinderepithelgrenze berücksichtigt. Eventuell muss eine Zervixkürettage durchgeführt werden.

OP-Technik	
Vorbereitung	Nach guter Darstellung des Operationsgebietes (seitliche Spekula, Assistenz) Jodprobe mit Lugol-Lösung. Durchgreifende Naht außen an die Zervix bei 3 und 9 Uhr. Der Faden wird angeklemmt und als Haltefaden benutzt (Stärke 0, ausreichend große Nadel). Evtl. Injektion von NaCl (10–20 ml) auf 4 Stellen verteilt (s. Abb. 6.1**a**).
Konisation	Sagittale Inzision mit spitzem Skalpell (etwa 5 mm tief). Anschließend Umschneidung in Richtung Zervikalkanal mit dem gewinkelten Konisationsmesser (s. Abb. 6.1**b**).
	Cave: Die Spitze des Konus muss im Zervikalkanal liegen.
	Der Konus wird, insbesondere bei klobiger Portio, an seiner Spitze mit der Schere abgetrennt. ▶▶

▶▶ **Blutstillung und Wundversorgung**

Blutstillung mit der elektrischen Kugel oder einer Thermokoagulationssonde (s. Abb. 6.**1d**). Bei stärkeren Blutungen werden außen geknotete, U-förmige Nähte (s. Abb. 6.**1c**) angelegt. Einstich außen z. B. bei 2 Uhr in Höhe des Wundgrundes, Ausstich innen bei 4 Uhr.

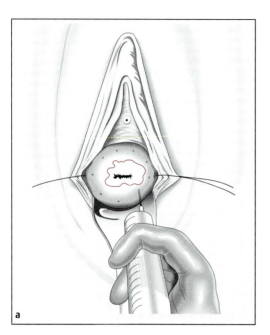

a

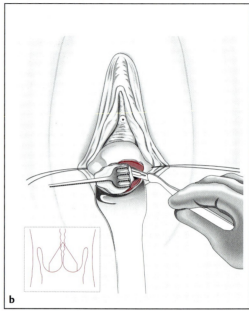

b

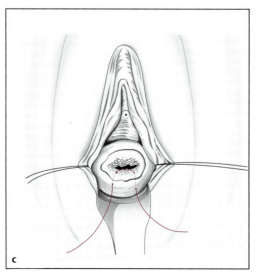

c

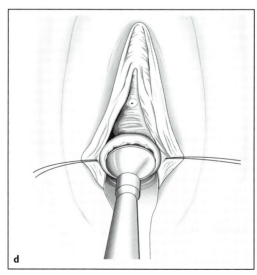

d

Abb. 6.**1** Messerkonisation.
a Infiltration der Zervix außerhalb des jodnegativen Bereichs
b Ausschneiden des Konus mit dem abgewinkelten spitzen Messer; Inset: Schematische Darstellung der Schnittführung
c bei stärkerer Blutung: außen geknotete U-Nähte
d Thermokoagulation der Konisationswunde zur Blutstillung (**cave**: Vorsicht bei Austritt von erhitztem Blut)

Elektrochirurgische Schlingenexzision

OP-Technik	
Vorbereitung	Vorbereitung wie bei Messerkonisation.
Konisation	Es wird eine dünne elektrische Schlinge verwendet (keine ausgedehnten thermischen Schäden der Gewebsgrenzen). Die Größe der Schlinge ist der Größe der Portio und dem zu entfernenden Gewebsbezirk anzupassen. Mit hoher elektrischer Leistung wird der Konus in einer Bewegung von oben nach unten ausgeschnitten (s. Abb. 6.**2**). Blutstillung erfolgt mit elektrischer Kugel, die Rauchbildung ist mit dem Operationssauger abzusaugen.

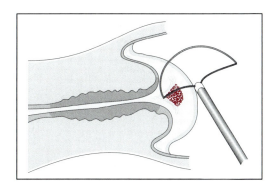

Abb. 6.**2**   Konisation: Exzision mit der elektrischen Schlinge. **Wichtig**: Die Schlinge muss breiter sein als der „jodnegative" Bezirk.

Laserkonisation

OP-Technik	
Vorbereitung	Die Laserkonisation wird mit einem Handstück oder unter kolposkopischer Steuerung durchgeführt. Vorbereitung wie bei den anderen Konisationstechniken.
Laserkonisation und Absetzen des Konus	Mit hoher Leistung (bis 40 W, CW) und fokussiertem Laserstrahl (0,5 mm) zirkuläre Inzision der Portio (7 – 8 mm tief). Anspannen des Inzisionsspaltes mit einem Hauthäkchen, danach Exzision im Zervikalkanal (flach oder spitz). Der obere Pol des Konus wird mit einem spitzen Skalpell herausgetrennt (s. Abb. 6.**3a – c**).
Blutstillung	Blutstillung mittels defokussiertem Laserstrahl (2 mm Durchmesser, 15 W Leistung), Absaugen des Rauches.

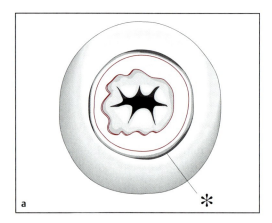

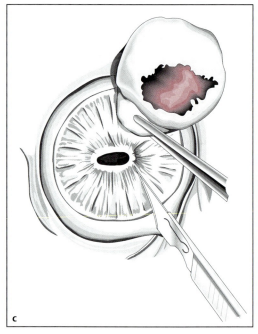

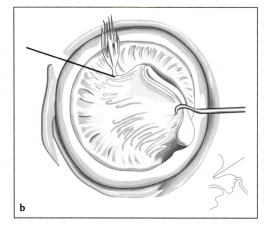

Abb. 6.**3** Laserkonisation.
a Festlegen der Inzisionslinie (*)
b Ausschneiden des Konus, Anspannen des Gewebes mit Hauthaken
c Abtrennen des Konisationspräparates

■ **Häufige Fehler und Gefahren**
– **nicht ausreichende Darstellung** des Operationsgebietes: Zerstückelung des Konus oder inkorrekte Lage der Konusspitze
– **Traumatisierung des Gewebes** durch grobes Anfassen mit Pinzetten, **Dilatation des Zervikalkanals** vor der Konisation, Einlegen von **Konisationsstiften**: Die Beurteilung durch den Pathologen wird erschwert oder unmöglich gemacht; → evtl. Hauthaken verwenden, Dilatation erst **nach** Konisation.
– Injektion innerhalb des **jodnegativen Bereiches**: Beurteilung des Epithels erschwert
– bei Thermokoagulation **Austritt von erhitztem Blut**: Gefahr von Verbrennungen, bei starken Blutungen Kompresse in den oberen Scheidenbereich

– **zu straffe Tamponade**: Schmerzen oder Harnverhalt möglich
– **Sturmdorfnähte**: Zervixstenosen und Schwierigkeiten bei zytologischen Nachkontrollen möglich

■ **Postoperative Nachbehandlung**
– **Tamponade** für 24 Stunden
– **Abheilungsdauer** 6 Wochen
– gegen **Fluorbeschwerden**: Vaginalsuppositorien (z. B. Fluomycin, Östrogene)
– zytologische und kolposkopische **Nachkontrolle** nach 12 Wochen

Emmet-Plastik

■ **Operationsindikation**

Fluorbeschwerden nach früheren geburtshilf-lichen Zervixrissen.

OP-Technik	
Vorbereitung	Gute Darstellung des Risses durch Anspannen mittels zweier Ku-gelzangen und seitlichen Spekula. Der obere Wundwinkel muss zu sehen sein. Exzision der Narbe, Anfrischen. Evtl. muss der obere Wundwinkel mit einer Präparierschere über eine kurze Strecke (1 cm) mobilisiert werden.
Emmet-Plastik	Der Riss wird durch durchgreifende einschichtige Nähte (2/0, scharfe Nadel) verschlossen. Die Fäden werden zur besseren Dar-stellung lang gelassen und erst nach Legen aller Fäden geknotet.
	Merke: Bei unübersichtlichen Verhältnissen wird zunächst die oberste Naht unterhalb des oberen Wundwinkels gelegt und das Gewebe dann schrittweise nach unten gezogen bis der Wundwinkel sicher er-reicht ist.

■ **Häufige Fehler und Gefahren:**
- unzureichende Darstellung des Wundgebie-tes
- mangelnde Erfassung des oberen Wundwin-kels

■ **Postoperative Nachbehandlung**

Vaginalsuppositorien (Fluomycin, Östrogene)

Portioamputation

■ **Indikation**
- ausgedehnte Erythroplakie
- ausgedehntes Carcinoma in situ

OP-Technik	
Vorbereitung	Fassen der Portio mit Kugelzangen, evtl. wird vorderer und hin-terer Muttermundsbereich getrennt gefasst. Dilatation des Zervi-kalkanals bis Hegar 9.
Umschneidung und Umstechung	Zirkuläre Umschneidung wie bei Hysterektomie, die Scheidenhaut wird über 1,5 cm mit der Präparierschere mobilisiert, Bilden einer Manschette. Durchgreifende Umstechungen seitlich bei 3 und 9 Uhr (Fadenstärke 0, resorbierbar, kräftige und ausreichend große Nadel). Je nach Gewebefestigkeit einfache Durchstechung oder Z-Nähte. ▶▶

▶▶ **Portioamputation**

Der vorgesehene Portioanteil wird mit dem Skalpell abgetrennt. Säumung durch je eine vordere und hintere Sturmdorfnaht (2/0, resorbierbar, scharfe Nadel, s. Abb. 6.**4a**). Die vordere und hintere Scheidenmanschette wird zungenförmig in den Zervikalkanal hineingezogen, Fäden locker knoten.

Wundversorgung

Die seitlichen Wundränder werden mit Einzelknopfnähten (2/0, resorbierbar, scharfe Nadel) vereinigt. Prüfung der Durchgängigkeit des Zervikalkanals mittels Hegarstift (Stärke 9, s. Abb. 6.**4b**).

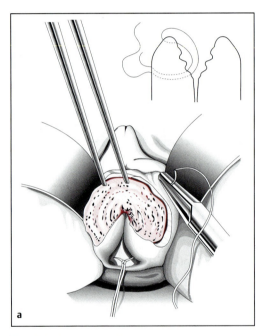
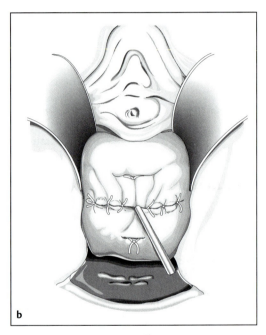

Abb. 6.**4**   Portioamputation.
a erste Sturmdorf-Naht geknotet
b Abschlussbild, Prüfung der Zervikalkanalöffnung

■ **Häufige Fehler und Gefahren**
– keine ausreichende **Aufdehnung des Zervikalkanals** zu Beginn der Operation: keine exakte Platzierung der Sturmdorfnähte möglich
– **Zervixstenose** durch Sturmdorfnähte: Verwendung von **nichtresorbierbarem** Nahtmaterial (Entfernung nach 14 Tagen)

■ **Postoperative Nachbehandlung**
Vaginalsuppositorien (Fluomycin, Östrogene) bis zur Abheilung.

Zervixstumpfexstirpation

■ Indikation

Indikationen für eine Zervixstumpfexstirpation bestehen bei

– zytologischen Auffälligkeiten
– im Rahmen der Descensuschirurgie nach früherer supravaginaler Hysterektomie

OP-Technik	
Präparation	Anhaken der Portio mit Kugelzangen, Umschneidung wie bei vaginaler Hysterektomie. Zervix zirkulär mit der Präparierschere abschälen, Bilden einer Scheidenmanschette. Die Zervix wird straff unter Zug gehalten.
Exstirpation	Blasenboden und seitlicher Ureterwulst sind ausreichend weit vom Zervixstumpf abzupräparieren. Beständiges Prüfen der Zervixlänge zwischen Daumen und Zeigefinger. Es wird auf dem Zervixrest als Leitstruktur präpariert.
Nachbarstrukturen	Ggf. wird das Lig. sacrouterinum sowie evtl. Reste des Lig. cardinale über Klemmen abgesetzt und umstochen (2/0, resorbierbar). Präparation **ausschließlich** scharf. Größere Gefäße finden sich meist nicht.
Wundverschluss	Nach scharfem Absetzen des Zervixstumpfes vom darüber liegenden Gewebe erfolgt der Scheidenverschluss (Einzelknopfnähte 2/0, scharfe Nadel).

■ Häufige Fehler und Gefahren

– Versuch, die **Peritonealhöhle zu eröffnen**: Verletzungsgefahr von Nachbarorganen
– zu **große Klemmen** und zu **große Operationsschritte**: mögliche Miterfassung angrenzender Organe (Blase, Ureter und Darm) durch die Umstechungen

■ Postoperative Nachbehandlung

Vaginalsuppositorien bis zur Abheilung (Fluomycin, Östrogene).

7 Eingriffe am Uterus

B. Uhl

Hysteroskopische Eingriffe

■ OP-Prinzip

Endoskopische Darstellung des Cavum uteri nach dessen Entfaltung mit einem Distensionsmedium. Im Rahmen der Endoskopie können verschiedene operative Eingriffe vorgenommen werden. Angestrebtes Ergebnis ist neben einer organerhaltenden Therapie zuvor eine gezielte Diagnostik (im Gegensatz zur „blinden" Abrasio, bei der unter Umständen am eigentlichen pathologischen Befund vorbei kürettiert werden kann; Therapeut und Patientin wägen sich dann in einer falschen Sicherheit). Die räumliche Orientierung fällt dem Anfänger zunächst schwer und erfordert eine entsprechende Ausbildung und Trainingszeit. Für die Patientinnen sind die meist ambulant durchführbaren Eingriffe ein enormer Gewinn.

Distension

Für die Entfaltung des Cavum uteri können flüssige oder gasförmige Distensionsmedien eingesetzt werden.

Flüssige Medien

Aufbau des notwendigen Drucks
zur Kavumdistension
- mit einer einfachen **Druckmanschette**:
  - kurze Rüstzeit durch schnellen Aufbau
  - 80–120 mmHg
  - Druckschwankungen, je nach Füllungszustand des Flüssigkeitsbehältnisses
  - ideal für die diagnostische Hysteroskopie
    - besonders bei Blutungen (Spüleffekt)
    - geringerer peritonealer Reiz als bei CO_2-Übertritt ins Abdomen → ideal bei Eingriffen in Lokalanästhesie
- mit einer fluss- und druckkontrollierten **Rollenpumpe**:
  - aufwändiger Aufbau mit längerer Rüstzeit

- konstanter Druck während des gesamten Eingriffs
- ideal für operative Eingriffe im Kavum → 100–130 mmHg

Distensionsmedien
- physiologische **Kochsalzlösung** oder **Ringer-Lösung**
  - ideal für die diagnostische Hysteroskopie
  - keine Komplikationen bekannt
- **Purisole** (Sorbit/Mannit) oder **Glykokol** (1,5 %ige Glycinlösung)
  - elektrolytfrei → nicht leitend
  - ideal für operative Hysteroskopien
  - Risiko der hypotonen Hyperhydratation (TUR-Syndrom, s. u.)
  - kein Einsatz von Sorbit bei hereditärer Fruktoseintoleranz
    - Risiko einer Hypoglykämie und Laktazidose durch Blockade der Glykolyse und Gluconeogenese
    - Berichte über Komplikationen bisher nur in Bezug auf Fructose- oder Mannitinfusionen, nicht aber bei operativen Hysteroskopien
- **Glycin**
  - Abbau in der Leber zu Ammoniak und Oxalsäure
    - bei vermehrter Einschwemmung von Spüllösung ins Kreislaufsystem: Risiko einer Ammoniakintoxikation
    - Gabe von L-Arginin bei neurologischer Problematik zur Beschleunigung des Ammoniakabbaus
    - Oxalsäureausfällungen: langfristig Steinbildungen im harnableitenden System
  - Gefahr reversibler Sehstörungen

Bilanzierung
Diese ist zur Vermeidung einer hypotonen Hyperhydratation (s. u.) bei elektrolytfreien Disten-

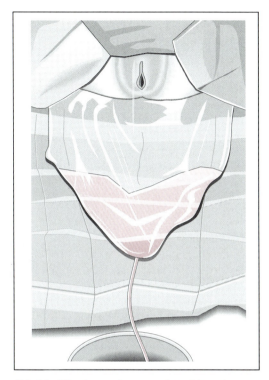

Abb. 7.**1** Bilanzierung der verwendeten Distensions-medien. Auffangen der vaginal ablaufenden Flüssigkeit über trichterförmige Plastikklebefolie

sionsmedien dringend erforderlich und erfolgt alle 15 min (s. Abb. 7.**1**):
– trichterförmige Plastikklebefolie unterhalb der hinteren Kommissur des Introitus vaginae mit Ablaufschlauch
– Auffanggefäß der Vakuumpumpe oder des passiven Ablaufs
– Registrierung der eingelaufenen Flüssigkeits-menge
  • Negativbilanz von 1 000 ml erreicht → Se-rumnatrium bestimmen, bei Hyponatriä-mie schnelles Beenden oder Abbrechen des Eingriffs
  • Negativbilanz > 1 500 ml → schnelles Been-den oder Abbrechen des Eingriffs

■ **Hypotone Hyperhydratation**
– Als TUR-Syndrom aus der Urologie bekannt
– Aufnahme von Distensionsflüssigkeit über Venen und Lymphgefäße ins Kreislaufsystem,

weniger über das Peritoneum durch Übertritt aus den Tuben
  • OP-Dauer, Distensionsdruck und Wundflä-chen beeinflussen die Aufnahmemenge → intravasal hypoosmolare Situation und Vo-lumenüberlastung → Einstrom von Flüssig-keit in normosmolares Gewebe (u. a. Lunge und Gehirn) und kardiale Belastung → Lun-genödem, Hirnödem und kardiale Dekom-pensation
– Klinik
  • Übelkeit, Erbrechen, Verwirrtheit, Sehstö-rungen
  • Krampfanfälle, Koma, Tod
  • Labor: Hyponatriämie, Hypokaliämie, er-niedrigter Hkt
  • EKG: zunächst Verbreiterung des QRS-Komplexes, dann T-Negativierung
  • Anstieg des ZVD (zentralvenöser Druck) und des arteriellen Blutdrucks
– Maßnahmen
  • Harnblasenverweilkatheter zur weiteren Bilanzierung
  • 10 – 20 mg Furosemid i. v.
  • bei schwerer Hyponatriämie:
    • intensivmedizinische Betreuung
    • zentralvenöser Zugang
    • Kontrolle des ZVD
    • 120 – 150 ml einer 3 %igen NaCl-Lösung via ZVK (zentraler Venenkatheter) über 1 – 2 Stunden bis zu einem Serumnatrium von 130 mval/l
– Prophylaxe:
  • Bilanzierung (s. o.)
  • keine elektrolytfreien Infusionen (z. B. Glu-kose 5 %ig) intra- oder postoperativ

Gasförmige Medien

Als einziges Distensionsgas wird CO_2 benutzt. Zur Vermeidung einer CO_2-Embolie muss ein spezieller CO_2-Insufflator (Hysteroflator) einge-setzt werden. Dieser begrenzt den maximalen Gasfluss auf 100 ml/min und den maximalen Druck auf 200 mmHg. Im Allgemeinen ist jedoch ein Druck von 120 mmHg ausreichend.

■ Lagerung und Abdeckung
Die Patientin wird in Steinschnittlage gelagert. Vulva und Vagina werden mit einem schleim-hautverträglichen Desinfektionsmittel desinfi-ziert, die Blase mit einem Einmalkatheter ent-

leert. Die Abdeckung der Beine erfolgt mit sterilen Beinsäcken. Ein kaudales Klebetuch unterhalb des Introitus deckt die Analregion ab. Kranial wird ein steriles Tuch auf Höhe der Symphyse geklebt. Zur Bilanzierung bei operativen Hysteroskopien wird knapp oberhalb des kaudalen Tuches ein steriles Auffangsystem (s. „Flüssige Medien; Bilanzierung") fixiert.

■ Kontraindikation
- Schwangerschaft
- Kolpitis und Zervizitis
- bei dekompensierter Herzinsuffizienz enge Indikationsstellung für eine operative Hysteroskopie (Gefahr der Volumenüberlastung und deren Folgen)

■ Patientenaufklärung
Information über folgende Risiken:
- Schmerzen durch einen CO_2-bedingten peritonealen Reiz
- hypotone Hyperhydratation (s. o.)
- CO_2-Embolie (sehr selten)
- Luftembolie
- Uterusperforation, ggf. Notwendigkeit einer Laparoskopie oder Hysterektomie
- Hautverbrennungen beim Einsatz von monopolarem Strom

- Blasen- oder Darmverletzungen
  - indirekt durch Kriechströme bei monopolarem Strom
  - direkt durch Operationsinstrumente nach Uterusperforation
- starke intraoperative Blutungen und Nachblutungen, ggf. Notwendigkeit von Bluttransfusionen (Infektionsrisiko)
- Infektionen und dadurch bedingte Sterilität
- Ausbildung von intrauterinen Synechien → bei jungen Frauen mit Kinderwunsch sollte ¼ Jahr nach dem Eingriff eine Kontrollhysteroskopie, ggf. mit Beseitigung der Synechien, erfolgen.

■ OP-Planung
- Zyklusanamnese
- bisherige Sterilitätsdiagnostik bei unerfülltem Kinderwunsch erfragen
- gynäkologische Untersuchung mit vaginaler Sonographie zur Beurteilung der Uterusgröße, des Myometriums (Myome und deren Lokalisation) und des Kavums (Polyp, V. a. Karzinom, hochaufgebautes Endometrium?)
- Ausschluss einer Schwangerschaft, ggf. β-HCG

OP-Technik vor und nach dem speziellen Eingriff	
	Bei operativen und diagnostischen Hysteroskopien junger Frauen mit Kinderwunsch ist eine präoperative einmalige Antibiotikagabe (z. B. Cefazolin) zu empfehlen.
Vorbereiten des Instrumentariums	Alle Einheiten (Distension, Licht, Videoeinheit, HF oder Laser) sollten auf ihre Funktionstüchtigkeit geprüft sein. Das Schlauchsystem ist luftleer, ggf. wird der CO_2-Durchfluss in einer Schale mit Flüssigkeit geprüft.
Zugang zur Zervix	Darstellen der Portio mit zwei getrennten Scheidenspekula. Die Portio wird mit dem vorderen Spekulum so positioniert, dass der äußere Muttermund gut sichtbar ist. Bei sehr dünnen Instrumenten (z. B. 2,4 mm 12° Fiberoptik) für die diagnostische Hysteroskopie ist häufig keine Zervixdilatation und damit evtl. auch keine Analgesie notwendig. Das Instrument wird dem äußeren Muttermund aufgesetzt, die Spekula werden entfernt und die Optik unter Zufluss des Distensionsmediums unter Sicht vorgeschoben. ▶▶

▶▶ **Dilatation des Zervikalkanals**

Bei stenotischem Zervikalkanal, einem dickeren Schaft oder dem Einsatz des Resektoskops muss der Zervikalkanal dilatiert werden. Hierzu wird die Portio mit einer oder zwei Kugelzangen angehakt, das vordere Spekulum entfernt und für den normalen Diagnostikschaft auf Hegar 6 (ggf. 8) und für das Resektoskop auf Hegar 8 (ggf. 10) dilatiert.

Cave: Eine zu weite Dilatation führt zum Verlust von Distensionsmedium während der Hysteroskopie.

Zugang zum Uterus

Nun wird unter leichtem Zug an den Kugelzangen das Hysteroskop oder das Resektoskop unter Sicht vorgeschoben. Besonders bei stark anteflektiertem Uterus wird der Zug an den Kugelzangen etwas verstärkt und der Optikschaft am Kameraansatz stark nach unten gesenkt. Ein problemloses Vorschieben ist jetzt meist möglich. Nun beginnt der spezielle Eingriff. Nach Beendigung des Eingriffs wird der Zervikalkanal beim Zurückziehen des Instrumentes nochmals genau inspiziert.

■ Probleme und deren Lösung
– Zufluss über die Rollenpumpe ist geringer, als die von der Vakuumpumpe abgeführte Menge → **Kavum kollabiert**; verstärkt Blutungen
  • Regulation des Abflusses durch leichtes Zudrehen des Hähnchens, bis der gewünschte intrakavitäre Druck erreicht und die Sicht durch ausreichenden Ab- und Zufluss klar ist.
  • Reduzierstück zur Reduktion des Durchmessers im Abflussschlauch (nicht regelbar) und Verzicht auf die Vakuumpumpe → passiver Abfluss
– **Kavum nicht eindeutig zu entfalten**, spinnennetzartige Strukturen
  • dringender V. a. Via falsa → Entfernen des Hysteroskops, vorsichtige Sondierung des Zervikalkanals mit der Kopfsonde und Dilatation bis Hegar 6, dann erneuter Versuch mit dem Hysteroskop

■ Häufige Fehler und Gefahren
– keine Bilanzierung und lange Operationszeit bei operativer HSK → Risiko der **hypotonen Hyperhydratation** (s. o.)
– häufiger Wechsel des Operationsschafts (→ häufiges Hochschieben der zervikalen Luftsäule), oder Luft im Schlauchsystem erhöht das Risiko der **Luftembolie**
  • Luftblasen vor Operationsbeginn aus dem Schlauchsystem entfernen und vor dem Einführen des Resektoskops (bereits beim ersten Einführen!) den Abflusshahn öffnen
– Die **räumliche Orientierung** fällt durch Fehlstellung der Kamera schwer. Die Kamera sollte immer so aufgesetzt sein, dass die optischen Richtungen oben, unten, rechts und links korrekt sind. Bei Drehung des Hysteroskopes muss die Kamera in ihrer Lage bleiben, da sonst das Bild „auf den Kopf" wandert.

■ Postoperative Behandlung
– Blutungskontrolle
– sonographische Kontrolle des Uterus
– Weiteres je nach Art des speziellen Eingriffs

Diagnostische Hysteroskopie

■ OP-Prinzip
Endoskopische Darstellung des Zervikalkanals und des Cavum uteri, ggf. mit der Entnahme einer Endometriumsbiopsie oder in Kombination mit einer nachfolgenden fraktionierten Abrasio.

■ Indikation
– uterine Blutungsstörungen
– unerfüllter Kinderwunsch (dann häufig in Kombination mit einer Laparoskopie und Chromopertubation)
– auffällige sonographische Befunde

■ **Kontraindikation**
– Schwangerschaft
– Patientin in der zweiten Zyklushälfte bei gewünschter Sterilitätsdiagnostik
– Infektionen im Bereich von Vagina, Zervix oder Uterus

■ **Patientenaufklärung**
– Infektion, Blutung, Perforation (vgl. Aufklärung Hysteroskopie allgemein)
– selten Schmerzen im Schulterbereich durch einen peritonealen Reiz bei Übertritt von CO_2 ins Abdomen

■ **OP-Planung**
– Zyklusanamnese, ggf. Basaltemperaturkurve und Hormonstatus
– nichtinvasive Sterilitätsdiagnostik bei der Patientin und dem Partner ohne pathologischen Befund abgeschlossen; **oder** Pathologie ist ohne Eintritt einer Schwangerschaft behoben
– gynäkologische Untersuchung, insbesondere mit vaginalsonographischer Darstellung des Uterus

OP-Technik	
Intrakavitäre Positionierung des Hysteroskops	Die Passage des Zervikalkanals ist meist die schwierigste Phase. Nach Erreichen des Cavum uteri wird bei einer 30°-Optik das Hysteroskop zirkulär gedreht, um alle Bereiche des Kavums einsehen zu können. Die Kamera wird dabei mit der anderen Hand fixiert. Die Darstellung der Tubenostien ist der sicherste Beweis der intrakavitären Lage (s. Abb. 7.**2**).
Untersuchung von Kavum/Endometrium	Nun werden vom inneren Muttermund ausgehend systematisch unter zirkulärem Drehen der Optik Kavum und Endometrium beurteilt. Durch vorsichtiges Vorschieben des Schaftes in das Endometrium der Hinterwand und die Beurteilung der Tiefe der entstandenen Spur kann die Endometriumsdicke eingeschätzt werden.
Untersuchung Zervikalkanal	Der Zervikalkanal wird durch zirkuläre Bewegungen der Optik beim Zurückziehen beurteilt. Sowohl ein unauffälliger als auch pathologische Befunde sollten fotodokumentiert werden.

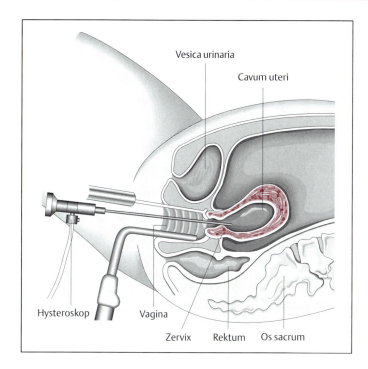

Abb. 7.**2** Schematische Darstellung der anatomischen Verhältnisse bei der diagnostischen Hysteroskopie (Aufklärungsbogen).

■ Probleme und deren Lösung
– Kavum lässt sich nicht entfalten.
  • Dichtigkeit des Instrumentariums prüfen
  • problemlosen Fluss des Distensionsmediums prüfen
  • Geräteeinstellung überprüfen
  • Via falsa? Spinnennetzartige Strukturen?
– keine Übersicht im Kavum durch Blutung bei der CO_2-Hysteroskopie
  • Wechsel des Mediums, z. B. auf physiologische Kochsalzlösung

■ Alternativmethoden
– fraktionierte Abrasio: „blindes" Verfahren, bei dem pathologische Befunde der Diagnose entgehen können
– Hysterosalpingographie
  • häufige Fehldiagnosen
  • Strahlenbelastung

■ Postoperative Behandlung
– Blutungskontrolle
– bei Temperatur > 38 °C erneute Wiedervorstellung, ggf. Behandlung einer Endo-/Myometritis
– bei Schmerzen und/oder verstärkten Blutungen ebenfalls erneute Wiedervorstellung

Operative Hysteroskopie

Hysteroskopische Sanierung erreichbarer pathologischer Befunde des Uterus.

Polypabtragung

■ OP-Prinzip
Resektion eines vom Endometrium ausgehenden Polypen. Die Polypen können gestielt sein oder breitbasig aufsitzen. Sie imponieren als weiche tumoröse Raumforderung mit einer Färbung, die dem übrigen Endometrium ähnlich ist. Eine hysteroskopische Unterscheidung zum submukösen Myom ist nicht immer möglich. Symptomatisch werden Polypen durch uterine Blutungen in der Postmenopause oder als Sterilitätsursache. Manchmal wird die Diagnose auch nur durch ein sonographisch deutlich verbreitertes Endometrium gestellt. Ein Polypenstiel sollte zur Rezidivprophylaxe immer tief mitreseziert werden.

■ Indikation
Zervixpolyp oder Endometriumspolyp des Cavum uteri.

■ Kontraindikation

Übliche Kontraindikationen für einen operativen Eingriff und eine operative Hysteroskopie (s. o.).

■ Patientenaufklärung

- Infektion, Blutung, Perforation (vgl. Aufklärung Hysteroskopie allgemein)
- Möglichkeit eines Rezidivs

■ OP-Planung

- gynäkologische Untersuchung mit Vaginalsonographie und, falls möglich, Größenbestimmung des Polypen
- Ausschluss einer Schwangerschaft bei prämenopausalen Patientinnen

---

OP-Technik

Vorbereitung, Darstellung und Dokumentation	Nach Einbringen des Resektoskopes mit der Resektionsschlinge (90 ° oder 45 °, s. Abb. 7.**3**) erfolgt zunächst die Fotodokumentation. Der Operateur sollte sich über die Lage des Polypen (z. B. Hinterwand) im Klaren sein. Die Abflussmenge des Distensionsmedium wird mit dem Hahn des Abflusskanals so eingestellt, dass das Kavum gut entfaltet ist. Flottiert der Polyp frei im Strom des Dissektionsmediums, handelt es sich wahrscheinlich um einen gestielten Polypen. Eventuell ist der Stiel durch Verschieben des Polypen mit der Schlinge darstellbar. In diesem Fall wird versucht, mit der Schlinge hinter dem Polypen vorbei an den Stiel zu kommen und diesen mit einem Schnitt (monopolarer Schneidestrom, max. 100 W) zu resezieren.
Resektion des Polypen	Der Polyp wird dann mit der Resektoskopschlinge am Resektoskop angeklemmt und herausbefördert (s. Abb. 7.**4**). Alternativ kann er mit einer in den Resektoskopschaft einsetzbaren Fasszange oder einer Kürette entfernt werden. Ist der Polyp zu groß, um an den Stiel zu gelangen, oder sitzt er breitbasig auf, muss mit der Schlinge schrittweise reseziert werden. Hierzu wird die Schlinge komplett ausgefahren, hinter dem Polypen angesetzt und unter Auslösen des monopolaren Schneidestroms zurückgezogen. Bei unübersichtlichem Situs durch zu viele Gewebestücke erfolgt die Entfernung wie oben beschrieben. Wichtig ist, dass der Stiel bzw. die Basis tief genug im Endometrium reseziert wird. Niemals mit ausfahrender Schlinge resezieren oder beim Schneiden die Schlinge zu tief ins Myometrium drücken.

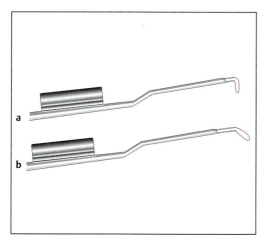

Abb. 7.**3** Resektionsschlingen (in 90 und 45° abgewinkelt).

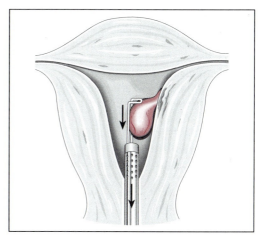

Abb. 7.**4** Anlegen der Resektionsschlinge hinter dem Polypen.

■ **Probleme und deren Lösung**
– unübersichtlicher Situs durch Blutungen aus dem Resektionsbereich
  • Reduktion der Abflussmenge durch Veränderung des Abflusshähnchens, bis Sicht klar wird
  • ggf. vorsichtige Erhöhung des Distensionsdrucks (**cave:** Einschwemmung von Distensionsmedium ins Gefäßsystem

■ **Häufige Fehler und Gefahren**
– Durch falsche Haltung des Resektoskopes wird die Schlinge zu tief ins Myometrium gedrückt → **Perforationsgefahr**.
– Polyp wird basal nicht ausreichend reseziert → **Rezidivrisiko**.

■ **Alternativmethoden**
– **Abdrehen eines Zervikalpolypen** und anschließende **Kürettage** → Risiko, dass der Stiel des Polypen verbleibt
– **Kavumkürettage** → häufig unvollständige Entfernung mit Persistenz der Blutungsstörung oder Rezidivrisiko

■ **Postoperative Behandlung**
– Blutungskontrolle
– bei Temperatur > 38 °C erneute Wiedervorstellung, ggf. Behandlung einer Endo-/Myometritis
– bei Schmerzen und/oder verstärkten Blutungen ebenfalls erneute Wiedervorstellung

– regelmäßige Vaginalsonographie zum Ausschluss eines Rezidivs

Myomresektion

■ **OP-Prinzip**
Resektion von submukösen oder intramuralen Myomen mit dem Resektoskop. Gestielte, submuköse Myome lassen sich relativ leicht resezieren. Große intramurale Myome, die sich ins Kavum vorbuckeln, müssen evtl. zweizeitig und unter laparoskopischer Kontrolle reseziert werden. Hier ist eine medikamentöse Verkleinerung präoperativ sinnvoll. Die Zweizeitigkeit kann durch eine intraoperative Zeitüberschreitung mit hohem Verlust von Distensionsmedium oder durch einen serosanahen Sitz des Myoms bedingt sein.

■ **Indikation**
– hysteroskopisch erreichbares Myom mit Symptomatik
  • Wachstumstendenz
  • Blutungsstörungen
  • Dysmenorrhö und/oder Unterbauchschmerzen
  • unerfüllter Kinderwunsch
– myombedingte Probleme während einer Schwangerschaft
  • Abortbestrebungen
  • vorzeitige Wehentätigkeit
  • Abruptio placentae

■ Voraussetzungen

- Sondenlänge nicht mehr als 10 – 12 cm
- zu erwartender Endometriumsdefekt kleiner als 4 cm
- Vorbehandlung mit GnRH-Analoga
- ausschließlich Myome mit weniger als 50 % intrakavitärem Anteil
- bei mehr als 50 % intrakavitärem Anteil: mindestens 5 mm subseröser Myometriumsaum sonographisch nachweisbar
- keine Infektion des Genitales oder Karzinomverdacht

■ Kontraindikation

- übliche Kontraindikationen für eine operative Hysteroskopie
- Myom ohne Symptomatik
- oben genannte Voraussetzungen nicht erfüllt
- Wunsch der Patientin, mit Sicherheit keine Blutungsstörungen mehr zu erfahren → hier eher Hysterektomie empfehlen

■ Patientenaufklärung

Neben den bei operativen Hysteroskopien üblichen Risiken (s. o.) sollte über folgende Risiken aufgeklärt werden:

- bei tiefsitzenden und/oder großen Myomen evtl. komplette Abtragung beim ersten Eingriff **nicht** möglich → Zweiteingriff notwendig
- Ausbildung weiterer Myome möglich
- Synechien in 10 % der Fälle, bis hin zum Asherman-Syndrom (= komplette Kavumobliteration)
- Uterusruptur in der Schwangerschaft; besonders nach Perforation während der Resektion. Hier kann sich die Notwendigkeit einer Naht per Laparotomie ergeben.
- Notwendigkeit einer begleitenden Laparoskopie zum frühzeitigen Erkennen einer drohenden Perforation
- Placenta accreta oder increta durch lokalen Endometriumsdefekt bei einer späteren Schwangerschaft

■ OP-Planung

- GnRH-Analoga zur medikamentösen Vorbehandlung
  - über 3 Monate
  - zur Verkürzung der Eingriffszeit (kleineres Myom) und zur Reduktion der intraoperativen Blutungsneigung
  - indiziert bei:
    - Myomen > 4 cm
    - intramuraler Komponente
    - ausgeprägter Blutungsanämie → durch GnRH-Analoga bedingte Amenorrhö, die in Kombination mit einer Eisensubstitution zur Verbesserung der Hb-Werte führt
- vaginalsonographische Bestimmung
  - Lage und Größe des/der Myome, insb. Abstand zur Serosa!
  - ggf. anderes OP-Verfahren (intraabdominal) bei tief intramuralem Sitz mit geringer Vorwölbung ins Kavum
- OP-Zeitpunkt:
  - in früher Proliferationsphase, kurz nach dem Abklingen der Menstruationsblutung (bessere Sicht durch flaches Endometrium)
  - im letzten Behandlungszyklus der GnRH-Analoga-Gabe
- diagnostische Hysteroskopie zur Beurteilung der intrakavitären OP-Möglichkeit (s. Abb. 7.**5**)
  - günstig:
    - gestieltes Myom ohne intramuralem Anteil
    - Myom mit intramuralem Anteil = 50 %; Winkel zwischen Kavumwand und Myom ist < 90 °
  - schwierig:
    - Myom mit intramuralem Anteil > 50 %; Winkel zwischen Kavumwand und Myom ist > 90 °
    - Wölbt sich das Myom ebenfalls an der Serosa nach außen (lt. Vaginalsonographie), ist eher ein intraabdominales OP-Verfahren zu empfehlen.
- präoperative Single-shot-Antibiose

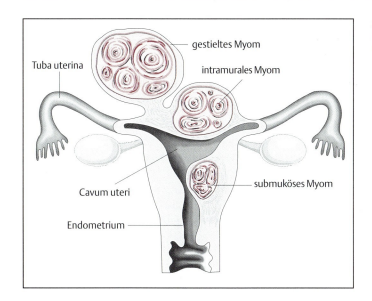

Tuba uterina

gestieltes Myom

intramurales Myom

Cavum uteri

Endometrium

submuköses Myom

Abb. 7.**5** Schematische Darstellung des Uterus mit verschiedenen Myomarten.

OP-Technik

Zugang und Darstellung des Situs	Nach Einführen des Resektoskopes mit der 90°-HF-Schlinge wird zunächst der Situs (ggf. nach vermehrter Spülung des Kavums mit dem Distensionsmedium) dargestellt.
Abtragung gestielter Myome	Bei kleineren gestielten Myomen wird die Schlinge hinter dem Myom vorbeigeführt und am wandnahen Anteil des Stiels angesetzt. Unter Auslösen des Schneidestroms wird der Stiel abgesetzt. Die Schlingenführung sollte dabei bis in die kavumnahen Myometriumanteile erfolgen.
Resektion größerer oder intramuraler Myome	Größere gestielte oder intramurale Myome werden streifenweise reseziert (s. Abb. 7.**6**). Hierzu wird die Schlinge komplett ausgefahren, hinter dem Myom angesetzt und unter Aktivierung des Schneidestroms wieder eingefahren. Es hat sich bewährt, bei großen Myomen das Resektoskop hierbei etwas zurückzuziehen, so dass der Schneidevorgang unter guter Sicht und entfernt von der Optik (Gefahr des Beschlagens) beendet werden kann. Die Myomstreifen verbleiben zunächst frei flottierend im Kavum und werden erst bei Störung der Sichtverhältnisse oder Beendigung der Resektion entfernt. Intramurale Anteile werden in derselben Technik reseziert. **Cave:** Die Schlinge darf beim Schneiden nie vom Operateur weggeführt werden (Perforationsgefahr).
Rezidivprophylaxe	Das weißliche Myomgewebe muss komplett aus dem rötlicheren Myometrium herausgeschält werden, um ein Rezidiv zu vermeiden. Damit nicht zuviel gesundes Gewebe reseziert wird, sollte sich ▶▶

▶▶

der Operateur aus dem Situs und den Voruntersuchungen über den intramuralen Anteil im Klaren sein. Ist der intramurale Anteil < 50 %, braucht die Resektionsfläche nicht größer werden, als die Fläche, die nach Resektion des intrakavitären Anteils erreicht ist. Ist der intramurale Anteil > 50 %, wird die Resektionsfläche vorsichtig erweitert, bis alle weißlichen Myomanteile komplett entfernt sind. Reicht das Myom weit ins Myometrium hinein, macht es Sinn, das Kavum durch Ablassen des Drucks, z. B. während der Entfernung von Gewebefragmenten, zu entspannen. Durch Kontraktion des Myometriums wird evtl. ein intramuraler Anteil des Myoms ins Kavum gedrückt. Dieser Effekt ist besonders in einer zweiten Sitzung nach unvollständiger Resektion zu beobachten.

Blutstillung und Entfernung der Gewebsfragmente

Eine Blutstillung im Wundbett kann mit Aufsetzen der Schlinge und Betätigung des Koagulationsstromes versucht werden. Die Gewebsfragmente werden entweder gezielt mit der Schlinge an der Optik festgeklemmt und herausbefördert (**cave:** Einschieben der Luftsäule mit der Gefahr der Luftembolie) oder mit einer stumpfen Kürette bzw. einer Abortfasszange blind gewonnen. Das Gewebematerial wird **immer** zur histologischen Untersuchung (Ausschluss eines Leiomyosarkoms) eingesandt.

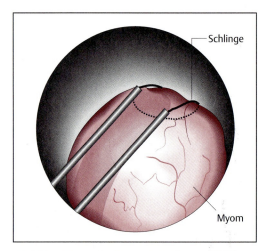

Abb. 7.**6** Intramurales Myom mit Schlinge und halbreseziertem Streifen.

■ **Probleme und deren Lösung**
– Grenze des Flüssigkeitsverlusts laut Bilanz überschritten (Risiko insbesondere bei großem intramuralen Anteil des Myoms
  • Abbruch des Eingriffs und Beendigung der Resektion in einer zweiten Sitzung zwei Monate später

– starke postoperative Blutung
  • intrakavitäre Einlage eines geblockten Foley-Katheters (16 – 18 Ch)

■ **Häufige Fehler und Gefahren**
– Perforationsgefahr besonders bei größeren intramural sitzenden Myomen
  • begleitende Laparoskopie mit reduzierter Lichtquelle, um eine drohende Perforation durch den heller werdenden Lichtschein des Resektoskopes bei der Laparoskopie frühzeitig zu erkennen
  • ggf. Resektion in zwei Sitzungen

■ **Alternativmethoden**
– Hysterektomie
  • kein Kinderwunsch
  • sichere Beseitigung der Blutungsstörungen gewünscht
– transabdominelle Enukleation; besonders bei großen intramuralen Myomen

■ **Postoperative Behandlung**
– Blutungskontrolle
– klinische Kontrolle (TUR-Syndrom, abdominelle Beschwerden durch primäre oder sekundäre Darmläsion)
– Vaginalsonographie (alle Myomanteile entfernt? Hämatometra?)

– Kontrollhysteroskopie zur Beurteilung des Kavums und ggf. Lösen von Synechien
  • nach 2 Monaten
  • besonders bei Patientinnen mit Kinderwunsch

Lösen von Synechien

Synechien können durch jede Form des operativen Eingriffs im Bereich des Cavum uteri bedingt sein. Kürettagen in Verbindung mit einer Schwangerschaft (Abortabrasio, Abruptio) oder Entbindung (Kürettage bei unvollständiger Geburt der Plazenta) stehen dabei in der Liste der Ursachen ganz oben. Bei der Endometriumablation wird die Ausbildung von Synechien billigend in Kauf genommen und hat keinen Krankheitswert. Eine entzündliche Genese ist nur für die Genitaltuberkulose bekannt. Leitsymptom ist die sekundäre Hypo- oder Amenorrhö. Die Diagnose erfolgt über eine diagnostische Hysteroskopie. Für die Stadieneinteilung existieren zwei unterschiedliche Schemata (s. Tab. 7.**1 + 2**).

■ OP-Prinzip

Hysteroskopische Durchtrennung von Synechien im Cavum uteri.

■ Indikation

– uterine Sterilität oder Abortneigung durch Synechien des Cavum uteri
– Unterbauchschmerzen durch partielle Hämatometra

■ Kontraindikation

– übliche Kontraindikation für eine operative HSK
– abgeschlossene Familienplanung und Beschwerdefreiheit

■ Patientenaufklärung

– Einlage eines Intrauterinpessars als Rezidivprophylaxe
– Möglichkeit erneuter Synechien
– schlechte Prognose bezüglich der Fertilität bei schwerem Asherman-Syndrom

Tabelle 7.**1**   Intrauterine Adhäsionen (Klassifikation der Europäischen Gesellschaft für Hysteroskopie [1990])

I	dünne/zarte Adhäsionen
	• mit dem Hysteroskopschaft leicht durchtrennbar
	• normaler kornualer Bereich
II	einzelne stärkere Adhäsionen
	• verbinden Uteruswände, Tubenostien jedoch einsehbar
	• nicht durchtrennbar mit dem Hysteroskopschaft
IIa	nur Adhäsionen im Bereich der inneren Zervix, Cavum uteri sonst normal
III	mehrere stärkere Adhäsionen
	• verbinden Uteruswände
	• Verschluss eines Tubenostienbereichs
IIIa	ausgedehnte Narben der Uteruswände mit Amenorrhoe oder deutlicher Hypermenorrhoe
IIIb	Kombination von III und IIIa
IV	ausgedehnte starke Adhäsionen mit Verklebung der Uteruswände
	• zumindest beide Tubenostien einbezogen

Tabelle 7.**2**   Hysteroskopische Klassifikation des Asherman-Syndroms (nach March)

leicht	• weniger als ein Viertel des unteren Cavum uteri betroffen
	• dünne schleierartige Adhäsionen
	• Tubenostien und oberer Fundusbereich minimal involviert
mittelgradig	• $\frac{1}{4}$ – $\frac{3}{4}$ des Cavum uteri betroffen
	• keine Verklebung der Wände miteinander (nur Synechien)
	• Tubenostien und oberer Fundusbereich nur partiell verschlossen
schwer	• mehr als $\frac{3}{4}$ des Cavum uteri betroffen
	• Verklebung der Wände miteinander oder Ausbildung fester derber Synechien
	• Tubenostien und oberes Cavum uteri verschlossen

– Komplikationen bei Schwangerschaften nach behandeltem Asherman-Syndrom:
  - Abort, Frühgeburt, intrauteriner Fruchttod
  - Uterusruptur
  - Placenta increta (ggf. Notwendigkeit der postpartalen Hysterektomie)

Cave: Bei einer Placenta increta ist von einer Hausgeburt oder einer Geburt in einem Geburtshaus dringend abzuraten. Ein komplettes OP-Team sollte schnell zur Verfügung stehen.

■ **OP-Planung**
– Zyklusanamnese und bisherige Sterilitätsdiagnostik erfragen

– übliche gynäkologische Untersuchung mit Vaginalsonographie
  - untypisches oder fehlendes Endometriumecho evtl. hinweisend
  - partielle Hämatometra?
– nichtinvasive Sterilitätsdiagnostik bei primärer Sterilität
– keine teure Hormon- und Funktionsdiagnostik bei sekundärer Sterilität und einem Eingriff bei einer vorausgegangenen Schwangerschaft → diagnostische, ggf. therapeutische Hysteroskopie als erster Schritt

OP-Technik	
Diagnostische Hysteroskopie, zervikale Adhäsiolyse	Zunächst erfolgt eine diagnostische Hysteroskopie, am besten mit einem flüssigen Distensionsmedium. Befinden sich Synechien im unteren Uterinsegment mit Verlegung des inneren Muttermundes, muss dieser Bereich mit dem Hysteroskop vorsichtig stumpf durchstoßen werden. Bei schwerem Asherman- Syndrom ist dies meist gar nicht möglich.
Intrakavitäre Adhäsiolyse	Die intrauterine Adhäsiolyse kann mit dem Resektoskop und einer monopolaren Elektrode, einer bipolaren Versapoint-Elektrode (besonders bei schwerem Asherman-Syndrom), dem Neodym-YAG-Laser oder mechanisch mit einer Schere erfolgen.
Wahl des Distensionsmediums	Für die monopolare Elektrode wird ein elektrolytfreies Distensionsmedium benötigt, für die anderen Methoden ist Kochsalz- oder Ringerlösung geeignet, wodurch das Risiko einer hypotonen Hyperhydratation gesenkt wird. CO_2 ist als Distensionsmedium eher ungeeignet, da der notwendige Spüleffekt fehlt. Zur optimalen Spülung ist ein Hysteroskop mit Zulauf- und Ablaufkanal sowie Arbeitskanal zu empfehlen. Bei leichten und mittleren Stadien hat sich der Einsatz einer mechanischen Schere bewährt. Der Situs bleibt übersichtlich und es treten wegen der geringen Vaskularisierung der Synechien selten Blutungen auf.
Quer verlaufende Synechien	Dünnere Synechien, die quer durch das Cavum uteri verlaufen, können oftmals schon mit dem Schaft des diagnostischen Hysteroskops mit einer Schwenkbewegung stumpf durchtrennt werden. Andernfalls wird ein Operationshysteroskop eingebracht. Zunächst erfolgt die Darstellung der Tubenostien, um sich über die intrakavitäre Lage zu vergewissern. Die Synechien werden gezielt mit der mechanischen Schere durchtrennt. ▶▶

▶▶ **Begleitende Abdominalsonographie bei unklarem Situs**

Liegt ein schweres Asherman-Syndrom vor und sind nicht beide Tubenostien zu identifizieren, sollte wegen der hohen Perforationsgefahr und dem Risiko der Via falsa eine begleitende transabdominale Sonographie mit gefüllter Blase oder eine Laparoskopie durchgeführt werden. Vorteil der Sonographie ist die bessere Orientierung, falls ein Endometriumecho nachweisbar ist. Die intrakavitäre Präparation erfolgt dann am besten Schritt für Schritt mit der Versapoint-Elektrode, bis im Idealfall beide Tubenostien darstellbar sind oder im Ultraschall die Fundusnähe des intrauterinen Instruments zu erkennen ist.

■ **Probleme und deren Lösung**
– unübersichtlicher Situs ohne klar erkennbare Strukturen (u. a. Tubenostien)
  • begleitende transabdominale Sonographie zur Leitung des intrakavitären Instrumentes

■ **Häufige Fehler und Gefahren**
– Perforationsgefahr bei unübersichtlichem Situs

■ **Alternativmethoden**
– keine Alternative zur hysteroskopischen Lösung von Synechien bei Kinderwunsch
– bei abgeschlossener Familienplanung und Beschwerden Hysterektomie, v. a. beim Rezidiv

■ **Postoperative Behandlung**
– Einlegen eines Intrauterinpessars (IUP) zur Rezidivprophylaxe am Ende des Eingriffs
– **alternativ:** Offenhalten des Kavums mit einem geblockten Foley-Katheter, der täglich entblockt und erneut geblockt wird.

Der Katheter wird nach einigen Tagen wieder entfernt, das IUP bleibt bis zur Kontrollhysteroskopie (nach 3 Monaten) liegen. Während der Liegezeit eines Foley-Katheters sollte ein Antibiotikum (z. B. Cefazolin) gegeben und die Entzündungsparameter kontrolliert werden.
– Kontrollhysteroskopie, ggf. mit Lösung von Rezidivsynechien
– hochdosierte Östrogengabe zur Förderung der Reepithelialisierung über 3 Wochen (z. B. Presomen 1,25 mg, 4 – 8 Tbl./d), sowie während der 3. Woche Prothil oder Primolut-Nor 10 mg/d
– weitere Förderung der Endometriumsregeneration im 2. und 3. Zyklus mit einem östrogendominierten Sequenzpräparat (z. B. Cyclosa)

Septumdissektion

■ **OP-Prinzip**
Hysteroskopische Durchtrennung eines Uterusseptums (s. Abb. 7.**7a – d**). Das Septum wird nicht reseziert. Die Dissektion erfolgt bis knapp vor

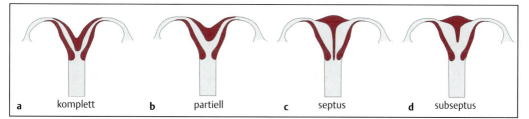

a komplett   b partiell   c septus   d subseptus

Abb. 7.**7** Schematische Darstellung septierter Uterusfehlbildungen.
a Uterus bicornis (komplett)
b Uterus bicornis (partiell)
c Uterus septus
d Uterus subseptus

den Fundus, so dass ein kleiner Rest dort zurückbleibt. Eine Durchtrennung bis ins originäre Myometrium hinein ist wegen der Perforationsgefahr zu vermeiden. Eine simultane Laparoskopie ist zum Ausschluss eines Uterus bicornis und zur Kontrolle während der Dissektion zu empfehlen. Ein Uterus subseptus oder septus führt in 75 % der Schwangerschaften zum Abort, 4/5 davon im 1. Trimenon. Durch die hysteroskopische Septumdissektion kann eine nahezu normale Abortrate erreicht werden.

■ Indikation
– Kinderwunsch bei Uterus septus oder subseptus
  • bei habituellen Aborten
  • bei Diagnose und bekanntem Kinderwunsch

■ Kontraindikation
– übliche Kontraindikationen für eine operative Hysteroskopie
– abgeschlossene Familienplanung

■ Patientenaufklärung
– simultane Laparoskopie evtl. notwendig
– Risiko der Perforation
– Risiko der Uterusruptur bei nachfolgender Schwangerschaft (selten)
– vermehrt Plazentalösungsstörungen
– belassenes zervikales Septum muss ggf. unter der Geburt durchtrennt werden
– keine Indikation zur elektiven Sectio

■ OP-Planung
– gynäkologische Untersuchung mit Vaginalsonographie
  • Ausschluss sichtbarer Fehlbildungen bei der Spekulumeinstellung
  • häufig Darstellung eines doppelten Endometriumechos
  • Darstellung des Uterusfundus zum Ausschluss eines Uterus bicornis oder anderer Doppelmissbildungen
  • Ausschluss einer Schwangerschaft
– ergänzende Untersuchungen:
  • Hysterokontrastsonographie mit Echovist
  • Hysterosalpingographie (eher obsolet)
  • Laparoskopie in gleicher Sitzung zum Ausschluss eines Uterus bicornis oder anderer Doppelmissbildungen
  • diagnostische Hysteroskopie zur Sicherung der Diagnose
    • Darstellung beider Tubenostien
    • falls nur ein Tubenostium darstellbar: entweder komplettes Uterusseptum oder andere Doppelmissbildung (in diesem Fall ist **immer** eine Laparoskopie angezeigt)
– Terminierung des Eingriffs in die frühe Proliferationsphase, d. h. kurz nach dem Ende der Menstruation → bessere Sicht durch flaches Endometrium
– Antibiotika-Prophylaxe präoperativ

OP-Technik	
Diagnostische Hysteroskopie und Laparoskopie	Nach der diagnostischen Hysteroskopie erfolgt zunächst die diagnostische Laparoskopie, die auch während der Septumdissektion simultan mit reduzierter Lichteinstrahlung durchgeführt wird. Einbringen des Resektoskops mit der rechtwinklig gebogenen Nadelelektrode (s. Abb. 7.**8a**). Nochmals Orientierung unter Darstellung beider Tubenostien.
Dissektion	Nun wird das Septum von kaudal nach kranial durchtrennt. Die Dissektionsnadel wird hierbei unter Auslösen des monopolaren Schneidestroms von der einen Kavumhälfte zur anderen geführt (Abb. 7.**8b** u. **c**). Je weiter man nach kranial kommt, umso mehr Gewebe muss durch die breiter werdende Septumbasis durchtrennt werden. ▶▶

▶▶ **Orientierungsmöglichkeiten**

Stets ist die räumliche Orientierung an den Tubenostien wichtig, um nicht ins Fundusmyometrium zu schneiden. Denkt man sich eine sagittal verlaufende Linie zwischen den Tubenostien, sollte die Dissektion ca. 5 mm davor beendet werden, so dass vom Eindruck her ein kleiner Septumrest am Fundus zurückbleibt. Bei ausgeschaltetem laparoskopischem Licht wird nun das Resektoskop von einem Tubenostium zum anderen bewegt. Optimal ist eine gleichmäßige Durchleuchtung des Fundus. Ggf. wird die Dissektion vorsichtig fortgeführt.

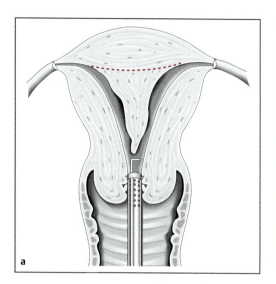

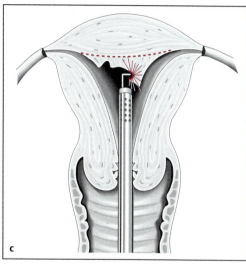

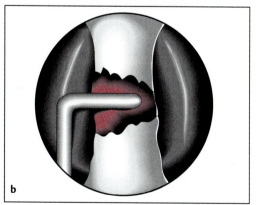

Abb. 7.**8** Hysteroskopische Septumdissektion.
a Positionierung der Dissektionsnadel, Beginn der Dissektion
b endoskopische Ansicht während der Dissektion
c Durchführung der Dissektion (**cave:** Nadel immer medial zum Septum)

■ **Probleme und deren Lösung**

Nur ein Tubenostium ist darstellbar, es findet sich kein gemeinsamer unterer Kavumanteil. Hier empfiehlt sich immer eine simultane Laparoskopie, um eine andere Doppelmissbildung, bei der sich die geplante OP verbietet (z. B. Uterus bicornis, Uterus duplex), auszuschließen. Mögliche Ursachen:
- **weit nach kaudal** reichendes Septum
  • Es wird versucht vom inneren Muttermund aus in das zweite Kavum zu gelangen und dieses darzustellen. Nun wird vorsichtig

der untere Septumanteil mit der Dissektionsnadel durchtrennt. Da der Resektoskopschaft noch in der Zervix liegt, kann es nötig sein, den Distensionsdruck **kurzfristig** zu erhöhen (bis max. 200 mmHg), um einen Spüleffekt zu erzielen. Die weitere Dissektion erfolgt wie oben beschrieben (bei **normalem** Distensionsdruck).

– **durchgehendes** zervikales und uterines Septum
  • Der zervikale Anteil des Septums wird belassen, um keine Zervixinsuffizienz bei nachfolgender Schwangerschaft zu provozieren. Bei doppelt angelegtem Zervikalkanal kann zur besseren Orientierung ein dünner Foley-Katheter in das eine Kavum eingelegt werden. Der kaudale Septumanteil muss nun vorsichtig blind durchtrennt werden, bis der geblockte Katheter sichtbar wird. Die weitere Dissektion erfolgt wie oben beschrieben.

■ **Häufige Fehler und Gefahren**
– Dissektion zu weit ins Fundusmyometrium hinein (starke Blutungen als mögliches Zeichen)
  • **Perforationsgefahr** (milchglasartiges Bild bei Erreichen der Serosa → sofortiger Stopp, evtl. endoskopische Übernähung des Myometriumdefektes)
  • **Risiko einer Uterusruptur** bei nachfolgender Schwangerschaft

■ **Alternativmethoden**
– hysteroskopisch
  • Operationshysteroskop mit Arbeitskanal: Einsatz einer monopolaren Faserelektrode oder bipolaren Versapoint-Elektrode
  • Neodym-YAG-Laser: schlechte Schneideigenschaften → längere OP-Zeit
– transabdominale Metroplastik: vergleichbare Ergebnisse bei größerer Invasivität

■ **Postoperative Behandlung**
– IUP-Einlage ist nicht notwendig
– Blutungskontrolle
– Gabe eines östrogendominierten Sequenzpräparates (z. B. Cyclosa) über 3 Zyklen zur Förderung der Reepithelialisierung

Endometriumablation

■ **OP-Prinzip**
Hysteroskopische Resektion oder Koagulation des Endometriums zur Behandlung ansonsten therapieresistenter uteriner Blutungsstörungen.

■ **Voraussetzungen**
– abgeschlossene Familienplanung
– unauffälliges Myometrium und Cavum uteri
– Hormontherapie ohne Erfolg, oder kontraindiziert, oder wegen der Nebenwirkungen nicht erwünscht

■ **Indikation**
Bei abgeschlossener Familienplanung und unauffälligem Myometrium und Kavum:
– Hypermenorrhö
– Menor-/Metrorrhagie

■ **Kontraindikation**
– klar erkennbare und therapierbare Pathologien
  • Endometriumspolyp
  • Myome
  • unklare Kavumbefunde → histologische Klärung vor der Endometriumablation
  • adenomatöse Hyperplasie oder Malignome
– Patientin gehört zur Risikogruppe für ein Endometriumkarzinom, z. B. Adipositas

■ **Patientenaufklärung**
– Amenorrhö wird nur bei 30 % der Frauen erreicht
– Therapieversager in 10–20 %
– Nachlassen des Therapieerfolges über die Zeit ist möglich
– Kontrazeption weiter notwendig; ggf. laparoskopische Sterilisation anbieten
– Probleme bei einer nachfolgenden Schwangerschaft durch unvollständige Endometriumauskleidung und Synechien
– Risiko der Hämatometra durch gestörten Abfluss des Menstrualblutes
– erschwerte Diagnostik bei später auftretender Pathologie im Cavum uteri (durch mögliche Obliteration)

■ **OP-Planung**
– übliche gynäkologische Untersuchung mit Vaginalsonographie

- diagnostische Hysteroskopie und fraktionierte Abrasio zum Ausschluss von Kontraindikationen
- GnRH-Analoga (z. B. Zoladex oder Enantone) zwei Zyklen und Endometriumablation 4 Wochen nach der letzten Gabe, alternativ 600 mg Danazol/d mit Beginn der Menstruation über 3 Wochen und anschließender OP (**cave**: Veränderung der Stimmlage durch Danazol möglich)

OP-Technik

Generelles Vorgehen

Einbringen des Resektoskops mit dem Rollerball. Es wird immer systematisch vorgegangen. Zuerst werden die Tubenostien und der Fundusbereich koaguliert, anschließend bearbeitet man die Vorderwand, die Seitenwände und zum Ende die Hinterwand mit dem Rollerball oder der Schlinge.

Cave: Bei der Ablation im Bereich der Tubenostien ist die erhöhte **Perforationsgefahr** wegen des dünneren Myometriums zu beachten. Andererseits muss gerade hier wegen des Risikos einer **Hämatometra** eine sehr sorgfältige Ablation erfolgen.

Technik mit dem Rollerball

Der Koagulationsstrom wird auf 60–80 W eingestellt. Bei der Koagulation sollte das Gewebe nicht karbonisieren, da sonst die Tiefenwirkung fehlt. Durch langsame Bewegungen und korrekte Geräteeinstellung wird eine weiß-gelbliche Koagulationsbahn erreicht (s. Abb. 7.**9a + b**). Mit voll ausgefahrenem Instrument wird kranial angesetzt und unter Auslösen des Koagulationsstromes sowohl der Rollerball in das Resektoskop als auch der gesamte Schaft zurückgezogen, bis der innere Muttermund erreicht ist.

Achtung: Dabei sollte der Rollerball nie ganz eingefahren werden, da es sonst zu lästigem Beschlagen der Optik kommt.

In gleicher Weise werden überlappende Koagulationsbahnen angelegt. Wichtig ist, dass der Rollerball immer in einem gleichmäßigen Kontakt zum Endometrium geführt wird.

Schlingenresektion

Der Schneidestrom wird auf 80–120 W und der Koagulationsstrom auf 60 W eingestellt. Nachdem die Tubenostien und der Fundus mit dem Rollerball (2 mm) koaguliert worden sind, arbeitet man mit der Schlinge in der oben beschriebenen Systematik weiter (s. Abb. 7.**10a**). Die Schlinge wird voll ausgefahren, kranial angesetzt und unter Auslösen des Schneidestroms in das Resektoskop zurückgezogen. Kurz vor dem Ende der Bewegung hebt man die Schlinge leicht an, um den Streifen abzuschneiden und ihn danach im Fundusbereich zu deponieren. Ist das Endometrium im kranialen Kavumbereich reseziert, erfolgt in derselben Systematik die Bearbeitung des kaudalen Kavums bis zum inneren Muttermund.

Entfernen des Gewebes

Das Gewebe wird mit der Kürette ausgeräumt. Alternativ kann das Resektoskop ebenfalls zurückgezogen werden, so dass ein Streifen ▶▶

vom Fundus bis zum inneren Muttermund (s. Abb. 7.**10b**) entsteht, der ggf. direkt am Resektoskop eingeklemmt und herausgezogen wird (**cave:** Luftembolie durch häufiges Einführen des Resektoskops). Die Resektionstiefe soll so angelegt sein, dass das faserige Myometrium sichtbar wird. Festhängende Gewebeteile werden an der Kavumwand abgestreift oder durch Schlingenbewegungen abgeschüttelt.

Abschließende Hysteroskopie

Bei der nochmaligen Hysteroskopie werden stehen gebliebene Endometriumsinseln reseziert und Blutungen koaguliert.

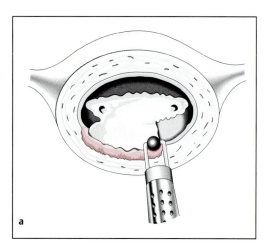

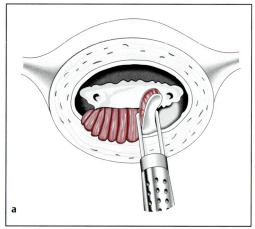

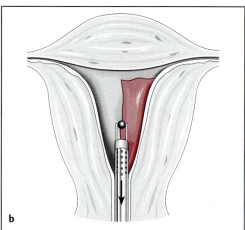

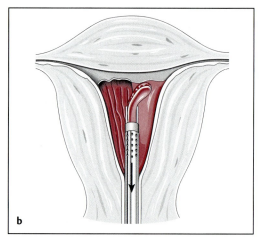

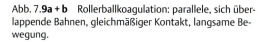

Abb. 7.**9a + b**   Rollerballkoagulation: parallele, sich überlappende Bahnen, gleichmäßiger Kontakt, langsame Bewegung.

Abb. 7.**10**   Schlingenresektion.
a nach Koagulation des oberen Cavum uteri mit Rollerball: Schlingenresektion an Hinter- und Vorderwand zuerst kranial, dann kaudal
b Resektion vom Fundus bis innere Zervix (Technik des langen Streifens)

■ **Probleme und deren Lösung**
- **Sichtbehinderung** durch bei der Koagulation entstehende Luftblasen
  • Vorderwand möglichst früh im OP-Verlauf behandeln
  • störende Luftblasen können mit dem Resektoskopschaft gezielt abgesaugt werden
- Auftreten **postoperativer Hämatometra**
  • Dilatation des Zervikalkanals auf Hegar 16 am Ende der Endometriumablation
- starke postoperative Blutung, z. B. durch zu tiefe Resektion
  • Kavumtamponade mit geblocktem Foley-Katheter, Ch 16

■ **Häufige Fehler und Gefahren**
- **fehlende Systematik** bei der Ablation → Gefahr, dass einzelne Bereiche verbleiben
- **nahes Heranführen** der Schlinge oder des Rollerballs an die Optik → lästiges Beschlagen
- zu **hohe Koagulationsenergie** mit Karbonisierung des Gewebes → fehlende Tiefenwirkung mit dem Risiko des Therapieversagers

- zu **tiefe Resektion** mit folgender Blutung → Koagulation der Gefäße
- zu **tiefe Behandlung** der dünnen Myometriumsbereiche (Tubenostien und kaudal der Aa. uterinae) → erhöhte Perforationsgefahr
- Behandlung im **Zervikalkanal** → Risiko der Hämatometra erhöht

■ **Alternativmethoden**
- Einlage einer Mirena
- Gestagensubstitution bei Corpus-luteum-Insuffizienz
- andere Ablationsverfahren: Thermalballons, Mikrowellenanwendung, direktes Einbringen erhitzter Flüssigkeit u. a.
- Hysterektomie

■ **Postoperative Behandlung**
- Blutungskontrolle
- Entzündungsparameter bei Symptomatik
- Endomyometritis → Antibiotika und Kürettage

Fraktionierte Abrasio

■ **OP-Prinzip**
Gewinnung von Gewebe aus dem Zervikalkanal und dem Uteruskavum mit einer Kürette. Hilfreich und sinnvoll ist eine vorausgehende diagnostische Hysteroskopie zur besseren Lokalisation von pathologischen Befunden, da bei einer alleinigen Kürettage der wesentliche Befund evtl. unentdeckt bleibt.

■ **Indikation**
Notwendigkeit der histologischen Beurteilung des Endometriums von Zervix und Uterus. Häufig ist die Entfernung des pathologisch veränderten Gewebes gleichzeitig ein Teil der Therapie.
- Rückschlüsse auf hormonelle Störungen bei:
  • unerfülltem Kinderwunsch
  • prämenopausalen Blutungsstörungen
- Menor-/Metrorrhagie
- Postmenopausenblutung
- sonographisch suspektes Endometrium
- im Rahmen einer Konisation zum Ausschluss uteriner Ursachen der zytologischen Veränderung

■ **Kontraindikation**
- Schwangerschaft
- Patientin in der zweiten Zyklushälfte bei erwünschter Sterilitätsdiagnostik
- Infektionen im Bereich von Vagina, Zervix oder Uterus

■ **Patientenaufklärung**
Information über folgende Risiken:
- Blutungen, insbesondere nach Perforation
- aufsteigende Infektion, ggf. Antibiotikatherapie
- Perforation und evtl. Organverletzungen (Darm, Blase)
  • ggf. Notwendigkeit der Laparoskopie oder Laparotomie
  • Hysterektomie im Extremfall einer nicht stillbaren Blutung

■ **OP-Planung**
- Zyklusanamnese, ggf. Basaltemperaturkurve und Hormonstatus
- nichtinvasive Sterilitätsdiagnostik bei Patientin und Partner ohne pathologischen Befund

abgeschlossen; **oder**: Pathologie ist behoben, ohne Eintritt eine Schwangerschaft

– gynäkologische Untersuchung, insbesondere mit vaginalsonographischer Darstellung der Uteruslage und des Kavums, ggf. Schwangerschaftsausschluss

■ **Lagerung und Abdeckung**

Die Patientin wird in Steinschnittlage gelagert und vom Operateur bimanuell untersucht, um sich der Lage des Uterus bewusst zu sein. An Vulva und Vagina wird ein schleimhautverträgliches Desinfektionsmittel aufgetragen, die Blase mit einem Einmalkatheter entleert. Ist eine diagnostische Hysteroskopie geplant, erfolgt die Abdeckung der Beine mit sterilen Beinsäcken. Ein kaudales Klebetuch unterhalb des Introitus deckt die Analregion ab. Kranial wird ein steriles Tuch auf Höhe der Symphyse geklebt.

OP-Technik	
Vorbereitung	Spekulumeinstellung und Darstellen der Portio, die mit einer oder zwei Kugelzangen angehakt wird. Ist die Portio ausreichend mobil, kann meist das vordere Spekulum entfernt werden. Zunächst wird mit der kleinsten Kürette der Zervikalkanal von 12 Uhr im Uhrzeigersinn kürettiert.
Einführen des Hysterometers	Nun wird entsprechend der Lage des Uterus das gebogene Hysterometer (z. B. Uterus anteflektiert → Biegung des Hysterometers und der anderen Instrumente nach vorne zeigend) in den Uterus eingeführt und die Sondenlänge abgelesen.
Kürettage der Zervix ***Dilatation des Zervikalkanals***	Nun erfolgt die Kürettage der Zervix mit einer kleinen Kürette systematisch im Uhrzeigersinn, ohne dabei ins Cavum uteri vorzudringen. Die Dilatation des Zervikalkanals beginnt mit dem größten, noch ohne Kraft einzuführenden Dilatationsstift (z. B. Hegar-Stift) und endet bei Hegar 7 – 9. Hierbei wird die Portio kräftig nach unten gezogen, um den Uterus etwas zu strecken und ein gutes Widerlager zu haben. Die Hände werden entsprechend der Abbildung abgestützt, um ein unkontrolliertes Eindringen ins Kavum zu vermeiden (s. Abb. 7.**11**).
Kürettage des Kavums	Für die Korpusabrasio wird die größte noch ohne Widerstand einführbare Kürette gewählt. Einführen der Kürette bis zum Fundus (s. Abb. 7.**12**), entsprechend der gemessenen Sondenlänge. Die Kürette liegt so in der Hand, dass beim Zurückziehen ein entsprechender Druck auf die Uteruswand ausgeübt werden kann. Die Abrasio beginnt bei 12 Uhr und erfolgt dann mit nebeneinanderliegenden Strichen im Uhrzeigersinn. Mit jedem Strich sollte die Kürette vor die Portio gezogen werden, um das Gewebematerial herauszubefördern und makroskopisch zu begutachten. Dabei ist auf Unebenheiten der Kavumwand zu achten. Zum Schluss werden mit einer kleinen Kürette noch Fundus und Tubenwinkel gezielt kürettiert.

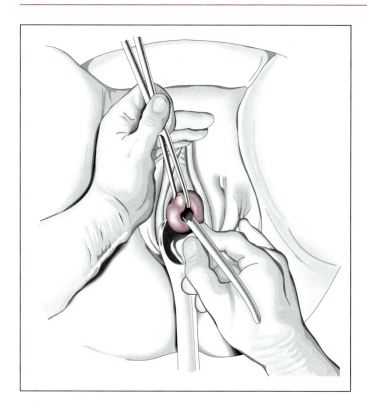

Abb. 7.**11**   Abstützen der Hände bei der Dilatation des Zervikalkanals.

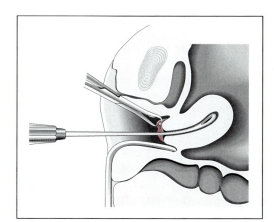

Abb. 7.**12**   Einführen der Kürette.

■ **Probleme und deren Lösung**
– **Stenose des Zervikalkanals**
  • Aufsuchen des äußeren Muttermundes und vorsichtiges Einführen des dünnsten Hegar-Stiftes: Da dieser fast wie eine dickere Nadel ins Gewebe eindringt, ist viel Gefühl und Erfahrung notwendig, um im Zervikal-

kanal zu bleiben. Diese Situation sollte nicht dem Anfänger überlassen werden, da eine einmal eingeschlagene Via falsa eine korrekte Kürettage oft unmöglich macht. Schlimmstenfalls ist bei suspektem sonographischen Befund eine Hysterektomie in Erwägung zu ziehen.
– **„Lost of resistance"** beim Einführen von Instrumenten.
  • Verdacht auf Perforation:
    • vorsichtige Beendigung der Kürettage, ohne das Instrument weiter als die gemessene Sondenlänge einzuführen
    • Laparoskopie zur Beurteilung des Defektes; ggf. Koagulation oder Naht
    • bei starken, nicht beherrschbaren Blutungen Laparotomie mit Übernähung oder bei älteren Frauen Hysterektomie
    • Bei sicherem Korpuskarzinom (ggf. durch Schnellschnitt gesichert) sollte direkt der notwendige onkologische Eingriff erfolgen; perforierten Uterus wegen des Risikos einer weiteren intraabdominalen Zellaussaat möglichst nicht im Körper belassen.

■ Häufige Fehler und Gefahren

- Unkenntnis des Operateurs über die Lage des Uterus → **Perforationsgefahr**
- keine Systematik bei der Kürettage → **pathologische Befunde** entziehen sich der Diagnose

■ Alternativmethoden

Hysteroskopie mit gezielter Endometriumsbiopsie.
Nachteile:
- keine Entfernung von pathologisch verändertem Endometrium

- keine Entdeckung unter der Endometriumsoberfläche liegender Befunde
- falsche visuelle Beurteilung, aus welchem Bereich die PE entnommen werden sollte

■ Postoperative Behandlung

- Blutungskontrolle
- bei Temperatur > 38 °C erneute Wiedervorstellung, ggf. Behandlung einer Endo-/Myometritis
- bei Schmerzen und/oder verstärkten Blutungen ebenfalls erneute Wiedervorstellung

Myomenukleation

20 bis 50 % aller Frauen haben Myome. Damit sind Myome die häufigsten benignen Genitaltumore. Nicht alle sind symptomatisch oder zeigen eine Wachstumstendenz, so dass die Diagnose allein für die Indikation zur operativen oder medikamentösen Intervention nicht ausreichend ist. Aufgrund der Östrogenabhängigkeit schrumpfen die Myome nach der Menopause. In der Schwangerschaft zeigen sie gelegentlich eine Wachstumstendenz, mit dem Risiko von Komplikationen (in 10 % der Fälle) während der Schwangerschaft und bei der Entbindung. Von einer Myomenukleation am graviden Uterus oder im Rahmen einer Sectio ist wegen des Blutungs- und Abortrisikos abzuraten.

Mögliche Ursachen der myombedingten Sterilität sind:
- gestörte Spermienaszension
- verminderte uterine Kontraktilität
- Kompression der Tubenostien oder der Endozervix
- Ausdünnung des Endometriums (besonders durch intramurale und submuköse Myome)

Laparoskopische Myomenukleation

■ OP-Prinzip

Laparoskopisches Ausschälen eines Uterusmyoms. Dieses organerhaltende Vorgehen ist besonders bei Kinderwunsch oder dem Wunsch nach Uteruserhalt sinnvoll. Bei sorgfältiger Patientenselektion und korrekter OP-Technik ist die minimal-invasive laparoskopische Technik dem konventionellen offen-chirurgischen Verfahren gleichwertig.

■ Indikation

- rasch wachsendes Myom
- vor geplanter hormoneller Stimulation
- unerfüllter Kinderwunsch
  - Sterilität
  - habituelle Aborte (bei weniger als 5 Myomen, von denen keines größer als 7 cm ist)
- vor geplanter Schwangerschaft
- bei Symptomatik
  - Blutungsstörungen
  - Dysmenorrhö
  - Schmerzen
  - Druckgefühl
  - Verdrängung von Nachbarstrukturen (z. B. Blase, Ureter)
- im Rahmen einer LAVH zur Verkleinerung des Uterus

■ Kontraindikation

- asymptomatisches Myom, keine Wachstumstendenz, kein Kinderwunsch
- keine akzeptable Uterusrekonstruktion möglich
- abgeschlossene Familienplanung und kein Wunsch nach Uteruserhalt
- submuköses Myom, welches hysteroskopisch gut erreichbar ist (bessere Schwangerschaftsraten als bei der Laparoskopie)
- Uterus größer als entsprechend der 14.-16. SSW (Uterusgewicht ca. 300–400 g)
- bei nicht abgeschlossener Familienplanung bzw. Kinderwunsch:
  - mehr als zwei bis drei Myome mit mehr als 5 cm Durchmesser
  - einzelnes Myom größer als 7 bis 15 cm

- Myome in der Nachbarschaft der Aa. uterinae oder der Tubenwinkel

■ Patientenaufklärung

- Rezidivrate innerhalb der ersten drei Jahre bei 25 %
- Schwangerschaftsrate bei unerfülltem Kinderwunsch und keinen weiteren Ursachen ca. 60 %
- Indikation zur Sectio bei nachfolgender Schwangerschaft bei:
  - Eröffnung des Kavums
  - multiplen transmuralen uterinen Inzisionen
  - Defektheilung
- Risiko einer Uterusperforation bei nachfolgender Schwangerschaft
- Blutungsrisiko, ggf. Notwendigkeit der Bluttransfusion
- Risiko von operationsbedingten Adhäsionen

■ OP-Planung

- gynäkologische Untersuchung mit Vaginalsonographie und transabdominalem Ultraschall mit gefüllter Blase: Beschreibung der Anzahl, Lage und Echogenität der Myome

- Eine Vorbehandlung mit GnRH-Analoga über 3 Monate wird von einigen Autoren insbesondere bei großen intramuralen Myomen empfohlen; Beginn im mittlutealen Teil des Zyklus (→ Vermeidung der Zunahme der Beschwerden durch den initialen Östrogenanstieg)
  - hydropische Degeneration der Myome mit Nekrotisierung und Obliteration der Trennschicht zwischen Myom und Myometrium → schlechtere Voraussetzungen für die Präparation
  - unzureichender Effekt in 20–30 % der Fälle
  - Myome nach Schrumpfung evtl. schlecht lokalisierbar
  - öfters Therapieabbruch oder zusätzliche Hormonsubstitution (Add-back-Therapie) wegen starker Nebenwirkungen erforderlich
  - präoperative Stabilisierung des Hb-Wertes bei Blutungsanämie
  - Verminderung des intraoperativen Blutverlustes

OP-Technik

Darstellung des Uterus, Vorbereitungen	Nach dem Einbringen der üblichen Trokare erfolgt die Inspektion des gesamten Abdomens. Dann wird der Uterus mit den bereits sonographisch beschriebenen Myomen dargestellt. Myome an der Uterus- oder Zervixhinterwand lassen sich durch den Einsatz des Uterusmanipulators nach Valcev besser präsentieren. Das weitere Vorgehen hängt von dem Sitz des Myoms ab. Am Ende des Eingriffs wird zur Blutungskontrolle immer eine Robinson-Drainage eingelegt.
Gestielte Myome **Ligatur des Myomstiels**	Der meist gut zugängliche Stiel wird entweder bipolar koaguliert oder mit einer Röderschlinge ligiert. Bei kurzem Stiel besteht nach der Durchtrennung die Gefahr, dass die Ligatur durch Retraktion des Gewebes abrutscht. Bei Einsatz der Schlingenligatur wird durch den linken Unterbauchtrokar mittels Applikatorhülse eine Endoschlinge (1 oder 0, resorbierbar) mit Führungsstab ins Abdomen eingebracht. Die Schlinge wird mit Hilfe eines Overholts um das Myom herumgeführt, an der uterusnahen Basis des Myomstiels positioniert und zugezogen (s. Abb. 7.**13a**).
Fassen des Myoms, Transport in Douglas-Raum	Das Myom wird dabei mit einer Allis-Klemme oder einer 10-mm-Krallenzange gefasst und der Stiel angespannt. Dann wird dieser unter weiterem Zuziehen der Schlinge an der myomnahen Basis mit der Hakenschere (s. Abb. 7.**13b**) abgesetzt und das Präparat zunächst in den Douglas-Raum verbracht. ▶▶

▶▶ **Inzision und Absetzen des Myoms**

Bei breiten kurzen Stielen wird die Myomserosa knapp 1 cm von der Ligatur entfernt zirkulär inzidiert. Durch das gleichzeitige Zuziehen der Schlinge wird das Myom hochgedrückt und es entsteht ein guter Stumpf. Nun kann das Myom an der Basis abgesetzt werden (s. Abb. 7.**13c**), ohne dass die Ligatur abrutscht. Ein zu großer Stumpf kann nachreseziert werden. Falls notwendig, wird eine Sicherheitsligatur über die erste Ligatur gelegt.

Bipolarkoagulation

Bei der Bipolarkoagulation wird analog verfahren, wobei der gefäßführende Stiel mit langandauernder Koagulation (60 W) im kompletten Querschnitt verödet wird. Das Absetzen erfolgt schrittweise, um evtl. blutende Gefäße nachkoagulieren zu können, bevor sie sich retrahieren.

Subseröse/intramurale Myome **Subkapsuläre Por-8- oder Vasopressin-Injektion**

Zur Verminderung der Blutungsneigung und gleichzeitigen Aquadissektion der Trennschicht zwischen Myom und Myometrium werden je nach Größe des Myoms 20 bis 40 ml einer Por-8-Lösung (1 ml = 5 IE auf 100 ml NaCl; Vasopressin ist leider nicht immer im Handel erhältlich) mit einer Injektionskanüle subkapsulär eingespritzt.

Inzision von Serosa und Myometrium

Dann wird die Serosa und das Myometrium über dem Myom in Längsrichtung mit der Hakenschere oder der monopolaren Nadel bis auf das Myom inzidiert (s. Abb. 7.**14a + b**). Der Schnitt darf nicht zu klein gewählt werden, da besonders bei tieferem Sitz der größten Zirkumferenz ein Herauslösen des Myoms erschwert wird. Besonders bei intramuralen Myomen sollte jedoch zur Erhaltung der Wandstabilität zurückhaltend inzidiert werden. Gegebenenfalls muss bei Schwierigkeiten der myometrale Schnitt etwas erweitert werden. Um unnötige Blutungen zu vermeiden, ist eine korrekte Präparation direkt auf dem Myom notwendig.

Fassen und Anspannen des Myoms

Liegt ein Teil der Myomhemisphäre frei, wird es mit einer Fasszange (z. B. 10-mm-Krallenzange) oder dem Myombohrer fixiert und angespannt. Gelegentlich ist es sinnvoll, das Myom an der Oberfläche zu inzidieren, um einen besseren Angriff für die Zange zu haben. Große Myome werden evtl. sogar komplett halbiert. Dies erleichtert die Resektion und Übersicht bei der Blutstillung.

Ausschälung, Koagulation

Unter Anspannung mit der Krallenzange wird das Myom nun stumpf mit der bipolaren Koagulationszange oder der Metzenbaum-Schere herausgeschält (s. Abb. 7.**14c**). Blutende Gefäße werden direkt koaguliert. Während der Präparation mit der Bipolarzange ist eine ständige Koagulation bei der Trennung der Schichten hilfreich. Vor dem endgültigen Absetzen des Myoms müssen die an der Basis befindlichen Blutgefäße gut koaguliert werden (s. Abb. 7.**14d + e**). Das Präparat wird dann an gut sichtbarer Stelle im Abdomen deponiert und später geborgen (s. u.). Das Wundbett wird nochmals dargestellt und blutende Gefäße koaguliert.

▶▶

▶▶ Wundverschluss

Der Wundverschluss erfolgt je nach Tiefe des Wundbettes ein- oder zweischichtig. Die Fadenstärke wird nach der Fadenbelastung und der Vulnerabilität des Gewebes ausgewählt: Stärke 0 bei großer Spannung und/oder leicht einreißendem Gewebe, Stärke 2/0 bei leichter Adaptation und/oder stabilem Gewebe. Es werden Einzelknopfnähte mit versenktem Knoten (Stichrichtung: innen, außen, außen, innen) bei der oberflächlichen Nahtreihe gesetzt und intrakorporal geknotet (s. Abb. 7.**14f**). Um eine gute Kompression im Wundbett zu erreichen, werden die Stiche der oberen Nahtreihe deutlich lateral der Inzisionslinie vorgenommen. Löst sich der erste Knoten aufgrund einer hohen Fadenspannung, wird dieser jeweils mit einem Overholt (über einen zusätzlichen Trokar im mittleren Unterbauch) fixiert, bis der zweite intrakorporale Knoten den ersten sichert. Bei **extrakorporaler** Knotung wird ein Röder-Buess-Knoten vorgelegt und mit dem Knotenschieber ins Wundgebiet vorgeschoben.

Alternativ kann die oberflächliche Naht fortlaufend (s. Abb. 7.**14 g**) erfolgen. Hier können statt der Knoten am Anfang und Ende Fadenclips eingesetzt werden (z. B. PDS-Lahodny-Naht).

Intraligamentäre Myome

Die Besonderheit der Präparation intraligamentärer Myome liegt in der Nähe zu den uterinen Gefäßen, dem Ureter und der Blase, sowie dem daraus resultierenden Verletzungsrisiko der genannten Strukturen (s. Abb. 7.**15a + b**).

Darstellung des Ureters

Insbesondere über den Ureterverlauf muss man sich **vor** der weiteren Präparation durch transperitoneale Inspektion oder ggf. durch eine Präparation des Ureters im Klaren sein. Hierzu wird das Peritoneum im Bereich der Fossa ovarica parallel zum erwarteten Ureterverlauf inzidiert. Darstellen des retroperitonealen Raums mittels stumpfer Präparation, z. B. mit dem Overholt (Abb. 7.**15c + d**). Das Peritoneum wird hierbei nach medial angespannt. Der identifizierte Ureter wird mit einem Präpariertupfer oder dem Overholt soweit stumpf abgeschoben, dass eine gefahrlose Präparation des Myoms möglich ist.

Präparation des Myoms, ggf. Koagulation des Lig. rotundum

Der bevorzugte Zugang zum Myom ist von hinten. Bei entsprechender Lage und Größe des Myoms kann es jedoch notwendig sein, das Lig. rotundum bipolar zu koagulieren, zu durchtrennen und von dieser Inzision aus zu präparieren (**cave:** Blasenläsion!). Die weitere Präparation erfolgt wie oben beschrieben. Aufgrund der Nähe zu gefährdeten Strukturen muss streng schichtgerecht auf dem Myom präpariert werden.

Bergung des Gewebes Morcellation

Myome, deren Größe den Trokardurchmesser überschreiten, müssen mit dem Wellenschliffmorcellator oder einem motorgetriebenen Morcellator zerkleinert und aus dem Abdomen entfernt werden. Hierzu erweitert man den linken Unterbaucheinstich und bringt einen 15- oder 20-mm-Trokar bzw. den elektrischen Morcellator ein. Das Myom wird mit einer kontralateral eingeführten Fasszange präsentiert und fixiert, danach mit einer durch den

▶▶

Morcellator eingebrachten Krallenzange oder einem Myombohrer an den Morcellator herangezogen (s. Abb. 7.**16a**). Unter ständigem Zug wird nun mit dem Morcellator ein Stanzzylinder aus dem Myom entnommen (s. Abb. 7.**16b**).

Cave: Verletzung umliegender Strukturen, wenn der Morcellator das Myom durchdrungen hat → immer die vermeintliche Austrittsstelle im Blickfeld behalten!

Die Fasszange sollte soweit geschlossen sein, dass sich der Morcellator problemlos darüber hinwegführen lässt (Abb. 7.**16c**). Ansonsten ist das Instrument sehr schnell stumpf und muss ausgetauscht werden. Dieser Vorgang wird wiederholt, bis das gesamte Myom entfernt ist. Kleinere, herabgefallene Myomreste müssen zur Vermeidung von Umgebungsreaktionen ebenfalls entfernt werden. Nach Entfernung des Trokars wird die Faszie zur Vermeidung einer Hernie mit ein bis zwei Einzelknopfnähten (0, resorbierbar) verschlossen.

Adhäsionsprophylaxe

– Vermeidung größerer Nekrosezonen besonders im Bereich der Serosa → hier zurückhaltender Einsatz von Koagulationsinstrumenten
– möglichst kleine, adnexentfernte Inzisionen
– korrekte Adaptation der Wundränder
– Interceed (bei Bluttrockenheit) oder Goretex-Membran (muss verankert werden, Langzeiteffekte des nichtresorbierbaren Materials sind unbekannt)

Einige Autoren empfehlen eine „Second-look"-Laparoskopie innerhalb der ersten 6 Wochen, um besonders bei Kinderwunschpatientinnen ggf. Adhäsionen zu lösen.

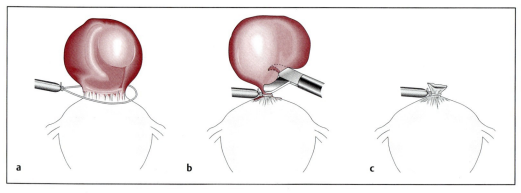

Abb. 7.**13**   Resektion eines gestielten Myoms.
a Platzierung der Schlinge um die Myombasis
b Zuziehen der Schlinge bewirkt Gefäßkompression, Absetzen mit Hakenschere
c endgültige Platzierung der Schlinge, Z. n. Myomresektion

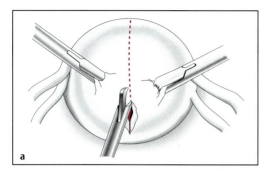

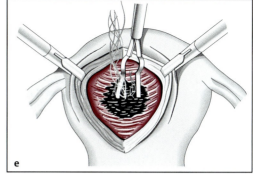

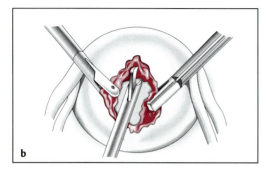

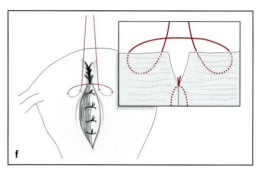

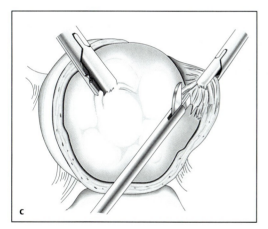

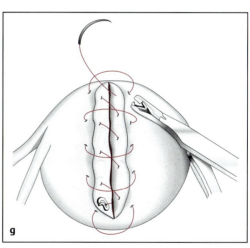

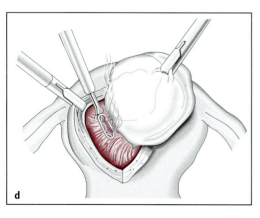

Abb. 7.14 Enukleation eines subserösen/intramuralen Myoms.

a Eröffnung

b Längsspaltung des Perimysiums (Hakenschere)

c Freipräparation stumpf und scharf (monopolare Schere oder bipolare Koagulationszange)

d bipolare Koagulation verbliebener gespannter Bindegewebsfasern im tiefen Myombett, anschließende Durchtrennung

e Abschlussbild des intramuralen Myombetts nach Myomenukleation

f Wundverschluss der Uterotomie mit Einzelknopfnähten

g Wundverschluss der Uterotomie mit fortlaufender Naht

177

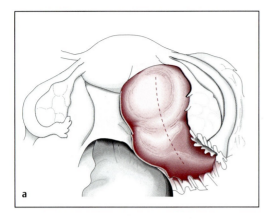
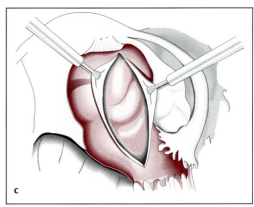
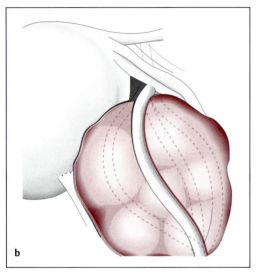
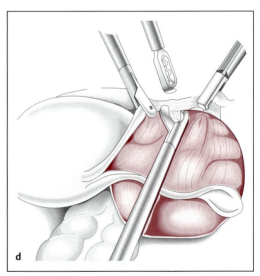

Abb. 7.**15** Intraligamentäres Myom.
a Ausdehnung bis in retroperitonealen Bereich (Beckenwand) ist möglich (**cave**: Ureter)
b mögliche Ureterlokalisation bei intraligamentärem Myom
c Inzision der Serosa, stumpfe Präparation
d Durchtrennung der Ligg. rotundum und latum (nach bipolarer Koagulation)

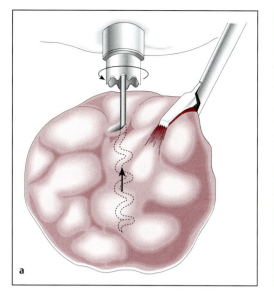

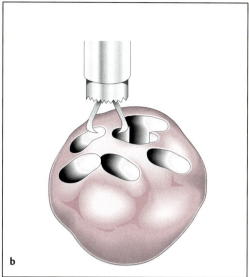

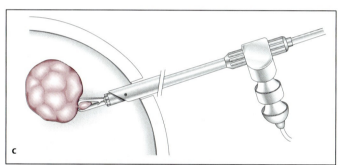

Abb. 7.16 Myombergung.
a Fixation des Myoms mit Fasszange und Myombohrer, heranziehen an Morcellator
b Myom nach Entfernung von Stanzzylindern
c Myombergung mittels Morcellator; **cave:** nur so wenig Gewebe fassen entsprechend dem Morcellatordurchmesser; nur mit halbgeschlossener Kralle möglich!

■ **Probleme und deren Lösung**
– **verstärkte Blutung**
  • Einsatz von Por-8 (s. o.)
  • Präparation dicht auf dem Myom → schichtgerecht
  • präventive Koagulation, ohne jedoch große Nekrosezonen zu hinterlassen
  • komprimierende Naht

■ **Häufige Fehler und Gefahren**
– **insuffiziente Nahttechnik** mit mangelhaftem Verschluss der Wundhöhle → Hämatombildung mit konsekutiver Defektheilung → Perforationsrisiko bei einer nachfolgenden Schwangerschaft
– **Eröffnung des Kavums** → Verschluss des Defektes mit Einzelknopfnähten (4/0, resorbierbar) → Rat zur primären Sectio bei nachfolgender Schwangerschaft

– Verletzungen durch den **Morcellator** → unkontrollierte Bewegungen vermeiden und immer das geschliffene Ende im Blickfeld behalten

■ **Alternativmethoden**
– Hysterektomie (wenn ein Organerhalt nicht gewünscht wird)
– hysteroskopische Resektion (wenn die im Kapitel „Myomresektion" genannten Voraussetzungen erfüllt sind)
– medikamentöse Therapie mit GnRH-Analoga
  • Reduktion des Volumens um durchschnittlich 30–50 % nach 10 Wochen
  • ursprüngliches Volumen wird 10 Wochen nach Absetzen der Therapie wieder erreicht
  • als Dauertherapie wegen der drohenden Osteoporose nicht geeignet

▪ Postoperative Behandlung

– sonographischer Ausschluss eines Hämatoms als Zeichen der Defektheilung

Laparotomische Myomenukleation

▪ OP-Prinzip

Entfernung eines oder mehrerer meist großer Myome per Laparotomie. Die unter "Laparoskopische Myomenukleation" beschriebenen Grundsätze gelten bei der Laparotomie ebenfalls, so dass in diesem Kapitel nur die Unterschiede und Besonderheiten aufgeführt werden.

▪ Indikation

Endoskopisches Procedere technisch nicht möglich oder sinnvoll:
– bei nicht abgeschlossener Familienplanung bzw. Kinderwunsch:
  • mehr als zwei bis drei Myome mit mehr als 5 cm Durchmesser
  • einzelnes Myom größer als 7 – 15 cm

• Myome in der Nachbarschaft der Aa. uterinae oder der Tubenwinkel
– Uterus größer als entsprechend der 14.-16. SSW (Uterusgewicht ca. 300 – 400 g)

▪ Kontraindikation

Aufgrund der deutlich höheren Komplikationsrate der Myomenukleation sollte bei abgeschlossener Familienplanung und der unter Indikation beschriebenen Myomgröße der Hysterektomie der Vorzug gegeben werden.

▪ Patientenaufklärung

– Risiken wie Nachblutungen, Fieber und paralytischer Ileus
– Information über möglichen, hohen intraoperativen Blutverlust
  • Angebot der Eigenblutspende
  • evtl. Notwendigkeit der Gabe von Bluttransfusionen

▪ OP-Planung

Eigenblutspende (s. Aufklärung).

OP-Technik	
Subkapsuläre Por-8- oder Vasopressin-Injektion	Nach Abstopfen des Darmkonvolutes nach kranial wird Por-8-Lösung (1 ml = 5 IE auf 100 ml NaCl; Vasopressin ist leider nicht immer im Handel erhältlich) subkapsulär eingespritzt.
Schnittführung	Dann wird möglichst in der Mitte des Uterus mit dem Skalpell ein vertikaler Schnitt bis auf das Myom gesetzt. Die Schnittführung soll so erfolgen, dass möglichst alle Myome hierüber präpariert und entfernt werden können.
Fassen und Ausschälen des Myoms	Das Myom wird dann mit einer passenden Zange gefasst und unter Spannung mit der Schere nach Sims durch spreizende Bewegungen hauptsächlich stumpf ausgeschält (s. Abb. 7.**17a**). Lassen sich die Schichten im Kapselbereich gut trennen, kann das Myom auch vorsichtig mit dem Finger ausgeschält werden.
Ligatur und Wundverschluss	Die versorgenden Gefäße werden an der Basis über einer Klemme abgesetzt und ligiert (s. Abb. 7.**17b**). Kleinere Blutungen im Wundbett werden koaguliert. Ist das Wundbett nicht bluttrocken, wird eine Redondrainage, welche über die Bauchdecke ausgeleitet wird, eingelegt, um eine Defektheilung zu vermeiden. Der Wundverschluss erfolgt durch eine gewebeinvertierende Naht, die zur Kompression des Wundbettes beiträgt. Hierzu wird eine fortlaufende, monofile, spät resorbierbare Naht (z. B. PDS, s. Abb. 7.**17c**) der Stärke 2/0 verwendet, die deutlich lateral der Wundränder gestochen wird. ▶▶

►► **Verbleibende Myometriumlappen**

Bleiben nach der Enukleation großer Myome breitflächige Myometriumlappen übrig, werden diese durch spezielle Nahttechniken in die Uteruswand einbezogen, so dass eine möglichst stabile Wandsituation und eine gute Kompression entsteht (s. Abb. 7.**17d + e**).

Nicht peritonealisierbare Defekte werden mit Interceed oder Goretex-Membran zur Adhäsionsprophylaxe abgedeckt. Zur Ableitung von meist bestehenden Sickerblutungen wird eine Easy-flow-Drainage durch die Bauchdecken in den Douglas gelegt.

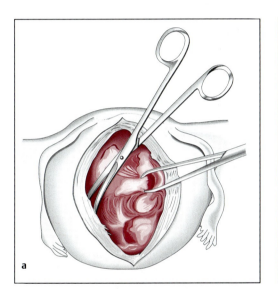

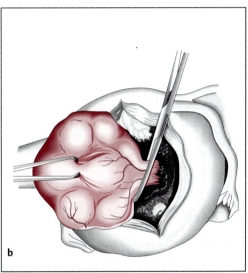

Abb. 7.**17** Laparotomische Myomenukleation.
a Ausschälung des Myomknotens durch Spreizbewegungen mit der Schere
b Abklemmen des Gefäßstiels des Myoms
c fortlaufende invertierende Naht der Uteruswand zum Verschluss des Myombetts

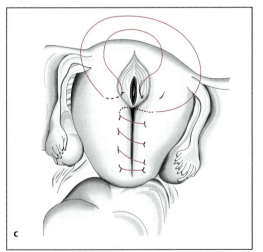

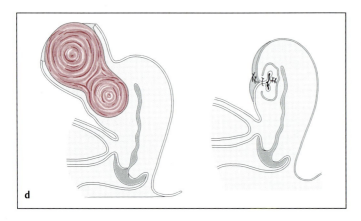

Abb. 7.**17** Laparotomische Myomenukleation.
d schematische Darstellung: Einstül-
pen der stark ausgezogenen über-
schüssigen Myometriumlappen
nach Entfernung großer Myom-
knoten
e schematische Darstellung: Auf-
steppen des stark ausgezogenen
Myometriumlappens auf die hintere Uteruswand nach Myomekto-
mie

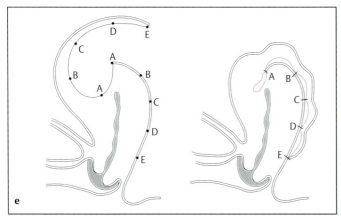

Hysterektomie

■ OP-Prinzip

Entfernung des Uterus. Dies ist je nach Indikation und Organgröße über verschiedene
Zugangswege möglich. Die gleichzeitige Entfernung der Ovarien, besonders bei postmenopausalen Frauen, wird kontrovers diskutiert. Da die
Inzidenz des Ovarialkarzinoms nur um 3–10
von 10 000 Frauen gesenkt wird, ist die beidseitige Ovarektomie aus diesem Grunde nicht zu
rechtfertigen. Welche Nachteile durch den Weg-
fall der Restovarialfunktion nach beidseitiger
Adnexektomie entstehen, ist noch nicht geklärt.

■ Indikation

– Uterus myomatosus
– vaginaler und uteriner Descensus
– Endometriose, die durch ein entsprechendes
  Therapiekonzept unter Einbeziehen der Hys-

terektomie operativ komplett saniert werden
kann
– Blutungsstörungen, die trotz einer konservativen oder minimal-invasiven Therapie persistieren
– chronische Unterleibsschmerzen

Cave: Bei einer nicht unerheblichen Zahl der Patientinnen persistieren die Beschwerden postoperativ oder nehmen sogar zu.

– bei beidseitiger Ovarektomie älterer Frauen
  ggf. gleichzeitige Hysterektomie
– unstillbare Blutungen im Rahmen eines
  Abortes oder einer Geburt
– Placenta increta oder percreta
– höhergradige Zervix- oder Endometriums-

dysplasien (histologisch verifiziert; CIN III, adenomatöse Endometriumshyperplasie mit Atypien)
- Malignome (s. entsprechende Kapitel)

■ Kontraindikation
- Kinderwunsch
- Wunsch nach Organerhalt
- konservative und minimal-invasive Therapieoptionen nicht ausgeschöpft bzw. wurden der Patientin nicht angeboten
- andere Gründe, die gegen eine Operation sprechen

■ Patientenaufklärung
- ausführliche Information der Patientin und des Partners über wahrscheinliche und sehr unwahrscheinliche Nebenwirkungen des Eingriffs reduziert die Rate an psychosexuellen Problemen postoperativ
  - keine Verkürzung der Scheide
  - keine Orgasmusstörungen
  - keine Sorge vor einer ungewollten Schwangerschaft
  - Selbstverständnis einer Frau hängt nicht vom Uterus ab etc.

Trotzdem können psychosexuelle Probleme wie Libidoveränderungen, Depressionen etc. auftreten (bei Hinweisen für ein mögliches postoperatives Risiko dieser Art sehr enge Indikationsstellung).
- Information über die Möglichkeit der Eigenblutspende, insbesondere bei zu erwartenden größeren Blutverlusten (z. B. großer Uterus myomatosus)
- postoperativ entfällt Monatsblutung; keine Möglichkeit mehr, schwanger zu werden
- Information über folgende spezielle Risiken:
  - Infektionen bis hin zur Peritonitis und Ileus
  - Blutungen, ggf. mit der Notwendigkeit der Fremdbluttransfusion (Infektionsrisiko: Hepatitis, HIV)
  - Verletzungen von Blase, Darm oder Ureter
  - Fistelbildung zwischen Scheide und den genannten Organen
  - Adhäsionen
  - Sekundärheilung des Scheidenendes mit der möglichen Ausbildung von Granulationspolypen
  - Tubenprolaps (Symptome sind Blutungen, Dyspareunie, Ausfluss und Schmerzen)

- Lagerungsschäden (insbesondere N. femoralis)
- postoperative Dyspareunie
- früherer Beginn der Wechseljahre durch Einschränkung der ovariellen Durchblutung möglich
- Drangsymptome wie Nykturie, Verkürzung der Miktionsintervalle und Dysurie sowie eine Stressharninkontinenz postoperativ häufiger als bei der Normalbevölkerung
- Wundsekretion oder leichtere Blutungen noch 2–4 Wochen postoperativ möglich
- über 4–6 Wochen nach dem Eingriff sollte kein Geschlechtsverkehr stattfinden

■ OP-Planung
- gynäkologische Untersuchung
  - Anamnese der Beschwerden (Blutung, Schmerzen, Dysmenorrhö, Dyspareunie, Descensus, Harninkontinenz)
  - Abschätzung von Größe und Lage des Uterus
  - Beurteilung des Endometriums
  - Schwangerschaftstest
  - zytologische Abklärung der Zervix
- Hysteroskopie und fraktionierte Abrasio bei atypischen Blutungen
- Eisensubstitution und evtl. präoperative Gabe von GnRH-Analoga bei Blutungsanämie
- Eigenblutspende bei zu erwartenden größeren Blutverlusten
- bei dringender Operationsindikation ggf. Ausgleich einer Blutungsanämie durch Fremdbluttransfusionen
- Infektionen des Genitales **müssen** saniert sein
- Nierensonographie zur Abklärung der ableitenden Harnwege; bei großen Myomen, Adnextumoren oder ausgedehnter Endometriose ist ein Ausscheidungsurogramm empfehlenswert
- Darmentleerung durch einen Einlauf am Vorabend bei Obstipation
- Antibiotikaprophylaxe z. B. mit einem Cephalosporin kurz vor OP-Beginn

■ Postoperative Behandlung
- Entfernen der Drainagen nach Einsetzen seröser Sekretion
- 1.000 ml Elektrolytlösung und 1.000 ml Glucose 5 % parenteral in den ersten 24 Stunden
- ausreichende Analgesie

- Kostaufbau je nach Art des speziellen Eingriffs
  - im Allgemeinen bei Laparotomien Beginn mit oralem Kostaufbau 12–24 Stunden postoperativ z. B. in Form von Tee und Zwieback möglich
  - nach vaginalen oder laparoskopischen Eingriffen bereits abends Tee und Zwieback
- bei Schmerzen, Fieber oder Druckgefühl vaginale Untersuchung, ggf. vorsichtige Entleerung eines Seroms oder Hämatoms durch Spreizen des Scheidenendes mit einer Kornzange (**cave:** Perforation des Peritoneums)
- Information:
  - leichte Müdigkeit und geringe Schmerzen in den ersten Wochen normal
  - Geschlechtsverkehr erst nach Abheilung des Vaginalstumpfes (nach 4–6 Wochen)
- Kontrolle des Vaginalstumpfes nach 6–12 Wochen auf Granulationsgewebe und korrekte Heilung

Laparoskopisch assistierte vaginale Hysterektomie

■ OP-Prinzip

Vaginale Hysterektomie, der eine Laparoskopie vorgeschaltet ist. Ziel dieser Kombination ist die Vermeidung einer abdominalen Hysterektomie, wenn ein alleiniges vaginales Vorgehen nicht möglich erscheint. Die Unterscheidung der verschiedenen LAVH erfolgt je nach Ausdehnung des laparoskopischen Anteils:

LAVH I:	reine diagnostische Laparoskopie vor der vaginalen Hysterektomie
LAVH II:	operative Laparoskopie, z. B. mit Adhäsiolyse im Bereich des Uterus zur Vorbereitung einer unproblematischen vaginalen Hysterektomie
LAVH III:	laparoskopisches Absetzen der Ligg. rotunda, der Tuben und der Ligg. ovarii propria, ggf. mit Eröffnung der Plica vesicouterina
LAVH IV:	LAVH III mit zusätzlicher Durchtrennung der Aa. uterinae
LAVH V:	LAVH IV mit einem kompletten Abpräparieren der Harnblase von der Zervix sowie der Durchtrennung der Parametrien und der Ligg. sacrouterina

Merke:

Die Ausdehnung der LAVH über die LAVH III hinaus erhöht das intraoperative Blutungsrisiko und Verletzungsrisiko (insbesondere des Ureters). Daher ist es sinnvoll den laparoskopischen Eingriff oberhalb der Parametrien zu beenden und das weitere Vorgehen von vaginal vorzunehmen.
Die LAVH ist kein Ersatz für eine vaginale Hysterektomie, sondern dient der Vermeidung einer abdominalen Hysterektomie.

■ Indikation

Zusätzlich zu den im Kapitel „Hysterektomie" genannten Indikationen:
- V. a. Adhäsionen im Bereich des Uterus
- V. a. behandlungsbedürftige Endometriose
- operationsbedürftiger Befund im Adnexbereich
- immobiler Uterus (insbesondere bei Nulliparae)
- Uterus myomatosus
  - Verminderung der Blutungsneigung vor vaginalem Morcellement
  - laparoskopische Myomenukleation zur Verminderung der Uterusmasse (besonders bei Nulliparae mit enger Scheide und immobilem Uterus)
- bei geplanter endoskopischer Adnexektomie bds. und pelviner (ggf. paraaortaler) Lymphadenektomie wegen eines Korpuskarzinoms (z. Zt. im Rahmen von Studien; Ergebnisse wohl mit denen des klassischen Procedere vergleichbar)
- im Rahmen von Studien beim Zervix- oder Korpuskarzinom mit Zervixbeteiligung Anwendung der laparoskopisch assistierten erweiterten vaginalen radikalen Hysterektomie; vaginaler Teil wird in Form einer modifizierten OP nach Schauta durchgeführt.

■ Kontraindikation

- Kontraindikationen zur Hysterektomie (s. o.)
- laparoskopischer Zugang aufgrund der Uterusgröße nicht möglich
- extremste, laparoskopisch nicht lösbare Verwachsungen im kleinen Becken
- V. a. Ovarialkarzinom

■ Patientenaufklärung

- Aufklärung für die vaginale Hysterektomie und für den geplanten laparoskopischen Eingriff (s. entsprechende Kapitel)

- Information, dass ggf. eine Laparotomie notwendig ist

■ OP-Planung
- wie unter Hysterektomie und Laparoskopie beschrieben
- wie für den speziellen laparoskopischen Eingriff beschrieben
- Rasur des gesamten Genitalbereichs

■ Lagerung und Abdeckung
Die Patientin wird in Steinschnittlage gelagert. Es folgt die Desinfektion der Scheide und des äußeren Genitalbereiches. Mit neuem Instrumentarium wird dann der abdominale Bereich für die Laparoskopie desinfiziert. Die Abdeckung beginnt mit zwei Beinsäcken und einem kaudalen Quertuch, welches die Analregion abschirmt. Dann werden die Beine abgesenkt und zwei seitliche Klebetücher beginnend am kaudalen Tuch über die Oberschenkel verlaufend lateral der Spina iliaca anterior superior fixiert. Oberhalb des Rippenbogens wird das kraniale Tuch positioniert. Während des laparoskopischen Teils der Operation läuft der Urin über einen eingelegten Verweilkatheter ab. Dieser wird mit Beginn des vaginalen Teils der Operation entfernt. Anschließend wird nach einem Handschuhwechsel zur Abdeckung des äußeren Genitale ein kleines

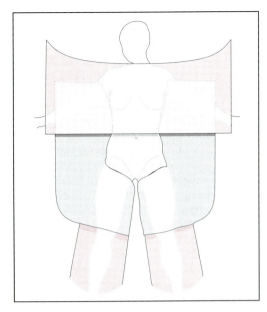

Abb. 7.**18** Abdeckung bei laparoskopisch assistierter vaginaler Hysterektomie (a = großes Tuch kranial, b = seitliches Tuch bis über die Beine, c = Beinsack).

Tuch quer über der Symphyse fixiert. Dieses kann während des vaginalen Teils zur Abdeckung des Abdomens nach oben geschlagen werden.

OP-Technik (LAVH III)

Vorbereitungen	Direkt nach dem Einlegen des Verweilkatheters in die Blase wird die Portio über eine Spekulumeinstellung dargestellt und mit einer Kugelzange angehakt. Der Uterusmanipulator wird an der Portio fixiert.
Beginn der Laparoskopie	Nach Beendigung der Abdeckung und einem Wechsel der Handschuhe werden die Laparoskopie und die begleitenden Eingriffe, wie in den entsprechenden Kapiteln beschrieben, durchgeführt.
Positionierung des Uterus in Anteflexion **Präparation der Tube und Ligamente**	Für die LAVH wird der Uterus mit dem Uterusmanipulator leicht anteflektiert und lateralisiert, so dass einer der Adnexabgänge gut präsentiert wird. Die Tube, das Lig. rotundum und das Lig. ovarii proprium werden in mehren Schritten mit 60 W uterusnah bipolar (über ca. 1 min) koaguliert und mit der Metzenbaum-Schere durchtrennt (s. Abb. 7.**19a – d**). Die Präparation mit der Schere sollte langsam erfolgen, damit evtl. noch blutende Gefäße nicht komplett durchtrennt werden und so eine Retraktion des Gefäßes vermieden wird. Kommt es zu einer Blutung, erfolgt die sofortige ▶▶

Nachkoagulation. Ist das Lig. ovarii proprium durchtrennt, wird das hintere Blatt des Lig. latum vorsichtig nach kaudal mit der Metzenbaum-Schere unterminiert und durchtrennt. Es sollten sicher keine Strukturen in diesem Bereich verlaufen (**Cave:** Medial der Schnittführung befinden sich die aufsteigenden uterinen Gefäße!). So gelingt es, die Adnexstümpfe bei den weiteren Operationsschritten deutlich **lateral** des Scheidenstumpfes zu halten, um eine postoperative Dyspareunie durch scheidennah liegende Ovarien zu vermeiden. Auf der kontralateralen Seite wird analog verfahren.

Positionierung des Uterus in Retroflexion
 Eröffnen des Blasenperitoneums

Danach positioniert der Assistent den Uterusmanipulator so, dass eine Retroflexion erreicht und die Plica vesicouterina gut dargestellt wird. Das Peritoneum hebt man knapp kaudal der Plica mit einer Allis-Fasszange an und unterminiert und spaltet es von lateral mit der Metzenbaum-Schere.

Durchtrennung des Lig. infundibulopelvicum bei Adnexektomie
 Spaltung der Serosablätter

Wird simultan eine Adnexektomie durchgeführt, erfolgt erst die Durchtrennung des Lig. infundibulopelvicum wie im entsprechenden Kapitel beschrieben. Dann werden die Serosablätter adnexnah bis zum Uterus bzw. dem Lig. rotundum gespalten. Das Adnex verbleibt bei normaler Größe am Uterus.

Ggf. Bergung von Adnexe und Myomen

Andernfalls wird es wie beschrieben auch vom Uterus abgesetzt und in einen Bergebeutel verbracht. Dieser kann über den erweiterten linksseitigen Unterbaucheinstich oder von vaginal nach der Hysterektomie geborgen werden. Enukleierte Myome werden entweder morcelliert oder ebenfalls von vaginal geborgen.

Vorbereitung für vaginale OP

Beim Umsteigen auf den vaginalen Teil der Operation werden die Trokare belassen, jedoch jegliches Instrumentarium aus den Trokaren entfernt und diese etwas retrahiert. Das suprasymphysäre Quertuch wird nach oben geschlagen.

Absetzen der uterinen Gefäße

Von vaginal wird einschließlich dem Absetzen der uterinen Gefäße analog der unter „Vaginale Hysterektomie" beschriebenen Schritte verfahren. Ein zu großer Zug auf den Uterus sollte nach dem Absetzen der Parametrien vermieden werden, um ein Abreißen der Gefäße zu vermeiden.

Bergung des Uterus
 Kontrolle auf Blutungen

Nachdem das laparoskopische Absetzungsgebiet erreicht ist, kann der Uterus durch die Scheide entfernt werden. Nach Abstopfen des Darmkonvolutes nach kranial mit einer fadenarmierten, langen, feuchten Kompresse wird das von vaginal erreichbare Wundgebiet auf Bluttrockenheit kontrolliert.

Scheidenstumpfprolaps-Prophylaxe

Eine McCall-Naht zur Prophylaxe eines Scheidenstumpfprolapses kann wie unter „Vaginale Hysterektomie" beschrieben durchgeführt werden.

▶▶

▶▶ **Naht von vaginal**

Nach Entfernen der Kompresse erfolgt die Extraperitonealisierung des Wundgebietes mit einer fortlaufenden Tabaksbeutelnaht (2/0, atraumatisch, resorbierbar). Die an die Beckenwand retrahierten Adnexe werden dabei ausgespart. Das Scheidenende wird mit mehreren Einzelknopfnähten und vorderer und hinterer Saumnaht bis auf einen kleinen mittigen Schlitz verschlossen.

Laparoskopische Kontrolle
Laparoskopische Nähte
+ Drainage

Nach erneuter Umlagerung und Anlegen eines Pneumoperitoneums kann der postoperative Situs laparoskopisch auf Bluttrockenheit kontrolliert werden. Die schmalen peritonealen Schlitzdefekte im Adnexbereich kollabieren nach dem Ablassen des Pneumoperitoneums und müssen nicht versorgt werden. Größere Defekte werden mit 2 intrakorporal geknoteten Endonähten (2/0, resorbierbar) versorgt. Abschließend wird eine Robinson-Drainage zur Blutungskontrolle eingelegt und die Laparoskopie in beschriebener Art beendet.

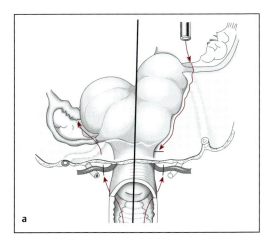

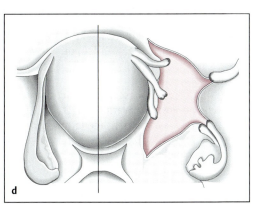

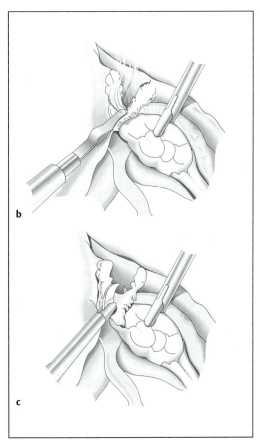

Abb. 7.**19**   Laparoskopische und vaginale Präparationsebene für LAVH.
a schematische Übersicht, LAVH I linke Bildhälfte, LAVH III rechte Bildhälfte
b + c Durchtrennung der Tube sowie der Ligg. rotundum und ovarii proprium
d Koagulation der Stümpfe nach Durchtrennung

Probleme und deren Lösung

- erhöhtes **Blutungsrisiko** bei der Enukleation großer Myome
  - Minimierung der uterinen Blutversorgung:
    - Absetzen der Adnexe vom Uterus **vor** der Enukleation
    - Vorziehen des vaginalen Teils der Operation, ohne den Douglas oder die Plica vesicouterina zu eröffnen; d. h. die Ligg. sacrouterina und die Parametrien werden retroperitoneal dargestellt und abgesetzt. Nach dem Absetzen der Vasa uterina von vaginal wird besonders bei Eröffnung des Peritoneums die Scheide mit einer feuchten Tamponade verschlossen.
- **extrem ausgezogener Adnexabgang** bei großen Myomen in diesem Bereich
  - Aufgrund dickerer Gewebestrukturen muss hier besonders lange und mit niedriger Energie (30 W) koaguliert werden, um in der Tiefe liegende Gefäße zu erreichen. Inserieren die Adnexe tief und sind durch das darüber liegende Myom schlecht erreichbar, erfolgt das Absetzen der Adnexe von vaginal im Sinne einer LAVH I. Alternativ kann das Myom laparoskopisch ausgeschält und das Adnex anschließend abgesetzt werden.

■ Häufige Fehler und Gefahren

- zu **kurze Koagulationszeit** oder zu hohe Koagulationsenergie mit Karbonisierung des Gewebes und frühzeitigem Stop des Stromflusses
  - Blutung insbesondere aus den Gefäßen des Lig. ovarii proprium
- **Abreißen der uterinen Gefäße** beim vaginalen Teil der Operation, da oberhalb der Vasa uterina kein fixierendes Gewebe mehr existiert
  - nur verhaltener Zug am Uterus beim vaginalen Absetzen der Parametrien

Vaginale Hysterektomie

■ OP-Prinzip

Entfernung des Uterus über einen rein vaginalen Zugang. Dieser Weg ist sicherlich als der am wenigsten Invasivste anzusehen und, wenn technisch möglich, allen anderen Verfahren vorzuziehen.

■ Indikation

- unter Hysterektomie genannte Indikationen
- ein besonders in Kombination mit der Descensuschirurgie bevorzugtes Verfahren

■ Kontraindikation

- sehr enge Scheide und immobiler Uterus (ggf. durch eine Untersuchung in Narkose zu klären)
- V. a. Adhäsionen im Bereich des kleinen Beckens
- operationsbedürftiger Befund im Adnexbereich
- Malignome des Uterus oder der Adnexe

■ Patientenaufklärung

- evtl. Notwendigkeit einer unterstützenden Laparoskopie oder einer Laparotomie
- Risiko der Verletzung umliegender Organe beim vaginalen Morcellement von Myomen
- erhöhtes Risiko der Harnblasenverletzung bei Z. n. Sectio

■ OP-Planung

Zusätzlich zu den unter „Hysterektomie" beschriebenen Maßnahmen sollte sich ein erfahrener Operateur von der technischen Machbarkeit überzeugen.

■ Lagerung und Abdeckung

Die Patientin wird in Steinschnittlage gelagert. Es folgt die Desinfektion der Scheide und des äußeren Genitalbereiches bis zum Unterbauch sowie die Entleerung der Harnblase mit einem Einmalkatheter. Die Beine werden mit zwei Beinsäcken verhüllt. Kranial wird ein Tuch quer über dem Unterbauch fixiert. Dann setzt sich der Operateur vor die Patientin und befestigt ein kaudales Quertuch, welches die Analregion abschirmt, zum einen über der Patientin, zum anderen mittels Tuchklemmen am eigenen Kittel.

OP-Technik

Vorbereitung

Nach Entfalten der Scheide durch ein selbsthaltendes Rinnenspekulum mit Gewicht und zwei seitlichen, leicht abgewinkelten Spekula wird die dargestellte Portio mit zwei Kugelzangen komplett angehakt und nach kaudal gezogen. Durch ein leichtes Zurückschieben lässt sich der Übergang zwischen überhäuteter Portio und beweglichem Scheidengewebe gut darstellen (Faltenbildung). In diesem Bereich erfolgt die fischmaulförmige Umschneidung der Portio mit dem Skalpell.

Präparation

Für die weiteren OP-Schritte wird die Schere nach Sims eingesetzt. Nur die Präparation der Blase erfolgt mit der Präparierschere. Ligaturen erfolgen mit Fäden der Stärke 0, resorbierbar. Meist kann danach das Scheidengewebe mit einem Tupfer oder der leicht geöffneten Schere stumpf nach kranial abgeschoben werden. Nun wird der dorsale Scheidenwundrand mit einer kräftigen Pinzette nach hinten angespannt.

Zugang zum Douglasraum
Absetzen der
Ligg. sacrouterina

Das Douglasperitoneum erscheint als grau schimmerndes Häutchen und wird mit der Schere eröffnet. Das Rinnenspekulum wird in diese Öffnung eingebracht. Indem die Portio zur Seite und kranialwärts gezogen wird, spannt sich das entsprechende Lig. sacrouterinum an und wird über eine Wertheim-Klemme abgesetzt. Sicherung des Stumpfes mit einer doppelt gestochenen Ligatur, welche lang gelassen und mit einer Kocher-Klemme markiert wird. Das andere Lig. sacrouterinum wird analog abgesetzt.

Ablösen des Uterus
von der Blase

Der jetzt mobilere Uterus lässt sich nun gut nach kaudal ziehen. Anheben des vorderen vaginalen Wundrandes und Präparation des Spatium vesicocervicale dicht auf der Zervix mit der Präparierschere und einem Präpariertupfer (oder dem Finger). Hierbei werden die seitlich verlaufenden Blasenpfeiler zur Seite gedrängt. Sobald die Blase komplett von der Zervix abgelöst ist, kann die Plica vesicouterina eröffnet werden. Manche Operateure fixieren das Blasenperitoneum mit einer Naht, um dieses beim Verschluss des Peritoneums besser aufzufinden.

Absetzen der Parametrien

In den geschaffenen Zugang wird ein Langenbeck-Spekulum eingebracht, um die Blase zu schützen. Hierdurch spannen sich die seitlich verlaufenden Blasenpfeiler an. Diese sollten wegen der darin verlaufenden Blutgefäße bei der Präparation des Spatium vesicocervicale belassen werden. Sie können über einer Klemme separat abgesetzt oder beim Absetzen der Parametrien miterfasst werden. Nun setzt man die Parametrien und die uterinen Gefäße schrittweise über dicht an der Zervix gesetzte Wertheim-Klemmen und gestochene Ligaturen ab.

Präparation, Ligatur
und Absetzen der Adnexe

Sobald mit der Klemme das vordere und hintere peritoneale Blatt erfasst und dieser Bereich abgesetzt und ligiert ist, kann normalerweise der Uterus durch den Douglas gestürzt werden. Hierzu wird ▶▶

▶▶

der Fundus uteri durch den Douglas mit einer Kugelzange gefasst und vorgezogen, bis die Adnexabgänge klar darstellbar sind. Diese werden uterusnah über 1–2 Wertheim-Klemmen pro Seite abgesetzt und der Uterus aus der Scheide herausgezogen. Die Klemmen werden durch gestochene Ligaturen ersetzt und diese z. B. mit einer Mikulicz-Klemme markiert. Zur Sicherung kann der Adnexstumpf mit einem stark gebogenen Overholt gegriffen und erneut ligiert werden. Der kranial sitzende Faden wird abgeschnitten.

Wundverschluss und Kontrolle des Operationsergebnisses

Zur besseren Übersicht, besonders bei adipösen Verhältnissen, kann das Darmkonvolut mit einer feuchten Kompresse, die mit einem Faden und einer Klemme armiert ist, nach kranial abgeschoben werden. Besteht Bluttrockenheit, erfolgt der Verschluss des Peritoneums unter Extraperitonealisierung der Stümpfe. Hierzu wird mit einer resorbierbaren atraumatischen Naht (2/0) linksseitig das Blasenperitoneum seitlich gefasst, dann das im Adnexstumpf fixierte Lig. rotundum (**cave:** Verwechslung mit der Tube führt zu Blutungen!), dann das Lig. sacrouterinum und anschließend das seitliche Rektumperitoneum. Auf der rechten Seite werden die Stiche in umgekehrter Reihenfolge durchgeführt. Nach Entfernen der Kompresse werden die Nähte geknotet. Durch diese Nahttechnik verbleiben die Adnexe, im Gegensatz zur fortlaufenden Tabaksbeutelnaht, **lateral** in der Fossa ovarica. Der Scheidenverschluss erfolgt durch seitliche Einzelknopfnähte (0, resorbierbar) sowie einer vorderen und hinteren Saumnaht in der Mitte, um einen Sekretabfluss zu ermöglichen (s. Abb. 7.**20a – n**).

Morcellement bei großem Uterus

Lässt sich der Uterus aufgrund seiner Größe nicht stürzen, muss er mittels Morcellement verkleinert werden. Hierzu wird die Zervix in der Mittellinie längs bis ins Corpus uteri gespalten. Oberhalb und unterhalb des Uterus werden die benachbarten Strukturen durch das Rinnenspekulum und den Langenbeck-Haken geschützt. Hat man über diesen Schritt bereits Zugang zu einem Myom, wird dieses mit einer Greifzange gefasst und mit der Schere oder dem Finger ausgeschält. Ist dies nicht möglich, erfolgt die Umschneidung des gefassten Gewebes mit dem Skalpell, so dass ein Stück in Form eines Apfelsinensegmentes entsteht. Dieser Vorgang wird solange wiederholt, bis das Myom enukleiert oder der Uterus durch den Douglas gestürzt werden kann.

Cave: Nicht die äußere Organgrenze des Uterus durchschneiden → Gefahr der Verletzung umliegender Strukturen!

Kuldoplastik nach McCall

Zur Prophylaxe eines vaginalen Descensus kann die Scheide an den Ligg. sacrouterina fixiert werden (s. Abb. 7.**21**). Die McCall-Naht erfolgt noch vor dem Verschluss des Peritoneums, wird aber erst nach dem Verschluss des Scheidenendes geknotet. Ein spät resorbierbarer atraumatischer Faden (z. B. PDS, 0) wird von intravaginal durch die Wand des hinteren Scheidengewölbes gestochen, dann durch das angespannte linke Lig. sacrouterinum ca.

▶▶

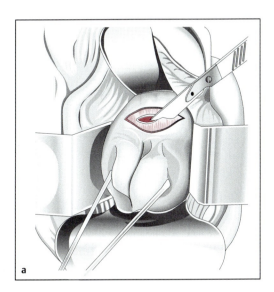

3 cm vom Stumpf entfernt (**cave:** Ureter!), nachfolgend 2 × durch das Rektumperitoneum und durch das rechte Lig. sacrouterinum analog zur linken Seite und abschließend wieder ins hintere Scheidengewölbe.

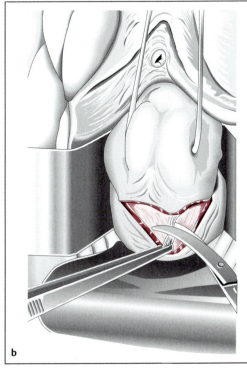

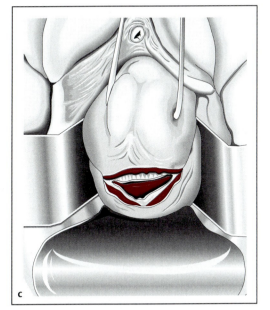

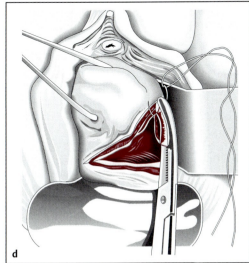

Abb. 7.**20a – n**   Vaginale Hysterektomie.
a Durchtrennen des Septum supravaginale mit dem Messer
b Durchtrennung der hinteren Umschlagfalte zur Eröffnung des Douglas-Raumes
c Douglas-Raum eröffnet.
d Umstechen des Lig. sacrouterinum, 1. Stich an der Spitze der Klemme.

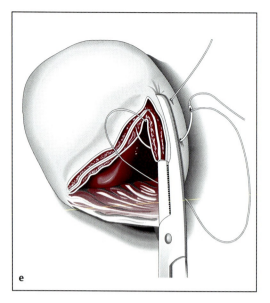

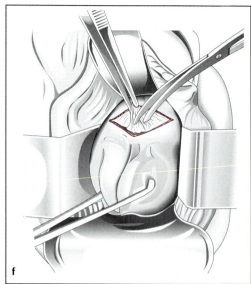

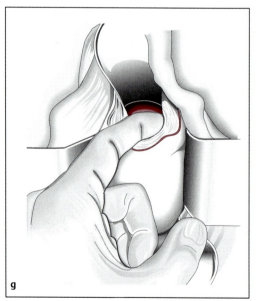

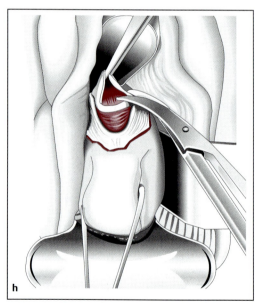

Abb. 7.**20a – n** Vaginale Hysterektomie.
e 2. Durchstich an der hinteren Seite des Bürzels
f Durchtrennen des Septum supravaginale mit der Schere
g Abdrängen der Blasenpfeiler zur Seite und Hochschieben der Blase und der Ureteren mit dem Finger. Danach Palpation des Uterus mit dem Zeigefinger und dem Seitenspekulum als Widerlager
h Eröffnen der vorderen Umschlagfalte des Peritoneums

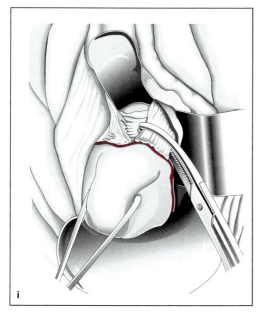

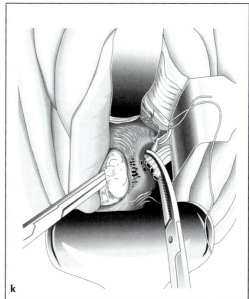

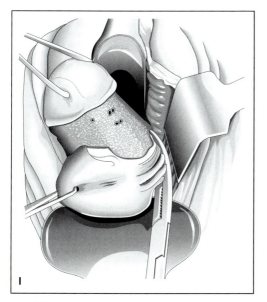

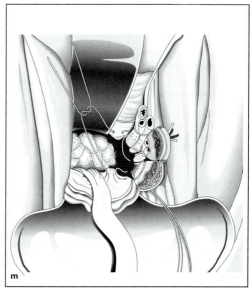

Abb. 7.**20a – n**   Vaginale Hysterektomie.
i   Abklemmen und Absetzen des linken Blasenpfeilers (Lig. vesicouterinum)
k   Randständige Umstechung des Gefäßbündels zur Ligatur
l   Abklemmen und Absetzen der Adnexe und des Lig. rotundum links. Der Uterus ist dabei nach hinten „gestürzt".
m   Knüpfen der linken Ecknaht: Lig. sacrouterinum und Douglasperitoneum sind durchstochen.

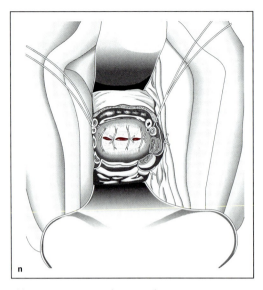

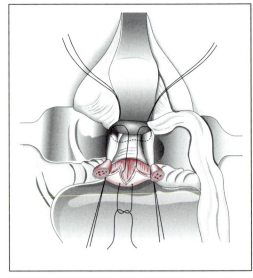

Abb. 7.**20a – n** Vaginale Hysterektomie.
n Schlussbild nach Knüpfen der Nähte

Abb. 7.**21** Kuldoplastik: Anschlingen der hinteren Scheidenwand 2 – 3 cm vom Scheidenrand entfernt. Vorher
Ausschneiden eines Dreiecks aus der hinteren Scheidenwand zur Verkleinerung des hinteren Scheidengewölbes.

■ **Probleme und deren Lösung**
– Eröffnung des hinteren Peritoneums durch
Obliteration des Douglas nicht möglich
  • Dicht auf der Zervix wird das Scheidenge-
    webe soweit abpräpariert, dass die Ligg. sa-
    crouterina und evtl. auch ein Teil der Para-
    metrien retroperitoneal abgesetzt werden
    können. Meist gelingt es durch eine weitere
    uterusnahe Präparation, das Peritoneum zu
    eröffnen. Alternativ kann der Uterusfundus
    mit einer Kugelzange durch den vorderen
    Peritonealdefekt gestürzt werden. Die Ver-
    wachsungen werden dann dicht am Uterus
    von kranial nach kaudal gelöst, bis auch der
    Raum hinter dem Uterus frei ist.
– **Plica vesicouterina nicht darstellbar** und
  nicht zu eröffnen
  • Abpräparieren der Blase von der Zervix.
    Dann werden die Parametrien und uterinen
    Gefäße in üblicher Weise abgesetzt. Nach
    dem Stürzen des Uterus durch den Douglas
    kann die Plica vesicouterina von intraperi-
    toneal mit dem Zeigefinger dargestellt und
    eröffnet werden (s. Abb. 7.**22**).
– **Uterus** aufgrund seiner Größe **nicht durch
  den Douglas zu stürzen**
  • Morcellement des Uterus bzw. des Myoms

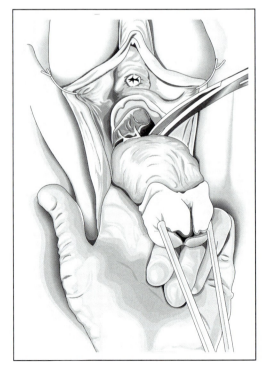

Abb. 7.**22** Eröffnen des Peritoneums bei Obliteration
der Excavatio vesicouterina. Umfassen des Uterus von
hinten.

■ **Häufige Fehler und Gefahren**
- **Verletzung von Darmschlingen** hinter dem Uterus durch unvorsichtiges Morcellement
- **Inzision der Scheidenhaut** zu nah am äußeren Muttermund oder zu tiefe Schnittführung → schwierige Präparation aufgrund fehlender Schichttreue. In der korrekten Schicht und fehlender Voroperation (z. B. Sectio) lässt sich das Spatium vesicouterinum problemlos teils stumpf, teils scharf präparieren.

■ **Postoperative Behandlung**
Der Beginn der oralen Ernährung mit Tee und Zwieback ist bereits am OP-Tag möglich.

Abdominale Hysterektomie

■ **OP-Prinzip**
Entfernung des Uterus über eine Laparotomie. Im Allgemeinen erfolgt der Zugang über einen Unterbauchquerschnitt. Bei großen Uteri kann es angezeigt sein, eine Längsschnitt-Laparotomie durchzuführen. Es werden die subtotale und totale Hysterektomie unterschieden.

Subtotale Hysterektomie

Bei dieser heute eher selten verwendeten Methode wird die Zervix belassen und der Uterus suprazervikal abgesetzt. Hierdurch werden Komplikationen wie Blasen-, Ureter- und Rektumverletzungen, die besonders bei der Entfernung der Zervix auftreten, reduziert. Ebenso soll die Rate an Blasenfunktions- und sexuellen Störungen vermindert sein. Den Nachteilen eines Verbleibens des Zervixstumpfes (Ausfluss, Blutungen, Karzinomentstehung) versucht eine laparoskopische Methode, bei welcher der drüsentragende Zervixteil ausgehült wird, gerecht zu werden. Die histologische Aufarbeitung später exstirpierter Zervixstümpfe hat jedoch drüsige Restanteile, die sich nach der operativen Prozedur der zytologischen Kontrolle entziehen, nachgewiesen. Die subtotale Hysterektomie ist nach heutigem Kenntnisstand nur bei schwierigem Situs, z. B. bei ausgedehnten Infektionen, indiziert. Als seltene Indikation kann eine ausgeprägte hepatisch bedingte Aszitesbildung gelten, bei der eine Fistelbildung zwischen Scheide und Abdomen vermieden werden soll.

Totale Hysterektomie

Die komplette Entfernung von Uteruskorpus und Zervix ist heute als Standard der Hysterektomie anzusehen.

■ **Indikation**
- o. g. Indikationen zur Hysterektomie
- vaginales und/oder laparoskopisches Vorgehen nicht möglich:
  • sehr großer Uterus myomatosus
  • ausgedehnte Adhäsionen; insbesondere im kleinen Becken (im Sinne eines „Frozen pelvis")
  • suspekter Ovarialtumor, der aufgrund seiner Größe nicht intakt endoskopisch oder vaginal entfernt werden kann
  • reduzierter Allgemeinzustand der Patientin verbietet laparoskopische Unterstützung eines wahrscheinlich nicht allein vaginal zu operierenden Uterus
  • Wunsch der Patientin
- postpartale therapieresistente Problematik (Placenta accreta oder increta, Atonie)

■ **Kontraindikation**
Siehe Kontraindikationen zur Hysterektomie und Laparotomie.

■ **Patientenaufklärung**
Siehe Aufklärung zur Hysterektomie und zur Laparotomie.

■ **OP-Planung**
- siehe oben
- Rasur nur oberhalb der Symphyse

■ **Lagerung und Abdeckung**
Die Patientin kann in Steinschnittlage oder auf dem geraden OP-Tisch gelagert werden. Die Desinfektion der Scheide mit einem entsprechenden Desinfektionsmittel (z. B. Skinsept mucosa) ist obligat. Allen Patientinnen wird nach Desinfektion der Urethralregion ein transurethraler Verweilkatheter in die Blase eingelegt, da eine gefüllte Blase das Operationsgebiet im kleinen Becken überdeckt. Das OP-Gebiet wird nach der Desinfektion mit zwei seitlichen Tüchern sowie einem kranialen und einem kaudalen Tuch abgedeckt (Abdeckung „OP in Steinschnittlage" s. entsprechendes Kapitel).

OP-Technik

Zugang und Vorbereitung

Nach der Eröffnung des Abdomens und Abstopfen des Darmkonvolutes nach kranial werden je eine lange gerade kräftige chirurgische Klemme über das Lig. rotundum und den Adnexabgang dicht am Corpus uteri gesetzt. Die Spitze der Klemme soll unterhalb des Lig. ovarii proprium positioniert sein, so dass dieses mit den darin verlaufenden Gefäßen aus den aufsteigenden uterinen Blutgefäßen komprimiert ist. Mit den an den Adnexabgängen gesetzten Klemmen kann der Uterus nun in jede gewünscht Position gebracht werden.

Präparation des Uterus
Zugang zum
Retroperitoneum

Zur Präparation und Durchtrennung eignet sich die Schere nach Sims hervorragend, die Umstechungen erfolgen mit resorbierbarem Faden, Stärke 0. Zunächst wird der Uterus kräftig nach links gezogen, so dass sich das rechte Lig. rotundum deutlich anspannt. Dieses wird knapp 2 cm vom Uterus entfernt umstochen und mit dem benachbarten Peritoneum durchtrennt. Dieser Zugang ins Retroperitoneum wird durch spreizende Bewegungen mit der Schere so erweitert, dass das hintere Blatt des Lig. latum bis unterhalb des Lig. ovarii proprium sichtbar ist. Das vordere Latumblatt wird anschließend bis zur Blase durchtrennt.

Präparation des Ureters
Adnexektomie

Nach Lokalisation und ggf. Präparation des Ureters im Retroperitoneum (vgl. Kapitel „Adnexektomie per Laparotomie") wird eine Wertheim-Klemme über Tube und dem Lig. ovarii proprium gesetzt (**cave:** das Ovar selber dabei nicht erfassen) und das Gewebe zwischen der geraden Uterusklemme und der Wertheim-Klemme durchtrennt. Die Klemme soll nicht zu dicht an den Uterus herangeführt werden, um die uterinen Gefäße nicht mitzuerfassen.

Lateralisation
des Adnexstumpfs

Befinden sich keine Strukturen im Lig. latum unterhalb der Wertheim-Klemme, kann das Adnex mit einem kleinen Scherenschlag unter der Klemme nach lateral mobilisiert werden. Dies ist sinnvoll, damit der Adnexstumpf nicht bei den weiteren Schritten an den Scheidenabschluss gezogen wird, was zur Dyspareunie führen kann.

Präparation der lateralen
Uterusstrukturen

Das hintere Latumblatt wird auf Strukturen kontrolliert und dann bis zum Lig. sacrouterinum durchtrennt. Die parallel der Uterusseitenkante verlaufenden uterinen Gefäßen werden dabei skelettiert und dargestellt.

Darstellung
des Blasenperitoneums
Mobilisierung der Blase

Die beschriebenen Schritte werden auf der anderen Seite in gleicher Weise durchgeführt. Als nächstes wird das Blasenperitoneum mobilisiert, indem es mit der Schere von der Seite unterhalb der peritonealen Umschlagsfalte durch spreizende Bewegungen von der zervikalen Unterlage abgehoben und anschließend durchtrennt wird. Hierbei wird das Blasenperitoneum mit ein oder zwei Pinzetten nach oben angespannt. Der kaudale Schnittrand wird mit zwei Pinzetten angehoben, der Uterus kräftig kranialwärts gezogen und die Blase auf dem Uterus und der Zervix teils stumpf, ▶▶

teils scharf mit der Schere nach kaudal mobilisiert. Befindet man sich in der korrekten Schicht des Spatium vesicouterinum, treten meist keine größeren Blutungen auf. Die Präparation soll streng auf die Zervix beschränkt bleiben, da es weiter lateral zu unangenehmen Blutungen aus den Blasenpfeilern kommen kann.

Durchtrennung der Zervix

Nachdem die Blase bis auf Höhe der Portio, welche zwischen zwei Fingern gut tastbar ist, mobilisiert wurde, setzt man etwas oberhalb des Lig. sacrouterinum eine Wertheim-Klemme dicht an der Zervix senkrecht über die uterinen Gefäße, durchtrennt diese und ersetzt die Klemme durch eine gestochene Ligatur. Dieselbe Prozedur erfolgt auf der anderen Seite.

Mobilisierung des Rektums

Ist das Rektum durch entzündliche Veränderungen an die Zervix herangezogen, wird das Douglasperitoneum eröffnet und das Rektum nach kaudal mobilisiert.

Digitale Kontrolle
der Blasenmobilisierung
Absetzen der Parametrien

Es erfolgt die nochmalige digitale Kontrolle, ob die Blase bis unterhalb der Portio mobilisiert ist. Dann werden wechselseitig die Parametrien über parallel und dicht zur Zervix gesetzte Klemmen abgesetzt. Die Ligg. sacrouterina werden hierbei im Allgemeinen mitgefasst. Die letzte Klemme im parametranen Bereich soll die vaginale Ecke miterfassen, um Blutungen aus diesem Bereich zu vermeiden. Die Ligatur wird doppelt gestochen und am langen Faden in einer Pean-Klemme gehalten.

Absetzen des Uterus

Ist die Scheide von beiden Seiten eröffnet und die Blase ausreichend nach kaudal mobilisiert (so dass nach Absetzen des Uterus ein blasenfreier Scheidensaum darstellbar ist), wird der Uterus von der dorsalen und ventralen Scheidenwand nahe der Portio mit der Schere abgesetzt. Der vordere und hintere Scheidenwundrand wird mit zwei langen geraden, scharfen Kocher-Klemmen gefasst und dargestellt.

Wundverschluss und Drainage
Verschluss
des Scheidenstumpfs

Die Scheide wird von lateral mit Z-gestochenen Nähten verschlossen. Im mittleren Bereich erfolgt eine vordere und hinteren Saumnaht, damit Wundsekret und Blut ablaufen können. Einige Operateure empfehlen die Einlage einer T-Drainage. Ist eine komplette Adaptation des viszeralen Peritoneums z. B. aufgrund einer ausgedehnten Peritoneumresektion bei Endometriose nicht möglich, muss der Scheidenstumpf komplett verschlossen werden, um eine Keimaszension ins Abdomen zu vermeiden. Besteht Bluttrockenheit, wird das viszerale Peritoneum mit fortlaufender atraumatischer Naht, 2/0, resorbierbar, verschlossen. Die Stümpfe der Adnexe und der Ligg. rotunda werden dabei nach retroperitoneal verlagert, indem im Bereich der Stümpfe eine halbe Tabaksbeutelnaht angelegt wird (s. Abb. 7.**23a – i**).

Kuldoplastik nach McCall

Zur Enterozelenprophylaxe besonders bei tiefem Douglas können die Ligg. sacrouterina am Scheidenstumpf fixiert werden (Kuldoplastik nach McCall). Vorbereitend wird in diesem Fall auf jeden

▶▶

►►

Fall das Douglasperitoneum eröffnet und das Rektum von der hinteren oberen Vaginalwand mobilisiert. Auch ist es sinnvoll, die Ligg. sacrouterina separat abzusetzen und die Ligatur lang in eine Kocher-Klemme einzuspannen. So können diese später besser angespannt und dargestellt werden. Nachdem der Uterus abgesetzt und der Verlauf des Ureters im Retroperitoneum klar ist, wird ein spät resorbierbarer monophiler Faden (z. B. PDS, Stärke 0) von vaginal durch die hintere Vaginalwand gestochen. Dann wird zunächst das rechte, danach das linke Lig. sacrouterinum ca. 4 cm von der Ligatur umstochen (**cave:** Ureter!) und der Faden wieder in das hintere Scheidengewölbe ausgeführt. Durch das Knoten des Fadens werden die Sakrouterinligamente am Scheidenstumpf fixiert. Der Verschluss der Scheide und die Peritonealisierung erfolgen wie oben beschrieben, wobei die vereinigten Ligamente mit Peritoneum abgedeckt werden.

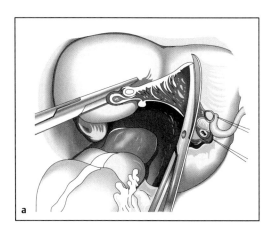

a

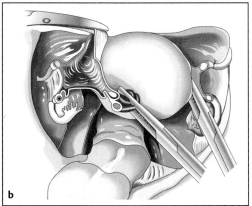

b

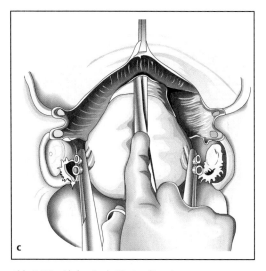

c

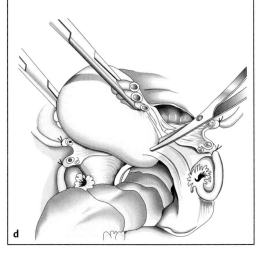

d

Abb. 7.**23**   Abdominale Hysterektomie.

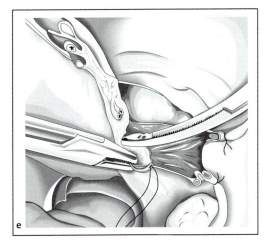

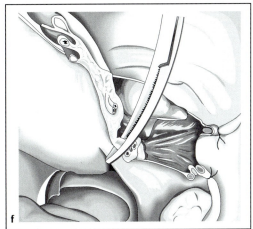

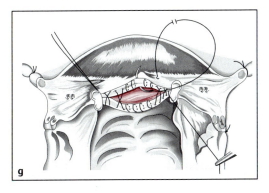

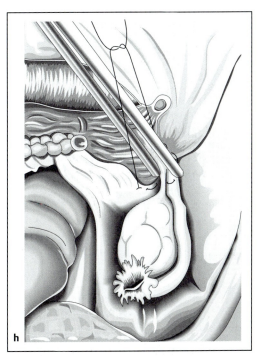

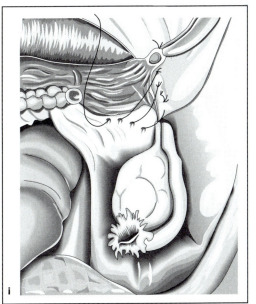

a Durchtrennen des vorderen Blattes des Lig. latum rechts

b Durchtrennen des Blasenperitoneums

c Mobilisieren der Harnblase

d Durchtrennen des hinteren Blattes des Lig. latum

e Umstechen der Uteringefäße rechts

f Fassen des Lig. sacrouterinum rechts

g Scheidennaht rechts und links durch 2 Z-Stiche mit Adaptation der Wundränder, in der Mitte werden der vordere und hintere Wundrand gesäumt

h Beginn der Peritonealisierung des Wundgebietes durch eine halbe Tabaksbeutelnaht an den rechten Adnexen

i Peritonealisieren des Wundgebietes durch Vereinigung des hinteren und vorderen Blattes des Lig. latum

■ **Probleme und deren Lösung**

- **unklare anatomische Verhältnisse** im parametranen Bereich, z. B. durch Endometriose oder entzündliche Veränderungen
  - Präparation des Ureters bis zur Unterkreuzung der uterinen Gefäße. Ist der Ureter dicht an die Zervix herangezogen, muss er aus den Parametrien herauspräpariert und lateralisiert werden (vgl. Ureterpräparation bei der radikalen Hysterektomie nach Wertheim-Meigs).
- **Rektum** durch entzündliche Veränderungen oder Endometriose **an der Zervixhinterwand fixiert**
  - Eröffnen des Douglasperitoneums und teils stumpfe, teils scharfe Mobilisation des Rektums von der Zervixhinterwand und dem hinteren oberen Scheidengewölbe

■ **Häufige Fehler und Gefahren**

- zu **kleine Laparotomie** → unübersichtlicher Situs
- **Blasenverletzung** durch Präparation in der falschen Schicht und stumpfes Abschieben der Blase mit dem Tupfer → korrektes Darstellen des Spatium vesicouterinum und Abschieben der Blase mit der Schere
- **Darmverletzungen** durch ungenügende Adhäsiolyse vor der Hysterektomie → gesamter OP-Bereich muss freipräpariert sein

- zu **große Einzelschritte** mit **Massenligaturen**, die leicht abrutschen → Darstellen einzelner Gefäßbündel; evt. Sicherheitsligatur (Vasa uterina, Vasa ovarica)
- **vaginale Nachblutung** durch ungenügende Blutstillung im "Bloody angle" (zwischen Vaginalwand und Parametrium-/Parakolpiumstumpf) → Fassen von etwas Vaginalwand mit der letzten Parametrienklemme vor dem Absetzen der Zervix von der Scheide
- **Ureterverletzung** durch atypischen Verlauf (z. B. endometriose- oder entzündungsbedingt) → Ureterdarstellung bei unklaren anatomischen Verhältnissen, wie in Kapitel 8 „Adnexektomie" beschrieben

■ **Alternativmethoden**

- konservative oder minimal-invasive Verfahren
- reine laparoskopische Hysterektomie
- LAVH
- vaginale Hysterektomie

■ **Postoperative Behandlung**

Siehe oben sowie Kapitel 12 „Sonstige Eingriffe" zur Laparotomie.

8 Eingriffe an den Adnexen

B. Uhl

Laparoskopische Eingriffe

Chromopertubation

■ OP-Prinzip
Überprüfung der Tubendurchgängigkeit bei Sterilitätspatientinnen. Nach transzervikaler Applikation einer Farblösung wird per Laparoskopie der Farbaustritt an den Fimbrien überprüft. Zum Ausschluss uteriner Sterilitätsursachen ist die Durchführung einer Hysteroskopie in gleicher Sitzung zu empfehlen.

Merke: Die Durchgängigkeit der Tuben ist kein Beweis ihrer Funktionalität.

■ Indikation
Fehlendes Eintreten einer Schwangerschaft innerhalb von 24 Monaten, trotz regelmäßiger ungeschützter Kohabitationen (Sterilitäts-Definition der WHO).

■ Kontraindikation
– nichtinvasive Abklärung der Patientin (Stoffwechselerkrankungen, endokrinologische Störungen, etc.) bisher nicht erfolgt
– andrologische Abklärung des Partners nicht erfolgt

– in erster Zyklushälfte der Patientin, wenn in dieser Zeit ungeschützte Kohabitationen stattgefunden haben

■ Patientenaufklärung
– Information über den Sinn einer Hysteroskopie in gleicher Sitzung
– Aufklärung über mögliche Eingriffe in gleicher Sitzung, u. a.:
  • Behandlung einer Endometriose (s. dort)
  • Ovariolyse und Salpingolyse
  • Adhäsiolyse
  • Fimbrioplastik und Tuboneostomie

■ OP-Planung
– anamnestische Abklärung
  • Zyklusphase
  • Ergebnisse der nichtinvasiven Diagnostik bei beiden Partnern
  • Beschwerden, insbesondere während der Menstruation
– gynäkologische Untersuchung zum Ausschluss anatomischer Missbildungen oder anderer pathologischer Befunde (u. a. Myome oder Ovarialzysten)
– β-HCG im Serum, besonders bei unregelmäßigem Zyklus

OP-Technik

Vorbereitung
Wahl des
Pertubationssystems

Nach entsprechender Desinfektion und Einlegen eines Verweilkatheters in die Blase, wird ein Pertubationssystem in die Zervix eingebracht. Folgende Möglichkeiten stehen zur Verfügung:
– Starre Metallrohre, an welche vorne Konen verschiedener Größe montiert werden können. Diese Systeme werden durch eine oder zwei Kugelzangen an der Zervix fixiert. Bei der Auswahl des Systems ist darauf zu achten, dass bei der Fixierung ein ausreichender Druck auf die Zervix ausgeübt werden kann. Nur bei Dichtigkeit wird der notwendige Pertubationsdruck erreicht.　▶▶

– Metallrohr mit Saugglockenaufsatz, der mit einer Vakuumpumpe an der Zervix fixiert wird. Eine ausreichende Fixierung ist jedoch aus anatomischen Gründen oft nicht möglich.
– Pertubationskatheter mit einem intrauterinen und einem intrazervikalen Ballon zur Blockung
Als Pertubationslösung verwenden wir 1 ml Indigocarmine in 20 ml NaCl (0,9 %ig).

Diagnostische Laparoskopie

Zunächst wird eine diagnostische Laparoskopie durchgeführt. Vor der Chromopertubation sollte das gesamte Abdomen inspiziert werden. Insbesondere ist auf Verwachsungen im kleinen Becken und im perihepatischen Bereich zu achten (Fitz-Hugh-Curtis-Syndrom). Dies sind eventuelle Folgen einer chlamydien- oder gonokokkenbedingten Adnexitis. Bei solchen Befunden ist auch bei einer positiven Chromopertubation eine entzündungsbedingt eingeschränkte Funktion der Tubenmukosa als Sterilitätsursache in Erwägung zu ziehen. Bei unauffälligem laparoskopischem Befund oder nach entsprechender Adhäsiolyse erfolgt das Einspritzen der Blaulösung mit kräftigem Druck. Ein Farbaustritt aus den Fimbrien beidseits zeigt die Tubendurchgängigkeit an.

■ Probleme und deren Lösung
– **ampullärer Tubenanteil bläht sich auf** ohne Farbaustritt
  • vorsichtiges Ausmassieren der Tube (erbringt evtl. doch noch einen Farbaustritt)
– **kein Farbaustritt** beidseits ohne Anhalt für Pathologie
  • Gabe von 1 Amp. Buscopan i. v. und anschließend erneute Pertubation zum Ausschluss eines reflektorischen Tubenspasmus

■ Alternativmethoden
– **Hysterosalpingographie**
  • keine Aussage bzgl. peritubarer Pathologien (z. B. Adhäsionen)
  • keine Beurteilung anderer Sterilitätsursachen (z. B. Endometriose)
  • Strahlenbelastung
  • häufig untersuchungsbedingte Schmerzen
– **Kontrastmittelsonographie**, z. B. mit Echovist
  • keine Aussage bezüglich peritubarer Pathologien (z. B. Adhäsionen)
  • keine Beurteilung anderer Sterilitätsursachen (z. B. Endometriose)

Beide Methoden erreichen nicht den diagnostischen Wert der Chromopertubation und sollten daher nicht die Grundlage für die Entscheidung zur In-vitro-Fertilisation (IVF) oder mikrochirurgischen Intervention bilden.

■ Postoperative Behandlung
Eine ausführliche Beschreibung der erhobenen Befunde sowie eine Erklärung der Tragweite bezüglich des Kinderwunsches sollte dem Paar angeboten werden.

Therapie der Tubargravidität

■ OP-Prinzip
Bei ca. 2 % aller Schwangerschaften kommt es zur Extrauteringravidität (EUG). 99 % davon sind Tubargraviditäten. Die Inzidenz hat durch zunehmende Adnexitiden (insb. Chlamydien) als auch durch eine verfeinerte Diagnostik mit Vaginalsonographie und β-HCG-Bestimmung zugenommen. Die frühe Diagnostik hat auch zu einem Wandel der Therapie geführt. Stand früher die notfallmäßige Laparotomie bei oft schon instabilen Kreislaufverhältnissen im Vordergrund, kann heute die Tubargravidität endoskopisch und tubenerhaltend operiert werden. In seltenen Fällen ist aufgrund unstillbarer Blutungen oder persistierender β-HCG-Werte eine Salpingektomie notwendig. Die sehr gute Frühdiagnostik sollte nicht zu einer voreiligen Intervention verleiten, bei der noch kein pathologischer Befund erhoben werden kann.

■ **Indikation**
- sonographisch nachweisbare Tubargravidität
- HCG im Serum > 1200 IE/l
  - keine intrauterine Furchthöhle nachweisbar
  - keine Verdopplung der Werte in 2 Tagen (bis zur 7. SSW)
  - verzögerter Anstieg, Plateau oder Abfall
  - freie Flüssigkeit im Douglas
  - Unterleibschmerzen (häufig unilateral)

■ **Kontraindikation**
- intrauterine Gravidität aufgrund niedriger HCG-Werte und fehlendem Verlauf noch nicht sicher auszuschließen
- Patientin im hämorrhagischen Schock; hier ist eine zügige Längsschnittlaparotomie der laparoskopischen Intervention vorzuziehen.

■ **Patientenaufklärung**
- persistierende β-HCG-Werte durch in der Tube verbliebendes Trophoblastgewebe in ca. 5 % der Fälle

- erhöhtes Risiko einer erneuten Tubargravidität bei tubenerhaltendem Vorgehen
- gestörte ovarielle Durchblutung nach Salpingektomie

■ **OP-Planung**
- gezielte Frage nach der Familienplanung (Kinderwunsch oder bereits sicher abgeschlossen)
- Diagnostik mit Vaginalsonographie und β-HCG-Bestimmung
- Bestimmung der Blutgruppe und des Rhesus-Faktors, wenn nicht bereits im Mutterpass dokumentiert
- bei fehlendem sonographischen Korrelat und kontinuierlich abfallenden HCG-Werten Abwarten unter klinischer Kontrolle (Sono, HCG und Klinik)

Merke: Bei HCG-Werten < 1000 IE/l und fehlender Symptomatik kann die laparoskopische Lokalisation schwierig bis unmöglich sein.

OP-Technik	
Entscheidung bzgl. Uterusmanipulator und Abortabrasio	Die präoperative Einlage eines Uterusmanipulators und eine Abortabrasio vor der Laparoskopie sollten nur bei sonographisch eindeutig nachgewiesener EUG und/oder abfallenden HCG-Werten erfolgen. Wir verzichten auf die Einlage eines Uterusmanipulators ganz. Die Abortabrasio bei fallenden HCG-Werten erspart der Patientin die längere Abbruchblutung und erbringt bei fehlendem laparoskopischem Korrelat evtl. den histologischen Nachweis eines intrauterinen Abortes.
Entfernung von freiem Blut und Koagula	Bei der Laparoskopie werden zunächst mit einem Saug-Spül-Rohr freies Blut und Koagula aus der Bauchhöhle entfernt. Auch größere Blutmengen stellen bei stabilen Kreislaufverhältnissen keine Kontraindikation für das laparoskopische Vorgehen dar.
Darstellung der Tubargravidität Injektion von Vasopressin	Wichtig ist, sich zunächst in aller Ruhe Übersicht zu verschaffen und die Tubargravidität darzustellen. Je nach Lage der EUG in der Tube sind verschiedene Operationsverfahren möglich. Die Injektion von Vasopressin (z. B. 1 ml = 5 IE Por 8 auf 100 ml NaCl 0,9 %) in die Mesosalpinx, in die Tubenwand im Bereich der EUG und neben dem Lig. infundibulopelvicum reduziert die Blutungsneigung deutlich (leider ist Vasopressin nicht immer im Apothekenhandel erhältlich). Zunächst wird die Tube mit der Tubenfasszange angespannt. Durch Aspiration ist die korrekte extravasale Lage der Nadel zu prüfen, bevor die entsprechenden Depots gesetzt werden. ▶▶

▶▶ *Entfernung der Tubargravidität* **Spülung und Drainage**	Nach der Entfernung der Tubargravidität sollten möglichst viel Blut und Koagula mit dem Saug-Spül-System aus dem Abdomen entfernt und eine Robinson-Drainage eingelegt werden.
Tubarabort bzw. Sitz nahe der Fimbrien	Adhäsionen im Bereich des Adnex werden mit der Metzenbaum-Schere gelöst. Die Tube wird hierbei mit der atraumatischen Tubenfasszange leicht angespannt. Ist das Abortkonglomerat sichtbar, wird es nach Möglichkeit in toto z. B. mit dem Overholt aus seiner Umgebung herausgelöst und durch den linksseitigen 10-mm-Trokar entfernt. Blutungen werden vorsichtig mit der schmalen bipolaren Pinzette koaguliert (s. Abb. 8.**1a – d**). Eine nahe der Fimbrie sitzende EUG wird vorsichtig mit der Tubenfasszange und dem Overholt zum Tubenende hin ausgemolken (s. Abb. 8.**2a + b**). Gegebenenfalls wird die Fimbrie mit einer monopolaren Nadel inzidiert.
Ampullärer oder isthmischer Sitz	Diese Tubargraviditäten sollten wegen der hohen Rate an Trophoblastpersistenzen nicht ausgemolken werden. Besonders bei isthmischer Lage ist mit einer erhöhten Blutungsneigung zu rechnen. Nach der Vasopressininjektion erfolgt die antimensenteriale longitudinale Inzision der Tube mit einer dünnen, monopolaren Nadel im proximalen Bereich der Auftreibung (s. Abb. 8.**3a + b**).
Salpingotomie	Alternativ kann die Salpingotomie mit der Hakenschere oder einem Laser durchgeführt werden. Häufig exprimiert die Tube das Schwangerschaftsprodukt nach wenigen Minuten selbst, so dass es ohne Probleme mit einer Löffelfasszange entfernt werden kann. Ist dies nicht der Fall, wird die EUG vorsichtig mit dem Overholt oder dem Spül-Saug-Rohr umfahren und herausgelöst. Stärkere Blutungen werden mit der bipolaren Pinzette gestillt.
Wundverschluss	Ein Nahtadaptation der Wundränder ist nur bei einer stark klaffenden Wunde sinnvoll und erfolgt dann mit Einzelknopfnähten (4/0, resorbierbar).
Partielle Salpingektomie	Ist eine Blutstillung nicht möglich (häufig bei isthmischem Sitz), besteht die Indikation zur partiellen oder totalen Salpingektomie. Bei der partiellen Salpingektomie (s. Abb. 8.**4a + b**) wird möglichst viel Tubengewebe erhalten. Dies bildet die Grundlage für eine spätere mikrochirurgische **Reanastomosierung**. Die Tube wird proximal und distal des blutenden Wundbettes bipolar koaguliert und mit der Hakenschere durchtrennt. Der zu resezierende Anteil wird mit der Allis-Zange angespannt und die anhängende Mesosalpinx tubennah bipolar koaguliert und durchtrennt. Das Präparat wird durch den linksseitigen 10-mm-Trokar entfernt.
Totale Salpingektomie	Ist die Familienplanung der Patientin sicher abgeschlossen, sollte bei Blutungsproblemen eine komplette Salpingektomie durchgeführt werden. Eine generelle Salpingektomie bei Tubargravidität und abgeschlossener Familienplanung ist wegen der Beeinträchtigung der ovariellen Durchblutung nicht zu empfehlen. Bei der Sal-

▶▶

pingektomie wird der Tubenabgang uterusnah bipolar koaguliert und mit der Hakenschere durchtrennt. Die Tube wird mit der Allis-Zange angespannt und die Mesosalpinx schrittweise tubennah koaguliert und durchtrennt. Die Tube wird dann durch den 10-mm-Trokar entfernt. Die Resektion der Tube über eine Schlingenligatur ist wegen der stärkeren Beeinträchtigung des Rete ovarii nicht zu empfehlen.

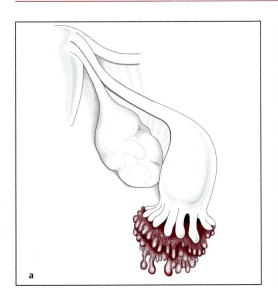

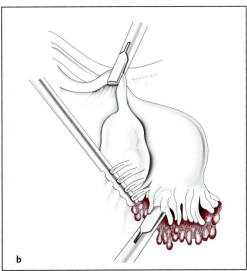

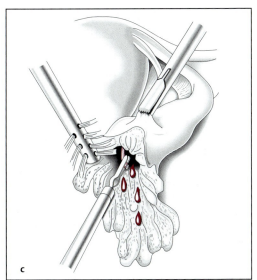

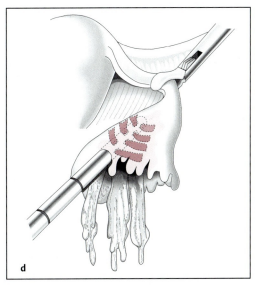

Abb. 8.1 Herauslösen eines fimbriennahen Tubaraborts.

a Die teilweise ausgestoßene Eileiterschwangerschaft findet sich in einem Konglomerat aus teils frischen, teils älteren Koagula und Adhäsionen.

b Herauslösen des Abortkonglomerats aus seinen Verbindungen im kleinen Becken

c gezielte Koagulation kleinerer Blutgefäße mit der bipolaren Pinzette nach Präparation und exakter Darstellung mit dem Saug-Spül-Gerät

d intraluminales Spülen des distalen Eileiters zur schonenden Entfernung von Blut- und Trophoblastresten

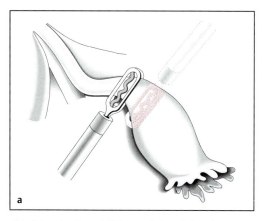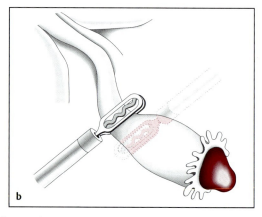

Abb. 8.2a + b Sog. „Milking out" eines Tubaraborts: Die Tuben werden am proximalen Pol der Tubargravidität mit der gefensterten Koagulationszange gefasst und mit einer gleichartigen zweiten Zange in Richtung Fimbrientrichter ausgedrückt.

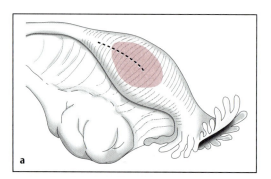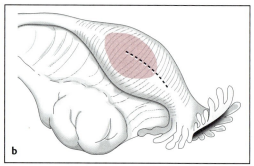

Abb. 8.3a + b Erhaltende Operation bei Extrauteringravidität im ampullären Tubenbereich durch longitudinale Salpingotomie auf der antimesenterialen Seite
a richtig: Inzision im proximalen Bereich der Auftreibung
b falsch: Inzision im distalen Bereich der Auftreibung

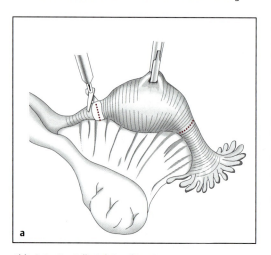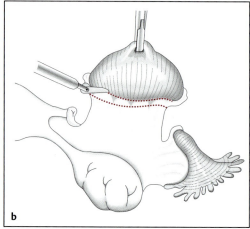

Abb. 8.4 Partielle Salpingektomie.
a Distaler und proximaler Anteil der Tube werden bipolar koaguliert
b Segment wird mittels Schere reseziert

■ Probleme und deren Lösung

– **persistierende HCG-Werte** postoperativ
  • Second-look-Laparoskopie (besonders bei erneuten Beschwerden)
  • Methotrexat i. v. oder oral (0,5 mg/kg KG alle 2 Tage), bis die HCG-Werte deutlich abfallen

■ Häufige Fehler und Gefahren

– Ausmelken der Tubargravidität bei ampullärem Sitz mit dem Risiko der **Trophoblastpersistenz**
– **Schädigung der Tubenwand** durch zu große Koagulationsinstrumente

■ Alternativmethoden

– Applikation von Methotrexat in die EUG
  • besonders bei uterin intramuralem Sitz (hohe operative Komplikationsrate)
  • intraamniale Instillation von MTX (1 mg/kg KG) nach Punktion der Amnionhöhle und Aspiration des Fruchtwassers (sonogesteuert oder per Laparoskopie)
– Prostaglandin $F_2\alpha$ 5 – 10 mg intratubar im Rahmen einer die Diagnose sichernden Laparoskopie; Erfolgsrate 84 %

■ Postoperative Behandlung

– Rhesus-Prophylaxe bei Rh-negativen Frauen
– Entfernung der Robinsondrainage, sobald keine blutige Sekretion mehr vorliegt
– β-HCG-Kontrollen bis zum Erreichen des Normalwertes
– Second-look-Laparoskopie bei erneuten Beschwerden

Sterilitätschirurgie

■ OP-Prinzip

Eingriffe an der Tube zur Wiederherstellung bzw. Verbesserung der Tubenfunktionalität. Die Erfolge der Mikrochirurgie haben gezeigt, wie entscheidend die möglichst atraumatische Präparation und die Verwendung von dünnstem Nahtmaterial ist. Nur bei gleicher Erfolgsaussicht ist der Einsatz der endoskopischen Techniken zu akzeptieren. Domäne der Mikrochirurgie wird weiterhin der proximale Tubenverschluss bleiben. Dies gilt insbesondere auch für die Refertilisierung nach Tubenligatur. Der Einsatz der endoskopischen Tubenchirurgie sollte für die meisten endoskopischen Operateure auf die Adhäsiolyse, die Fimbrioplastik und die Salpingostomie beschränkt bleiben. Das besonders bei der Salpingostomie erkennbare Faltenrelief der Tubenmukosa gibt zusätzliche Information zur Funktionalität der Tube. Ist dieses abgeflacht und ohne Falten, besteht wenig Hoffnung für den Erfolg der Sterilitätschirurgie. Hier sollte zu einem IVF-Verfahren geraten werden. Aus den genannten Gründen soll im Folgenden nur auf die Salpingolyse, die Fimbrioplastik und die Salpingostomie eingegangen werden.

Abbildung 8.**5** stellt die Typen der Tubenpathologie schematisch dar. In Anlehnung an den Prognose-Score der American Society for Reproductive Medicine wird die distale Tubenpathologie klassifiziert (s. Tab. 8.**1**).

Tabelle 8.**1** Prognose-Score zur Klassifikation bei distaler Tubenpathologie. **Anmerkungen:** Wand: dick, wenn > 2 mm; Adhäsionen: wenig, wenn avaskulär bzw. dünn, Mukosa: geschätzter Erhaltungsgrad der Mukosa im ampullären Teil in Prozent; Verdopplung des Punkte-Scores bei fehlender oder verschlossener kontralateraler Seite

links				Distale Tube	rechts			
dick	ausge-prägt	wenig	dünn keine	**Wand** **Adhäsionen**	dünn keine	wenig	ausge-prägt	dick
keine	< 25 %	25 – 75 %	> 75 %	**Mukosa** (Erhaltungsgrad)	> 75 %	25 – 75 %	< 25 %	keine
3	2	1	0	**Score**	0	1	2	3
Score-Punkte	0 – 5	6 – 10	11 – 16					
Stadium	I	II	III					

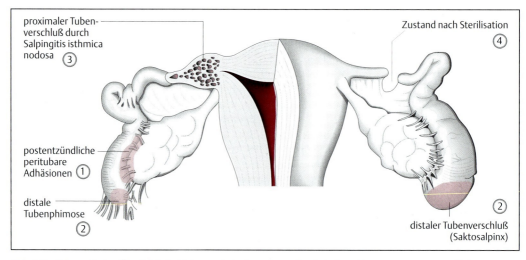

proximaler Tuben-verschluß durch Salpingitis isthmica nodosa ③

Zustand nach Sterilisation ④

postentzündliche peritubare Adhäsionen ①

distale Tubenphimose ②

distaler Tubenverschluß (Saktosalpinx) ②

Abb. 8.**5** Schematischer Überblick der Tubenpathologietypen: ① distale Tubenphimose, ② postentzündliche peritubare Adhäsionen, ③ proximaler Tubenverschluss durch Salpingitis isthmica nodosa, ④ Zustand nach Sterilisation.

■ **Kontraindikation**
– kein Kinderwunsch
– Ablehnen einer operativen Intervention
– Wunsch zum IVF bei entsprechender Tubenpathologie

■ **Patientenaufklärung**
– Rezidivrisiko
– erhöhtes Risiko einer EUG bei eintretender Schwangerschaft (SS) (z. B. 25 % der eintretenden Schwangerschaften nach Salpingostomie im Stadium I, 50 % im Stadium II und III) → engmaschige sonographische Kontrollen bei positivem SS-Test
– Möglichkeit der IVF
  • als Alternative (SS-Rate pro Embryotransfer 14,2 – 23 %)
  • als Möglichkeit bei Therapieversagen
– Information über Erfolgsraten der Salpingostomie
  • Stadium I: SS-Rate über 50 %
  • Stadium II: SS-Rate 36 %
  • Stadium III: SS-Rate 19,4 %

■ **OP-Planung**
– Abklärung des Kinderwunsches
– Ausschluss anderer Sterilitätsursachen (s. Kapitel „Chromopertubation")

■ **Alternativmethoden**
IVF oder ICSI (insbesondere bei zusätzlichen Sterilitätsursachen)

■ **Postoperative Behandlung**
– Entfernen der Drainage bei seröser Sekretion
– Rat zur engmaschigen sonographischen Kontrolle bei positivem SS-Test
– Info über verändertes postoperatives Sono-Bild bei Interceedeinlage

Salpingolyse/Ovariolyse

■ **OP-Prinzip**
Adhäsiolyse im Bereich der Tuben und Ovarien sowie ggf. im gesamten kleinen Becken zur Wiederherstellung der Tubenbeweglichkeit und einer freien Ovaroberfläche. Serosadefekte sind nach Möglichkeit zu vermeiden, da diese die Hauptursache für Rezidivadhäsionen und besonders für funktionseinschränkende Verwachsungen zwischen Tube und Ovar sind.

■ **Indikation**
– unerfüllter Kinderwunsch
– Adhäsionen, insbesondere peritubar (meist postentzündlich)

OP-Technik

Mobilisation und Adhäsiolyse

Zunächst erfolgt die Mobilisierung der Tube und des Fimbrientrichters. Die Verwachsungen sind meist avaskulär und können mit der Metzenbaum-Schere durchtrennt werden. Das Narbengewebe wird mit der Allis-Zange, oder die Tube mit der atraumatischen Tubenfasszange angespannt. Zur besseren Übersicht müssen gelegentlich Sigmaverwachsungen zum seitlichen Peritoneum und/oder zum Adnex nahe der Sigmaserosa unter Anspannung des Sigmas mit der Metzenbaumschere durchtrennt werden. Blutungen werden mit dem Saug-Spül-System dargestellt und mit der bipolaren Pinzette vorsichtig koaguliert.

Ovariolyse

Gestaltet sich die Lösung der Tube von der Ovarialoberfläche schwierig, wird zunächst mit der Ovariolyse von der seitlichen Beckenwand fortgefahren.

Cave: Eine stumpfe Mobilisierung führt zu peritonealen Defekten und damit zum Rezidiv.

Die Ovariolyse beginnt am oberen Ovarpol, da hier oft glatte peritoneale Verhältnisse darstellbar sind. Hierzu wird das Ovar mit der Allis-Zange von der Gegenseite kommend angespannt und schrittweise mit der Metzenbaum-Schere aus der Fossa ovarica in Richtung des Lig. sacrouterinum herausgelöst. Das mobile Ovar wird nun nach medial mit der Allis-Zange angespannt, die Tube mit der Tubenfasszange über einen dritten Einstich (mittlerer Unterbauch, 5 mm) ebenfalls angespannt und die Adhäsionen zwischen Ovar und Tube mit der Metzenbaum-Schere gelöst (s. Abb. 8.**6**).

Blutstillung
Wundverschluss
Adhäsionsprophylaxe

Blutungen werden dargestellt und vorsichtig mit der bipolaren Pinzette koaguliert.

Cave: Die unbeabsichtigte Durchtrennung des Lig. fimbrioovaricum führt zu unangenehmen Blutungen (s. Abb. 8.**6b**).

Serosadefekte müssen mit einer spannungsfreien Naht (4/0, resorbierbar) verschlossen oder durch Interceed-Gaze abgedeckt werden.

Chromopertubation
Drainage

Anschließend ist es sinnvoll die Tubendurchgängigkeit mittels Chromopertubation zu überprüfen. Einlegen einer Robinson-Drainage.

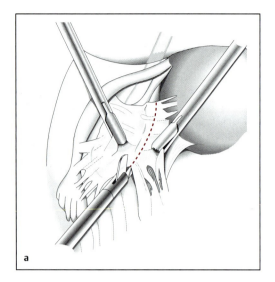

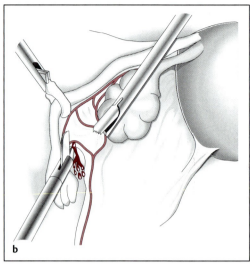

Abb. 8.**6** Salpingo- und Ovariolyse.
a Befreiung der Adnexe aus der Fossa ovarica links, die Adhäsiolyse beginnt am oberen Ovarialpol
b unbeabsichtigtes Durchtrennen des Lig. fimbrioovaricum mit der A. fimbrioovarica
c Lösung der Tuben von der Beckenwand

■ **Häufige Fehler und Gefahren**
– Blutungen bei Durchtrennung des Lig. fimbrioovaricum
– Belassung von Serosadefekten (→ erhöhtes Rezidivrisiko)
– Präparation außerhalb der anatomischen Schichten (→ große Wundflächen mit hohem Rezidivrisiko)

Fimbrioplastik

■ **OP-Prinzip**
Erweiterung eines partiell verschlossenen Fimbrientrichters, so dass wieder eine gut evertierte Fimbrie entsteht.

■ **Indikation**
Inkompletter distaler Tubenverschluss.

OP-Technik	
Adhäsiolyse	Als erstes werden narbige Verwachsungen des Fimbrientrichters zum Ovar unter Anspannung der Tube mit der Metzenbaum-Schere gelöst (s. Abb. 8.7). Das gut durchblutete Lig. fimbrioovaricum sollte geschont werden.
Chromopertubation Inzision des Fimbrientrichters	Nun wird die durch Chromopertubation sichtbar gemachte präexistente Öffnung des vernarbten Fimbrientrichters aufgesucht und der Fimbrientrichter mit der monopolaren Nadel sternförmig inzidiert.
Rezidivprophylaxe	Zur Vermeidung einer Reokklusion werden die gelösten Fimbrien mit Einzelknopfnähten (4/0, resorbierbar) evertiert (s. Salpingostomie).

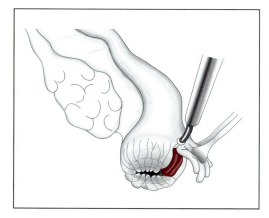

Abb. 8.7   Interfimbriale Adhäsionen mit Fimbriolyse.

■ **Häufige Fehler und Gefahren**
– zu **geringe Inzision** und **Evertierung** des Fimbrientrichters → Risiko der Reokklusion
– Koagulations- bzw. monopolares **Schneideinstrument** zu **breitflächig** → Risiko der Schädigung von gesundem Gewebe

Salpingostomie

■ **OP-Prinzip**
Eröffnung einer distal komplett verschlossenen Tube mit Neuformierung eines Aufnahmetrichters. Ist der Ort des ehemaligen Fimbrientrichters nicht mehr zu lokalisieren, spricht man von einer Salpingoneostomie.

■ **Indikation**
Distaler Tubenverschluss (Saktosalpinx)
– unerfüllter Kinderwunsch
– vor IVF, zur Reduktion der EUG-Rate

OP-Technik

Adhäsiolyse
Chromopertubation

Wie bei der Fimbrioplastik werden Verwachsungen zwischen Tube und Ovar gelöst (s. o.). Die räumliche Orientierung, wo die Tube eröffnet werden soll, fällt häufig nach Auffüllen der Tube per Chromopertubation leichter. Die ehemalige Öffnung ist evtl. als Einziehung am Tubenende erkennbar.

Inzision

Dort oder an der vermutlichen Position wird eine punktförmige Inzision mit der monopolaren Nadel gesetzt. Von hier wird die Öffnung über sternförmig verlaufende Inzisionen (Beginn mit der Inzision Richtung Ovar) mit der monopolaren Nadel erweitert. Die Tube wird währenddessen mit der Tubenfasszange in Position gehalten.

Salpingoneostomie

Aus den entstandenen Segmenten wird durch Evertieren und spannungsfreies Fixieren der Segmentspitzen auf der Tubenwand (Einzelknopfnähte, 4/0, resorbierbar) ein neuer Aufnahmetrichter gebildet (s. Abb. 8.8). Die Öffnung soll zentral liegen und allseits von Mukosa umgeben sein. Beim Evertieren kann es hilfreich sein, mit einem gespreizten atraumatischen Instrument die Tube von innen zu schienen.

Flowering

Das in der Literatur beschriebene „Flowering" (Evertierung durch thermische Schrumpfung der ostiumnahen Serosa) schädigt gesundes Tubengewebe und hat eine höhere Reokklusionsrate.

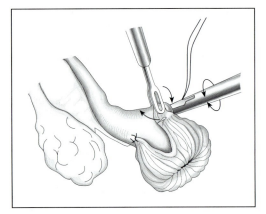

Abb. 8.8 Cuff-Salpingostomie: Naht des neugebildeten Tubentrichters.

■ Probleme und deren Lösung
– Evertierung nicht möglich
  • sternförmige Inzisionen verlängern

■ Häufige Fehler und Gefahren
– neuer Trichter unter **Spannung** → Okklusionsrisiko erhöht

– **thermische Schädigung** der Tube durch breitflächige HF-Instrumente bei der Blutstillung und Inzision

■ Alternativmethoden
– In-vitro-Fertilisation
– Salpingektomie oder Tubenkoagulation statt Salpingostomie vor IVF (zur Reduktion der EUG-Rate)

Salpingektomie

■ OP-Prinzip
Entfernen der kompletten Tube.

■ Indikation
– Hydro-, Saktosalpinx bei abgeschlossener Familienplanung
– Rezidiv einer Saktosalpinx nach Salpingostomie und geplanter IVF
– frustrane Blutstillung nach Entfernung einer Tubargravidität
– Pyosalpinx oder Tuboovarialabszess und abgeschlossene Familienplanung

■ **Kontraindikation**

Organerhaltendes Vorgehen ist möglich und erwünscht. Insbesondere bei bestehendem Kinderwunsch sollte die Indikation zur Salpingektomie sehr eng gestellt werden.

■ **Patientenaufklärung**

– Risiko der gestörten ovariellen Durchblutung, gestörter ovarieller Funktion und früherem Menopausenbeginn bei Beidseitigkeit
– bei Tuboovarialabszess oder Pyosalpinx erhöhte Rezidivrate bei Belassen der Tube

■ **OP-Planung**

– Anamnese mit Abklärung der Familienplanung
– gynäkologische Untersuchung inkl. Vaginalsonographie
– Entzündungsparameter (CRP und Leukozyten) bei V. a. entzündliches Geschehen
– β-HCG und Blutgruppe mit Rhesus-Faktor bei V. a. EUG
– präoperativer Beginn der Antibiose bei Fieber oder erhöhten Entzündungsparametern

OP-Technik

Fassen und Durchtrennen der Tube	Fassen der Tube mit der Allis-Zange ca. 2 cm vom Tubenabgang entfernt. Uterusnahe Bipolarkoagulation der Tube bis in die Mesosalpinx hinein und anschließendes Durchtrennen der Tube mit der Hakenschere. Das weitere Vorgehen kann entweder mittels Schlingen- oder Koagulationstechnik erfolgen.
Schlingentechnik **Einbringen der Schlinge**	Einbringen einer Endoschlinge mit Röderknoten über den ipsilateralen Unterbaucheinstich mit einer Applikatorhülse, oder durch eine Reduzierhülse (ansonsten besteht das Risiko, dass die Schlinge im Trokarventil hängen bleibt).
Spannen der Tube **Positionierung der Schlinge**	Nun wird von der kontralateralen Seite mit der Allis-Fasszange durch die Schlinge hindurch die Tube im distalen Drittel gegriffen und angespannt. Die Schlinge wird so positioniert, dass sie unterhalb der Fimbrie und in der proximalen Inzision an der Mesosalpinx zu liegen kommt (s. Abb. 8.**9**).
Zuziehen **Entfernung der Tube**	Dann wird die Schlinge dosiert und unter ständiger Lagekontrolle zugezogen. Der Faden wird mit der Hakenschere abgeschnitten. Die Tube wird anschließend mit der Hakenschere oberhalb der Ligatur abgetrennt und über den 10-mm-Trokar entfernt. **Nachteil** der Methode: – Die Ligatur liegt meist sehr nahe am Ovar, so dass die Gefäße des Rete ovarii komprimiert sind. Folge kann eine gestörte Ovarfunktion sein. – Bei entzündlichen Veränderungen schneidet die Ligatur leicht ins Gewebe ein, so dass es zu schwer stillbaren Blutungen kommt.
Koagulationstechnik	Nach dem Durchtrennen der Tube am Tubenabgang wird die Mesosalpinx tubennah von proximal nach distal (oder umgekehrt) bipolar koaguliert und mit der Hakenschere durchtrennt. Hierbei wird die Tube mit einer Allis-Fasszange von der kontralateralen Seite her angespannt (s. Abb. 8.**10**).

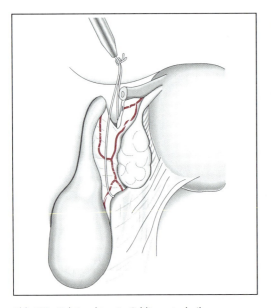

Abb. 8.**9** Salpingektomie: Schlingentechnik.

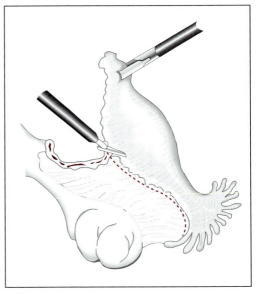

Abb. 8.**10** Koagulationstechnik bei Salpingektomie: Koagulation und Durchtrennung des proximalen Tubenanteils. Resektion nahe an der Tube zur Schonung von vaskulären Anastomosen zum Ovar mit mono- oder bipolarer Schere.

■ **Probleme und deren Lösung**
– **Entfernung der Tube nicht möglich** über den 10-mm-Trokar
  • Eröffnung der Saktosalpinx mit der Hakenschere
  • Zerteilung des Präparates mit der Hakenschere und Entfernung mit der 10-mm-Löffelzange

■ **Häufige Fehler und Gefahren**
– **Störung der ovariellen Durchblutung** durch ausgedehnte Koagulation oder Einsatz der Schlingentechnik
– **Einschneiden der Schlinge** in die Mesosalpinx bei entzündlichen Prozessen → unangenehme Blutungen

■ **Postoperative Behandlung**
– Rhesus-Prophylaxe bei Rh-negativen Patientinnen
– Drainage verbleibt, bis Sekretion serös
– bei entzündlichen Tubenerkrankungen Antibiose über mindestens 5 Tage mit chlamydien- und anaerob wirksamer Kombination
– bei EUG Kontrolle der β-HCG-Werte bis zum Normalwert

Sterilisation

■ **OP-Prinzip**
Laparoskopische Koagulation oder Resektion eines Tubenabschnittes, um eine dauerhafte Kontrazeption zu erreichen. Folgende Methoden werden unterschieden:
– **bipolare Koagulation** über ca. 2 cm im isthmischen Tubenanteil (**cave:** Koagulation mit niedriger Energie (20–30 W) über längere Zeit – bis das Gerät signalisiert, dass kein Strom mehr fließt – zur Erzielung einer ausreichenden Tiefenwirkung)
– **monopolare Koagulation** (**cave:** Verletzungen umliegender Organe durch Kriechströme); wegen der Komplikationen weitgehend verlassen
– **Endothermkoagulation** (120 °C über 45 s) mit gleichzeitiger Durchtrennung der Tuben
– Setzen von **Filshie-Clips**
– **Ringtechnik**: Ligatur eines gedoppelten Tubenstücks durch Setzen eines Kunststoffringes (meist Silikon); besonders in Entwicklungsländern
– **Salpingektomie** bei bestehender Tubenpathologie (z. B. Saktosalpinx)

■ **Indikation**

Sicher abgeschlossene Familienplanung.

■ **Kontraindikation**

– übliche Kontraindikationen für einen laparoskopischen Eingriff
– Die direkte Kombination des Eingriffs mit einer Abruptio sollte wegen des Risikos einer psychischen Problematik unterbleiben.
– Instabile partnerschaftliche Verhältnisse mit der Möglichkeit eines erneuten Kinderwunsches nach einem Partnerwechsel gelten als relative Kontraindikation.

■ **Patientenaufklärung**

– übliche Risiken einer Laparoskopie
– Klärung, wie bei technischer Undurchführbarkeit verfahren werden soll; Wunsch zur Laparotomie?
– alternative und sicherere Methoden; z. B. Mirena
– Möglichkeit eines erneuten Kinderwunsches; z. B. nach dem Tod eines Kindes oder nach Partnerwechsel
– mögliche psychische Probleme durch die Gewissheit, keine Kinder mehr bekommen zu können

– auch bei korrekter Durchführung ist eine zukünftige Schwangerschaft nicht auszuschließen!
  • Risiko einer Tubargravidität deutlich erhöht (50 % aller Versager) → bei ausbleibender Regel: SS-Test und sonographische Lagebestimmung der Gravidität
  • nach neueren Studien liegt das Risiko einer Schwangerschaft höher, als bisher angenommen
    • Versagerquote von 1–2 %
    • höhere Versagerwahrscheinlichkeit bei jüngeren Frauen (bis zu 3 % bei Frauen unter 30 Jahren)
    • Versagerquote deutlich erhöht bei Sterilisationen im Wochenbett; dieses Vorgehen sollte daher vermieden werden

■ **OP-Planung**

– gynäkologische Untersuchung mit vaginaler Sonographie
– bei Zyklusunregelmäßigkeiten β-HCG im Serum kurz vor der OP
– Sterilisation in der ersten Zyklushälfte

OP-Technik	
Laparoskopie **Generelles Vorgehen**	Durchführen der Laparoskopie in üblicher Weise. Die Blase wurde vorher über einen Einmalkatheter entleert, ein Uterusmanipulator ist fixiert. Das minimal-invasivste Procedere stellt die Einstichtechnik mit der Sterilisation über eine Winkeloptik mit Arbeitskanal dar. Durch Anteflexion und Dextro- bzw. Sinistropositionierung des Uterus wird die jeweils zu behandelnde Tube durch den Assistenten präsentiert. Zur sicheren Tubenidentifikation wird zunächst das Fimbrienende dargestellt. Je nach Sterilisationsverfahren erfolgt das weitere Procedere. Aus forensischen Gründen sollte das Operationsergebnis fotodokumentiert werden. Vor Beendigung der Laparoskopie wird nochmals die Bluttrockenheit kontrolliert.
Bipolarkoagulation und Endothermkoagulation	Die Tube wird im isthmischen Bereich im kompletten Durchmesser, aber ohne Mesosalpinx, mit der Koagulationszange gefasst und koaguliert. Dies erfolgt an zwei, ggf. drei nebeneinanderliegenden Stellen, bis ca. 2 cm durchgehend koaguliert sind. Kommt es zu Verklebungen der Koagulationszange mit dem Gewebe, wird diese vorsichtig weggedreht und seitlich so weggezogen, dass die Zugwirkung auf die Tube in deren **Längsrichtung** er-

▶▶

▶▶

folgt (**cave:** Einreißen der Mesosalpinx, wenn Zugrichtung senkrecht zur Tube!). Bei der Endothermkoagulation muss die Tube zusätzlich im gesamten Durchmesser mit einer Schere durchtrennt werden.

Clipsterilisation

Mit einer Spezialzange wird ein Filshie-Clip senkrecht auf den isthmischen Tubenanteil aufgesetzt und verriegelt (s. Abb. 8.**11a – c**). Wichtig ist, dass die gesamte Tubenzirkumferenz erfasst ist. Im Laufe der Zeit wird der Clip mit Granulationsgewebe überwuchert, so dass er später evtl. nicht mehr sichtbar ist.

Ringsterilisation

Zunächst wird ein Silikonring auf den Ringapplikator gespannt. Dann wird die Tube ca. 2 – 3 cm vom Tubenabgang gefasst und in den Applikator hineingezogen. Über einen entsprechenden Mechanismus der Zange kann der Ring über die gedoppelte Tube geschoben werden (s. Abb. 8.**12a – d**).

Cave: Einreißen der Tube oder der Mesosalpinx beim Hineinziehen in den Applikator → ein Koagulationsinstrument sollte bereit liegen.

Auch der Ring wird evtl. wie der Clip mit Granulationsgewebe überwuchert.

Salpingektomie

Siehe Kapitel „Salpingektomie"

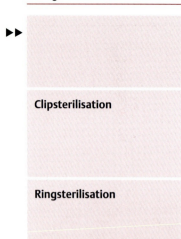

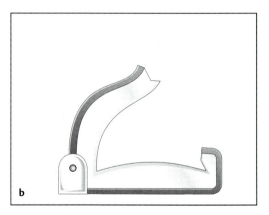

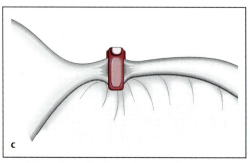

Abb. 8.**11**   Clipsterilisation.
a Umfassen des isthmischen Tubensegments mit dem Filshie-Clip-Applikator
b Filshie-Clip (geöffnet)
c korrekt das Tubenlumen umgreifender Filshie-Clip

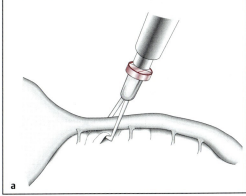
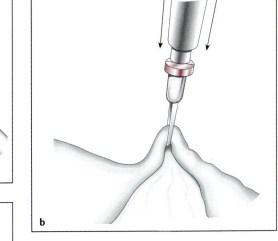
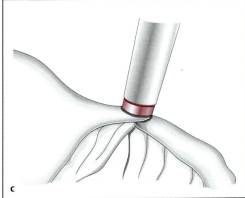
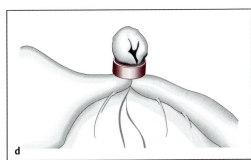

Abb. 8.**12** Ringsterilisation.
a Ansetzen des Ringapplikators
b Hineinziehen des isthmischen Tubensegments in den Ringapplikator
c Hinunterschieben des Silikonrings
d korrekte Platzierung des Silikonrings, der eine isthmische Tubenschleife umgreift

■ **Probleme und deren Lösung**
– **Verwachsungen** behindern den Zugang zum Adnex und/oder erhöhen das Risiko der **thermischen Schädigung** benachbarter Organe.
  • vorherige Adhäsiolyse.

■ **Häufige Fehler und Gefahren**
– **Blutungen** aus der A. tuboovarica durch
  • zu großzügige Schnittführung bei der Tubendurchtrennung
  • Einreißen der Mesosalpinx durch Verkleben der Koagulationszange mit dem Gewebe
– **thermische Schäden**
  • Mesosalpinx mit zu ausgedehnter Koagula-

tion → Störung der ovariellen Durchblutung
  • benachbarte Organe, die verwachsungsbedingt in der Nähe der Tube liegen → vorher Adhäsiolyse
  • durch Touchieren anderer Organe mit der heißen Endothermiezange
– **Clip- oder Ringverlust**; das Material sollte intensiv gesucht werden; evtl. nach kurzfristiger Beckentieflage, um das Fremdmaterial in den Douglas zu befördern und dort zu bergen.

■ **Alternativmethoden**
- andere Verhütungsmethoden
- Sterilisation des Partners
- Mirena; insbesondere bei Frauen, die systemische Hormone nicht vertragen oder bei denen diese kontraindiziert sind.

■ **Postoperative Behandlung**
- Eingriff kann meist ambulant durchführbar
- gynäkologische Kontrolle nach 1 Woche; ggf. Entfernung des Fadenmaterials

Exstirpation einer Paraovarialzyste

■ **OP-Prinzip**
Entfernung einer serösen Zyste im Adnexbereich, die nicht vom Ovar selber ausgeht. Meist liegen die Zysten in der Mesosalpinx oder intraligamentär. Die Zysten können erhebliche Ausmaße annehmen. Die oftmals stark ausgezogene Tube muss normalerweise nicht entfernt werden.

■ **Indikation**
Sonographisch und laparoskopisch nachgewiesene Paraovarialzyste. Da durch Größenzunahme erhebliche Verdrängungserscheinungen im Bereich des Adnexes (massive Ausziehung der Tube mit Verlust der Funktionalität) und der seitlichen Beckenwand (Ureter) auftreten können, sollte jede diagnostizierte Paraovarialzyste reseziert werden.

■ **Kontraindikation**
Übliche Kontraindikationen operativer Eingriffe.

■ **Patientenaufklärung**
Information über folgende Risiken:
- Ureterverletzungen
- Störungen der Fertilität
  • Verletzung der Tube
  • Adhäsionen im Bereich der Beckenwand und des Adnexes

■ **OP-Planung**
- Anamnese mit Beschwerdebild
- gynäkologische Untersuchung mit Vaginalsonographie
  • Größe, Form und Inhalt der Zyste (Dignitätskriterien?)
  • Mobilität der Zyste (Paraovarialzysten sind im Gegensatz zu Ovarialzysten eher fixiert)
- Nierensonographie bds.
  • zum Ausschluss einer Verdrängungsproblematik an der seitlichen Beckenwand.
  • bei Harnstau: Ausscheidungsurogramm zur Lokalisation der Stenose
- Ca-125 bei postmenopausalen Patientinnen

OP-Technik	
Darstellung und Inzision	Identifikation der dünn ausgezogenen Tube, um diese bei der Präparation nicht zu verletzen. Deutlich entfernt davon, an einer gut zugänglichen Stelle, wird das Peritoneum vorsichtig mit der Allis-Zange gefasst und mit der Hakenschere inzidiert, ohne die Zyste zu eröffnen. Unterminieren des Peritoneums und Erweiterung des Schnittes mit der Metzenbaum-Schere (Biegung der Schere soll der konkaven Form der Zyste anliegen).
Präparation der Zystenwand **Exstirpation**	Nun wird der Wundrand mit der ipsilateral eingeführten PE-Zange an verschiedenen Positionen gefasst und die Zystenwand vom Peritoneum mit dem Overholt vorsichtig stumpf getrennt. Dies gelingt, solange die Zyste intakt ist, meist problemlos und ohne größere Blutungen. Häufig kann die Zyste in toto exstirpiert und nach Perforation mit der Hakenschere durch den 10-mm-Trokar entfernt werden. Ist die Zyste an der seitlichen Beckenwand adhärent

▶▶

und/oder kommt es zur Perforation, sollte bei unklaren Schichten der Ureter im Retroperitoneum dargestellt werden (s. „Ureterprä-paration"), bevor der Rest der Zyste exstirpiert wird.

Cave: Äste der uterinen Gefäße bei intraligamentärer Lage.

Blutstillung Wundverschluss und Drainage

Blutungen im Wundbett werden bipolar koaguliert (**cave:** Ureter und Tube). Das Peritoneum wird mit mehreren spannungsfreien Einzelknopfnähten (2/0, resorbierbar) verschlossen. Einlage einer Robinson-Drainage in den Douglas oder bei großer Wundhöhle in das Wundbett.

■ Häufige Fehler und Gefahren

- **Verletzung uteriner Gefäße** bei intra-ligamentärer Lage
- **Ureterverletzung** durch Koagulation oder schwieriger Präparation im Bereich der seitli-chen Beckenwand
- **Frühe Perforation** der Zyste, so dass eine Dissektion vom Peritoneum evtl. unmöglich wird
- **großer peritonealer Defekt** nach der Zysten-resektion, welcher auf jeden Fall mit Inter-ceed gedeckt werden sollte

■ Alternativmethoden

Exstirpation per **Laparotomie**. Dies wird evtl. bei sehr großen und weit nach oben ins Retro-peritoneum entwickelten Zysten notwendig. Hier sollte vor der Präparation auf jeden Fall der Ure-ter dargestellt werden. Dies erfolgt durch stumpfe Präparation nach Eröffnung des Perito-neums oberhalb und parallel des Adnexes.

■ Postoperative Behandlung

- Entfernung der Drainage bei seröser Sekre-tion
- vaginalsonographische Kontrolle der seitli-chen Beckenwand (Hämatom?)
- Nierensonographie ipsilateral (Harnstau?)

Zystenfensterung (Ovarialzyste)

■ OP-Prinzip

Eröffnung eines zystischen Ovarialtumors zur Gewinnung einer Histologie und einer Ovario-skopie. Das Procedere ist von der Hoffnung be-gleitet, dass die Zyste nach Entleerung oblite-riert. Dies mag für funktionelle Zysten gelten, nicht aber für benigne Neoplasien. Außerdem ist die entnommene Gewebeprobe nicht repräsen-tativ für die gesamte Zystenwand. Aus den ge-nannten Gründen ist dieses Verfahren heute eher als obsolet zu betrachten.

■ Indikation

Persistierende Ovarialzyste, glattwandig und echoleer (d. h. alle sonomorphologischen Krite-rien weisen auf einen benignen Befund hin).

■ Kontraindikation

Dignität eher unklar.

■ Patientenaufklärung

- höheres Rezidivrisiko als bei der Zystektomie oder der Adnexektomie
- histologische Beurteilbarkeit eingeschränkt
- Notwendigkeit einer Zweitoperation, wenn es sich um eine echte Neoplasie handelt; → dann evtl. durch schlechtere Darstellbarkeit der anatomischen Schichten Indikation zur Adnexektomie

■ OP-Planung

- übliche gynäkologische Untersuchung
- Dignitätsbeurteilung durch eine geübte Per-son (Kriterien s. „Zystenausschälung am Ovar")

OP-Technik

▶▶ **Fixierung des Ovars Punktion und Entleerung**

Das betroffene Ovar wird mit der ipsilateral eingeführten Allis-Fasszange fixiert. Gelingt dies nicht im Bereich der Zystenzirkumferenz, greift man das Ovar im Bereich des Lig. ovarii proprium. Das fixierte Ovar wird punktiert und der Zysteninhalt abgesaugt.

Morphologische Beurteilung

Ob es tatsächlich nur bei einer Fensterung bleiben soll, wird vom endomorphologischen Bild der Zyste (Kriterien s. „Zystenausschälung am Ovar") abhängig gemacht. Beim geringsten Anhalt, dass es sich nicht um eine funktionelle Zyste handelt, sollte die Zystektomie erfolgen.

Zystenfensterung

Die eingefallene Zyste wird nun antimesenterial gefasst und mit der Hakenschere ein 1 × 1 cm großer Gewebebezirk exzidiert und über den 10-mm-Trokar entfernt. Die Wundränder werden bipolar koaguliert. Nachdem die Zyste mit dem Saug-Spül-Rohr ausgespült wurde, erfolgt die Inspektion des Inneren mit der 10-mm-Optik. Ist der Zystenbalg, wie sonographisch diagnostiziert, unauffällig und glatt, wird der Eingriff beendet.

■ **Alternativmethoden**
– Zystenausschälung
– Adnexektomie
  • bei postmenopausalen Patientinnen
  • bei unklarer Dignität

■ **Postoperative Behandlung**
– allgemein übliche postoperative Kontrolle
– regelmäßige sonographische Kontrolle zum Rezidivausschluss

Zystenausschälung am Ovar

■ **OP-Prinzip**
Möglichst vollständige Entfernung des Zystenbalges einer benigne imponierenden Ovarialzyste.

■ **Indikation**
Ovarialzyste
– sonographisch und endomorphologisch benigne
– über 2 – 3 Monate persistierend
– kein Ansprechen auf eine hormonelle Therapie

■ **Kontraindikation**
– Schwangerschaft (Exstirpation einer Corpusluteum-Zyste in gravidate hätte höchstwahrscheinlich einen Abort zur Folge)
– unklare Dignität
– Erstdiagnose, ohne
  • Abwarten von 2 – 3 Zyklen
  • medikamentöse Therapie mit Gestagenen oder einem gestagenbetonten Kombinationspräparat
– postmenopausale Patientin
  • kein Zuwarten
  • Die Adnexektomie ist der Zystenausschälung vorzuziehen.

■ **Patientenaufklärung**
– Rezidivrisiko, besonders bei Endometriosezysten
– unbeabsichtigtes Anoperieren eines malignen Tumors mit dem Risiko des Tumorzellspillings: Bei Komplettierung der onkologisch notwendigen Operation innerhalb einer Woche, ggf. mit entsprechender adjuvanter Chemotherapie, ist die Heilungschance wohl nicht signifikant beeinträchtigt.

- Beeinträchtigung der ovariellen Funktion besonders bei großen Zysten
- Bei der Perforation einer Dermoidzyste kann es trotz Spülung des Abdomens mit mehreren Litern Spüllösung zu einer aseptischen Peritonitis kommen.
- Nachblutungen aus dem Wundbett, evtl. Hämatombildung nach Nahtverschluss der Wundhöhle

■ **OP-Planung**
- Anamnese
  - bisherige Therapie?
  - Mammakarzinom oder Ovarialkarzinom bei Verwandten ersten Grades?
- übliche gynäkologische Untersuchung
- Dignitätsbeurteilung durch eine geübte Person
- Besteht der Verdacht auf eine Dermoidzyste, sollte das kontralaterale Ovar sonographisch ausgiebig untersucht werden, um einen beidseitigen Befall (in 10–15 % der Fälle) auszuschließen.
- Ca-125 bei postmenopausalen Frauen

Kriterien zur sonographischen Dignitätsbeurteilung:
- Bedeutung der Echogenität s. Tabelle 8.**2**
- Durchschnittsgrößen
  - benigne Läsionen: 7,1 cm (± 3,8)
  - maligne Läsionen: 10,7 cm (± 5,0); Ausnahme: benignes muzinöses Zystadenom 12,4 cm

Tab. 8.**2** US-Kriterien zu ovariellen Läsionen

Läsion	benigne [%]	maligne [%]
echoleer	98	2
vorwiegend leer	49	51
echoleer/echoreich	55	45
vorwiegend echoreich	35	65
echoreich	70	30

- einfache echoleere Ovarialzyste: 5,9 cm (± 2,2); (hier extrem selten Malignität)
- echoleere Ovarialzyste > 10 cm → bis zu ca. 10 % Malignität
- je inhomogener das Bild, desto höher die Malignitätsrate
  - papilläre Auflagerungen → 71 %
  - echoreicher Anteil 50 % → 45 % + inhomogen → 60 %
  - echoreicher Anteil 75 % → 65 % + inhomogen → 81 %
- höhere Malignitätsrate bei postmenopausalen Zysten
- Aszitesbildung besonders bei malignen Prozessen (außer beim Ovarialfibrom)
- dünne, zarte Septen alleine kein Malignitätskriterium

OP-Technik

Darstellung des Situs

In Kopftieflage werden die Dünndarmschlingen aus dem kleinen Becken herausbefördert. Darstellen des Ovarialtumors und erste endomorphologische Beurteilung (vgl. Tab. 8.**3**).

Fixierung des Ovars Inzision und Präparation

Zum Ausschälen der Ovarialzyste wird das Ovar z. B. mit einer Allis-Fasszange aufgenommen und die Tunica albuginea mit einer Hakenschere antimesenteriell longitudinal eröffnet. Die Zyste lässt sich meist stumpf mit einem Overholt unter spreizenden Bewegungen vom übrigen Ovarialgewebe trennen. Der Overholt sollte dabei so eingesetzt werden, dass die Biegung des Instrumentes der konkaven Form der Zyste anliegt. Je länger die Zyste bei der Präparation intakt bleibt, umso leichter gelingt die Exstirpation in toto (besonders bei Dermoidzysten häufig möglich und sinnvoll). Während der Präparation wird mit der Allis- oder einer

▶▶

Vorgehen bei Zystenperforation und -punktion Spülung

PE-Zange kontinuierlich am Zystenbalg nachgefasst (s. Abb. 8.**14a + b**).

Kommt es zur Perforation oder muss die Zyste zur besseren Übersicht (z. B. > 5 cm) punktiert oder eröffnet werden (→ zweite endomorphologische Beurteilung unter Berücksichtigung des Zysteninhalts und der Zystoskopie mit Beurteilung der Zystenwand), wird die Umgebung und das Innere der Zyste mit einem Saug-Spül-System vom Inhalt gereinigt. Bei Dermoidzysten wird nach Punktion mit dem 5-mm-Trokar oder nach Perforation nur Zysteninhalt abgesaugt und ein Abfließen in die freie Bauchhöhle weitgehend vermieden. In dieser Phase sollte die Patientin nur in leichter Kopf-Tief-Lage liegen, um ein Abfließen in den Mittel- und Oberbauch zu vermeiden. Der Defekt wird mit einer vorgelegten Endoschlinge verschlossen (s. Abb. 8.**13**).

Zystenexstirpation

Die weitere Präparation erfolgt dann mit zwei PE-Zangen, wobei eine Zange den Zystenbalg nahe der noch fixierten Areale und die andere Zange das ovarielle Gewebe fasst und beide Strukturen durch gegensinnigen Zug stumpf getrennt werden (s. Abb. 8.**14c + d**). Im Bereich des Hilum ovarii bzw. des Lig. ovarii proprium ist die Präparation meist erschwert und es kommt zu Blutungen, die bipolar koaguliert werden.

Bergung von Dermoidzysten

Dermoidzysten werden samt Inhalt in einen Bergebeutel verbracht und über den erweiterten 10-mm-Einstich im linken Unterbauch entfernt. Ähnlich wird mit dem Zystenbalg sehr großer Zysten verfahren.

Wundversorgung

Nach Resektion des Zystenbalges werden die Wundränder des Ovars sowie Blutungen im Wundbett bipolar koaguliert. Zur besseren Übersicht kann es sinnvoll sein, die Innenfläche des Ovars nach außen zu stülpen. Durch die Koagulation der Wundränder und die damit verbundene Gewebeschrumpfung erübrigt sich bei kleineren Zysten die Ovarrekonstruktion.

Ovarrekonstruktion

Bei größeren Befunden ist die Rekonstruktion des Restovars mittels fortlaufender Endonaht (2/0) und intrakorporaler Knotung sinnvoll. Alternativ zum Knoten können Fadenklips eingesetzt werden.

Erweiterte Spülung nach Dermoidzystektomie

Nach Entfernung von Dermoidzysten mit Perforation und Übertritt von Talg etc. in die freie Bauchhöhle erfolgt Spülung mit ggf. mehreren Litern Spüllösung, bis keine Bestandteile oder Fettaugen auf der Spülflüssigkeit mehr nachweisbar sind. Anschließend genaue Inspektion des anderen Ovars, ggf. Entnahme einer PE, um eine kontralaterale Dermoidzyste auszuschließen. Vor Beendigung des Eingriffs wird eine Robinson-Drainage in den Douglas eingelegt.

Tab. 8.**3** Endomorphologische Differenzialdiagnose der gutartigen Adnexbefunde

	Struktur	Oberfläche Dicke	Farbe	Punktat/ Inhalt	Sonographie	mögliche Größe	Gefäße
seröses Kystom	glatt	dünn mittel	bläulich	klar gelb	echoarm	+++	–
muzinöses Kystom	glatt narbig	mittel	bläulich septiert	schleimig klar	echoarm mit homogener intrazystischer Verschattung	+++	–
Endometriom	glatt verdichtet	dick	bräunlich-weiß	Schoko-lade	homogene Verschattung	++	+
Follikelepithelzyste	aufsitzend	dünn	gelblich	klar bis gelb	echoarm	++	–
luteale Zyste	einsitzend	dünn mittel	rötlich-gelblich	blutig, gelb bis Schokolade	inhomogen echoarm + echodens	+	++
Dermoid/Teratom	glatt	dick	gelblich-weiß	Talg, Haare, Zähne, Knochen etc.	echodens, inhomogen echoarm/ echodens	++	–
solide Tumoren	glatt bis aufsitzend	dick	weiß	fest	echodens	++	+

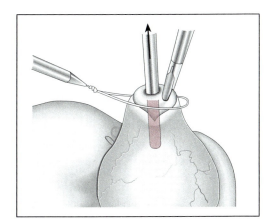

Abb. 8.**13** Verschluss nach Zystenausschälung am Ovar mittels Roeder-Schlinge.

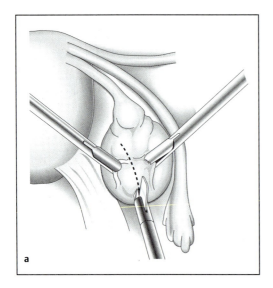
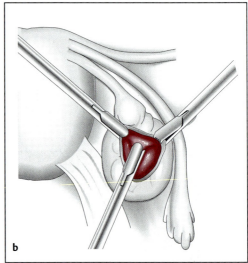
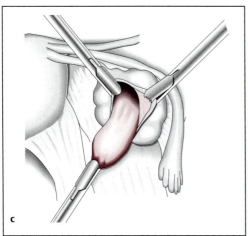
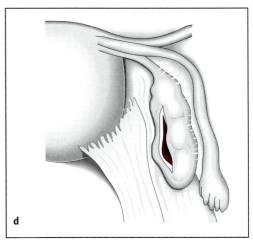

Abb. 8.14 Ovarzystektomie.
a Eröffnung der Ovarialkapsel antimesenterial mit der Schere nach Fixation mit zwei Fasszangen
b teils stumpfes, teils scharfes Freipräparieren der noch intakten Zyste
c Herausziehen des geplatzten Zystenbalgs
d Endsitus nach dorsoantimesenterialer Schnittführung

■ Probleme und deren Lösung

– **große**, über 5 cm messende **Zyste**
  • Punktion und Entleerung, nachdem die Tunica albuginea gespalten und z.T. bereits vom Zystenbalg abpräpariert ist. Dies erleichtert das Auffinden der anatomischen Schichten nach Entleeren der Zyste. Große Dermoidzysten werden durch eine Endoschlinge hindurch mit dem 5-mm-Trokar punktiert, mit dem Saug-Spül-Rohr entleert (soweit möglich) und mit der Endoschlinge verschlossen.
– **große, lappige Tunica albuginea**, die nicht reformiert werden kann und das kleine Becken ausfüllt
  • Teilresektion des ovariellen Gewebes und Rekonstruktion mit fortlaufender Endonaht
– Präparat **nicht über den 10-mm-Trokar entfernbar**

- Bergung wie unter Kap. 12, „Sonstige Eingriffe, Bergen von Präparaten" (S. 364) beschrieben

■ Häufige Fehler und Gefahren

- Im Bereich des Lig. ovarii proprium ist häufig eine **scharfe Dissektion** mit konsekutiver Blutung notwendig. Eine ausgiebige **Blutstillung** kann zur Funktionsstörung des Ovars führen
- Entleeren des Inhalts einer Dermoidzyste mit dem Risiko der **aseptischen Peritonitis**
- unvollständige Entfernung → erhöhtes **Rezidivrisiko**

■ Alternativmethoden

Adnexektomie
- postmenopausale Patientinnen
- Tumore unklarer Dignität
- ggf. bei Rezidiven (Dermoid, Endometriosezysten)

■ Postoperative Behandlung

- klinische Überwachung, insbesondere nach Ausschälung einer Dermoidzyste (Risiko der aseptischen Peritonitis)
- Entfernung der Drainage, wenn Sekretion serös
- regelmäßige sonographische Kontrollen zum Rezidivausschluss

Adnexektomie

■ OP-Prinzip

Anatomiegerechtes Absetzen des gesamten Ovars und der anhängenden Tuba uterina. Entfernung aus dem Abdomen ohne das Risiko einer Zellverschleppung.

■ Indikation

- prämenopausale Ovarialtumore unklarer Dignität
- postmenopausale Ovarialzysten
- postmenopausale Ovarialtumore unklarer Dignität

- rezidivierende Ovarialzysten mit Beschwerden bei abgeschlossener Familienplanung
- stielgedrehter Ovarialprozess mit hämorrhagischer Infarzierung
- bilateral im Rahmen eines adjuvanten Therapiekonzeptes beim hormonrezeptorpositiven Mammakarzinom (prämenopausal)
- palliativer Therapieansatz beim metastasierten hormonrezeptorpositiven Mammakarzinom (prämenopausal)
- bilateral im Rahmen einer LAVH beim Endometriumkarzinom

■ Kontraindikation

- Ovarialtumore unklarer Dignität, die sich nicht in toto absetzen und aus dem Abdomen entfernen lassen
- dringender Verdacht auf ein Ovarialkarzinom

■ Patientenaufklärung

- Risiko der Ureterläsion
- Nachblutung aus den ovariellen Gefäßen
- Erweiterung des linksseitigen Unterbaucheinstiches zur Bergung des Präparates
  - Risiko der Hämatombildung in diesem Bereich
- Möglichkeit, dass sich auch bei klinisch und sonographisch unsuspekten Adnexbefunden die histologische Diagnose Karzinom ergeben kann
- Einwilligung zur Laparotomie, bei unklaren Befunden bis hin zum radikal-onkologischen Eingriff, einholen

■ OP-Planung

- Vaginalsonographie zur Einstufung der Dignität (CT und MRT haben bezüglich dieser Fragestellung nur eingeschränkte Aussagekraft)
- Nierensonographie (präoperativ bestehender Harnstau?)
- Ca-125 bei postmenopausalen Patientinnen (prämenopausal nur geringe Aussagekraft)

OP-Technik

Identifikation des Ureters
Fixation des Ovars
Darstellung des Situs

Zunächst wird der durch das Peritoneum scheinende Ureter identifiziert.
Anschließend Fassen des Ovars mit einer traumatischen Fasszange (z. B. Fasszange nach Manhes), ohne den Tumor dabei zu perforieren. Anspannen des Lig. infundibulopelvicum mit der darin verlaufenden A. und V. ovarica (s. Abb. 8.**15**).

Adhäsiolyse

Links müssen eventuell die physiologischen Verwachsungen des Sigmas zur seitlichen Beckenwand gelöst werden.

Durchtrennung des
Lig. infundibulopelvicum

Als nächstes erfolgt die Bipolarkoagulation des Lig. infundibulopelvicum an zwei nebeneinander liegenden Stellen. Der dadurch entstandene Koagulationsbezirk wird mit einer Metzenbaum-Schere mittig durchtrennt.

Cave: Den Koagulationsbezirk langsam durchtrennen. Bei einer auftretenden Blutung sofort nachkoagulieren.

Durchtrennung
der peritonealen Blätter

Anschließend Spreizen der peritonealen Blätter und deren Durchtrennen oberhalb und unterhalb des Adnex in Richtung Uterus. Dabei werden kleinere Blutungen bipolar koaguliert. Die Durchtrennung des unteren peritonealen Blattes sollte deutlich entfernt zum Ureter erfolgen. Nach uterusnaher Bipolarkoagulation der Tuba uterina und des Ligamentum ovarii proprium wird der Koagulationsbezirk mit der Metzenbaum-Schere durchtrennt. Eventuell muss dies in mehreren Schritten mit wiederholter Bipolarkoagulation erfolgen.

Bergung des Adnex

Einbringen eines vom Durchmesser zum Präparat passenden Bergebeutels (vgl. vaginalsonographisch gemessener Durchmesser) über den 10-mm-Einstich im linken Unterbauch. Der Beutel wird mit zwei atraumatischen Instrumenten entfaltet, z. B. mit einem Overholt und der Eileiter-Fasszange nach Vancaillie. Das abgesetzte Adnex wird mit einer traumatischen Fasszange (Manhes) gefasst und in den Beutel eingebracht, der mit dem Overholt gehalten wird. **Cave:** Das Präparat sollte hierbei nicht perforiert werden. Der Beutel wird jetzt verschlossen und in den Mittelbauch verbracht.

Beachte: Größere, sonographisch benigne imponierende Zysten können im Beutel mit einer Punktionskanüle, die an einen Sauger angeschlossen ist, punktiert und entleert werden. Tumore unklarer Dignität sollten jedoch mit dem Beutel in toto extrahiert werden.

Spülung
Wundversorgung

Spülung des OP-Gebietes und Kontrolle auf Bluttrockenheit. Kleinere Blutungen werden bipolar koaguliert. Eventuell muss der entstandene peritoneale Spalt zur Adhäsionsprophylaxe mit drei Einzelknopfnähten (2/0, resorbierbar) und endokorporaler Knotung verschlossen werden (**cave:** Ureter!).

▶▶

▶▶ **Entfernung des Bergebeutels**

Zur Extraktion des Bergebeutels aus dem Abdomen wird der leere Beutelanteil zunächst durch den 10-mm-Trokar im linken Unterbauch hindurchgezogen. Nach Entfernen des Trokars befindet sich der leere Beutelanteil dann vor der Bauchdecke. Bei großem Beutelinhalt wird die 10-mm-Inzision stumpf digital oder scharf mit dem Skalpell oder der Schere (**cave:** Beutelperforation) ausreichend erweitert. Zum Schluss Hervorluxieren des Beutels und sofortige Abgabe an den OP-Springer, damit kein Beutelinhalt mit dem OP-Instrumentarium in Kontakt kommt.

Faszien- und Hautnaht

CO_2-Zufuhr stoppen. Darstellen der Faszienblätter der erweiterten Inzision, z. B. mittels zweier schmaler Langenbeck-Haken. Die Faszie wird mit einer Z-gestochenen resorbierbaren Naht (Stärke 1) verschlossen, die Haut durch 2 Einzelknopfnähte mit einem monofilen nichtresorbierbaren Faden.

Spülung und Drainage

Erneuter Aufbau des Pneumoperitoneums. Spülung des OP-Gebietes mit nochmaliger Kontrolle auf Bluttrockenheit. Eine Silikondrainage wird über den 5-mm-Trokar im rechten Unterbauch eingebracht und im Douglas positioniert. Der 5-mm-Trokar wird unter Sicht (Blutung?) entfernt. Beendigung der Laparoskopie in üblicher Weise.

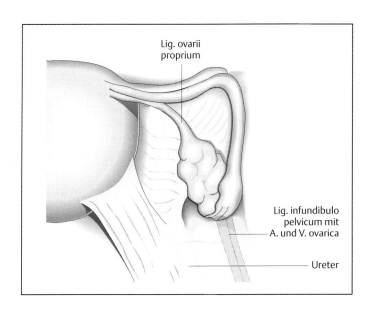

Lig. ovarii proprium

Lig. infundibulo pelvicum mit A. und V. ovarica

Ureter

Abb. 8.**15** Angespanntes Adnex mit anatomischen Bezeichnungen.

■ **Probleme und deren Lösung**
- **narbige Verziehungen** mit der Gefahr der intraoperativen Ureterläsion nach:
  • Endometriose
  • Hysterektomie
- **Ovar breitflächig adhärent** an der seitlichen Beckenwand
  • Ovariolyse (s. u. „Entzündliche Beckenerkrankungen")
  • Darstellen des Ureters durchscheinend durch das Peritoneum
  • Präparation des Ureters (s. o. „Salpingektomie")

■ **Häufige Fehler und Gefahren**
- **Ureterverletzung** durch fehlende Sicherung des Verlaufs
- **unzureichende Koagulation** der gefäßführenden Strukturen durch zu kurze Koagulationszeit (< 1 min) oder zu hohe Leistung (> 60 W) und damit zu frühe Stromabschaltung durch Karbonisation des Gewebes
- **Perforation des Tumors** durch unvorsichtiges Handling oder falschen Ehrgeiz; d. h. bei unsicherer Dignität im Zweifel eine Laparotomie durchführen!

■ **Alternativmethoden**
- **laparoskopische Adnexexstirpation** nach Schlingenligatur; birgt folgende Probleme:
  • Abrutschen der Schlinge nach Resektion des Adnex mit konsekutiver Blutung, ggf. Retraktion der ovariellen Gefäße ins Retroperitoneum
  • kein anatomiegerechtes Herauslösen des Adnex aus seiner Umgebung, mit dem Risiko eines verbleibenden Restes
- **Adnexektomie per Laparotomie** (s. u.); Indikationen:
  • dringender Verdacht auf ein Ovarialkarzinom
  • Tumoren/Zysten über 8 – 10 cm Durchmesser (Bergung im Bergebeutel schwierig bis unmöglich)
  • Gefahr der Perforation bei unklarer Dignität

■ **Postoperative Behandlung**
- Blutungskontrolle durch Drainagenbilanz und Blutbild
- Hormonersatztherapie nach bilateraler Adnexektomie und fehlender Kontraindikation bei prämenopausalen Frauen

- Nierensonographie (postoperativer Harnstau?)
- Vaginalsonographie vor Entlassung (Nachblutung?)

Entzündliche Beckenerkrankungen (Pelvic inflammatory diseases; PID)

Meist sind sexuell aktive, prämenopausale Frauen zwischen dem 20. und 40. Lebensjahr betroffen. In 60 % der Fälle besteht eine Mischinfektion, an der Chlamydia trachomatis mitbeteiligt ist. Eine chronische Chlamydieninfektion führt über schleichende Entzündungsprozesse zur Ausbildung von Verwachsungen innerhalb und außerhalb der Tube bis hin zum Fitz-Hugh-Curtis-Syndrom mit perihepatischen Verwachsungen. Aus diesem Grunde sollte neben einem gezielten Ausschluss einer Gonorrhoe immer ein Chlamydienabstrich bei einer PID erfolgen.

■ **OP-Prinzip**
Abklärung und ggf. Behandlung einer entzündlichen Erkrankung im kleinen Becken. Nur die Laparoskopie sichert die Diagnose, da Klinik und Labor zu 30 % falsch positive Befunde aufzeigen.

■ **Indikation**
Unklare Unterleibsbeschwerden mit V. a. PID.

■ **Kontraindikation**
Übliche Gründe, die gegen ein operatives Vorgehen sprechen.

■ **Patientenaufklärung**
- Rezidivrisiko, insbesondere bei tubenerhaltender Therapie eines Tuboovarialabszesses oder einer Pyosalpinx
- erhöhtes Risiko einer EUG bei tubenerhaltender Therapie der PID
- Entzündung als mögliche spätere Sterilitätsursache

■ **OP-Planung**
Anamnese:
- Kinderwunsch?
- Schmerzen: seit wann, Lokalisation, rezidivierend?
- IUP?

Diagnostik:
- gynäkologische Untersuchung
  - Spekulumeinstellung: putrider zervikaler Fluor, IUP-Faden?
  - Palpation: lokalisierter Druckschmerz, Portioschiebeschmerz, McBurney positiv?
  - Vaginalsonographie: freie Flüssigkeit, Adnextumor, Abszess (zystisch-solide imponierender Tumor)?
- Labor: Leukozytose, CRP
- Temperatur > 38 °C, Temperaturunterschied rektal zu axillär

Mögliche **Differenzialdiagnosen**:
- Appendizitis, Divertikulitis (auch hier erhöhte Entzündungsparameter)
- Endometriose
- Tubargravidität (positives β-HCG)
- rupturierte Ovarialzyste
- stielgedrehter Adnextumor
- Morbus Crohn
- Ureterstein (Hämaturie → Ausscheidungsurogramm)

Merke: Die klinische Diagnose einer PID wird nur in 70 % durch die Laparoskopie bestätigt → zum Ausschluss anderer Diagnosen sollte immer eine Laparoskopie erfolgen.

■ **Postoperative Behandlung**
- sofortiger Beginn einer Antibiose mit Baypen (3 × 2 g i. v.) oder einem Cephalosporin in Verbindung mit Metronidazol 2 × 500 mg i. v.
- bei Chlamydiennachweis oder fehlender Chlamydienkultur Tetrazyklin (z. B. Vibravenös) i. v. 2 × 275 mg i. v. über 2 Tage, dann 2 × 100 mg über 14 Tage. Alternativ kommen Doxycyclin, Erythromycin und Ofloxacin (Tarivid) in Betracht.
- Entfernen der Drainage, wenn Sekretion serös und nicht trüb
- Chromopertubation bei postentzündlicher Sterilität

Akute Adnexitis

OP-Technik	
	Darstellen des kleinen Beckens und der Adnexe.
Bakteriologie	Douglassekret wird mit der Punktionskanüle abgesaugt und zur bakteriologischen Untersuchung aserviert (allg. Bakteriologie, Gonorrhoe, Chlamydien). Ist kein Sekret vorhanden, werden mit Wattetupfern die notwendigen Abstriche vom Fimbrientrichter (insbesondere für den Chlamydiennachweis sinnvoll) entnommen.
Adhäsiolyse	Die Tuben sind meist stark gefäßinjiziert und ödematös, bei fortgeschrittener Entzündung mit Fibrinbelägen behaftet. Frische Verwachsungen werden unter ständiger Spülung mit dem Saug-Spül-Rohr stumpf gelöst. Der notwendige Gegenzug erfolgt ausschließlich mit atraumatischen Instrumenten, z. B. der Tubenfasszange. Fibrinbeläge werden nur entfernt, wenn sie leicht abgezogen werden können, ohne dass Serosadefekte entstehen.
Spülung Drainage	Ausgiebige Spülung des kleinen Beckens mit mehreren Litern Spüllösung. Einlage einer Robinson-Drainage.

■ Probleme und deren Lösung

– **Gefäßinjektion sehr diskret** und von einer möglichen Reaktion auf das CO_2-Gas nicht zu unterscheiden
- immer bakteriologische Abstriche bei V. a. Adnexitis; positive Kultur beweist entzündliches Geschehen

■ Häufige Fehler und Gefahren

– kein Chlamydienabstrich
– Präparation der Fibrinbeläge, obwohl punktförmige Blutungen auftreten → Risiko von Adhäsionen steigt

■ Alternativmethoden

In dieser Phase der PID stellt die Laparoskopie den Goldstandard dar.

Pelveoperitonitis

syn. Pelviperitonitis

OP-Technik	
	Die Entzündung hat sich im kleinen Becken mit Fibrinbelägen und frischen Adhäsionen ausgebreitet. Das klinische Bild ist meist ebenfalls gravierender, bis hin zum akuten Abdomen. Das Vorgehen entspricht dem bei der akuten Adnexitis.
Adhäsiolyse	Lassen sich Adhäsionen nicht stumpf lösen, werden diese unter Schonung der jeweiligen Serosa mit der Metzenbaumschere durchtrennt. Es sollten keine Verwachsungen belassen werden, um eine Abszessbildung zu vermeiden. Therapie eines Abszesses s. u.

■ Häufige Fehler und Gefahren

– zu **kräftige Manipulation** an der entzündlich veränderten Darmwand → Darmläsion
– **Belassen von Adhäsionen** → Risiko der Abszessbildung

■ Alternativmethoden

Laparotomie, wenn der Situs nicht endoskopisch saniert werden kann.

■ Postoperative Behandlung

Wie bei der „Akuten Adnexitis" beschrieben (s. o.).

Tuboovarialabszess

OP-Technik	
	Das Procedere erfolgt wie unter „Adnexektomie" (s. o.) beschrieben.
Adhäsiolyse	Ziel ist die Beseitigung aller Adhäsionen und die Mobilisation des Abszesses. Dies gestaltet sich besonders bei entzündlichen Konglomerattumoren sehr schwierig.
Abszessinzision Spülung	Dann wird der Abszess antimesenterial stumpf z. B. mit dem Saug-Spül-Rohr möglichst breit eröffnet und die Abszesshöhle mit mehreren Litern Spüllösung ausgiebig gereinigt (s. Abb. 8.**16**). ▶▶

►► **Bakteriologie**
Drainage

Vorher sollte aus dem Pus nochmals eine Abstrichserie entnommen werden. Einlage von 1 – 2 Robinson-Drainagen.

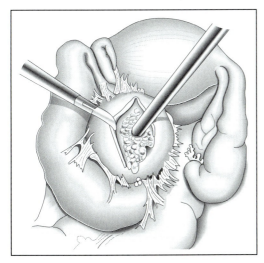

Abb. 8.**16**   Stumpfe Eröffnung, Spreizung und Spülung der Abszesshöhle mit dem Saug-Spül-Rohr.

■ **Probleme und deren Lösung**
– Eine **Mobilisation des Abszesses** bzw. Präparation des Konglomerattumors **erscheint** nicht möglich.
  • **Patientin mit Kinderwunsch:** Darstellen der Abszesshöhlen (Auffinden durch Punktion fraglich fluktuierender Bezirke) und breite Eröffnung sowie Spülung. Anschließende Antibiose, wie oben beschrieben, und Second-look-Laparoskopie zur Adhäsiolyse und Tubensanierung nach 6 – 8 Wochen.

  • **Patientin ohne Kinderwunsch:** Adnexektomie unter Darstellung des Retroperitoneums mit Ureter und den Vasa iliaca. Hierzu wird das Peritoneum oberhalb des Lig. infundibulopelvicum parallel zum Adnex breit eröffnet und stumpf z. B. mit dem Overholt präpariert, während das Konglomerat nach medial gezogen wird. Ist der Ureter durch die entzündliche Umgebungsreaktion schwer auffindbar, wird der peritoneale Schnitt so nach kranial erweitert, dass die Überkreuzung des Ureters über den Vasa iliaca communis dargestellt werden kann. Nachdem der Ureter vom Konglomerattumor distanziert wurde, erfolgt die Adnexektomie, wie im entsprechenden Kapitel beschrieben. Ziel ist die Entfernung des gesamten entzündlichen Konglomerats.
– **Präparation nicht möglich** → Laparotomie

■ **Häufige Fehler und Gefahren**
Siehe Adnexektomie (s. o.).

■ **Alternativmethoden**
Salpingektomie oder Adnexektomie bei Rezidiv oder abgeschlossener Familienplanung.

■ **Postoperative Behandlung**
Wie in den vorigen Kapiteln beschrieben, ggf. Second-look-LSK bei wegen Kinderwunsch unvollständig sanierten Befunden.

Eingriffe per Laparotomie

Eingriffe an den Adnexen per Laparotomie sind bei benignen Veränderungen selten geworden. Die Technik und auch die Sicherheitsstandards der laparoskopischen Operation sind soweit fortgeschritten, dass den Patientinnen derselbe Operationserfolg bei geringerer postoperativer Morbidität in Aussicht gestellt werden kann.

■ **Indikation**
– laparoskopisch begonnener Eingriff technisch nicht durchführbar
– Adnextumor zu groß für Laparoskopie (z. B. großes Ovarialkystom)
– Absetzen des Adnex in toto und Entfernung im Bergebeutel bei unklarer Dignität oder Malignitätsverdacht nicht möglich
– Indikation zur Laparotomie aus anderen Gründen (Adnexeingriff nur begleitend)

■ **Kontraindikation**
- Eingriff per Laparoskopie durchführbar
- übliche Kontraindikationen für einen operativen Eingriff

Salpingektomie

■ **OP-Prinzip**
Komplettes Entfernen eines Eileiters über eine Laparotomie als Zugang ins Abdomen.

■ **Indikation**
- Hydro-, Saktosalpinx bei abgeschlossener Familienplanung und Adnexeingriff als Begleiteingriff einer Laparotomie aus anderer Indikation
- organerhaltende Entfernung einer Tubargravidität weder per Laparoskopie noch per Laparotomie erwünscht oder möglich. Endoskopische Salpingektomie ebenfalls nicht möglich, z. B. bei:
  • hämorrhagischem Schock
  • starker Blutung und ausgedehnten Verwachsungen im kleinen Becken
- Pyosalpinx oder Tuboovarialabszess, abgeschlossene Familienplanung und endoskopische Sanierung nicht ausreichend

■ **Kontraindikation**
- organerhaltendes Vorgehen möglich und erwünscht
- insbesondere bei bestehendem Kinderwunsch sehr enge Indikationsstellung zur Salpingektomie
- endoskopische Salpingektomie möglich

■ **Patientenaufklärung**
- Risiko gestörter ovarieller Durchblutung und/oder Funktion und früherem Menopausenbeginn bei Beidseitigkeit
- bei Tuboovarialabszess oder Pyosalpinx erhöhte Rezidivrate bei Belassen der Tube

■ **OP-Planung**
- Anamnese mit Abklärung der Familienplanung
- gynäkologische Untersuchung inkl. Vaginalsonographie
- Entzündungsparameter (CRP und Leukozyten) bei V. a. entzündliches Geschehen
- präoperativer Beginn der Antibiose bei Fieber oder erhöhten Entzündungsparametern
- β-HCG und Blutgruppe mit Rhesus-Faktor bei V. a. EUG
- HAES, Blutkonserven und ggf. FFP bei hämorrhagischem Schock → notfallmäßige Laparotomie

OP-Technik	
Absetzen der Mesosalpinx	Anspannen der Tube am Fimbrienende mit einem Overholt. Nun wird dicht an der Tube zur Schonung der Mesosalpinx schrittweise die Tube von der Mesosalpinx über Overholt-Klemmen abgesetzt. Die Klemmen werden durch gestochene Ligaturen (2/0, resorbierbar) ersetzt.
Exzision der Tube	Die Tube wird bis zum Tubenabgang in dieser Art skelettiert. Nun wird der Tubenabgang im Myometrium des Uterus mit einer atraumatischen Naht (2/0, resorbierbar) umstochen, ohne zu knoten, und die in den Uterus mündende Tube mit einem 11er Stichskalpell keilförmig aus dem Myometrium exzidiert (s. Abb. 8.**17a**). Die vorgelegte Naht wird zur Blutstillung geknotet.
Naht Spülung Drainage	Die Deckung des Defektes erfolgt mit dem Lig. rotundum, indem ein Z-Stich (2/0, atraumatisch, resorbierbar) über der Exzision unter Mitnahme des uterusnahen Anteils des Lig. rotundum gesetzt wird (s. Abb. 8.**17b**). Spülung des Abdomens, bis Pus und/oder Blut komplett entfernt sind, Einlage einer Easy-flow-Drainage und Beendigung des Eingriffs.

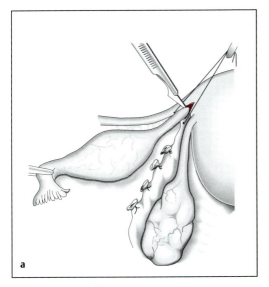

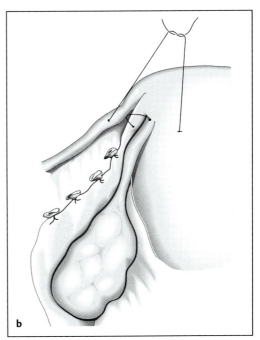

Abb. 8.**17** Salpingektomie.
a keilförmige Exzision des intramuralen Tubenabschnitts
b Verschluss der Exzisionswunde mit Kreuzstich; Decken der Wunde am Uterushorn mit dem Lig. rotundum

■ **Häufige Fehler und Gefahren**
– **zu große Schritte** beim Absetzen der Tube
  • Einengen des Rete ovarii mit möglicher Funktionsstörung des Ovars
  • Einschneiden der Nähte bei entzündlicher Veränderung → erhöhtes Blutungsrisiko

■ **Alternativmethoden**
Laparoskopischer Eingriff, wenn technisch möglich.

■ **Postoperative Behandlung**
– entsprechend der Notwendigkeiten des eigentlichen Eingriffs
– Rhesusprophylaxe bei Rh-negativer Patientin, wenn eine EUG operiert wurde
– Entfernen der Drainage, wenn Sekretion serös
– Nierensonographie nach unübersichtlichen intraoperativen Verhältnissen (z. B. bei Abszessen)
– Vaginalsonographie vor Entlassung
– β-HCG, bis Werte im Normbereich nach EUG

Zystenausschälung

■ **OP-Prinzip**
Exstirpation einer Ovarialzyste als Begleiteingriff im Rahmen einer Laparotomie.

■ **Indikation**
Wird aus anderen Gründen die Entscheidung zur Laparotomie gefällt, entfernen wir jede Zyste über 2 cm Größe, um einen Folgeeingriff bei möglicher Persistenz zu vermeiden. Voraussetzung ist (wie bei der Zystenausschälung per LSK beschrieben), dass es sich mit großer Wahrscheinlichkeit um einen benignen Prozess handelt.

■ **Kontraindikation**
– Zystischer Prozess bei postmenopausaler Patientin; hier ist eher die Adnexektomie zu empfehlen, da ein höheres Malignitätsrisiko besteht und das höhere Rezidivrisiko bei organerhaltendem Vorgehen postmenopausal nicht gerechtfertigt erscheint.
– unklare Dignität oder Malignitätsverdacht

■ **Spezielle Patientenaufklärung und OP-Planung**
Vgl. „Zystenausschälung am Ovar per LSK" (s. o.).

OP-Technik

Darstellung des Situs

Darstellen und äußere Beurteilung des zystischen Ovarialprozesses. Besteht keinerlei Anhalt für einen malignen Prozess (unklare Auflagerungen, V. a. Kapseldurchbruch eines malignen Tumors) wird das Ovar vorsichtig mit einer Kompresse gefasst und am Übergang zwischen Zyste und Kortex so mit dem Skalpell umschnitten (s. Abb. 8.**18a**), dass die Tunica albuginea bis auf die Zystenwand gespalten ist.

Präparation der Zyste

Ist das gesamte Ovar von der Zyste aufgebraucht, wird die Zyste im Bereich der größten Zirkumferenz umschnitten. Dann werden die Tunica albuginea und das Stroma vorsichtig mit der Präparierschere unter spreizenden Bewegungen vom Zystenbalg getrennt (s. Abb. 8.**18b**). Je länger die Zyste intakt bleibt, umso einfacher gelingt die Präparation. Besonders im Bereich des Stromas und nahe der zuführenden ovariellen Gefäße (Lig. ovarii proprium, Lig. infundibulopelvicum) kann es zu Blutungen kommen, die möglichst schonend monopolar koaguliert werden oder bei fehlendem Erfolg mit einer atraumatischen Naht (3/0 oder 4/0 resorbierbar) umstochen werden (**cave**: Einschneiden der Fäden beim Knoten). Bei sehr dünnem Zystenbalg kann es wiederholt zum Einreißen kommen.

Rezidivprophylaxe

Wichtig ist die komplette Entfernung aller Zystenanteile, um ein Rezidiv zu vermeiden. Diese können z. B. mit einem Overholt aus dem Wundbett gezupft werden. Die Präparation gestaltet sich besonders bei Endometriosezysten im Stromabereich und nahe des Lig. ovarii proprium schwierig.

Naht

Nachdem die Zyste komplett exstirpiert ist, wird das konkav ausgeformte Stroma mit mehreren Einzelknopfnähten (3/0 oder 4/0, resorbierbar, atraumatisch) adaptiert. Die Tunica albuginea wird mit durchgreifender fortlaufender Naht (2/0, resorbierbar, atraumatisch) so verschlossen, dass möglichst wenig Toträume entstehen.

Spülung

Es folgt die ausgiebige Spülung des kleinen Beckens, um Reste des Zysteninhalts zu entfernen. Insbesondere nach Exstirpation und Perforation einer Dermoidzyste muss mit mehreren Litern NaCl 0,9%ig gespült werden, bis keine Fettaugen mehr auf der Spüllösung erkennbar sind und alle Inhaltsreste entfernt sind (**cave**: aseptische Peritonitis). Beendigung des Eingriffs in üblicher Weise, oder Fortführen des Primäreingriffs.

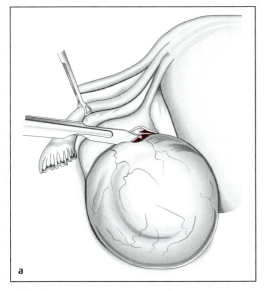
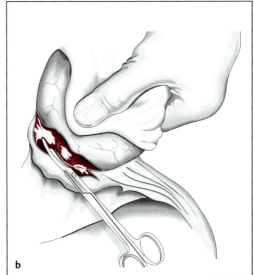

Abb. 8.**18** Exstirpation einer Ovarialzyste.
a Umschneiden der Zyste
b Ausschälen der Zyste, weitgehend stumpf mit der Schere

■ **Probleme und deren Lösung**
– **Zystenbalg nicht** aus seiner Umgebung **herauspräparierbar** (besonders bei Endometriosezysten)
  • Teilresektion von ovariellem Gewebe in diesem Bereich (**cave**: Blutungen)
– **unklare** (z. B. papilläre) **Strukturen** innerhalb der Zyste
  • Adnexektomie mit anschließender Schnellschnittuntersuchung. Bei Borderline-Tumoren sind das endgültige histologische Ergebnis abzuwarten und ggf. in zweiter Sitzung die notwendigen operativen Eingriffe vorzunehmen. Bei Malignität hängt es vom Aufklärungsgespräch und den operativen Möglichkeiten der Klinik ab, ob der onkologische Eingriff in gleicher Sitzung oder später (innerhalb einer Woche!) erfolgen sollte.

■ **Häufige Fehler und Gefahren**
– **Blutungen** durch Präparation in der falschen Schicht
– frühe **Perforation** der Zyste → erschwerte Präparation
– Verbleiben von Zystenresten → erhöhtes Rezidivrisiko

– mangelhafte präoperative Abklärung → Risiko, einen potentiell malignen Tumor anzuoperieren → Tumorzellverschleppung

■ **Alternativmethoden**
Adnexektomie (besonders bei postmenopausalen Patientinnen).

■ **Postoperative Behandlung**
– klinische Überwachung, insbesondere nach Ausschälung einer Dermoidzyste (Risiko der aseptischen Peritonitis
– Entfernung der Drainage, wenn Sekretion serös
– regelmäßige sonographische Kontrollen zum Rezidivausschluss

Adnexektomie

■ **OP-Prinzip**
Entfernung von Tube und Ovar im Rahmen einer Laparotomie als Primär- oder Begleiteingriff.

■ **Indikation**
– große Ovarialkystome
– laparoskopische Adnexektomie technisch bzw. ohne Risikoerhöhung nicht möglich,

oder Adnexektomie als Begleiteingriff einer Laparotomie:

- Ovarialtumore mit unklarer Dignität oder Malignitätsverdacht
- solide Ovarialtumore
- zystische Adnextumore bei postmenopausalen Frauen
- prophylaktische bilaterale Adnexektomie im Rahmen einer Hysterektomie bei älteren Frauen
- bilaterale Adnexektomie im Rahmen eines Endometriumkarzinoms
- Mammakarzinom mit positiven Hormonrezeptoren und der Notwendigkeit einer adjuvanten oder palliativen Therapie → bilaterale Adnexektomie
- entzündlicher Konglomerattumor und/oder Tuboovarialabszess bei abgeschlossener Familienplanung
- stielgedrehter, hämorrhagisch infarzierter Ovarialtumor

■ **Kontraindikation**
- dringender Wunsch nach Organerhalt (ggf. schriftliche Aufklärung über erhöhtes Risiko)

- organerhaltende Operation ohne erhöhtes Risiko bei prämenopausaler Patientin möglich
- primärer Eingriff zur Adnexektomie endoskopisch ohne erhöhtes Risiko möglich

■ **Patientenaufklärung**
- Risiko der Ureterläsion
- Nachblutung aus den ovariellen Gefäßen
- Möglichkeit, dass sich auch bei klinisch und sonographisch unsuspekten Adnexbefunden die histologische Diagnose „Karzinom" ergeben kann
- bei Befunden mit unklarer Dignität Einwilligung zur Erweiterung im Sinne einer radikal-onkologischen Operation einholen

■ **OP-Planung**
- Vaginalsonographie zur Einstufung der Dignität (CT und MRT haben bezüglich dieser Fragestellung eine eingeschränkte Aussagekraft)
- Nierensonographie (präoperativ bestehender Harnstau?)
- Ca-125 bei postmenopausalen Patientinnen (prämenopausal nur geringe Aussagekraft)

OP-Technik

Punktion und Entleerung des Tumors	Bei großen Kystomen ist es manchmal trotz Erweiterung der Längsschnittlaparotomie nicht möglich, diese vor die Bauchdecke zu luxieren. In diesem Fall ist eine vorsichtige Punktion sinnvoller, als den großen Tumor durch eine gewaltsame Aktion zu perforieren. Hierzu wird um die geplante Punktionsstelle eine Tabaksbeutelnaht durch die Tunica albuginea gelegt. Die Umgebung wird mit Bauchtüchern abgedeckt. Nun erfolgt die Punktion mit einer großlumigen Kanüle und angeschlossenem Sauger. Das Kystom wird soweit leergesaugt, dass es problemlos vor die Bauchdecke luxiert werden kann. Unter Zuziehen der Tabaksbeutelnaht wird die Kanüle entfernt. Zusätzlich zur Naht kann die Punktionsstelle mit einer atraumatischen Klemme oder einem Overholt verschlossen werden.
Darstellung des Situs Präparation des Adnex	Nachdem der Situs dargestellt ist, wird das Peritoneum oberhalb und parallel zum Adnex vom Lig. rotundum bis zum Lig. infundibulopelvicum gespalten. Bei geplanter Hysterektomie wird das Lig. rotundum nach Umstechung ebenfalls durchtrennt. Das Retroperitoneum wird mit zwei Präpariertupfern am Stiel nahe des Peritoneums in Längsrichtung zum Adnex stumpf präpariert. ▶▶

Präparation des Ureters

So werden zunächst die A. und V. ovarica und dann in der Tiefe der Ureter dargestellt (s. Abb. 8.**19**). Kleinere Blutungen koaguliert man vorsichtig mit einer zarten Pinzette (**cave:** Ureter). Der Ureter sollte sicher identifiziert werden (z. B. wurmende Peristaltik), da eine Verwechslung mit der A. iliaca interna möglich ist und der Operateur sich dann in falscher Sicherheit wägt. Ist die Peristaltik nicht erkennbar, wird die Struktur nach kranial verfolgt, bis man die Überkreuzung des Ureters mit den Vasa iliaca communes findet. Damit ist der Verlauf des Ureters gesichert. Oft ist es hilfreich, die retroperitoneale Tasche mit einem Breisky-Spekulum, das in den kranialen Winkel eingesetzt wird, zu entfalten. Liegt der Ureter dicht an den ovariellen Gefäßen, wird er stumpf nach unten abgeschoben.

Absetzen des Präparats

Nun werden zwei Klemmen (Overholt oder Wertheim) über das Lig. infundibulopelvicum gesetzt und das Gewebe dazwischen mit der Schere nach Sims durchtrennt. Die Klemmen ersetzt man durch gestochene Ligaturen (0, resorbierbar). Es folgt mit der Präparierschere die Spaltung des kaudalen peritonealen Blattes unterhalb des Ovars, aber oberhalb des dargestellten Ureters, bis zum Lig. ovarii proprium. Über Tube und Lig. ovarii proprium werden zwei Klemmen gesetzt und das Gewebe dazwischen mit der Schere nach Sims durchtrennt und das Präparat entfernt.

Naht und Drainage

Die uterusseitige Klemme wird durch eine Ligatur (0, resorbierbar) ersetzt. Das Peritoneum wird mit atraumatischer fortlaufender Naht (2/0, resorbierbar) so verschlossen, dass der Ureter nicht erfasst oder eingeengt wird und der Stumpf der Vasa ovarica retroperitoneal zu liegen kommt. Bei Uteruserhalt wird uterusnah das Lig. rotundum mitgefasst, um den Stumpf am Uterus zu decken. Spülen des kleinen Beckens mit NaCl 0,9 %ig, Einlage einer Easy-flow-Drainage und Beenden des Eingriffs in typischer Weise.

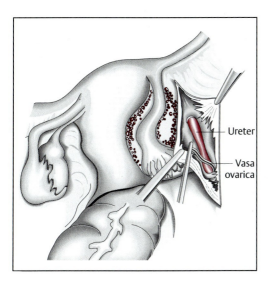

Abb. 8.**19** Salpingo-Oophorektomie: Eröffnen des Peritoneums lateral der Adnexen, Darstellen des Ureters, Fenstern des Peritoneums und Abklemmen der Ovarialgefäße.

Ureter

Vasa ovarica

■ **Probleme und deren Lösung**
- **Adnex nicht mobilisierbar** von der seitlichen Beckenwand (v. a. bei Endometriose und entzündlichen Veränderungen)
  - Mobilisieren des Ureters weit nach kaudal, um das betroffene Beckenperitoneum mit zu resezieren. Ist dies nicht ausreichend, wird der Ureter aus dem peritonealen Blatt teils stumpf, teils mit der Präparierschere unter spreizenden Bewegungen gelöst und mit einem Breisky-Spekulum nach lateral gedrängt. Nun kann das betroffene Peritoneum mit der Präparierschere oder der bipolaren Koagulationsschere nahe dem Rektum durchtrennt werden, so dass das Adnex mobil wird. Der peritoneale Defekt wird in diesem Fall nicht verschlossen, da dies wegen des Gewebedefektes nicht möglich ist. Zur Adhäsionsprophylaxe kann der Defekt mit Interceed-Gaze abgedeckt werden.

■ **Häufige Fehler und Gefahren**
- **Durchtrennen des Ureters** bei atypischem Verlauf und mangelhafter Darstellung
- **Blutungen** aus aufsteigenden Ästen der A. uterina bei uterusnahem Absetzen der Adnexe

- **Perforation** eines an der seitlichen Beckenwand adhärenten **Adnextumors** mit dem Risiko der Zellverschleppung → ausreichende Präparation des Beckenwandperitoneums, bis dieses ggf. rektumnah zur Mobilisierung der Adnexe durchtrennt werden kann.

■ **Alternativmethoden**
- organerhaltende Zystenexstirpation, wenn ohne erhöhtes Risiko möglich
- endoskopische Adnexektomie, wenn ohne erhöhtes Risiko technisch möglich

■ **Postoperative Behandlung**
- Entfernen der Drainage bei seröser Sekretion
- antibiotische Behandlung über mindestens 5 Tage bei entzündlichen Prozessen
- vaginalsonographische Kontrolle (retroperitoneales Hämatom?)
- Nierensonographie (Harnstau?)
- Hormonsubstitution nach bilateraler Adnexektomie, wenn aus onkologischer oder internistischer Sicht keine Kontraindikation besteht
- engmaschige Kontrollen der kontralateralen Seite bei benignen Neoplasien bzw. Borderline-Tumoren

Vaginale Eingriffe

Vaginale Adnexeingriffe sind durch ausgereifte laparoskopische Techniken eher selten geworden. Die Kombination der vaginalen Hysterektomie mit einer operativen Laparoskopie im Sinne einer **laparoskopisch assistierten vaginalen Hysterektomie** erhöht die postoperative Morbidität der Patientin nicht. Die anatomische Übersicht und die präparatorischen Möglichkeiten der Laparoskopie sind denen des vaginalen Zugangs deutlich überlegen, so dass das Risiko einer Blutung (z. B. aus den retrahierten ovariellen Gefäßen nach abgerutschter Ligatur) oder einer Ureterverletzung beim kombinierten Vorgehen deutlich geringer ist. Aus diesem Grunde ist bei bekannten Adnexbefunden der operativen Laparoskopie in Verbindung mit der vaginalen Hysterektomie der Vorzug zu geben. Ergibt sich bei einer vaginalen Hysterektomie ein bisher nicht bekannter Befund, sollte nur bei guter anatomischer Übersicht und mobiler Adnexe das weitere Procedere vaginal erfolgen. Ansonsten kann im Anschluss an die Hysterektomie oder in zweiter Sitzung (je nach Aufklärung der Patientin) eine operative Laparoskopie erfolgen. **Diagnostische Eingriffe** zur Beurteilung der Adnexe mit einem vaginalen Zugang durch den Douglas haben sich bisher nicht durchsetzen können.

Salpingektomie

■ **OP-Prinzip**
Resektion einer Tube im Rahmen einer vaginalen Hysterektomie.

■ **Indikation**
Hydro-/Saktosalpinx, die bei der präoperativen Vaginalsonographie nicht erkannt wurde.

■ **Kontraindikation**
Mangelhafte anatomische Übersicht.

■ **Patientenaufklärung**

Eine für diesen Eingriff spezielle Aufklärung ist im Allgemeinen nicht erfolgt, da es sich um einen unbekannten Befund handelt. Ansonsten gelten die unter „Salpingektomie" per LSK aufgeführten Punkte.

OP-Technik	
Absetzen des Uterus Fixation der Tube	Nachdem der Uterus von den Adnexen abgesetzt und entfernt ist, wird die Saktosalpinx mit einer gefensterten Fasszange gegriffen und angespannt. Ist sie so mobil, dass die Mesosalpinx komplett dargestellt werden kann, wird eine gestochene Ligatur (0, atraumatisch, resorbierbar) um Lig. ovarii proprium und Lig. rotundum gelegt und geknotet. Die Ligatur bleibt lang und wird ebenfalls angespannt.
Absetzen der Tube Naht und Kontrolle Beendigung des vaginalen Eingriffs	Nun werden Schritt für Schritt Overholt-Klemmen tubennah über die Mesosalpinx platziert und die Tube durchtrennt. Die Klemmen werden durch atraumatisch gestochene Ligaturen (2/0, resorbierbar) ersetzt. Nach der Kontrolle auf Bluttrockenheit wird der vaginale Eingriff, wie unter „Vaginale Hysterektomie" beschrieben, beendet.

■ **Probleme und deren Lösung**
– **vorquellender Darm behindert die Sicht**
  • Abstopfen des Darmes mit einer fadenmarkierten, feuchten, langen Kompresse

■ **Häufige Fehler und Gefahren**
Störung der ovariellen Durchblutung durch dichte Präparation am Ovar und/oder zuwenig Absetzungsschritte.

■ **Alternativmethoden**
Salpingektomie über eine operative Laparoskopie.

■ **Postoperative Behandlung**
Wie unter „Vaginale Hysterektomie" beschrieben.

Zystenausschälung

Die vaginale Ausschälung einer präoperativ nicht erkannten Zyste sollte wegen fehlender diagnostischer Grundlagen und schwieriger präparatorischer Voraussetzungen unterbleiben. Bei postmenopausalen Frauen kann die Indikation zur Adnexektomie erfolgen. Diese sollte jedoch nur dann von vaginal erfolgen, wenn das Adnex ohne Zystenperforation geborgen werden kann.

Adnexektomie

■ **OP-Prinzip**
Entfernung des kompletten Adnexes im Rahmen einer vaginalen Hysterektomie.

■ **Indikation**
– unklarer Adnexprozess, der erst während der vaginalen Hysterektomie erkannt wurde
– Ovarialzyste bei einer postmenopausalen Patientin

■ **Kontraindikation**
– Adnex nicht ausreichend mobil (besonders bei älteren Patientinnen)
– Adnex nicht intakt vaginal zu bergen
– prämenopausale Patientin (hier sollte zunächst weitere Diagnostik erfolgen, ob ein organerhaltendes Vorgehen möglich ist)

■ **Patientenaufklärung**
Eine für diesen Eingriff spezielle Aufklärung ist im Allgemeinen nicht erfolgt, da es sich um einen unbekannten Befund handelt. Ansonsten gelten die unter „Adnexektomie" per LSK aufgeführten Punkte.

OP-Technik

Absetzen des Uterus Darstellung des Adnexes	Nachdem der Uterus von den Adnexen abgesetzt und entfernt ist, wird das Darmkonvolut mit einer fadenmarkierten feuchten Kompresse weit nach kranial abgestopft. Mit langen Scheidenspekula lässt sich der Adnexbereich meist gut darstellen.
Abklemmen des ovariellen Gefäßbündels	Fassen des Adnexes mit einer gefensterten Klemme, ohne den Tumor zu perforieren. Nun werden Tube und Ovar soweit heruntergezogen, dass eine Wertheim-Klemme hinter dem Ovar und der Tube bis oberhalb des Lig. infundibulopelvicum geführt werden kann (s. Abb. 8.**20**). Die Klemme sollte das gesamte Gefäßbündel erfassen, da es sonst leicht zu einer Retraktion blutender ovarieller Gefäße kommen kann.
Absetzen des Adnexes Naht, Kontrolle Beendigung des vaginalen Eingriffs	Nachdem die Wertheim-Klemme sicher positioniert ist, wird das Adnex mit der Schere nach Sims abgesetzt und die Klemme durch eine gestochene Ligatur (0, resorbierbar) ersetzt. Es erfolgt Kontrolle auf Bluttrockenheit und Beendigung des Eingriffs, wie unter „Vaginale Hysterektomie" beschrieben.

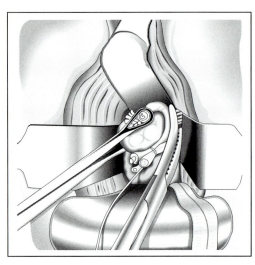

Abb. 8.**20**   Adnexektomie bei vaginaler Hysterektomie: gemeinsames Abklemmen und Absetzen der Ligg. rotundum und infundibulopelvicum.

■ **Probleme und deren Lösung**
– Das **Adnex** lässt sich wegen eines straffen Lig. rotundum **nicht ausreichend weit nach kaudal** ziehen.
  • Das Lig. rotundum wird vom Adnexstumpfbündel über einer Overholt-Klemme mit der Schere abgesetzt und ligiert (gestochene Ligatur, 0, resorbierbar).
– V. und A. ovarica **rutschen aus der Klemme** oder Ligatur und **retrahieren sich**.
  • Zunächst wird versucht, das Gefäßbündel mit dem Overholt zu fassen und erneut zu ligieren. Gelingt dies nicht oder ist die Situation so unübersichtlich, dass die Gefahr einer Ureterläsion besteht, wird die Scheide mit einer feuchten Tamponade fest austamponiert und zügig eine operative Laparoskopie mit Darstellung des Gefäßbündels durchgeführt. Dieses wird nach Präparation des Retroperitoneums (s. Ureterpräparation) bipolar koaguliert. Ist dies nicht möglich, ist die Indikation zur Querschnittlaparotomie mit Versorgung des Gefäßbündels gegeben. Wichtig ist die Darstellung des Ureters, wie unter „Adnexektomie per Laparotomie" beschrieben.

■ **Häufige Fehler und Gefahren**
- **Wertheim-Klemme** wird **zu dicht am Ovar** gesetzt → ovarielles Gewebe bleibt zurück mit dem Risiko von Neoplasien und/oder eines Schmerzsyndroms (Remain ovarian syndrome)
- **Ureterläsion** durch laterales Setzen der Wertheim-Klemme → Klemme dicht am Ovar positionieren, ohne ovarielles Gewebe zu erfassen

■ **Alternativmethoden**
Operative Laparoskopie mit Adnexektomie.

■ **Postoperative Behandlung**
- Nierensonographie
- Hormonsubstitution nach bilateraler Adnexektomie bei prämenopausalen Frauen

9 Urogynäkologische Eingriffe

B. Uhl

Suprapubische Urinableitung

■ Prinzip

Blasendrainage durch eine suprapubische Tro-karzystostomie. Die Industrie bietet hierzu entsprechende Einmalsets an. Irritationen der Urethra sowie das hohe Infektionsrisiko durch einen transurethralen Dauerkatheter werden vermieden. Bei längerer Liegedauer sind gewe-befreundlichere Silikonkatheter mit Ballon vor-zuziehen. Diese können bei Bedarf über einen Führungsdraht ausgetauscht werden. Entspre-chende Wechselsets werden kommerziell ange-boten.

■ Indikation

- Miktionsstörungen allgemein
  - subvesikales Abflusshindernis
  - Detrusorschwäche
- nach radikalonkologischen Eingriffen, die mit einer Störung der Blasenmotorik einher-gehen; z. B. radikale Hysterektomie nach Wertheim-Meigs
- nach Eingriffen bei Harninkontinenz und Descensus genitalis; insbesondere, wenn mit postoperativen Miktionsstörungen zu rech-nen ist. **Vorteil:**

- weniger Harnwegsinfekte als bei transure-thraler Urinableitung
- Spontanmiktion möglich
- frühes Blasentraining mit Bestimmung des Restharns
- geringere psychische Alteration bei gestör-ter Spontanmiktion als bei wiederholt not-wendigem Einmalkatherismus oder erneu-ter Einlage eines Dauerkatheters
- nach operativem Verschluss von Urogenital-fisteln

■ Kontraindikation

Störungen der Blutgerinnung; z. B. durch den Einsatz von Antikoagulantien.

■ Patientenaufklärung

- intravesikale Blutungen mit dem Risiko einer evakuierungsbedürftigen Blasentamponade
- in seltenen Fällen Verletzung intraabdomina-ler Organe mit dem Risiko einer Peritonitis

Technik	
Füllung der Blase **Inzision**	Die Blase wird mit 300 ml NaCl-Lösung aufgefüllt. Dann erfolgt eine kleine Stichinzision mit dem 11er Skalpell in der Medianlinie ca. 1–2 Querfinger oberhalb der Symphyse (s. Abb. 9.**1a**).
Katheterisierung	In senkrechter Stichrichtung wird der Trokar mit dem darin lie-genden Katheter in Richtung Blase vorgeschoben, bis Urin abfließt. Der Katheter kann nun ausreichend weit in die Blase vorgescho-ben werden. Zurückziehen des Trokars (s. Abb. 9.**1b**). Sobald dieser wieder komplett vor der Bauchdecke ist, kann er über zwei Per-forationslinien geteilt werden (**cave:** hohes Verletzungsrisiko an den Kanten!). ▶▶

Sicherung	Nach korrektem Positionieren (Markierung entsprechend dem Hautniveau) wird der Katheter durch eine Naht oder durch Auffüllen des Ballons mit spezieller, meist glyzerinhaltiger, Lösung gegen eine Dyslokation gesichert (s. Abb. 9.**1c**).

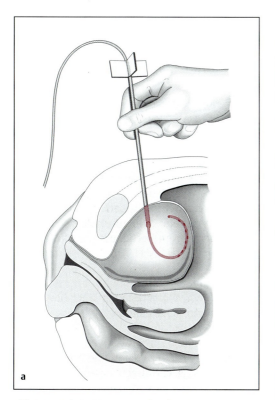

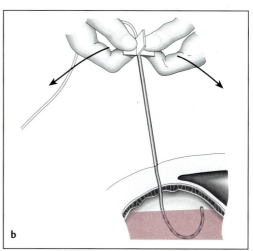

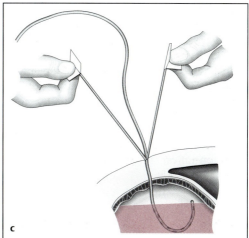

Abb. 9.**1** Anlage einer suprapubischen Zystostomie.
a Nach Füllung der Harnblase mit etwa 100 ml Flüssigkeit wird der Trokar unter Sicht- und Tastkontrolle eingestochen.
b Nach Vorschieben des Katheters in die Blase wird die Punktionskanüle aus der Blase zurückgezogen.
c Die beiden Flügel der spaltbaren Kanüle werden nach unten zusammengezogen; das Kanülrohr reißt in seiner ganzen Länge auf und gibt den Katheter seitlich frei (Cystofix).

■ Probleme und deren Lösung

– **Punctio sicca**
  • Kontrolle, ob sich die aufgefüllte Menge tatsächlich noch in der Blase befindet oder evtl. über eine Blasenläsion abgeflossen ist; ggf. Zystoskopie. Bei sehr adipösen Patientinnen kann die kürzere Variante des Trokars evtl. zu kurz sein. Bei persistierenden Problemen sollte die Punktion unter sonographischer Kontrolle erfolgen, um eine Läsion benachbarter Organe zu vermeiden. Ggf. wird bis dahin ein transurethraler Katheter eingelegt.

- **intravesikale Blutung**
  - Einlegen eines transurethralen Verweilkatheters und Anschließen einer Blasenspülung über den suprapubischen Katheter, bis der Urin auch ohne Spülung klar abfließt.

■ **Häufige Fehler und Gefahren**
- **Einstich direkt über der Symphyse** und Stichrichtung zu weit nach kaudal → Verfehlen der Blase, schlimmstenfalls eine Verletzung der Urethra
- **zu geringe Füllmenge** beim Auffüllen der Blase → intraabdominelle Lage des Katheters mit dem Risiko der Darmläsion

- **zu tiefes Einstechen** des Trokars → Risiko der Rektumläsion

■ **Alternativmethoden**
- intermittierender Einmalkatheterismus (am besten durch die Patientin selber)
- transurethraler Dauerkatheter

■ **Postoperative Behandlung**
- Pharmakotherapie bei persistierenden Miktionsstörungen
- Urinkontrolle bei Beschwerden und vor dem Entfernen der Blasendrainage

Kolposuspension nach Burch (modifiziert)

■ **OP-Prinzip**

Beidseitige Elevation der Scheidenfaszie lateral des zystourethralen Überganges zur Suspension des Blasenhalses. Entgegen der Originalmethode nach Burch wird jedoch die Scheidenfaszie nicht vollständig an das Lig. ileopectineum (= Cooper-Ligament) adaptiert, sondern die Knoten werden nur soweit zugezogen, dass eine Art Hängematte unter dem Blasenhals entsteht. Zur Verwendung kommt nur **nicht**resorbierbares Nahtmaterial. Bei gleichzeitigem Descensus muss die operative Sanierung der Harninkontinenz in das gesamte therapeutische Konzept eingebettet werden.

■ **Indikation**

Klinisch und urodynamisch verifizierte Stressharninkontinenz
- entsprechender Leidensdruck der Patientin mit dem Wunsch zur Operation
- konservative Maßnahmen wie Beckenbodengymnastik und lokale Östrogenisierung ohne Erfolg

■ **Kontraindikation**
- übliche Kontraindikationen für einen operativen Eingriff
- ausgeprägte Urge- und nur geringe Stressinkontinenz, die am Leidensdruck nicht beteiligt ist

■ **Patientenaufklärung**
- Langzeiterfolg liegt bei 85–95 %
- Risiko der Urethra- oder Blasenläsion, besonders bei voroperierten Frauen

- Blutungen und Infektionen im Wundgebiet, insbesondere im Cavum retzii
- Periostitis am oberen Schambeinast
- Schmerzen im Bereich der oberen Schambeinäste
- postoperative Blasendrainage über einen suprapubischen Harnblasenkatheter
- postoperative Miktionsstörungen bis hin zur Notwendigkeit des intermittierenden Selbstkatheterismus durch Überkorrektur (bei moderner OP-Technik eher selten)
- de novo Urgeinkontinenz bei ca. 10–15 % der Patientinnen, bzw. Verschlechterung einer bereits bestehenden Urgeproblematik

■ **OP-Planung**

Gezielte Anamnese:
- Inkontinenzanamnese
  - Geburten und deren Verlauf
  - frühere gynäkologische Operationen
  - aktuelle Medikation
  - Zeichen des Hormonmangels
  - Miktions- und Trinkverhalten
  - Situationen, bei denen Urinverlust auftritt
  - Besserung der Inkontinenz ohne Therapie
  - bisherige Therapie
  - persönlicher Leidensdruck
- Miktionsanamnese
  - Miktionshäufigkeit
    - nicht unterdrückbarer Harndrang
    - Harnverlust bei Belastung
    - Nykturie
  - Urinmenge

- beim ungewollten Verlust (Tropfen, Spritzer, im Strahl)
- bei der Miktion (häufig, kleine/große Mengen)
- Harnstrahl
  - gerichtet, Unterbrechung möglich
  - Miktion zeitweise bzw. ohne Reposition eines Descensus nicht möglich („Quetschhahn")

Klinik/Diagnostik

- gynäkologische Untersuchung mit Vaginalsonographie und Beurteilung eines eventuellen Descensus
- urogynäkologische Untersuchung
  - Urinstatus
  - sonographische Restharnmessung (pathologisch: > 15 % der Kapazität oder > 50 ml)
  - Blasenverschluss (Hustentest bei voller Blase)

- sonographische vesikourethrale Morphologie: Ein posteriorer urethrovesikaler Winkel von > 130° beim Pressen spricht für einen vertikalen Descensus mit defekter Urethrafixierung.
- urodynamische Funktionsdiagnostik
  - Detrusorkontraktionen (evtl. mit Urinabgang) und Blasenkapazität deutlich < 300 ml sprechen für Urgeproblematik
  - hoher Verschlussdruck in Ruhe (UVDR) für Operationsergebnis prognostisch günstig
  - Urethraverschlussdruck unter z. B. Hustenstress (UVDS) < 20 cm H_2O spricht für Stressinkontinenz
- Urethrozystoskopie (insbesondere bei gleichzeitiger Urgeproblematik)
- präoperative Lokalbehandlung mit östrogenhaltigen Ovula bei atrophischem Vaginalepithel über 2 – 4 Wochen
- perioperative Single-shot-Antibiose

OP-Technik (Prinzip)	
Präparation	Nachdem das Cavum retzii durch meist stumpfe Präparation komplett dargestellt ist, eleviert der Operateur mit dem linken Zeigefinger den durch das Katheterbällchen gekennzeichneten zystourethralen Übergang (s. Abb. 9.**2a**).
Platzierung von Fäden an der Scheidenfaszie	Dann wird zunächst rechts lateral davon die Scheide eleviert, die Scheidenfaszie präparatorisch dargestellt (**cave:** Blutungen aus den paraurethralen Venenplexus, insb. wenn die Fäden zu dicht an der Urethra platziert werden) und zwei nichtresorbierbare Fäden dachziegelartig versetzt in der Scheidenfaszie über der Fingerkuppe verankert. Die Vaginalwand sollte hierbei **nicht** durchstochen werden. Durch kräftiges Ziehen am Faden wird dessen stabile Lage überprüft. Das gleiche Vorgehen erfolgt auf der linken Seite. Dann wird der Finger aus der Scheide zurückgezogen und der Handschuh gewechselt (s. Abb. 9.**2b + c**).
Fixation an Cooper-Ligamenten	Aufsuchen des Lig. ileopectineum im Bereich der Insertion des Leistenbandes. Eine weiter lateral gelegene Fixierung birgt das Risiko von Gefäßverletzungen und hat keinen besseren therapeutischen Effekt. Die Fäden werden nacheinander durch die Cooper-Ligamente gestochen und geknotet. Das Knüpfen erfolgt unter digitaler Kontrolle von vaginal, so dass eine leichte Elevation des zystourethralen Überganges erreicht wird. Überkorrekturen erreichen keinen besseren therapeutischen Effekt und führen zu obstruktiven Miktionsstörungen und/oder zu Urgeproblematiken (s. Abb. 9.**2d**).

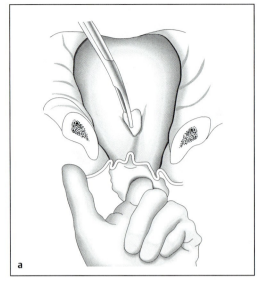
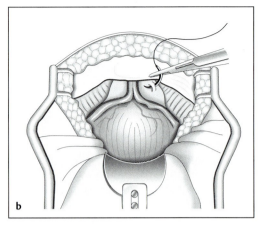
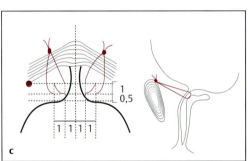
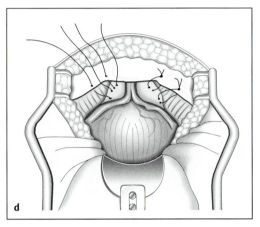

Abb. 9.2 Modifizierte Kolposuspension (nach Burch).

a stumpfes Medialisieren von Blase und Urethra mit dem Tupfer

b lateral tangentiales Platzieren von nichtresorbierbaren Nähten (Ethibond 0 oder Gore-Tex), routinemäßig je 2 Nähte dachziegelartig versetzt, anschließend Durchstechen des Lig. ileopectineum. **Vorteil**: kaum obstruktive Miktionsbeschwerden, wenig Blutungen (weit vom Venenplexus entfernt). **Nachteil**: durch breiteres Aufziehen des Douglas-Raums häufiger Rektoenterozelen.

c paraurethrale Z-förmige Stichtechnik, in der Regel nur je eine Naht. **Vorteil**: nur schmale Eröffnung des Douglas-Raums. **Nachteil**: häufiger Blutungen beim Einstich, relativ häufig Miktionsbeschwerden.

d Knüpfen der Fäden unter vaginaler Kontrolle der Elevation; keine Überkorrektur, lediglich zwangloses Anheben des pubourethralen Übergangs. Die Fäden können bei zwangloser Adaptation von Vaginalfaszie und Cooper-Ligament durchaus 1,5–2 cm frei hängen („Luftknoten").

■ **Häufige Fehler und Gefahren**

– **zu intensive Präparation am Blasenhals** nicht notwendig; kann zu Urgeproblematik führen

– **Blutungen** aus dem paraurethralen **Venenplexus**; besonders bei zu urethranaher Positionierung der Nähte → weiter lateral präparieren und stechen

– obstruktive Miktionsbeschwerden durch **zu hohe Elevation** der Blasenhalsregion

– Ureterverlagerung und -obstruktion durch Positionierung der Nähte **zu dicht an der Blase** und zu kranial

– Ausreißen der Fäden durch **falsche**, meist zu **mediale Positionierung** (Periost statt Cooper-Ligament)

■ **Alternativmethoden**

– TVT

■ **Postoperative Behandlung**
- suprapubische Harnblasendrainage (SPK)
- Blasentraining ab dem 3.–5. Tag postoperativ
  - SPK abstöpseln
  - Miktion alle 2–3 Stunden
  - Bestimmung des Restharns über den SPK
- Entfernen des SPK bei Restharn < 100 ml
- Blasenentleerungsstörungen
  - Diclofenac 2 × 100 mg (Supp.) zur lokalen antiphlogistischen Therapie
  - Dibenzyran 10–60 mg/d in einschleichender Dosissteigerung (senkt als α-Rezeptorenblocker den Widerstand am Blasenauslass)
  - Cholinergika, z. B. Myocholine 20–50 mg im Abstand von 46 h (erhöht die Detrusorspannung)
  - Versuch der Elektrostimulation mit Oberflächenelektroden (Wirkung durch Reaktivierung der sensorischen Bahnen → Zunahme des Harndrangs)
  - Miktion in entspannter Situation (z. B. im warmen Sitzbad)
- Empfehlungen:
  - 6 Wochen postoperativ nicht heben, kein Geschlechtsverkehr
  - beim Stuhlgang nicht pressen, ggf. Stuhlregulierung
  - auf Dauer nicht mehr als 5 kg heben
- Nachsorge:
  - Östrogenisierung lokal oder systemisch
  - Beckenbodengymnastik
  - Myocholine, ggf. operative Revision bei persistierend erhöhten Restharnwerten
  - Detrusitol oder andere Anticholinergika bei de novo Urgeproblematik (sonographische Restharnkontrollen!)

Endoskopisch

■ **OP-Prinzip**

Kolposuspension über einen laparoskopischen Zugang. Der transperitoneale Weg wird von der präperitonealen Operationstechnik unterschieden. Leider gibt es zur Zeit keine prospektiv randomisierten Studien, die die Gleichwertigkeit zum klassischen Vorgehen beweisen. Aus diesem Grund sollte bei laparoskopischem Procedere auf jeden Fall die übliche Kolposuspensionstechnik beibehalten werden. Modifikationen mit eventuell schlechteren Ergebnissen diskreditieren die Methode. Bei entsprechender Übung des Operateurs ist eine Operationszeit von 45–60 min realistisch.

■ **Patientenaufklärung**
- kein Standardeingriff
- Multicenterstudie zum Beweis der Gleichwertigkeit zwischen Laparotomie und Laparoskopie fehlt → Darstellung der eigenen Erfahrungen und Ergebnisse

■ **OP-Planung**

Die Planung erfolgt wie bei einer Laparoskopie und einer Kolposuspension.

■ **Lagerung und Abdeckung**

Die Patientin wird in Steinschnittlage gelagert. Der linke Arm wird in ein unter der Patientin liegendes Tuch eingeschlungen, so dass er dicht an der Patientin anliegt. Dies ermöglicht dem Operateur den notwendigen Bewegungsspielraum nach oben. Der Videoturm steht am rechten Fußende der Patientin, leicht schräg zum Operateur ausgerichtet. Es folgt die Desinfektion der Scheide und des äußeren Genitalbereiches. Mit neuem Instrumentarium wird dann der abdominale Bereich für die Laparoskopie desinfiziert. Die Abdeckung beginnt mit zwei Beinsäcken und einem kaudalen Quertuch, welches die Analregion abschirmt. Dann werden die Beine abgesenkt und zwei seitliche Klebetücher beginnend am kaudalen Tuch, über die Oberschenkel verlaufend, lateral der Spina iliaca anterior superior fixiert. Oberhalb des Rippenbogens wird das kraniale Tuch positioniert. Der Urin läuft über einen nach dem Abdecken eingelegten Verweilkatheter, der zur besseren Identifikation des Blasenhalses mit 20 ml geblockt wurde, ab. Nachdem der Verweilkatheter gelegt ist, wird nach einem Handschuhwechsel zur Abdeckung des äußeren Genitale ein kleines Tuch quer über der Symphyse fixiert. Eine mit einer Ampulle Indigocarmine angefärbte Blasenfüllung wird nach Entleerung der Blase an den Katheter angeschlossen.

OP-Technik

Transperitonealer Zugang
Laparoskopie

Die Laparoskopie beginnt in üblicher Weise, wobei die Unterbauchtrokare (links 10 mm und rechts 5 mm) möglichst lateral, fast auf Höhe der Spina iliaca anterior superior gesetzt werden, um ausreichend Spielraum für das Handling der Nadelhalter zu haben.

Cave: Kontrolliertes Einsetzen der Trokare, um eine Verletzung der Vasa iliaca zu vermeiden.

Blasenfüllung
Präparation
der Symphysenregion

Nach entsprechender Inspektion des Abdomens wird die Blase mit ca. 60 ml blaugefärbtem NaCl gefüllt. Dann wird die Region der Symphyse mit einem Instrument ertastet bzw. durch suprasymphysären Druck von außen dargestellt. Ca. 2 QF oberhalb der Symphyse wird das Peritoneum parietale zwischen den epigastrischen Gefäßen, die durch das Peritoneum erkennbar sind, mit der Allis-Zange angespannt und quer durchtrennt.

Blasenentleerung
Präparation des Cavum retzii

Entleerung der Blase. Die weitere Präparation des Cavum retzii erfolgt teils stumpf, teils scharf mit der Metzenbaum-Schere dicht an der Muskulatur entlang zur Symphyse und dann von den oberen Schambeinästen ausgehend entlang der Mm. obturatorii nach unten zum Arcus tendineus rechts und links.

Präparation
der Schambeinäste

Durch vorsichtiges Tasten mit dem Overholt entlang der Oberkante der oberen Schambeinäste lässt sich die Insertion des Leistenbandes erkennen (dahinter ist die Lücke der Lacuna vasorum zu tasten). Der Bereich unterhalb der Insertion wird gut von Binde- und Fettgewebe befreit, da hier die Fixationsnähte angebracht werden sollen. Meist sind lateral davon quer über den Schambeinast verlaufende Gefäße erkennbar. Hierbei handelt es sich um die aberrierende (akzessorische) A. bzw. V. obturatoria („Corona mortis"), die auf jeden Fall zu schonen sind.

Darstellung
der Scheidenfaszie

Nun eleviert der Operateur den Bereich rechts lateral des zystourethralen Überganges bzw. lateral der Urethra mit dem Zeigefinger und stellt die Scheidenfaszie mit dem Overholt dar. Gegen den digitalen Druck von vaginal hält der Assistent den Overholt in dieser Position, um das umgebende Fettgewebe zur Seite zu halten.

Cave: Der Overholt sollte nicht unter den Blasenhals rutschen, da dies zu Urgeproblemen führen kann.

Laden der Reduzierhülse

Von der OP-Assistenz (Pflege) wird eine Nadel mit einem nicht-resorbierbaren Faden der Stärke 0 und einer Fadenlänge entsprechend der 10-mm-Reduzierhülse so in den Nadelhalter eingespannt, dass sich Nadel und Faden in die Reduzierhülse zurückziehen lassen und die Nadel gegen einen entsprechenden seitlichen Widerstand in eine senkrechte Position zum Nadelhalter gedreht werden kann. Es hat sich bewährt, für jede Seite zwei

▶▶

verschiedene Fadenfarben (z. B. grün und weiß) zu wählen. Die so geladenen Reduzierhülse wird über den 10-mm-Trokar links eingeführt und der Nadelhalter dem Operateur übergeben.

Fixation der Fäden an Scheidenfaszie und Lig. ileopectineum

Dieser richtet die Nadel am Schaft des Overholts aus und sticht sie an der korrekten Stelle durch die Scheidenfaszie. Fadenende und Nadel werden am Wundrand des Peritoneum parietale abgelegt. Die übrigen drei Fäden werden in adäquater Weise gestochen. Nun entfernt der Operateur seinen Finger aus der Scheide und wechselt den Handschuh. Aufsuchen des rechten Lig. ileopectineum im Bereich der Insertion des Leistenbandes. Eine weiter lateral gelegene Fixierung birgt das Risiko von Gefäßverletzungen und hat keinen besseren therapeutischen Effekt. Die erste Nadel wird senkrecht durch das Lig. ileopectineum gestochen und anschließend mit der Hakenschere abgeschnitten. Entfernen der Nadel unter Sicht durch den 10-mm-Trokar. Nun eleviert eine zusätzliche Assistenz (im Allgemeinen der OP-Springer) die Scheide rechts im Bereich der Naht etwas höher, als die zukünftige Elevation sein soll. Es folgt die intrakorporale Knotung des Fadens wie oben beschrieben. Die übrigen Fäden werden in adäquater Weise verarbeitet, so dass eine gute Hängematte unter dem zystourethralen Übergang entsteht.

Kontrolle auf Bluttrockenheit Füllung der Blase mit Blaulösung SPK

Nachdem die Bluttrockenheit gesichert ist, wird die Blase mit 300 ml Blaulösung aufgefüllt und, wie oben beschrieben, eine suprapubische Urinableitung unter endoskopischer Sicht gelegt.

Drainage Naht

Des Weiteren erfolgt die Ableitung des Cavum retzii über eine Robinson-Drainage. Der peritoneale Defekt kann belassen werden, da sich die Peritoneumblätter nach Ablassen des Pneumoperitoneums gut aneinander anlegen. Alternativ kann das Peritoneum parietale mit einer fortlaufenden Naht (2/0, resorbierbar) verschlossen werden. Hierzu legt die OP-Schwester eine kleine Schlinge am Fadenende vor, durch welche die Nadel nach dem ersten Stich geführt wird. So erspart sich der Operateur einen Knoten in ungünstiger Position. Die fertige Naht wird intrakorporal geknotet oder durch einen Fadenclip fixiert. Beendigung der Laparoskopie in üblicher Weise. Die Abbildungen 9.**3a-e** zeigen eine schematisch zusammengefasste Darstellung der beschriebenen OP-Technik.

Präperitonealer Zugang Präparation

Der Zugang erfolgt über einen subumbilikalen Längsschnitt wie bei der offenen Laparoskopie (s. dort). Es wird jedoch auf die Eröffnung des Peritoneums verzichtet, sondern unter dem linken Rektusbauch an dessen medianer Kante stumpf nach kaudal präpariert. Diese Präparation kann mit einem Ballondissektionstrokar, der mit einem Gleitmittel überzogen und unter palpatorischer Kontrolle zur Symphyse vorgeschoben wurde, oder mit der Optik selber durchgeführt werden. Vorteil der Ballonmethode ist die Präparation unter Sicht durch die in den Trokar einführbare Optik.

▶▶

▶▶ **Ballon- und CO$_2$-Insufflation Einbringen der Trokare**

Der Ballon wird manuell insuffliert (s. Abb. 9.**4a–d**). Das Risiko von peritonealen Läsionen ist geringer als bei der blinden Präparation. Nachteil ist der hohe Preis des Einmalinstrumentariums. Zur Abdichtung des subumbilikalen Schnittes kann ein blockbarer Einmaltrokar eingesetzt werden. Alternativ wird der Hautschnitt durch eine Naht deutlich eingeengt. Dann wird CO$_2$ mit einem Druck von 12 mmHg insuffliert. Nachdem das Cavum retzii ausreichend entfaltet ist, werden möglichst lateral unter Schonung der epigastrischen Gefäße die Arbeitstrokare eingebracht.

Fortführung der Operation (s. o.)

Das weitere Vorgehen erfolgt analog dem beim transperitonealen Zugang beschriebenen Procedere. Je nach Enge der Verhältnisse ist eine extraperitoneale Knotung der Fäden mit einem selbstschließenden Knoten notwendig.

Nachteile der Methode:
- teures Einmalinstrumentarium für die Ballondissektion
- begrenzter Freiheitsgrad der Instrumentenbewegung
- schwieriges Auffinden der korrekten Schicht zur Entfaltung des Cavum retzii
- Beurteilung der intraabdominalen Verhältnisse nicht möglich

Vorteile der Methode:
- bei korrekter Präparation kein peritonealer Defekt → kein Adhäsionsrisiko

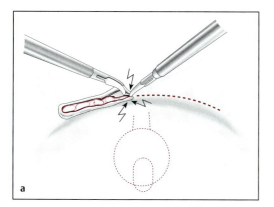

a

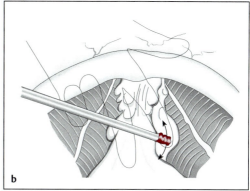

b

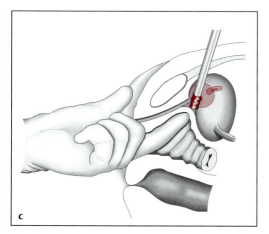

c

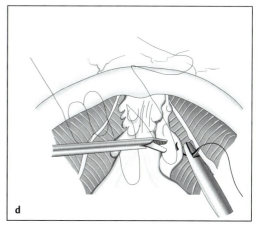

d

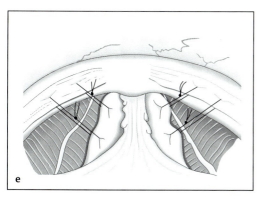

e

Abb. 9.**3** Transperitonealer Zugang der Kolposuspension.

a Inzision des ventralen Peritoneums mit monopolarer Schere

b Zeige- und Mittelfinger der linken Hand des Operateurs befinden sich in der Scheide und drücken die Scheidenrückwand der mit einem Tupfer präparierten rechten Hand entgegen. Der Präparationsschritt ist wichtig, um später genügend Scheidengewebe für die Kolposuspensionsnähte aufladen zu können.

c schematische Sagittalzeichnung der unter **b** genannten Präparation

d Der Operateur drückt mit dem Zeigefinger der linken Hand transvaginal die Scheidenrückwand der kräftig durchstechenden Naht entgegen. Die Nadel wird vom Assistenten mit einem zweiten Nadelhalter gegengefasst.

e Schlussbild nach transendoskopischer Kolposuspension. Der vesikourethrale Überhang „hängt" über der hochgezogenen Scheidenvorderwand und befindet sich idealerweise in Höhe des Arcus tendineus.

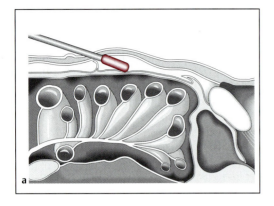

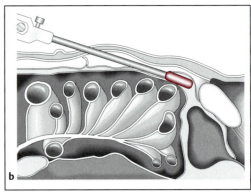

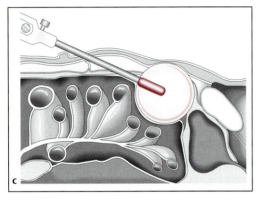

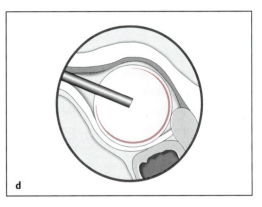

Abb. 9.**4** Ballon- und CO$_2$-Insufflation. **a–c** Weg des Ballondilatationstrokars durch den Präperitonealraum. **d + e** Einführungssystem der Fa. Braun-Dexon.

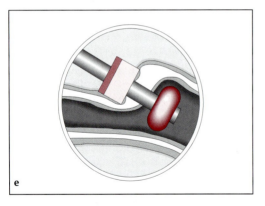

■ **Häufige Fehler und Gefahren**
– **mangelnde Darstellung der optimalen Fixationsstelle** am Cooper-Ligament (Insertion des Leistenbandes)
  • frustrane Stichversuche mit Blutungen aus dem Periost
– **mangelhafte Darstellung der Scheidenfaszie**
  • Risiko der Blasenläsion bzw. Elevation des ureternahen Blasenanteils mit Abknickung des Ureters durch fehlerhafte Positionierung der Naht
  • evtl. ungenügende Erfassung der tragfähigen Scheidenfaszie mit der Naht → mangelhafte Elevation

■ **Alternativmethoden**
– TVT

Laparotomisch

■ OP-Prinzip

Kolposuspension über den klassischen Zugang per suprasymphysärer Querschnittlaparotomie. Bis dato Goldstandard der Inkontinenzchirurgie. Insbesondere bei Rezidivinkontinenz sollte von diesem Goldstandard nicht abgewichen werden.

■ Lagerung und Abdeckung

Die Patientin wird in Steinschnittlage gelagert. Es folgt die Desinfektion der Scheide und des äußeren Genitalbereiches. Mit neuem Instrumentarium wird dann der abdominale Bereich für die Laparotomie desinfiziert. Die Abdeckung beginnt mit zwei Beinsäcken und einem kaudalen Quertuch, welches die Analregion abschirmt. Dann werden die Beine abgesenkt und zwei seitliche Klebetücher beginnend am kaudalen Tuch über die Oberschenkel verlaufend lateral der Spina iliaca anterior superior fixiert. Oberhalb des Rippenbogens wird das kraniale Tuch positioniert. Der Urin läuft über einen nach dem Abdecken eingelegten Verweilkatheter, der zur besseren Identifikation des Blasenhalses mit 20 ml geblockt wurde, ab. Nachdem der Verweilkatheter gelegt ist, wird nach einem Handschuhwechsel zur Abdeckung des äußeren Genitale ein kleines Tuch quer über der Symphyse fixiert.

OP-Technik	
Querschnittlaparotomie	Die Querschnittlaparotomie wird in üblicher Weise durchgeführt. Im Allgemeinen reicht eine Schnittlänge von 10 cm aus. Die Linea alba wird bis zur Symphyse hinunter gespalten, das Peritoneum bleibt verschlossen.
Darstellung des Cavum retzii	Die Präparation des Cavum retzii erfolgt stumpf mit dem Finger oder einem Stieltupfer, bis Symphyse, die Mm. obturatorii und der Blasenhals mit dem Katheterbällchen deutlich zu erkennen sind.
Fortführung der Operation (s. o.) **Digitale Kontrolle**	Das weitere Vorgehen erfolgt wie unter „Kolposuspension nach Burch" (s. o.) beschrieben. Die digitale Kontrolle der korrekten Elevation übernimmt der Operateur oder ein erfahrener Assistent, während der andere knotet. Blutungen sollten auf jeden Fall gestillt werden und das Cavum retzii mit einer Redon-Drainage versorgt werden, da Hämatome den operativen Erfolg in Frage stellen können.
Suprapubischer Katheter	Anlegen einer suprapubischen Harnableitung (s. o.). Verschluss der Laparotomie in üblicher Weise.

■ Probleme und deren Lösung

– **Blutung aus dem Venenplexus** während der Präparation der Scheidenfaszie
  • vorsichtiger Versuch der Elektrokoagulation
  • Umstechung mit einem atraumatischen Faden der Stärke 2/0
  • Knoten des Fixationsfadens, wenn Blutung durch den Einstich in die Scheidenfaszie bedingt

■ Häufige Fehler und Gefahren

– Risiko der **Blasenläsion** bei voroperierten Patientinnen; ggf. ist die Auffüllung der Blase mit einer blaugefärbten Lösung sinnvoll.
– **postoperative Blutung**
  • Auffüllen der Blase mit 300 ml NaCl und Abklemmen des Katheters über 2 Stunden, in der Hoffnung, dass die meist venöse Blutung sistiert; ggf. Relaparotomie und Blutstillung

TVT (Tensonfree vaginal tape)

■ OP-Prinzip

Das spannungsfrei unter der Urethra positionierte Band imitiert die Ligg. pubourethralia und verhindert ein Absinken der Harnröhre bei einer Steigerung des intraabdominellen Drucks (s.a. Abb. 9.**5a–c**).

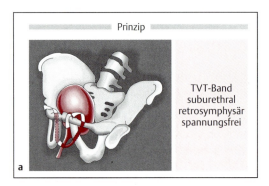

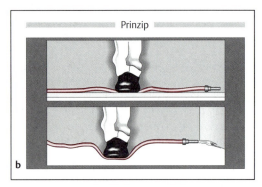

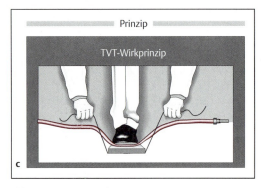

Abb. 9.**5a–c**   Prinzip der TVT.

■ Indikation

Klinisch und urodynamisch nachgewiesene Stressharninkontinenz.

■ Kontraindikation

– sehr junge Patientin; hier ist im Alter ein operationsbedürftiges Rezidiv möglich; TVT ist nach einer Kolposuspension unproblematischer durchführbar als umgekehrt.
– hypotone, starre Urethra
– ausgeprägter vaginaler Descensus (dieser sollte zunächst behoben werden)

■ Patientenaufklärung

– Heilungserfolge liegen derzeit bei 90 %; Langzeitergebnisse, wie für die Kolposuspension, liegen zur Zeit noch nicht vor.
– Durchführung in Lokal- oder Spinalanästhesie, d. h. im wachen Zustand
– Risiko der Blasenperforation, besonders bei wegen Harninkontinenz bereits voroperierten Patientinnen. Die Läsion heilt unter Dauerableitung des Urins über 7 Tage meist spontan ab.
– Blutungsrisiko durch Gefäßverletzung; ggf. Ausbildung eines revisionsbedürftigen Hämatoms.
– Drangproblematik kann evtl. durch die Operation verschlechtert werden oder neu auftreten.
– Postoperative Miktionsstörungen mit Restharnbildung sind selten, aber möglich. In Ausnahmefällen muss das Band nach 6 Wochen einseitig durchtrennt werden. Der Kontinenzeffekt kann dann beeinträchtigt sein, bleibt aber meist erhalten.
– Abstoßungsreaktion sind sehr selten.
– Allergische Reaktionen auf das Lokalanästhetikum oder das Band sind möglich, aber selten.

■ OP-Planung

– wie bei der Kolposuspension beschrieben
– Die zeitweise propagierte zeitgleiche Versorgung eines Descensus und der Harninkontinenz wird heute nicht mehr empfohlen, da es nach der Descensusoperation in den ersten Monaten zu anatomischen Veränderungen kommt, die die Effektivität des TVT einschränken. Daher sollte das TVT als zweiter Eingriff im Intervall von 3 Monaten durchgeführt werden.

- keine Rasur
- kein ASS seit 7 – 10 Tagen
- präoperative lokale Östrogenisierung des Gewebes über 2 – 4 Wochen; z. B. 1 × 1 Ovestin-Ovulum/d
- perioperative Antibiotikaprophylaxe

■ Lagerung und Abdeckung
Die Patientin wird in Steinschnittlage gelagert. Es folgt die Desinfektion der Scheide und des äußeren Genitalbereichs bis zum Unterbauch sowie die Entleerung der Harnblase mit einem Ein-

malkatheter. Die Beine werden mit zwei Beinsäcken verhüllt. Kranial wird ein Tuch quer über dem Unterbauch fixiert. Dann setzt sich der Operateur vor die Patientin und befestigt ein kaudales Quertuch, welches die Analregion abschirmt: zum einen über der Patientin, zum anderen mittels Tuchklemmen am eigenen Kittel. Die Beine sollten in den Hüftgelenken maximal bis 45 ° gebeugt sein, um ein Verkippen des Beckens mit entsprechender Änderung der Anatomie zu vermeiden.

OP-Technik	
Analgesie	Um eine ausreichende Vigilanz der Patientin zu erhalten, wird der Eingriff in Lokalanästhesie und Kurznarkose oder in Spinalanästhesie durchgeführt.
Lokalanästhesie	Zur **Lokalanästhesie** (s. Abb. 9.**6**) werden 70 ml 0,5 %iges oder 30 ml 1 %iges Prilocain (Xylonest) mit NaCl 0,9 %ig auf 140 ml Gesamtvolumen aufgefüllt. Je Seite werden mit einer langen Kanüle 5 ml intrakutan, 10 ml subkutan und intrafaszial, 20 ml retrosymphysär, 10 ml suburethral und 20 ml paraurethral gespritzt. Beim Stechen der Spieße wird eine Bolusanalgesie mit 50 mg Disoprivan und 0,05 mg Rapifen durch die Anästhesie gegeben.
Spinalanästhesie	Wird eine **Spinalanästhesie** durchgeführt, ist darauf zu achten, dass sich die Wirkung des Lokalanästhetikums nicht zu weit nach oben ausbreitet, da die Patientin ansonsten die Bauchpresse beim Hustentest nicht mehr effektiv auslösen kann. Zur Distension der Blase von der Symphyse können die bei der Lokalanästhesie beschriebenen retropubischen Depots mit je 20 ml 0,9 %iger NaCl-Lösung gegeben werden.
TVT-Technik **Foley-Katheter** **Inzision**	Einlegen eines Foley-Katheters (18 Ch), der mit einem Führungsstab versteift worden ist. Setzen der Lokalanästhesie (5 min wirken lassen) oder des retropubischen Depots (nicht obligat). Die Hautinzisionen werden mit einem 11er Skalpell ca. 3 QF voneinander entfernt, knapp oberhalb der Symphyse rechts und links neben der Medianlinie angelegt.
Entfaltung der Vagina **Palpation**	Zur Entfaltung der Scheide wird ein Rinnenspekulum mit Gewicht eingesetzt. Nun tastet der Operateur nach dem Katheterbällchen, um eine Vorstellung von der Lage des Blasenhalses und der Urethralänge zu bekommen. Unter dem Blasenhals sollte zur Vermeidung von unnötigen postoperativen Urgeproblematiken auf keinen Fall präpariert werden.

▶▶

▶▶ **Präparation der Urethra**

Den besten Kontinenzeffekt erreicht man durch Positionierung des Bandes unter der Urethramitte. In diesem Sinne wird die mediane Kolpotomie unter der Urethra ca. 0,5 – 1 cm vom Ostium urethrae externum mit dem Skalpell angelegt. Die Vaginalwände werden in derselben Schicht wie bei der vorderen Plastik von der Urethra freipräpariert.

Banding der Urethra

Zur Vorbereitung des Bandes wird der Plastiküberzug soweit zurückgezogen, dass die Überlappung des Überzuges in der Bandmitte aufgehoben ist. Dies erleichtert dessen späteres Entfernen. Der Katheter mit dem Führungsstab wird auf die Seite herübergehalten, auf der der Spieß eingeführt werden soll. Hierdurch werden Urethra und Blasenhals auf die kontralaterale Seite gedrückt. Befestigung des Introducers am Spieß, Platzierung des Fingers in der Wundhöhle auf dem knöchernen Beckenrand, Einführen des Spießes lateral der Urethra in den retropubischen Raum unter Führung des Fingers. Die Führung des Spießes erfolgt Richtung Schulter unter ständigen Kontakt zum Knochen. Bei der Penetration der endopelvinen Faszie und der Bauchmuskulatur muss jeweils ein deutlicher Widerstand überwunden werden. Ziel ist die jeweilige abdominale Inzision. Entfernen des Introducers und Auffüllen der Blase mit 300 ml. Mittels einer Zystoskopie (70°-Optik) wird die Blasenwand auf eventuelle Verletzungen kontrolliert.

Hustentest

Entfernen des Zystoskops, Durchziehen der Spieße vor die Bauchdecke und Positionieren des Bandes, bis die Patientin beim Husten **gerade** kontinent ist. Hierbei wird eine Schere zwischen Prolene-Band und Urethra platziert, um eine spannungsfreie Lage zu gewährleisten. Abschneiden der Nadeln, Fixation des Bandes vor der Bauchdecke mit zwei quer über das Band gesetzte Kocher-Klemmen. Erneuter Hustentest ohne Schere, ggf. leichtes Nachziehen des Bandes. Dann wird die Schere erneut zwischen Urethra und Band platziert und der Plastiküberzug entfernt. Hierbei muss mit der Schere leicht gegengehalten werden, da sich das Band ansonsten u. U. durch das Abziehen des Überzuges anspannt. Die abdominalen Enden des Bandes werden subkutan abgeschnitten (s. Abb. 9.**7**).

Naht und passagere Katheterisierung

Die vaginale Inzision wird mit 3/0 resorbierbaren Einzelknopfnähten verschlossen, die abdominalen Schnitte mit je einer Einzelknopfnaht. Für die nächsten zwei Stunden kann ein Verweilkatheter in die Blase eingelegt werden, bis die Patientin wieder mobil ist.

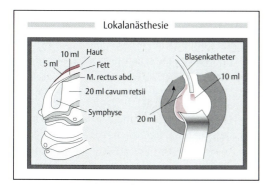

Abb. 9.**6**   Lokalanästhesie bei TVT.

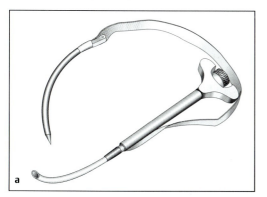

a

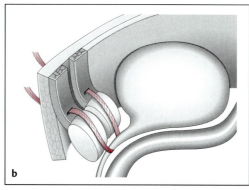

b

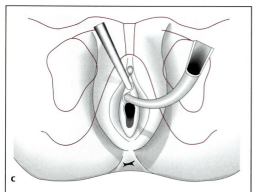

c

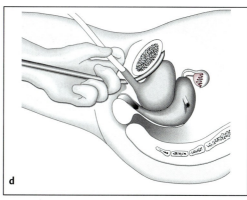

d

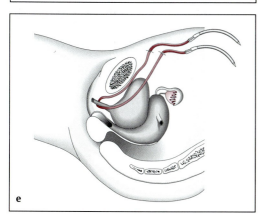

e

Abb. 9.**7a–e**   Technik der spannungsfreien Einlage eines Prolenenetzbandes (TVT). **a** Troikar mit angearbeitetem Netzband, zur Einführung mit Kunststoffmantel eingehüllt, der nach endgültiger Platzierung zwanglos abgezogen werden kann; Führungshilfe angeschraubt. **b** Lockere Platzierung im Bereich des Überganges des mittleren zum distalen Urethraldrittel; Ziel: Ersatz der Ligg. pubourethralia. **c** Nach kleiner Inzision etwa 1 cm proximal des Meatus urethrae externus paraurethrales Eingehen mit dem Troikar unter Lateralisieren der Urethra. **d** Retropubisches Hochführen der Nadeln (ständiger Periostkontakt); cave: laterale Passage mit gefährlicher Nähe zu Gefäßen und Nerven der Beckenwand. **e** Passage des Bandes durch kleine suprapubische Hautinzision und Feinjustierung des Bandes bei gefüllter Blase unter Hustenstößen, bis nur noch minimaler Urinverlust stattfindet.

■ Probleme und deren Lösung

– Führungsspieß liegt intravesikal
  - Retrahieren des Spießes
  - Ablassen der Blasenfüllung
  - erneutes Stechen des Spießes, diesmal deutlich lateraler (**cave:** Spieß soll nicht Richtung Leistenregion gestochen werden!)
  - erneute Zystoskopie
  - bei korrekter Lage weiteres Procedere wie beschrieben
  - Dauerableitung des Urins über einen Verweilkatheter
  - bei Blutung Einlage eines Spülkatheters und Anlage einer Blasenspülung, bis der Urin klar bleibt
  - nach 7 Tagen retrograde Zystographie oder Zystoskopie

■ Häufige Fehler und Gefahren

– **zu laterales Führen der Spieße** mit dem Risiko von Gefäßverletzungen in der Leistenregion
– Risiko der **Blasenläsion** durch narbige Fixierung der Blase im Bereich der oberen Schambeinäste bzw. Symphyse bei voroperierten Patientinnen
– **Verletzung der Urethra** beim Stechen der Spieße durch Positionierung der mit dem Katheter und Führungsstab geschienten Urethra zur falschen Seite

■ Alternativmethoden

Kolposuspension nach Burch (modifiziert).

■ Postoperative Behandlung

– transurethraler Katheter für 2 Std.
– transabdominaler Ultraschall zur Restharnbestimmung nach der ersten Miktion

– suprapubische Urinableitung
  - bei Kombination mit Descensuseingriff
  - bei erhöhten Restharnmengen > 100 ml
– Blasenentleerungsstörungen
  - Diclofenac 2 × 100 mg (Supp.) zur lokalen antiphlogistischen Therapie
  - Dibenzyran 10–60 mg/d in einschleichender Dosissteigerung (senkt als α-Rezeptorenblocker den Widerstand am Blasenauslass)
  - Cholinergika, z. B. Myocholine 20–50 mg im Abstand von 46 h (erhöht die Detrusorspannung)
  - Versuch der Elektrostimulation mit Oberflächenelektroden (Wirkung durch Reaktivierung der sensorischen Bahnen → Zunahme des Harndrangs)
  - Miktion in entspannter Situation (z. B. im warmen Sitzbad)
– Eine evtl. noch postoperativ bestehende leichte Inkontinenz kann sich durch Narbenzug in den nächsten Monaten verbessern.

Persistierende Miktionsstörungen mit Restharnbildung: Erfahrungsgemäß kommt es nach 6 Wochen zu keiner weiteren Besserung. Über eine erneute mediane Kolpotomie wird das Band am Unterrand des Schambeinastes deutlich lateral der mit einem Katheter geschienten Urethra rechts oder links ertastet, mit einem Overholt unterfahren und mit der Schere komplett durchtrennt. Die Fasern des Bandes sollten eindeutig in dem durchtrennten Narbengewebe erkennbar sein.

Laterale Kolpopexie

■ OP-Prinzip

Rekonstruktion der bindegewebigen Verankerung der seitlichen Vaginalwand am Arcus tendineus fasciae pelvis. Abbildung 9.**8** zeigt die anatomischen Verhältnisse.

■ Indikation

– **vaginaler Zugang:** symptomatische Zystozele, die durch einen Defekt im Level II nach De Lancey (Befestigung der Vagina an der seitlichen Beckenwand im Bereich des Arcus tendineus) bedingt ist
– **abdominaler Zugang:**
  - häufig auch Descensus des Blasenhalses und der proximalen Urethra, so dass eine zusätzliche Kolposuspension nach Burch notwendig ist
  - wenn aus anderen Gründen eine Laparotomie indiziert ist:

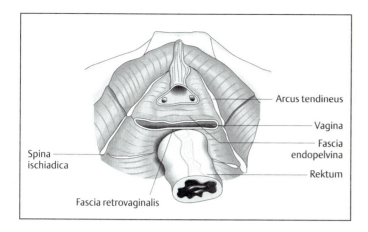

Abb. 9.**8** Querschnitt durch das Becken.

- Arcus tendineus
- Vagina
- Fascia endopelvina
- Rektum
- Spina ischiadica
- Fascia retrovaginalis

- Adnexbefund
- Indikation zur Sakropexie der Scheide
- großer Uterus myomatosus
- vaginale Technik wird nicht beherrscht (Vorteil des abdominalen Zugangs sind die klar erkennbaren anatomischen Strukturen)

■ Kontraindikation

Übliche Kontraindikationen für einen operativen Eingriff.

■ Patientenaufklärung

- Verletzungsrisiko von Blase und Urethra
- verstärkte Blutungen bei Gefäßverletzungen
- bisher keine prospektiv-randomisierte Studien zum Therapieerfolg

■ OP-Planung

- gynäkologische Untersuchung mit Vaginal- und Introitussonographie
- Differenzierung zwischen einem zentralen und einem lateralen Descensus (Mischformen sind möglich)
  - **lateraler Descensus:**
    - Querrugae der Scheide trotz Zystozele erhalten
    - Verstreichen, Abflachen oder Eversion der lateralen Sulci
    - Verschwinden oder deutliche Reduktion der Zystozele durch Elevation der lateralen Sulci mit einer gespreizten Kornzange
    - häufig mit Stressinkontinenz kombiniert
  - **medianer Defekt** (Dehnungszystozele):
    - Verstreichen der Querrugae
    - laterale Sulci sind erhalten
    - Elevation der Sulci verändert die Zystozele nicht
- Abklärung einer larvierten oder klinisch bereits apparenten Inkontinenz durch urodynamische Messungen, u. a. nach Reposition des Descensus
- perioperative Antibiotikaprophylaxe

■ Lagerung und Abdeckung

Laparotomie

Die Patientin wird in Steinschnittlage positioniert. Es folgt die Desinfektion der Scheide und des äußeren Genitalbereiches. Mit neuem Instrumentarium wird dann der abdominale Bereich für die Laparotomie desinfiziert. Die Abdeckung beginnt mit zwei Beinsäcken und einem kaudalen Quertuch, welches die Analregion abschirmt. Dann werden die Beine abgesenkt und zwei seitliche Klebetücher beginnend am kaudalen Tuch über die Oberschenkel verlaufend lateral der Spina iliaca anterior superior fixiert. Oberhalb des Rippenbogens wird das kraniale Tuch positioniert. Der Urin läuft über einen nach dem Abdecken eingelegten Verweilkatheter, der zur besseren Identifikation des Blasenhalses mit 20 ml geblockt wurde, ab. Nachdem der Verweilkatheter gelegt ist, wird nach einem Handschuhwechsel zur Abdeckung des äußeren Genitale ein kleines Tuch quer über der Symphyse fixiert.

Vaginaler Zugang

Die Patientin wird in Steinschnittlage gebracht. Es folgt die Desinfektion der Scheide und des äußeren Genitalbereiches bis zum Unterbauch sowie die Entleerung der Harnblase mit einem Einmalkatheter. Die Beine werden mit zwei Beinsäcken verhüllt. Kranial wird ein Tuch quer über dem Unterbauch fixiert. Dann setzt sich der Operateur vor die Patientin und befestigt ein kaudales Quertuch, welches die Analregion abschirmt, zum einen über der Patientin, zum anderen mittels Tuchklemmen am eigenen Kittel.

OP-Technik

Laparotomie
Querschnitt
Präparation des Cavum retzii

Die Querschnittlaparotomie wird in üblicher Weise durchgeführt. Im Allgemeinen reicht eine Schnittlänge von 10 cm aus. Die Linea alba wird bis zur Symphyse hinunter gespalten, das Peritoneum bleibt verschlossen. Die Präparation des Cavum retzii erfolgt stumpf mit dem Finger oder einem Stieltupfer, bis Symphyse, die Mm. obturatorii, der Arcus tendineus (als weiße Linie) und der Blasenhals mit dem Katheterbällchen deutlich zu erkennen sind (s. Abb. 9.**9a**). Der Situs lässt sich nach der Präparation gut mit zwei breiten Breisky-Spekula darstellen. Ist der Arcus tendineus nicht erkennbar, gilt die gedachte Linie zwischen Symphysenunterkante und Spina ischiadica als solcher.

Darstellung der lat.
Scheidenwand von vaginal

Der Operateur zieht nun links einen zweiten Handschuh über und stellt von vaginal mit dem Zeigefinger die laterale Scheidenwand im Bereich der Sulci dar.

Nahtreihe

Anlegen einer Nahtreihe mit atraumatischem, nichtresorbierbarem Nahtmaterial der Stärke 2/0, beginnend in der Nähe der Spina ischiadica (**cave:** Blutungen) bis zum Symphysenunterrand. Die Nähte werden jeweils unter digitaler Kontrolle gleich auch breit greifend in die gegenüberliegende seitliche Vaginalwand gestochen, ohne diese zu perforieren. Die einzelnen Fäden werden zur besseren Übersicht zunächst mit je einer Kocherklemme armiert (s. Abb. 9.**9b**). Sind alle Fäden auf beiden Seiten gelegt, werden diese hintereinander geknotet. Soll die Kolpopexie mit einer Sakropexie und/oder einer Kolposuspension kombiniert werden, ist es nach unseren Erfahren sinnvoll, diese Eingriffe vor der lateralen Kolpopexie durchzuführen.

Drainage

Das Cavum retzii wird mit einer Redon-Drainage versorgt und die Laparotomie in üblicher Weise beendet.

Vaginaler Zugang
Darstellung des Situs
Inzision entlang
des Blasenhalses

Darstellen der lateralen Sulci mit einer gespreizten Kornzange, indem die vordere Vaginalwand mit dem Instrument an die Beckenwand gehoben wird. Entlang der dargestellten Sulci erfolgt eine ca. 4 cm lange Inzision auf Höhe des Blasenhalses (durch Katheterbällchen tastbar).

Mobilisation der Blase
Darstellung des
Arcus tendineus

Mit dem Zeigefinger wird die Blase nach medial mobilisiert und der Arcus tendineus und die Spina ischiadica an der seitlichen Beckenwand palpiert. Dann wird der Arcus tendineus mit zwei Breisky-Spekula dargestellt.

▶▶

▶▶ **Nahtreihe**

Mit nichtresorbierbarem atraumatischem Nahtmaterial (2/0) werden im Bereich des Arcus tendineus mehrere Nähte gelegt (s. Abb. 9.**10**). Der schwierigste Bereich ist in der Nähe der Symphysenunterkante. Durch kräftiges Ziehen an den Fadenenden wird die solide Verankerung getestet. Dann wird die Nadel in die gegenüberliegende laterale Vaginalwand (Faszie und Muskel) gestochen, ohne die Wand zu perforieren. Erst wenn alle Nähte korrekt liegen, wird geknotet. Zwischenzeitlich können die Fäden je mit einer Kocher-Klemme armiert werden, um die Übersicht zu wahren.

Wundversorgung
Vordere Plastik bei Zystozele

Verschluss der Vaginalinzision mit resorbierbaren Einzelknopfnähten (3/0). Besteht zusätzlich eine zentrale Zystozele (trotz Elevation der Sulci verschwindet Zystozele nicht ganz), erfolgt das beschriebene Procedere von der medianen Kolpotomie aus. Zusätzlich wird eine vordere Plastik durchgeführt.

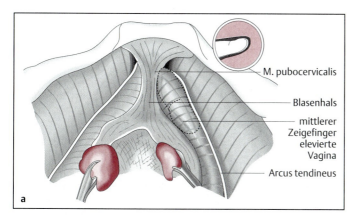

Abb. 9.**9** Laterale Kolpopexie.
a Situs im Cavum retzii nach Mobilisierung der Blase
b Schlussbild auf rechter Seite

M. pubocervicalis

Blasenhals

mittlerer Zeigefinger elevierte Vagina

Arcus tendineus

a

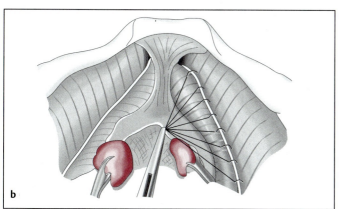

b

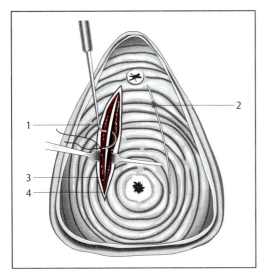

Abb. 9.**10**   Transvaginale paravaginale Kolpopexie.
1 Legen einer Naht an den Arcus tendineus fasciae pelvis,
2 Inzisionslinie entlang des Sulcus vaginalis,
3 Arcus tendineus fasciae pelvis („white line"),
4 Spina ischiadica.

■ Häufige Fehler und Gefahren
– **Verletzung der Pudendusgefäße** in der Nähe der Spina ischiadica
– **falsche Positionierung der Fäden** an der lateralen Vaginalwand (z. B. zu weit dorsal) → Ausbildung von Querspangen im Bereich der hinteren Vaginalwand

■ Alternativmethoden
Es gibt **keine** Alternativmethoden bei lateralem Descensus. Die zentrale Raffung im Sinne einer vorderen Plastik ist bei diesem Defekt mit einer hohen Rezidivquote verbunden.

■ Postoperative Behandlung
– bei Kolposuspension siehe dort
– 6 Wochen postoperativ nicht heben und kein Geschlechtsverkehr
– beim Stuhlgang nicht pressen, ggf. Stuhlregulierung
– nie mehr als 5 kg heben
– Nachsorge:
  • Östrogenisierung lokal oder systemisch
  • Beckenbodengymnastik
  • Verhaltensänderung beim Heben, Tragen etc.

Sakropexie der Vagina

■ OP-Prinzip
Verankerung des Scheidenblindsackes am Sakrum (Promontorium bis S4/5; je nach Modifikation mittels eines Interponats Patch oder Mesh). Eine anatomisch korrekte Lage wird erreicht, wenn der Scheidenstumpf in Richtung Kreuzbeinhöhle zeigt. Bei einer Rekto- und/oder Enterozelenbildung ist deren chirurgische Sanierung vor der Sakropexie sinnvoll.
Synthetische Interponate:
– Gore-Tex
– Teflon
– Mersilene, Prolene
– Marlex
– Vypro-Mesh
Allogene Materialien:
– Lyodura
– Fascia lata
Autogene Materialien:
– Rektusfaszie
– Externusaponeurose
– Fascia lata
– Anteile des Cooper-Ligaments

■ Indikation
– massiver Descensus oder sogar Prolaps des Scheidenstumpfes
– in Kombination mit einer Hysterektomie bei massivem Descensus uteri oder Prolaps des Uterus zur Prophylaxe eines Scheidenstumpfprolapses

■ Kontraindikation
Übliche Kontraindikationen für einen operativen Eingriff.

■ Patientenaufklärung
– Risiko von Ureter-, Blasen- und Darmläsionen
– erhöhtes Blutungsrisiko bei der Präparation der Sakralhöhle
– postoperative Inkontinenz durch Überkorrektur
– Kohabitationsbeschwerden
– persistierende Schmerzen im Sakralbereich
– Information über die Implantation von Fremdmaterial
– Risiko von Unverträglichkeits- und Abwehr-

reaktionen: Transplantatabstoßung in 0–7 % (oft erst Monate bis Jahre nach der Operation)
- Risiko der Implantatinfektion mit der Notwendigkeit der Explantation
- Erfolgsraten werden in der Literatur zwischen 91 und 100 % angegeben
- Die Rezidivrate mit einem erneuten Scheidenstumpfprolaps liegt zwischen 0 und 15 % (meist bei weniger als 5 %).

■ OP-Planung
- gynäkologische Untersuchung mit Vaginal- und Introitussonographie
- Abklärung einer larvierten oder klinisch bereits apparenten Inkontinenz durch urodynamische Messungen, u. a. nach Reposition des Descensus
- lokale Östrogenisierung über 4 Wochen, z. B. mit Ovestin-Ovula 1 × 1
- Für das laparoskopische Procedere hat sich eine Darmvorbereitung mit orthograder Darmspülung (5 l einer isotonischen Lösung) bewährt.
- perioperative Antibiotikaprophylaxe

■ Lagerung und Abdeckung

Laparoskopie

Die Patientin wird in Steinschnittlage gelagert. Der linke Arm wird in ein unter der Patientin liegendes Tuch eingeschlungen, so dass er dicht der Patientin anliegt. Dies ermöglicht dem Operateur den notwendigen Bewegungsspielraum nach oben. Der Videoturm steht am rechten Fußende der Patientin, leicht schräg zum Operateur ausgerichtet. Es folgt die Desinfektion der Scheide und des äußeren Genitalbereiches. Mit neuem Instrumentarium wird dann der abdominale Bereich für die Laparoskopie desinfiziert. Die Abdeckung beginnt mit zwei Beinsäcken und einem kaudalen Quertuch, welches die Analregion abschirmt. Dann werden die Beine abgesenkt und zwei seitliche Klebetücher beginnend am kaudalen Tuch über die Oberschenkel verlaufend lateral der Spina iliaca anterior superior fixiert. Oberhalb des Rippenbogens wird das kraniale Tuch positioniert. Der Urin läuft über einen nach dem Abdecken eingelegten Verweilkatheter ab. Nachdem der Katheter gelegt und ein Stieltupfer in die Scheide eingebracht ist, wird nach einem Handschuhwechsel zur Abdeckung des äußeren Genitale ein kleines Tuch quer über der Symphyse fixiert.

Laparotomie

Diese erfolgt wie bei dem laparoskopischen Procedere beschrieben, wobei die Arme ausgelagert werden.

OP-Technik

Wahl des Zugangs

Der intraabdominelle Teil der laparoskopischen Sakrokolpopexie gleicht dem der laparotomischen, so dass hier nur auf die unterschiedlichen Zugänge eingegangen werden soll.

Die **Laparotomie** erfolgt als Unterbauchquerschnitt. In leichter Kopftieflage wird das Darmkonvolut so abgestopft, dass das Promontorium gut zugänglich ist. Bei der **Laparoskopie** wird zusätzlich zu den beiden Arbeitstrokaren im rechten und linken Unterbauch ein weiterer 10-mm-Trokar in den linken Mittelbauch, lateral der epigastrischen Gefäße, eingebracht. Hierüber kann mit einem Darmretraktor das Darmkonvolut kranial des Promontoriums gehalten werden. Das Interponat wird mit einem Overholt in eine Reduzierhülse eingezogen und über einen der 10-mm-Trokare eingebracht. Die Knotung der Fäden erfolgt intrakorporal.

Bei einer simultanen Hysterektomie muss der Scheidenabschluss komplett verschlossen werden, um eine aufsteigende Implantatinfektion zu vermeiden.

▶▶

▶▶ *Sakrokolpopexie*
Inzision und Darstellung
des Situs

Darstellen des Scheidenendes durch kräftiges Drücken des vaginalen Stieltupfers (s. Abb. 9.**11a**). Über dem so dargestellten hinteren Scheidengewölbe wird das Peritoneum mit einem ca. 2 – 3 cm querverlaufenden Schnitt eröffnet.

Cave: Bei Zustand nach Hysterektomie liegen Rektum und Blase dicht beieinander.

Mit spreizenden Scherenbewegungen entlang der Scheidenhinterwand werden Peritoneum und Rektum bis ca. auf Höhe der Scheidenmitte von der Scheide stumpf abgelöst (s. Abb. 9.**11b**). Die Scheide wird hierbei zur besseren Übersicht mit dem Tupfer anteflektiert. Bei Voroperationen im hinteren Kompartiment kann diese Präparation recht schwierig sein. Wurde in gleicher Sitzung bereits eine hintere Plastik operiert, ist die Dissektion bis zum Scheidenende bereits erfolgt. Nun wird ein ca. 2 – 4 cm breiter und ca. 5 cm langer Netzstreifen (z. B. Vypro-Netz) aus einem handelsüblichen Mesh herausgeschnitten, in Längsrichtung doppelt gelegt und mit 4 – 6 nichtresorbierbaren, geflochtenen, atraumatischen Nähten der Stärke 2/0 an der hinteren Vaginalwand des oberen Scheidendrittels fixiert (s. Abb. 9.**11c**). Weder die Scheidenwand noch das Netz sollten hierbei Falten werfen. Die Nähte sollen in der Scheidenfaszie und -muskulatur verankert sein, ohne die Scheidenwand zu durchstechen. Dies ist durch Retraktion des Stieltupfers zu überprüfen. Ist dieser angenäht, muss die Naht neu gelegt werden. Nun wird der rechte Ureter in seinem Verlauf identifiziert, das Promontorium und die tieferen Sakrumanteile rechts neben dem Rektum getastet. Dann erfolgt pararektal rechts eine ca. 2 – 3 cm lange Inzision des Peritoneums auf Höhe der geplanten Verankerung (idealerweise S3/4). Eine möglichst physiologische Achse des künftigen Vaginalverlaufes ist anzustreben. Mit einem Overholt oder Präpariertupfern wird die Sakralhöhle rechts pararektal bis auf die Mittellinie des Sakrum präpariert (**cave:** Sakralvenenplexus). An der longitudinalen Faszie (Lig. longitudinale anterius) des vorderen Os sacrum werden 2 – 3 nichtresorbierbare, geflochtene, atraumatische Nähte der Stärke 2/0 fixiert. Alternativ kann insbesondere bei der laparoskopischen Technik ein Hernienstapler (z. B. der Firma Autosuture) zur Fixierung des Netzes am Sakrum eingesetzt werden. Nun wird das Peritoneum pararektal bis zur Inzision am Scheidenabschluss untertunnelt und das Mesh zum Kreuzbein durchgezogen (s. Abb. 9.**11d+e**). Mit dem vaginalen Stieltupfer wird das Scheidenende dann spannungsfrei (**cave:** Überkorrektur) in die gewünschte Position gebracht und das Netz mit den vorgelegten Nähten am Sakrum fixiert. Überschüssige Netzanteile werden abgeschnitten und entfernt. Besteht Bluttrockenheit, erfolgt der Verschluss der zwei Peritonealinzisionen mit atraumatischer fortlaufender Naht der Stärke 3/0. Zur Enterozelenprophylaxe kann ein hoher Douglasverschluss mit 1 – 2 fortlaufenden Tabaksbeutelnähten oder sagittal ausgerichteten Nähten durchgeführt werden (**cave:** Ureteren). Der Sinn einer solchen Maßnahme ist jedoch umstritten. Die Beendigung des Eingriffs geschieht in üblicher Weise.

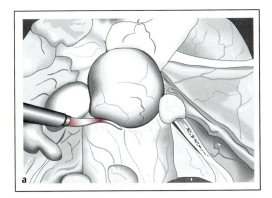

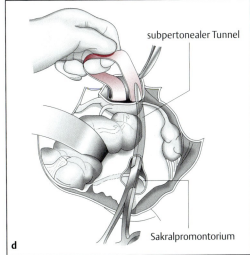

subpertonealer Tunnel

Sakralpromontorium

d

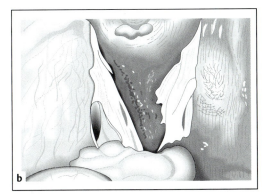

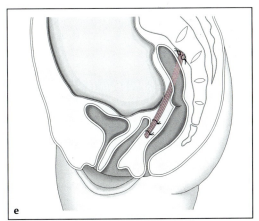

e

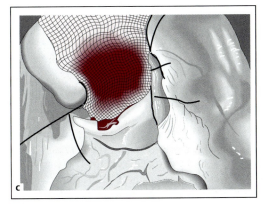

Abb. 9.**11** Sakropexie der Vagina.
a Bild bei vaginaler Reposition des Vaginalprolaps
b Präparation des Rektums bis zum Perineum von der hinteren Scheidenwand nach Eröffnung des Peritoneums
c breitflächiges Aufnähen des Vypro-Netzes auf die Scheidenhinterwand
d Präparation eines retroperitonealen Tunnels im Rahmen einer Laparotomie.
e Durchziehen eines Faszien- oder Kunststoffbandes (z. B. Gore-Tex, Marlex, Gyne-Mesh, Tutoplast) bei Fixation an das Promontorium oder Sakrum.

■ **Häufige Fehler und Gefahren**

- **Ureterverletzung** bei der pararektalen Eröffnung des Peritoneums → Ureter vorher eindeutig identifizieren
- Fixation der Nähte auf dem **lateralen Anteil** des Sakrums → Periost statt Ligament → Fäden reißen leicht aus
- **zu straffe Fixation** der Scheide → Begradigung des zystourethralen Winkels mit dem Risiko einer postoperativen Stressinkontinenz
- **Fixation des Netzes** im gesamten Bereich der **Scheidenhinterwand** → Risiko von postoperativen Kohabitationsbeschwerden
- Risiko der **Enterozelenbildung**, wenn die Scheidenachse nach ventral abweicht; z. B. durch Fixation am Promontorium (geringeres Blutungsrisiko)
- **unvollständige Versenkung** des Bandes unter dem Peritoneum → Ileusrisiko durch Inkarzeration einer Dünndarmschlinge in der bestehenden Lücke

■ **Alternativmethoden**

- **sakrospinale/sakrotuberale Vaginaefixatio**; Nachteile:
  • erhöhte Rezidivrate von Zystozelen durch die dorsalfixierende OP-Technik. Hierdurch

ist das ventrale Kompartiment dem intraabdominellen Druck vermehrt ausgesetzt.
  • Kohabitationsprobleme durch abweichende Scheidenachse möglich
- **abdominale anteriore Vaginaefixatio** mit Faszienstreifen aus der Rektus-/Obliquusaponeurose
  • mit senkrechten Faszienstreifen (Ulfelder)
  • mit queren Faszienstreifen (Williams/Richardson)

Erhöhtes Risiko von funktionellen Störungen und Beschwerden durch die deutlich ventralisierte Scheidenachse.

■ **Postoperative Behandlung**

- bei Kolposuspension siehe dort
- 6 Wochen postoperativ nicht heben und kein Geschlechtsverkehr
- beim Stuhlgang nicht pressen, ggf. Stuhlregulierung
- nie mehr als 5 kg heben
- Nachsorge:
  • Östrogenisierung lokal oder systemisch
  • Beckenbodengymnastik
  • Verhaltensänderung beim Heben, Tragen etc.

Vordere Plastik

■ **OP-Prinzip**

Vereinigung des seitlich auseinandergewichenen Stützgewebes unter dem Blasenboden zur Versenkung einer Zystozele. Auf eine ausgedehnte Präparation im Bereich der Urethra und das Legen von Kelly-Stoeckel-Nähten sollte verzichtet werden, um eine oft bereits vorgeschädigte Urethra nicht weiter zu beeinträchtigen. Zur Behandlung der Harninkontinenz ist die vordere Plastik im Allgemeinen nicht geeignet. Die Langzeitergebnisse liegen deutlich unter denen der oben beschriebenen Inkontinenzeingriffe. Meist wird die vordere Kolporrhaphie mit einer hinteren Plastik kombiniert.

■ **Indikation**

Zentrale Zystozele mit Beschwerden.

■ **Kontraindikation**

Übliche Kontraindikationen für einen operativen Eingriff.

■ **Patientenaufklärung**

- Risiko einer Blasenläsion
- Ein durch den Descensus bedingter Quetschhahnmechanismus wird durch die Operation aufgehoben → Möglichkeit einer postoperativen Inkontinenz, wenn präoperativ bereits der Verschluss der Urethra insuffizient war.
- de novo Urgeproblematik
- Kohabitationsbeschwerden

■ **OP-Planung**

- gynäkologische Untersuchung mit Vaginal- und Introitussonographie; Ausschluss eines lateralen Defektes
- Abklärung einer larvierten oder klinisch bereits apparenten Inkontinenz durch urodynamische Messungen, u. a. nach Reposition des Descensus
- Alternativ zur urodynamischen Abklärung kann ein Arabin-Schalenpessar zur Behebung des Descensus eingelegt werden. Klagt die

Patientin über eine neu aufgetretene Stress-inkontinenz oder über eine Inkontinenz-zunahme, ist eine zusätzliche Inkontinenz-OP notwendig.
- lokale Östrogenisierung über 4 Wochen, z. B. mit Ovestin-Ovula 1 × 1
- perioperative Antibiotikaprophylaxe

■ **Lagerung und Abdeckung**
Die Patientin wird in Steinschnittlage gelagert. Es folgt die Desinfektion der Scheide und des äußeren Genitalbereiches bis zum Unterbauch sowie die Entleerung der Harnblase mit einem Einmalkatheter. Die Beine werden mit zwei Beinsäcken verhüllt. Kranial wird ein Tuch quer über dem Unterbauch fixiert. Dann setzt sich der Operateur vor die Patientin und befestigt ein kaudales Quertuch, welches die Analregion abschirmt, zum einen über der Patientin, zum anderen mittels Tuchklemmen am eigenen Kittel.

OP-Technik	
	Die vordere Plastik kann vor oder nach der simultanen Hysterektomie sowie bei Z. n. Hysterektomie erfolgen. Das Procedere ist im Prinzip immer gleich.
Positionierung der Vagina Mediane Kolpotomie	Einbringen eines hinteren Selbsthaltespekulums mit Gewicht, um die hintere Vaginalwand sakralwärts zu drängen. Fassen der vorderen Vaginalwand am Scheidenabschluss bzw. im Bereich der Blasenumschlagsfalte nahe der Portio mit zwei Kocher-Klemmen. Mediane Kolpotomie in diesem Bereich. Fassen der Wundränder mit zwei Allis-Klemmchen.
Präparation bis kurz vor Blasenhals	Dann wird die Vaginalhaut mit einer geschlossenen Präparier-schere, Branchen nach außen gerichtet, median im Spatium vesicovaginale unterfahren (s. Abb. 9.**12a–c**). Durch Spreizen der Branchen wird das unter der Vaginalhaut liegende Gewebe in der Medianlinie disseziert. Entsprechend der Unterminierung wird die mediane Kolpotomie verlängert und die Wundränder ebenfalls mit Allis-Klemmchen gefasst. Dieses Procedere erfolgt bis kurz vor den Blasenhals. Eine Präparation am und über den Blasenhals hinaus führt zu funktionellen Störungen und ist für eine reine Zystozelenbehandlung nicht notwendig.
Lösung der Zystozele	Nun fächert der Assistent eine Vaginalwand mit den Allis-Klemmchen auf, ohne sie dabei nach lateral zu ziehen. Mit vorsichtigen Skalpellstrichen wird nun die Zystozele von der Vaginalwand abgelöst. Blasen- und Scheidenfaszie verbleiben auf der Blase. Ist man in der richtigen Schicht, ist die Präparation blutarm und lässt sich nach lateral oft stumpf mit einer ausgezogenen Kompresse über dem Zeigefinger vollenden.
Mobilisierung des unteren Blasenpols Naht	Ist die Hysterektomie noch nicht durchgeführt worden, muss der untere Blasenpol durch Präparation des Septum supravaginale und ggf. Durchtrennung der Blasenpfeiler mobilisiert werden. Zur Versenkung der Zystozele werden von lateral die Blasenpfeiler hervorgezogen und mit einer Einzelknopfnaht aneinandergenäht. Durch weitere quergestellte Einzelknopfnähte (2/0, resorbierbar) wird die ▶▶

▶▶ Blasenfaszie beidseits lateral gefasst und über der Zystozele durch Knoten der Nähte gedoppelt. Die Nähte sollen möglichst lateral gesetzt werden, ohne jedoch die Vaginalwand zu perforieren. Die Resektion von Scheidenhaut erfolgt sparsam, so dass die vordere Kolpotomie mit Einzelknopfnähten (3/0, resorbierbar) spannungsfrei verschlossen werden kann (Schlussbild s. Abb. 9.**12d**).

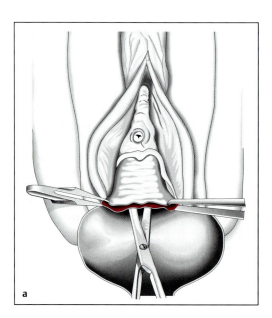
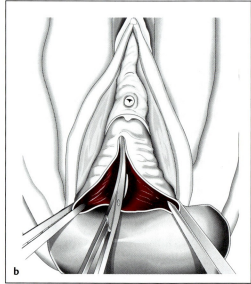
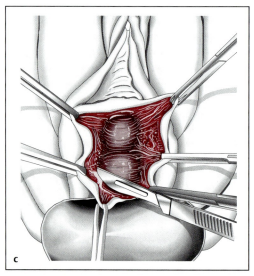
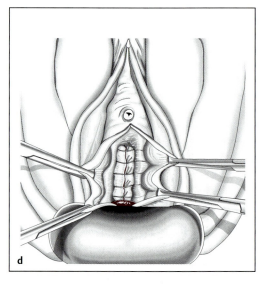

Abb. 9.**12** Vordere Plastik.
a Unterminieren der Vaginalhaut im Spatium vesicovaginale
b Spalten der vorderen Vaginalwand mit der Schere
c Ablösen des Bindegewebes von der Scheidenwand im Spatium vesicovaginale. Der Ansatz des Diaphragmas an der Scheidenwand ist bereits scharf durchtrennt.
d Schlussbild

■ Häufige Fehler und Gefahren

– Präparation in der **falschen Schicht** mit erhöhtem Blutungsrisiko, Hämatombildung, Perforation der Vaginalwand und dem Risiko der Blasenläsion → korrektes Aufspannen des Scheidenwandlappens durch die Assistenz (Lappen nicht nach lateral ziehen, sondern aufstellen)
– Präparation **zu weit nach lateral** bis ins Cavum retzii → Blutungsrisiko aus den Venenplexus (Blutungen kommen evtl. trotz Scheidentamponade nicht zum Stillstand)
– **zu ausgedehnte Resektion** von Scheidengewebe → Nahtdehiszenzen und Kohabitationsbeschwerden (besser weniger, als zuviel)

■ Alternativmethoden

Laterale Kolpopexie bei lateralem Defekt.

■ Postoperative Behandlung

– feste Scheidentamponade (mit Ovestin-Creme getränkt → weniger Schmerzen beim Entfernen) für 48 Stunden
  • Vermeidung von Hämatomen, die ein Rezidiv begünstigen
  • besseres Verkleben der Wundflächen
– 6 Wochen postoperativ nicht heben und kein Geschlechtsverkehr
– beim Stuhlgang nicht pressen, ggf. Stuhlregulierung
– nie mehr als 5 kg heben
– Nachsorge:
  • Östrogenisierung lokal oder systemisch
  • Beckenbodengymnastik
  • Verhaltensänderung beim Heben, Tragen etc.

Hintere Plastik

■ OP-Prinzip

Versenken einer Rektozele durch Vereinigung der seitlich verlaufenden Rektumpfeiler über der Rektozele und Stabilisierung des Beckenbodens durch Annäherung der auseinandergewichenen Levatoren mittels Levatornähten. Abbildung 9.**13** gibt einen Überblick über die anatomischen Gegebenheiten.

■ Indikation

Defekt im hinteren Kompartiment mit Ausbildung einer Rektozele.

■ Kontraindikation

Übliche Kontraindikationen für einen operativen Eingriff.

■ Patientenaufklärung

– Risiko der Rektumläsion
– Risiko von Kohabitationsbeschwerden

■ OP-Planung

– gynäkologische Untersuchung mit Vaginal- und Introitussonographie

Abb. 9.**13** Axialer Schnitt durch das kleine Becken mit Bindegewebspfeilern.
a Zervixpfeiler (Lig. cardinale)
b lateraler Teil des Blasenpfeilers mit Nerven und Gefäßen
c medialer Teil des Blasenpfeilers (Lig. vesicouterinum, geleg. mit A. vesicovaginalis)
d lateraler Teil des Rektumpfeilers mit Gefäßen und Nerven
e medialer Teil des Rektumpfeilers (Lig. rectouterinum)
f Ureter, im lockeren Bindegewebe (nicht gezeichnet) des Blasenpfeilers
g lockeres Bindegewebe zwischen Vagina und Vesica urinaria
h lockeres Bindegewebe im Blasenpfeiler
i lockeres Bindegewebe im Rektumpfeiler
k Chorda A. umbilicalis

– rektale Untersuchung; bei auffallend schlaffen Sphinktertonus: Sphinktertonometrie
– lokale Östrogenisierung über 4 Wochen, z. B. mit Ovestin-Ovula 1 × 1
– perioperative Antibiotikaprophylaxe

■ **Lagerung und Abdeckung**

Die Patientin wird in Steinschnittlage gelagert. Es folgt die Desinfektion der Scheide und des äu-ßeren Genitalbereiches bis zum Unterbauch sowie die Entleerung der Harnblase mit einem Einmalkatheter. Die Beine werden mit zwei Beinsäcken verhüllt. Kranial wird ein Tuch quer über dem Unterbauch fixiert. Dann setzt sich der Operateur vor die Patientin und befestigt ein kaudales Quertuch, welches die Analregion abschirmt, zum einen über der Patientin, zum anderen mittels Tuchklemmen am eigenen Kittel.

OP-Technik	
Vorbereitung	Die hintere Kommissur wird bei 5 und 7 Uhr mit zwei Kugelzangen, die kaudalwärts gezogen werden, gefasst. Wir verzichten auf die in vielen Lehrbüchern beschriebene Resektion von Vaginal- und Dammhaut im Bereich des Introitus, da eine Einengung in diesem Bereich wenig zum Erfolg der Descensus-OP beiträgt, aber ein hohes Risiko für Kohabitationsbeschwerden birgt. Es erfolgt die Deepithelialisierung der hinteren Kommissur über ca. 1 cm.
Präparation der Vaginalhaut/-wand	Von hier wird die hintere Vaginalhaut mit einer Präparierschere (Branchen nach außen gerichtet) unterminiert und median im unteren Vaginaldrittel längs durchtrennt (s. Abb. 9.**14a + b**). Die Wundränder werden mit Allis-Klemmchen gefasst und angespannt. Dann wird die Vaginalwand mit dem Skalpell scharf vom Dammkörper nach lateral abpräpariert, bis die Levatoren sichtbar werden (s. Abb. 9.**14c**).
Präparation des Rektums	Nach kranial lässt sich das Spatium rectovaginale meist stumpf eröffnen, so dass das Rektum hoch bis zum Scheidenabschluss von der Vaginalwand gelöst werden kann. Wichtig ist, dass das Rektum auch nach lateral von der Vaginalwand gelöst wird, damit die Rektumpfeiler zur Darstellung kommen. Weiter kaudal, im Bereich des unteren Vaginaldrittels wird das Rektum seitlich soweit mit der Schere mobilisiert, dass die Levatorschenkel gut zugänglich sind. Die Scheidenhinterwand wird kräftig mit einem Langenbeck-Haken hochgehalten, während das Rektum mit einem Rinnenspekulum über ein Gewicht in die Sakralhöhle gedrängt wird.
Vereinigung der Rektumpfeiler	Die so angespannten Rektumpfeiler werden vom Scheidenabschluss bis zum unteren Vaginaldrittel mit Einzelknopfnähten (2/0, resorbierbar) über der Rektozele vereinigt (s. Abb. 9.**14d+e**). Die Vaginalwand soll durch die Nähte weder erfasst noch angespannt werden.
Levatornähte Wundnaht	Nun wird das Rinnenspekulum entfernt, das bereits mobilisierte Rektum mit 1 – 2 Fingern sakralwärts gedrückt und ein bis zwei tief sitzende Levatornähte angelegt. Diese sollten nach dem Knoten die Scheide nicht einengen. Im Bereich der hinteren Kommis-

▶▶

sur werden 1 – 2 Nähte zur Vereinigung der Mm. bulbocavernosi angelegt. Dann wird die Vaginalhaut mit Einzelknopfnähten verschlossen. Die Scheide muss nach dem Eingriff auf jeden Fall in der gesamten Länge noch für zwei Querfinger passierbar sein.

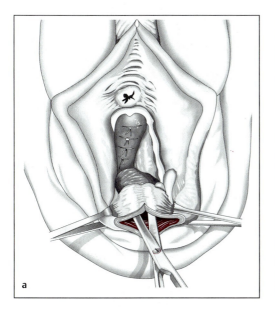

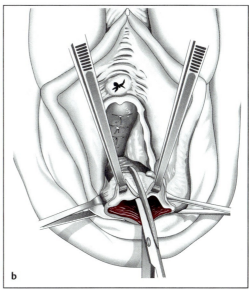

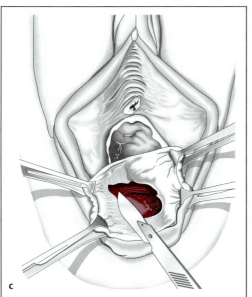

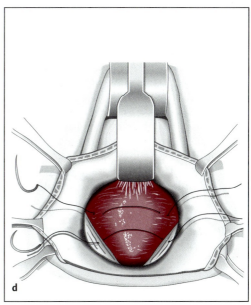

Abb. 9.**14** Hintere Plastik.
a Unterminieren der hinteren Vaginalwand
b Spalten der hinteren Vaginalwand
c Scharfes Ablösen der Scheidenhaut vom Dammkörper vaginal
d Freilegung der „Levatorgrube" beidseits; Verwendung von Einzelknopfnähten (oberste durch Scheidenhaut stechen). Ziel: Vermeiden einer Verkürzung der Perirektalfaszie.

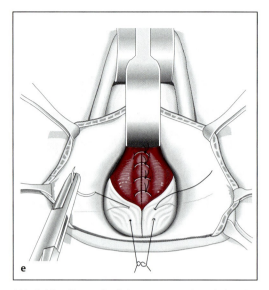

Abb. 9.14e Fassen des linken Levators mit verkehrt eingespannter, relativ dicker Nadel; rechts Fassen des Levators mit normal eingespannter Nadel. Naht zunächst nicht knüpfen, 1–2 oder mehr Levatornähte. Nur obere Schichten fassen, so wird ein kulissenartiges Vorspringen vermieden.

■ **Probleme und deren Lösung**
– **Enterozele** mit einem Bruchsack zwischen Scheide und Rektum
  • Der Bruchsack wird teils stumpf, teils scharf aus seiner Umgebung bis auf Höhe des Scheidenabschlusses herauspräpariert. Dann wird der peritoneale Sack vorsichtig eröffnet, um ggf. darin enthaltene Darmschlingen nicht zu verletzen. Der Inhalt wird ins Abdomen bei leichter Kopftieflage zurückverlagert, der Bruchsack mit einer Tabaksbeutelnaht verschlossen (**cave:** Ure-

ter) und überschüssiges Peritoneum reseziert. Durch Anlegen der oben beschriebenen hoch liegenden Rektumpfeilernähten wird die Bruchlücke ausreichend verschlossen.

■ **Häufige Fehler und Gefahren**
– zu **hoher häutiger Aufbau** der hinteren Kommissur → Kohabitationsbeschwerden
– **Mangelnde Präparation** der Levatorschenkel → Es wird nur bulbokavernöses Gewebe durch versenkte Nähte gerafft. Damit fehlt die Verengung des erweiterten Levatorspaltes → erhöhtes Rezidivrisiko.
– **Vereinigung der Levatoren** zu weit nach kranial mit konsekutiver Verengung der Scheide → Kohabitationsbeschwerden
– **Erfassen von Anteilen der Vaginalwand** beim Anlegen der Rektumpfeilernähte → Einengung der Scheide → Kohabitationsbeschwerden

■ **Postoperative Behandlung**
– feste Scheidentamponade (mit Ovestin-Creme getränkt→ weniger Schmerzen beim Entfernen) für 48 Stunden
  • Vermeidung von Hämatomen, die ein Rezidiv begünstigen
  • besseres Verkleben der Wundflächen
– 6 Wochen postoperativ nicht heben und kein Geschlechtsverkehr
– beim Stuhlgang nicht pressen, ggf. Stuhlregulierung
– nie mehr als 5 kg heben
– Nachsorge:
  • Östrogenisierung lokal oder systemisch
  • Beckenbodengymnastik
  • Verhaltensänderung beim Heben, Tragen etc.

Vaginaefixatio sacrospinalis/sacrotuberalis vaginalis

■ **OP-Prinzip**
Das von Amreich 1951 als sakrotuberale Vaginaefixatio beschriebene Verfahren wurde durch Richter 1967 als sakrospinale Vaginaefixatio modifiziert. Beide Verfahren fixieren den deszendierten Scheidenstumpf einseitig an einer ins Os sacrum einstrahlenden ligamentären Struktur. Die Scheide wird so auf die Levatorenplatte verlagert und bei einem intraabdominalen Druck-

anstieg gegen diese Unterlage gedrückt. Die Fixation führt zu einer leichten Deviation der Scheidenachse nach dorsal rechts. Vorteil der sakrotuberalen Fixation ist der stabilere Halt. Voraussetzung ist eine ausreichend lange Scheide, da das Scheidenende in direktem Kontakt zum Band stehen soll. Nahtbrücken sind zu vermeiden. Meist wird der Eingriff mit einer vorderen

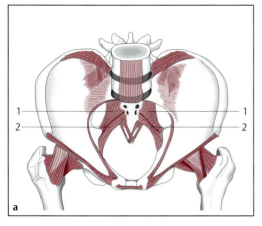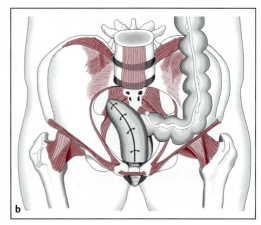

Abb. 9.15 Weibliches Becken
a Kranialansicht des Lig. sacrospinale (1) und Lig. sacrotuberale (2)
b sakrospinales Befestigen des Scheidenendes

und hinteren Plastik kombiniert. Ziel der Operation ist der Erhalt einer kohabitationsfähigen Scheide. Wir verwenden kein **nicht**resorbierbares, sondern **spät** resorbierbares Nahtmaterial (z. B. PDS), um dauerhafte Schmerzsyndrome tief im Gesäßbereich zu vermeiden. Die Abbildungen 9.**15a + b** geben einen Überblick über die Anatomie und das OP-Prinzip.

■ Indikation
– Totalprolaps oder ausgeprägter Deszensus des Scheidenabschlusses bei Z. n. Hysterektomie
– extremer Deszensus oder Prolaps des Uterus → Prophylaxe eines Scheidenstumpfprolaps

■ Kontraindikation
– übliche Kontraindikationen für einen operativen Eingriff
– extrem atrophisches Scheidengewebe
– zu kurze Scheide

■ Patientenaufklärung
– Verletzung umliegender Organe wie harnableitende Organe, Rektum
– Verletzung der Pudendusgefäße → Hämatom
– Verletzung des N. pudendus mit dem Risiko der postoperativen Stuhlinkontinenz
– Schmerzen tief im Gesäßbereich, die meist nach Resorption des Nahtmaterials sistieren

– Kohabitationsbeschwerden durch die Deviation der Scheidenachse
– de novo Stressinkontinenz durch das Aufheben eines präoperativ existenten Quetschhahnphänomens
– Rezidivrate ca. 1 %

■ OP-Planung
– gynäkologische Untersuchung mit Vaginal- und Introitussonographie
– Abklärung einer larvierten oder klinisch bereits apparenten Inkontinenz durch urodynamische Messungen, u. a. nach Reposition des Deszensus
– lokale Östrogenisierung über 4 Wochen, z. B. mit Ovestin-Ovula 1 × 1
– perioperative Antibiotikaprophylaxe

■ Lagerung und Abdeckung
Die Patientin wird in Steinschnittlage gelagert. Es folgt die Desinfektion der Scheide und des äußeren Genitalbereiches bis zum Unterbauch sowie die Entleerung der Harnblase mit einem Einmalkatheter. Die Beine werden mit zwei Beinsäcken verhüllt. Kranial wird ein Tuch quer über dem Unterbauch fixiert. Dann setzt sich der Operateur vor die Patientin und befestigt ein kaudales Quertuch, welches die Analregion abschirmt, zum einen über der Patientin, zum anderen mittels Tuchklemmen am eigenen Kittel.

OP-Technik

Durchführung der vorderen Plastik Darstellung der Rektumpfeiler	Die vordere Plastik ist bereits abgeschlossen, die hintere Plastik wird, wie im entsprechenden Kapitel beschrieben, begonnen. Bei der Darstellung der Rektumpfeiler wird der rechte Pfeiler im Bereich des mittleren und oberen Scheidendrittels teils digital stumpf in Richtung Spina ischiadica, ggf. scharf von der Vaginalwand abgelöst. Weder das Peritoneum, noch der M. levator ani sollten perforiert werden. Der M. levator soll nach der Präparation zu sehen, aber intakt sein.
Eröffnung der Sakralhöhle	Mit zwei breiten und langen Breisky-Spekula wird nun vorsichtig die Sakralhöhle eröffnet. Das mediale Spekulum drängt dabei das Rektum nach medial ab, das laterale Spekulum zielt zunächst in Richtung Spina ischiadica. Nun übernimmt die Assistenz das mediale Spekulum. Der Operateur hält das laterale Spekulum und präpariert stumpf mit einem Stieltupfer das lockere Bindegewebe in diesem Bereich. Zunächst kommt im vorderen Bereich der M. coccygeus, der von der Spina ischiadica zum Os sacrum zieht, zur Darstellung. Das eigentliche Lig. sacrospinale ist oft nicht darstellbar. Hier würden bei einer sakrospinalen Fixation ca. mindestens 1 cm von der Spina ischiadica entfernt die Fixationsnähte gelegt. Wir bevorzugen wegen der besseren Stabilität und der geringeren Deviation der Scheide die sakrotuberale Fixation.
Darstellung des Lig. sacrotuberale Setzung der Nahtreihe	Nun wird vorsichtig weiter nach kraniodorsal in Richtung Os sacrum präpariert, bis das fächerförmige silbrige Lig. sacrotuberale eindeutig identifiziert ist. Es werden sakrumnah 3 atraumatische Nähte (spätresorbierbar, monofil, Stärke 1) nebeneinander kräftig durch das Ligament gestochen. Jeder Faden wird auf seine Stabilität durch einen Probezug getestet.
Drainage	Zur Vermeidung von Hämatomen legen wir eine Redon-Drainage. Diese muss lateral der Nähte platziert werden. Die Ausleitung erfolgt am Introitus.
Fixationsnähte	Nachdem entsprechend den Operationsschritten der hinteren Plastik die Rektumpfeiler über der Rektozele vereinigt und die Levatornähte vorgelegt sind, werden die Fixationsnähte ins hintere Scheidengewölbe auf der rechten Seite ausgestochen. Die Mittellinie soll hierbei nicht überschritten werden, um eine massive Verengung des oberen Scheidendrittels zu vermeiden.
Verschluss der Kolpotomie Knotung der Fixationsnähte	Vor dem Knoten der Nähte wird zunächst die Kolpotomie soweit verschlossen, dass die Levatornähte noch zu knoten sind. Das Knoten der Fixationsnähte muss unter vorsichtigem Zuziehen bis hinunter zum Ligament erfolgen (**cave:** Ausreißen der Nähte bei atrophischen Vaginalwänden). Erst dann werden die Levatornähte geknotet und die Kolpotomie mit Einzelknopfnähten verschlossen.

■ Probleme und deren Lösung

– **Blutung** nach Anlegen einer Fixationsnaht
  - Nach Knoten des Fadens sistiert die Blutung meist.

■ Häufige Fehler und Gefahren

– **mangelhafte Vorbehandlung** des Vaginalepithels → Ausreißen der Fixationsnähte
– Perforation des M. levator ani → starke Blutungen mit dem Risiko der Hämatombildung → erhöhtes Rezidivrisiko
– Stechen des lateralen **Fixationsfadens zu nahe an der Spina ischiadica** → Risiko der Nerven- oder Gefäßläsion
– **Verletzung** der nahe beim Lig. sacrotuberale gelegenen **lumbosakralen Gefäße und Nerven** → sakrumnah auf dem Ligament bleiben

■ Alternativmethoden

– abdominale oder laparoskopische Sakropexie der Scheide
– Kolpoperineokleisis → postoperativ keine Kohabitationsfähigkeit

■ Postoperative Behandlung

– feste Scheidentamponade (mit Ovestin-Creme getränkt→ weniger Schmerzen beim Entfernen) für 48 Stunden
  - Vermeidung von Hämatomen, die ein Rezidiv begünstigen
  - besseres Verkleben der Wundflächen
– Entfernen der Redon-Drainage, sobald kein Blut mehr nachläuft
– 6 Wochen postoperativ nicht heben und kein Geschlechtsverkehr
– beim Stuhlgang nicht pressen, ggf. Stuhlregulierung
– nie mehr als 5 kg heben
– Schmerztherapie postoperativer Schmerzen im Gesäßbereich; z. B. Vioxx 25 mg 1 × 1 über 2 – 3 Monate
– Nachsorge:
  - Östrogenisierung lokal oder systemisch
  - Beckenbodengymnastik
  - Verhaltensänderung beim Heben, Tragen etc.

10 Radikal-onkologische Eingriffe

P. Heinkele

Radikale Vulvektomie mit inguinaler Lymphadenektomie

■ OP-Prinzip
Entfernung der Vulva mit Lymphabstromgebiet bei bösartigen Erkrankungen.

■ Vorbemerkungen
Der Anteil der Vulvakarzinome an den malignen Genitaltumoren beträgt 5 %. Das mittlere Erkrankungsalter liegt bei 60–65 Jahren, 20–30 % der Patientinnen sind jedoch jünger.

Die Tumoren finden sich überwiegend im Bereich der Labien, die Klitoris ist bei rund 15 % mit befallen, der Bereich der Urethralöffnung bei rund 5 %. Histologisch handelt es sich in 95 % um Plattenepithelkarzinome, seltener um maligne Melanome, Basaliome oder Adenokarzinome, letztere ausgehend von der Bartholin-Drüse. Die Plattenepithelkarzinome finden sich praktisch immer auf dem Boden eines Carcinoma in situ. Hinsichtlich der operativen Therapie ist die Kenntnis der Lymphabflusswege von besonderer Bedeutung. Malignome der Vulva metastasieren bereits sehr früh lymphogen, in erster Linie in die inguinalen Lymphknoten. Karzinome in der Nähe der Klitoris sowie des vorderen Drittels der kleinen Labien weisen wegen lymphatischer Querverbindungen häufig auch kontralaterale Metastasierungen der inguinalen Lymphknoten auf. Der Lymphabfluss der lateral gelegenen Anteile der Vulva tangiert die Klitoris nicht, deshalb ist unter günstigen Bedingungen ein Erhalt der Klitoris möglich. Eine Streuung in die iliakalen Lymphknoten findet sich bei 15 % der Fälle von positiven inguinalen Lymphknoten. Eine primäre pelvine Metastasierung ist selten, diese tritt bei einem Tumorsitz im Klitorisbereich bzw. der Analregion (sogenannte Mittellinien-Karzinome) oder bei Überschreitung des Hymenalsaums zur Vagina hin auf (s. Abb. 10.1).

■ Indikation
Maligne Veränderungen der Vulva. Mit einer Metastasierung in die inguinalen Lymphknoten muss man ab einer Infiltrationstiefe von 1 mm bzw. einer Tumorgröße von 1–2 cm (je nach Literaturangabe) rechnen.

■ Kontraindikationen
Es handelt sich um einen schwierigen Eingriff. Demzufolge ist das allgemeine Operationsrisiko deutlich erhöht. Da Patientinnen mit einem Vulvakarzinom meist erhebliche internistische Zusatzerkrankungen aufweisen, ist der Allgemeinzustand einer Patientin genau zu berücksichtigen.

■ Patientenaufklärung
Hinzuweisen ist auf Verletzungen von A. und V. sowie des N. femoralis. Wundheilungsstörungen sind bei der Mehrzahl der Patientinnen zu erwarten. Thromboembolische Ereignisse treten gehäuft auf. Ödeme der unteren Extremitäten. Neigung zu Inguinal- und Femoralhernien. Als Spätkomplikation können narbige Strikturen an Urethra, Vagina und Anus auftreten, ebenso Störungen der Kohabitationsfähigkeit sowie des Sexualempfindens und der Harnkontinenz.

■ OP-Planung
– Bestimmung der Blutgruppe, Blutkonserven bereitstellen (4 Erythrozytenkonzentrate)
– Ultraschall der Oberbauchorgane (Metastasen?)
– EKG
– Röntgenaufnahme des Thorax
– in fortgeschrittenen Stadien Zystoskopie und Rektoskopie

■ Lagerung und Abdeckung
Steinschnittlagerung

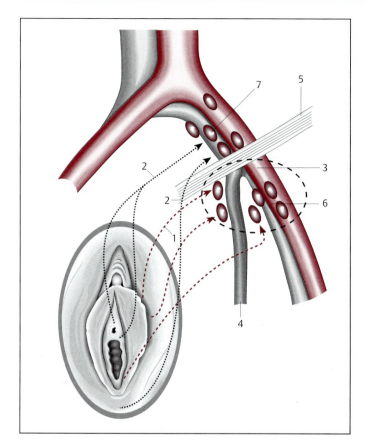

Abb. 10.**1** Lymphabflusswege der Vulva.
1 Lymphabfluss der mittleren bzw. seitlichen Anteile der Vulva,
2 Lymphabfluss des Mittelstreifens,
3 A. und V. iliaca externa,
4 V. saphena magna,
5 Lig. inguinale,
6 Fossa ovalis mit inguinalen Lymphknoten,
7 pelvine Lymphknoten.

■ Nahtmaterial

- Vicryl 0 zum Wundverschluss mit Einzelknopfnähten und zur Adaptation des subcorialen Gewebes.
- Vicryl 3/0 zum Umstechen feiner Blutungen, insbesondere im Bereich der Lymphadenektomie

■ Präoperative Diagnostik

Bei der Vulvektomie handelt es sich um eine sehr schwerwiegende Operation mit z. T. verstümmelndem Charakter. Im Gegensatz zu früher versucht man heute, durch dem individuellen Befund angepasste Operationen, bei gleicher Effektivität die Lebensqualität der Patientinnen zu verbessern.

Zur histologischen Diagnostik werden repräsentative Areale mit 3 %iger Essigsäure und 1 %iger Toluidinblau-Lösung dargestellt. Bei multiplen prämalignen bzw. frühmalignen Veränderungen erfolgen Stanzbiopsien, da hiermit auch tiefergelegen Gewebsanteile mit beurteilt werden können. Bei klinisch eindeutig malignen Veränderungen sind Knipsbiopsien ausreichend. Umschriebene klinisch als VIN erscheinende Herde werden in toto mit einem Sicherheitsabstand von 5 mm exzidiert.

Neben der adäquaten Entnahme von Biopsien ist die qualifizierte Aufarbeitung des Gewebes durch den Pathologen entscheidend.

OP-Technik

Inguinale Phase
Inzision der Haut

Die in Abbildung 10.**2** dargestellte Umschneidungsfigur wird am häufigsten angewandt. Im Bereich der Leisten erfolgt nur eine Inzision ohne Resektion von Haut. Dadurch wird ein spannungsfreier Wundverschluss mit einem geringeren Risiko von Wundheilungsstörungen gewährleistet. Der Hautschnitt beginnt 2 cm unterhalb und medial der Spina iliaca anterior superior einer Seite, wird bogenförmig zum Oberrand der Symphyse weitergeführt und zur Spina der Gegenseite verlängert. Man sollte den Hautschnitt in einem Zug anlegen und nicht erst die Lymphadenektomie der einen Seite durchführen, um Asymmetrien zu vermeiden. Vorpräparation bis auf die Faszie des M. obliquus externus abdominis. Die anatomischen Verhältnisse im Operationsgebiet der Lymphadenektomie zeigt Abbildung 10.**3**. Bei der Vorpräparation in die Tiefe werden Äste der Vasa epigastria superficiales durchtrennt. Diese sollten mit Ligaturen versorgt werden. Nach kaudal hin wird das Gewebe 5 – 8 cm weit ca. 5 – 12 mm unter der Haut unterminiert. Oberer und unterer Wundrand werden mit Roux-Haken auseinandergehalten.

Freipräparation des
Fett-Lymphknoten-Gewebes

Ausgehend vom lateralen Wundwinkel wird das Gewebe in Höhe des Ursprunges des M. sartorius bis auf die Fascia lata durchtrennt. Nahe des lateralen Wundwinkels werden hier die Vasa circumflexa ilium superficiales durchtrennt und ebenfalls mit Ligaturen versorgt. Mit weiterer Ablösung des Präparats nähert man sich dem Hiatus saphenus. Hier ist größtmögliche Vorsicht zur Vermeidung von Verletzungen des N. femoralis sowie der gleichnamigen Arterie und Vene angebracht.

Absetzen der Äste
von A. und V. femoralis

Die zu Beginn der Präparation distal durchtrennten Gefäße aus der A. bzw. V. femoralis müssen jetzt über feine Péan-Klemmen am Abgang abgesetzt werden. Ersatz dieser Klemmen durch Ligaturen Stärke 0.

Durchtrennen
der V. saphena magna

Circa 1 – 2 cm kaudal des Abganges der A. circumflexa ilium superficialis liegt der Abgang der V. saphena magna. Die Vene wird vorsichtig freipräpariert und zwischen zwei Péan-Klemmen durchtrennt. Die Klemmen werden durch eine Durchstechungsligatur 3/0 ersetzt. Der Gefäßstumpf zur V. femoralis hin wird durch eine weitere Ligatur 2/0 gesichert. Dabei sollte die Absetzung der V. saphena magna nicht zu nah an der Vena femoralis erfolgen, um Einengungen durch die Ligaturen zu vermeiden. Unter Anspannen des Präparates wird die Vene nun am Unterrand des zu entfernenden Gewebes aufgesucht und hier in gleicher Weise abgesetzt. Nach medial müssen jetzt die A. und V. pudenda externa bzw. deren Aufzweigungen an ihrem Abgang abgetrennt werden.

Ablösen des Präparats
zur Vulva hin

Der aus Fett und Lymphknoten bestehende Gewebelappen wird nun in Richtung Vulva weiter von der Fascia pectinea abgelöst. Nach Erreichen der äußeren Umschneidungsfigur der Vulva erfolgt

▶▶

eine ausgiebige Blutstillung im Operationsgebiet. Im Bereich des Hiatus saphenus wird das Operationsgebiet nach evtl. noch verbliebenen Lymphknoten abgesucht und diese ggf. entfernt. Danach erfolgt die Entfernung des entsprechenden Areals der Gegenseite.

Deckung der großen Gefäße im Hiatus saphenus

Nach Entfernung des Fett-Lymphknoten-Gewebes würden die A. und V. femoralis sowie N. femoralis sehr nahe der Oberfläche zu liegen kommen. Eine Deckung dieser Strukturen kann durch den M. sartorius erfolgen. Dazu wird dieser an seinem Ursprung an der Spina iliaca ant. sup. aufgesucht, dort mit dem Finger stumpf von seiner Unterlage abgelöst und mit dem elektrischen Messer abgetrennt. Der Muskel wird nun nach medial über die Gefäße geschwenkt und mit Einzelknopfnähten Vicryl 0 am Leistenband bzw. dem M. adductor longus befestigt.

Drainage der Inguinalregion

Einlage von jeweils einer Redon-Drainage, die nach lateral ausgeleitet wird. Adaptation der Haut zweischichtig mit fortlaufender subcorialer Naht Vicryl 0, sowie Einzelknopfnähten Prolene 0.

Vulväre Phase

Die tropfenförmige bis ovale Umschneidungsfigur an der Vulva mit einer inneren und äußeren Resektionslinie ist in Abbildung 10.2 dargestellt. Grundsätzlich ist die äußere Resektionslinie dem tumorösen Befund angepasst, wobei der Abstand zum Gesunden hin 3 cm sein muss, bei größeren Tumoren eher mehr. Man neigt dazu, kleinere Abstände zu wählen, um einen leichteren Wundverschluss zu ermöglichen. Dies geht jedoch eindeutig zu Lasten des kurativen Aspektes, denn bei kleineren Sicherheitsabständen muss mit vermehrten Lokalrezidiven gerechnet werden.

Äußere Umschneidung

Nach Umschneidung der Vulva und Koagulation nah unter der Haut auftretender Blutungen, wird weiter senkrecht zur Haut in die Tiefe geschnitten. Unter Verwendung des elektrischen Messers ist die Blutungsneigung etwas geringer. Dabei wird bis auf die Faszie oder das Periost vorgegangen.

Innere Umschneidung

Die innere Umschneidung erfolgt im Vestibulum knapp außerhalb des Hymenalsaums, wobei auch hier der Tumorsitz mit einem ausreichenden Sicherheitsrand zu berücksichtigen ist. Problematisch sind Karzinome, die an oder nahe der Urethralöffnung sitzen. Das distale, falls notwendig auch das mittlere Drittel der Urethra kann jedoch ohne Weiteres reseziert werden. Solange das innere Drittel der Urethra erhalten bleibt, ist nicht mit einer Harninkontinenz zu rechnen.

Ablösen des Präparats

Von lateral her wird nun das ringförmige Präparat scharf mit dem Skalpell oder dem elektrischen Messer abgelöst, wobei die vorher abpräparierten Fett-Lymphknotengewebelappen relativ einfach en bloc mitentfernt werden.

Vorsicht: Im klitorisnahen Bereich ist oft mit stärkeren arteriellen Blutungen zu rechnen.

▶▶

▶▶ **Wundverschluss**

Zunächst wird die Haut nach lateral hin auf der Faszie so weit mobilisiert, bis ein spannungsfreier Wundverschluss ermöglicht werden kann. Eine Mobilisierung der Vaginalwand ist in der Regel nicht nötig. Es erfolgt die Einlage von zwei Redon-Drainagen, die nach lateroventral ausgeleitet werden. Nach subcorialer Adaptation der Haut mittels Vicryl-Einzelknopfnähten (Stärke 0) wird die Haut mit dem gleichen Fadenmaterial mit Einzelknopfnähten adaptiert. Es hat sich dabei bewährt, die einzelnen Knoten in relativ großen Abständen zu setzen. Falls zwischen den einzelnen Fäden die Haut noch klafft, erweist sich dies als günstig, da Wundsekret leicht abfließen kann und eine primäre Wundheilung begünstigt wird.

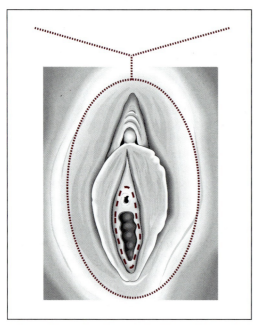

Abb. 10.**2** Umschneidungsfigur bei der radikalen Vulvektomie.

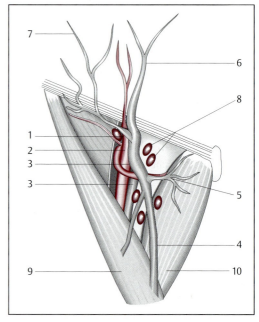

Abb. 10.**3** Topographische Anatomie der rechten Leistenregion um den Hiatus saphenus.
  1 N. femoralis,
  2 A. femoralis,
  3 V. femoralis,
  4 V. saphena magna,
  5 A. und V. pudenda externa,
  6 A. und V. epigastrica superficialis,
  7 A. und V. circumflexa ilium superficialis,
  8 Nodi lymphatici inguinales,
  9 M. sartorius,
10 M. adductor longus.

■ **Probleme und deren Lösung**
– **kein spannungsfreier Wundverschluss** in der Inguinalregion oder der Vulva
  • weitere Mobilisierung der angrenzenden Haut oder Anwendung von Schwenklappentechniken oder Verschiebelappenplastiken
– häufigste Komplikation: **Wundheilungsstörungen**
  • Für eine ausreichende Drainage des Wundgebietes ist zu sorgen, antibiotische Abdeckung für einige Tage. Eine intensive Wundpflege ist wichtig, nach dem Abduschen (keine Sitzbäder) ist für ein gründliches Abtrocknen des Wundgebietes zu sorgen, dabei kann ein Fön Verwendung finden. Ein Drahtgestell im Bett sorgt für ein gute Luftzirkulation unter der Bettdecke.

■ **Häufige Fehler und Gefahren**
– **Verletzungen von A., V. oder N. femoralis** bei mangelnder Sorgfalt bei der inguinalen Präparation
– Schwierigkeiten bei der spannungsfreien **Wundadaptation**
– **Zu geringe Sicherheitsabstände** bei der Umschneidung der Vulva mit einer erhöhten Rate von Lokalrezidiven sind sicherlich der häufigste Fehler vor allem noch unerfahrener Operateure, oder wenn zuviel Wert auf Kosmetik gelegt wird.

Eingriffe mit eingeschränkter Radikalität: Wie bereits oben erwähnt, werden heutzutage dem Lokalbefund angepasste Operationen bevorzugt. Je nach Tumorgröße und -lokalisation kann die Radikalität sowohl bei der Entfernung der Lymphknoten als auch bei der Resektion der Vulva eingeschränkt werden. Dabei gibt es einen fließenden Übergang von der radikalen Lymphadenektomie bis hin zur lokalen Entfernung tumorösen Gewebes.

Partielle Vulvektomie: Bei der primären histologischen Sicherung oder der definitiven sanierenden Operation können umschriebene, gut abgrenzbare Tumore des Mittelstreifens unter

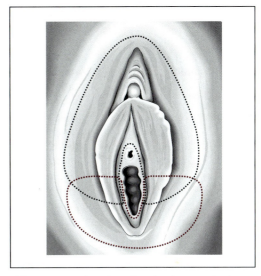

Abb. 10.**4** Umschneidungsfigur bei der ventralen bzw. dorsalen 2/3-Vulvektomie.

Einhaltung eines Sicherheitsabstandes von 2 – 3 cm auch mittels einer ventralen oder dorsalen **2/3-Vulvektomie** entfernt werden (s. Abb. 10.**4**).

■ **Alternativmethoden**
Die evtl. alleinige Entfernung des **Sentinel-Lymphknotens** ähnlich wie beim Mammakarzinom hat derzeit noch experimentellen Charakter, ist aber ein vielversprechender Ansatz, um die nicht erhebliche Morbidität des Eingriffs zu reduzieren.

Eine alleinige **Strahlentherapie** ist beim Vulvakarzinom nicht ausreichend, da das Vulvakarzinom nur wenig strahlensensibel ist.

Bei sehr ausgedehnten Malignomen mit palliativem Charakter der Operation ist eine **alleinige Elektroresektion** unter Einhaltung eines Sicherheitsabstandes von 1 cm mit Elektrokoagulation des Wundbettes möglich. Obwohl die Wunde zwar nur sehr langsam über Wochen oder Monate zugraniliert, ist dieses Verfahren für derartige Situationen gut geeignet.

Operative Behandlung des Vaginalkarzinoms

■ OP-Prinzip

Radikale komplette oder teilweise Entfernung der Vagina mit Entfernung der Lymphabfluss-gebiete bei malignen Erkrankungen.

■ Vorbemerkungen

Maligne Neoplasien der Vagina sind seltene Befunde. Häufiger sind Metastasen anderer Malignome, in erster Linie ausgehend von Uterus, Ovarien oder dem Gastrointestinaltrakt in der Vagina zu finden. Gerade ausgedehntere Befunde im oberen Drittel der Vagina sind von einem primären Zervixkarzinom kaum zu unterscheiden.

Histologisch finden sich in 90 % Plattenepithelkarzinome. Seltener liegen Adenokarzinome, Sarkome oder maligne Melanome vor. Bei Adenokarzinomen müssen Neoplasien benachbarter Organe differentialdiagnostisch ausgeschlossen werden.

Die Scheide ist von einer bindegewebigen Hülle (Fascia vaginalis) umgeben, die von infiltrativen Prozessen nicht ohne weiteres durchdrungen wird und die die Resektionsgrenze zu den Nachbarorganen darstellt. Aus topographisch-anatomischen Gegebenheiten, hinsichtlich der Therapieplanung und des operativen Vorgehens ist eine Einteilung der Vagina in ein oberes, mittleres und unteres Drittel notwendig. Die Gefäßversorgung des unteren Drittels erfolgt durch Äste der A. pudenda interna. Der Lymphabfluss erfolgt in Richtung Vestibulum bzw. Vulva, d. h. in die femoralen und inguinalen Lymphknoten. Das mittlere und obere Scheidendrittel wird arteriell durch Äste der A. iliaca interna versorgt. Die Drainage des Lymphsystems verläuft über die pelvinen Lymphknoten. Durch die sehr enge topographische Nähe zu Harnblase, Urethra und Rektum bestehen zahlreiche Querverbindungen im Lymphgefäßsystem, die das Ziel einer sanierenden operativen Entfernung deutlich einschränken.

■ Indikation

– **primäre Malignome** der Vagina: mehr oder weniger totale Kolpektomie auch bei sekundären Neoplasien indiziert, sofern eine insgesamt kurative Operation durchführbar

– **multiple** und/oder sehr ausgedehnte **In-situ-Veränderungen**

■ Kontraindikationen

Der oft eingeschränkte Allgemeinzustand der Patientinnen ist bei der Therapieplanung zu berücksichtigen.

Die häufige Mitbeteiligung der Nachbarorgane beeinflusst die Behandlungsstrategie entscheidend. Soll ein operatives Vorgehen erfolgen, kommt eine vordere und/oder hintere Exenteration in Frage. Da das Vaginalkarzinom auf eine Strahlentherapie gut anspricht und die Prognose einer primären Bestrahlung der einer operativen Behandlung adäquat ist, müssen in Hinblick auf das Ausmaß des operativen Eingriffs beide Therapieverfahren genau gegeneinander abgewogen werden.

■ Patientenaufklärung

Auf den Verlust der Kohabitationsfähigkeit und Blasenentleerungsstörungen ist hinzuweisen. Das Risiko der Verletzung der Nachbarorgane ist auf Grund der topographischen Situation und der räumlichen Enge deutlich erhöht.

■ OP-Planung

– Bestimmung der Blutgruppe, Blutkonserven bereitstellen (4 Erythrozytenkonzentrate)
– Abdominalsonographie (Metastasen?)
– EKG
– Röntgenaufnahme des Thorax

■ Präoperative Diagnostik

– CT: Infiltration der Nachbarorgane?
– Zystoskopie und Rektoskopie
– evtl. Endosonographie des Rektums zur Beurteilung einer Wandinfiltration

■ Nahtmaterial

– Vicryl 0 zum Wundverschluss
– Vicryl 3/0 zum Umstechen feiner Blutungen

■ Lagerung und Abdeckung

– vaginale Eingriffe: Steinschnittlagerung
– abdominelle Eingriffe: Rektumlagerung in Rückenlage

OP-Technik

Tumorsitz im *unteren* Drittel der Vagina	Aufgrund der Lokalisation und des Lymphabflusses erfolgt ein operatives Vorgehen ähnlich wie beim Vulvakarzinom (siehe vorhergehendes Kapitel). Sind Teile der Vulva mitbefallen, wird eine Vulvektomie mit durchgeführt. Das Ausmaß der Resektion wird durch Tumorsitz und -lokalisation bestimmt. Die Umschneidungsfigur wird so angelegt, dass die Exzision rund 3 cm im Gesunden erfolgt (s. Abb. 10.**2**), wobei im Vergleich zum Vulvakarzinom die innere Umschneidungslinie weiter in die Scheide hinein verlagert ist. Die operativen Schritte sind praktisch identisch wie im vorhergehenden Kapitel. Der zu entfernende Anteil der Vagina wird unter Anspannung scharf von seiner Unterlage, je nach Lokalisation dem Rektum, der Blase oder dem paravaginalen Gewebe abpräpariert. Auftretende Blutungen werden mit Vicryl 3/0 umstochen. Nach Entfernen des Präparates wird die Wunde in der Scheide längs mit Einzelknopfnähten (Vicryl 0) adaptiert. Der Verschluss der Wunde an der Vulva wird wie im vorhergehenden Kapitel durchgeführt.
Tumorsitz im *mittleren* Drittel der Vagina	Ein resezierendes Vorgehen wird nur in Einzelfällen möglich sein. Zum einen ist der Eingriff technisch sehr schwierig, zum anderen steht mit der Bestrahlung eine weniger belastende Alternative zur Verfügung. Das operative Vorgehen entspricht dem im oberen Drittel der Vagina, mit dem Unterschied, dass die Resektion noch weiter nach kaudal bis zum Erreichen des Diaphragma pelvis erfolgt.
Tumorsitz im *oberen* Drittel der Vagina	Der Eingriff entspricht zunächst den operativen Schritten wie bei der Operation nach Wertheim-Meigs (s. u.). Nach Entfernung der Lymphabflusswege erfolgt die Freipräparation der Ureteren, die in enger Beziehung zum Scheidenende stehen. Wie bei der Operation nach Wertheim wird die Scheide schrittweise aus dem umgebenden Gewebe abgesetzt. Entscheidend ist die Festlegung der Absetzungsgrenze zum gesunden Scheidengewebe hin. Die Schiller-Jodprobe erleichtert die Abgrenzung von normalem und pathologischem Epithel. Es muss eine maximale Abpräparation des Rektums von der Scheidenhinterwand erfolgen, ebenso der Harnblase von der Scheidenvorderwand. Dabei ist zu beachten, dass im angespannten Zustand des Präparats eine sehr großzügige Strecke im Gesunden (mindestens 4 cm) entfernt werden muss. Der Verschluss der Scheide erfolgt mit Einzelknopfnähten (Vicryl 0).

■ **Häufige Fehler und Gefahren**

Der häufigste Fehler bei der Operation besteht darin, dass das **Ausmaß der durchzuführenden Operation unterschätzt** wird. Folgen sind eine Resektion non in sano bei zu engen Resektionsgrenzen bzw. nicht erkannter Infiltration der Nachbarorgane.

■ **Alternativmethode**

Die **primäre Bestrahlung** führt in allen Stadien zu gleich guten Behandlungsergebnissen, so dass in Hinblick auf das Ausmaß des operativen Eingriffs die Strahlentherapie in den meisten Fällen zum Tragen kommt.

■ Postoperative Behandlung

Unter Umständen wird ein Erhalt der Kohabitationsfähigkeit angestrebt. In diesen Fällen ist die frühzeitige Einlage von Kunststoffprothesen sinnvoll, um narbige Schrumpfungen möglichst zu vermeiden.

Radikale Hysterektomie beim Zervixkarzinom

Erweiterte Hysterektomie nach Wertheim-Meigs

■ OP-Prinzip

Entfernung von Uterus und Adnexen mit Lymphabstromgebiet bei bösartigen Erkrankungen der Zervix uteri.

■ Indikation

Invasive Zervixkarzinome Stadien Ib, IIa und IIb.

■ Kontraindikation

– fortgeschrittene Zervixkarzinome der Stadien III und IV
– Inoperabilität aufgrund des Allgemeinzustandes

■ Patientenaufklärung

– Verletzungen von Blutgefäßen oder Nerven, insbesondere im Rahmen der Lymphadenektomie
– Entstehung von Lymphzysten oder -fisteln, Ödemen und thromboembolischen Ereignissen im kleinen Becken
– postoperative Blasenentleerungsstörungen, in manchen Fällen kombiniert mit einer Harninkontinenz nicht selten, meist aber von selbst besser werdend
– Ureterstenosen inf. narbiger Verziehungen, häufiger aber Ausdruck eines Rezidivs; Ureter-Scheiden-Fisteln bei weniger als 1 % der Fälle; Blasen-Scheidenfisteln oder Rektum-Scheidenfisteln eher Bestrahlungsfolge
– Bluttransfusionen fast immer notwendig

■ OP-Planung

– Bestimmung der Blutgruppe, Blutkonserven bereitstellen (4 Erythrozytenkonzentrate)
– Ultraschall Oberbauchorgane (Metastasen, gestauter Ureter?)
– EKG
– Röntgenaufnahme des Thorax
– Anmeldung Intensivstation
– Ausscheidungsurogramm zum Ausschluss bereits präoperativ bestehender pathologischer Veränderungen im Bereich des Ureters

■ Lagerung und Abdeckung

Rektumlagerung.

■ Spezielles Instrumentarium

– Hämoclips zur schnellen und sicheren Blutstillung im kleinen Becken
– feine Moynihan-Klemmen oder feine vorne stark gebogene Overholt-Klemmen zur Präparation des Ureters

■ Nahtmaterial

– Vicryl 0 zum Absetzen des Uterus aus den Parametrien
– Vicryl 3/0 zum Umstechen feiner Blutungen, insbesondere im Bereich der Lymphadenektomie
– Vicryl 1 zum Verschluss von Peritoneum und Faszie

OP-Technik

Hautschnitt

Der Eingriff beginnt mit einem Unterbauchlängsschnitt 2 cm oberhalb der Symphyse nach kranial mit linksseitiger Umschneidung des Nabels. Dadurch besteht die Möglichkeit, den Schnitt im Bedarfsfall, z. B. bei Unübersichtlichkeit (Adipositas) oder notwendiger paraaortaler Lymphadenektomie, zu erweitern. Subkutanes ▶▶

Fett, Faszie und Muskulatur sowie Peritoneum werden schichtweise durchtrennt.

Exploration des Abdomens

Palpation entlang der A. und V. iliaca communis, externa und interna bzw. V. cava und Aorta beginnend am Leistenkanal bis zum Unterrand des Duodenums auf vergrößerte bzw. verhärtete Lymphknoten. Auffällige Lymphknoten müssen nicht unbedingt einen metastatischen Befall aufweisen. Eine gezielte Entnahme mit anschließender Schnellschnittuntersuchung durch den Pathologen ermöglicht die Festlegung der weiteren operativen Schritte. Palpation des Uterus, insbesondere der Zervikalregion zur Beurteilung der Ausdehnung des Tumorgeschehens (Infiltration der Parametrien und/oder der Nachbarorgane) und der Frage der Operabilität des Befundes. Metastatisch befallene iliakale oder paraaortale Lymphknoten stellen per se keine Kontraindikation zu einem operativen Vorgehen dar. Hat man den Eindruck, dass die Resektion des zentralen Organpakets unter Einhaltung freier Absetzungsränder zur Vagina und zur Beckenwand hin möglich ist und ist eine vollständige Entfernung der pelvinen Lymphabflussstationen zu erreichen, kann der Eingriff weitergeführt werden. Bei der Palpation der Leberoberfläche fallen Metastasen als derbe weißliche Knoten auf, Hämangiome sind weicher und von livider Farbe. Eine Peritonealzytologie wird entnommen.

Darstellen des Retroperitoneums

Fassen des rechten Lig. rotundum ca. 1–2 cm lateral des Uterus und Durchtrennen des Ligaments zwischen den Klemmen. Ersatz der Klemmen durch Umstechungen (Vicryl 0). Anzügeln des Lig. rotundum. Verlängerung der Inzision des Peritoneums nach laterokranial in Richtung des Zökalpols (s. Abb. 10.**5a**). In gleicher Weise wird das linke Lig. rotundum abgesetzt, wobei der peritoneale Schnitt nach kraniolateral am Colon sigmoideum vorbei geführt wird.

Präparation der paravesikalen Gruben

Durch Zug am Lig. rotundum nach lateral und Zug am Uterus in die entgegengesetzte Richtung entfaltet sich das unter dem Peritoneum liegende schleierartige gefäßarme Bindegewebe. Unter Zuhilfenahme zweier Präpariertupfer wird in die Tiefe hin die sogenannte Paravesikalgrube in Richtung auf den Beckenboden eröffnet (s. Abb. 10.**5b**). Dadurch wird nach kranial hin das Lig. cardinale freipräpariert. In medialer Richtung wird die Grube von der Blase begrenzt, nach lateral von der Wand des kleinen Beckens.

Absetzen der Adnexe

Bei jüngeren Patientinnen (unter 48 Jahren) und unauffälligen Adnexen sowie fehlendem Korpusbefall können die Adnexe belassen werden. Am Abgang der Adnexe aus dem Uterus werden diese mit zwei kräftigen Wertheim-Klemmen abgesetzt und die Klemmen durch Umstechungen ersetzt. Der Adnexstumpf wird nochmals mit einer Ligatur (Vicryl 0) gesichert. Werden Tube und Ovarien entfernt, geschieht dies analog.

Lymphadenektomie

Beginn auf der rechten Seite.

▶▶ **Darstellung des Situs**

Eine optimale Darstellung des Operationsgebietes ist Voraussetzung für eine radikale Operation. Durch die Spaltung des Peritoneums nach kranial bzw. lateral des Zökalpols und entlang der Iliakalgefäße (s. Abb. 10.**5a**) lässt sich der Darm gut nach kranial abdrängen. Das hintere Latumblatt mit dem Ureter wird mit einer stumpfen Klemme gefasst und vom Assistenten nach medial gehalten. Der Ureter wird dargestellt, eine weitere Abpräparation des Ureters ist zunächst nicht nötig. Spalten des Blasenperitoneums und Abpräparation der Blase bis zum Erreichen der Scheidenvorderwand.

Entfernen der Lymphknoten entlang der Vasa iliaca externa

In Höhe der Aortengabelung wird nun das Fett-Lymphknoten-Gewebe von der Vorderfläche der A. und V. iliaca communis mittels Overholt-Klemmen abpräpariert und dort am Übergang zu den paraaortalen Lymphknoten über Klemmen abgesetzt. Ersatz der kranialen Klemme durch eine Ligatur (Vicryl 3/0), dadurch wird der Verlust von Lymphflüssigkeit von kranial her vermieden. In gleicher Weise wird das seitlich und zwischen den großen Gefäßen befindliche Fett-Lymphknoten-Gewebe entfernt. Nach lateral hin stellt der N. genitofemoralis, der ca. 1 cm lateral der A. iliaca communis bzw. der A. iliaca externa auf dem M. psoas verläuft, die Resektionsgrenze dar. Das Fett-Lymphknoten-Gewebe wird mit einer gefensterten Klemme gefasst und das Gewebe mit einer feinen Schere von der Oberfläche der großen Blutgefäße abpräpariert. Nach medial hin wird alles erreichbare Fett-Lymphknoten-Gewebe bis zum Mesorektum entfernt. Weiteres Vorgehen nach distal bis zum Leistenkanal. Abgesehen von der A. bzw. V. iliaca interna haben die großen Gefäße bis kurz vor Erreichen des Leistenkanals keine abgehenden Äste (s. Abb. 10.**6**). Das Gewebe wird scharf von A. und V. iliaca externa abpräpariert. Bis zum Unterrand der Vene lässt sich das Gewebe leicht en bloc entfernen. Durch Führen der Gefäße mit einem Lidhäkchen kann auch das zwischen Arterie und Vene und zur Beckenwand hin gelegene Gewebe reseziert werden. Vorsicht beim Erreichen des Leistenkanals. Hier überkreuzt die V. circumflexa ilium profunda die A. iliaca externa und kann hier leicht verletzt werden.

Entfernung der Lymphknoten entlang der Vasa iliaca interna

Unterhalb der V. iliaca externa, zur Beckenwand hin liegt nun ein rund 5 × 10 cm großes Gewebepaket mit Lymphknoten vor. Der N. obturatorius läuft mit seinen Begleitgefäßen mitten durch dieses Paket. Nerv und Blutgefäße vereinigen sich kurz vor dem Eintritt in das Foramen obturatorium. Zur Darstellung dieses Gewebeareals werden A. und V. iliaca externa intermittierend (**cave:** Thrombosegefahr bei zu langer Kompression der Vene!) mit einem Lidhäkchen angehoben. Das Gewebe wird dosiert mit einer gefensterten Klemme gefasst. Unter Zug bricht das Gewebe in der Regel entlang des N. obturatorius auf. Nicht selten kommt es zu einer Verletzung von A. oder V. obturatoria, die auftretende Blutung lässt sich mit Clips sehr leicht stillen. Dazu werden Arterie und/oder Vene an ihrem Abgang sowie am Eintritt in das Foramen obturatorium mit Clips abgeklemmt und dann reseziert. Manche

▶▶

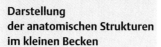

Autoren empfehlen grundsätzlich die Resektion dieser Gefäße. Je nach Autor wird auch zwischen Obturatorius- und Iliaca-interna-Lymphknoten unterschieden. Diese gehen ohne feste Grenze ineinander über und werden hier zusammenfassend als Iliaca-interna-Lymphknoten bezeichnet.

Darstellung der anatomischen Strukturen im kleinen Becken

Freipräparation weiterer Leitstrukturen entlang der A. iliaca interna nach distal. Die mediale Begrenzung des Resektionsgebietes stellt das Lig. umbilicale mediale (obliterierte Nabelschnurarterie) dar. Alles nun darstellbare Fett-Lymphknoten-Gewebe wird mittels gefensterter Klemmen entfernt. Konnte das Gewebe zunächst en bloc entfernt werden, ist dies tief im kleinen Becken nicht möglich. Das zwischen den verschiedenen Aufzweigungen der A. und V. iliaca interna befindliche Gewebe wird mit der gefensterten Klemme gefasst und lässt sich unter leichtem Zug gut entfernen. Nicht selten kommt es zum Einreißen von Seitenästen der Blutgefäße.

Identisches Vorgehen der Lymphadenektomie auf der anderen Seite.

Präparation des Ureters

Der Rand des Ligamentum latum wird mit einer stumpfen Klemme gefasst und nach medial gehalten, wodurch sich die peritoneale Unterlage des Ureters anspannt und dieser leicht abpräpariert werden kann. Von kranial her wird der Ureter mit einer atraumatischen Pinzette gefasst und scharf von seiner Umgebung abgelöst. Die Gefahr einer Ureterläsion ist dabei sehr gering. Es muss darauf geachtet werden, keine chirurgische Pinzette zu nehmen und den Ureter nur zart zu fassen. Bis zum Eintritt in das Ligamentum cardinale lässt sich dies in der Regel sehr leicht durchführen.

Absetzen der uterinen Gefäße

Beginn auf der rechten Seite. Der Uterus wird kräftig aus dem kleinen Becken heraus bzw. nach links gezogen, ebenso wird das Lig. latum weiter nach medial gehalten. Dadurch sind die Gefäßbündel angespannt und lassen sich leicht präparieren. Ist die Lymphadenektomie erfolgt, werden alle Gefäßstrukturen im kleinen Becken dargestellt und A. und V. uterina lassen sich leicht identifizieren. Unter Zuhilfenahme feiner Moynihan-Klemmen oder feiner stark gebogener Overholt-Klemmen wird der Ureter freipräpariert. Dazu geht man von kranial her mit geschlossenen Branchen in den bindegewebigen Spalt zwischen Gefäßen und Ureter. Durch Aufspreizen der Branchen werden die anatomischen Strukturen voneinander distanziert. Dies wird vorsichtig weiter durchgeführt, bis das Gefäßbündel komplett unterfahren werden kann (s. Abb. 10.7). Nun werden die Gefäße mittels zweier Klemmen gefasst und dazwischen durchtrennt. Ersatz der Klemmen durch Umstechungen (Vicryl 3/0). Dabei wird der Faden am uterusnahen Stumpf nicht abgeschnitten, sondern als Zügel belassen. Nicht immer sind Vene und Arterie in einem Schritt abzusetzen. Falls die tiefer liegende Vene nicht erfasst wurde, wird sie in gleicher Weise in einem zweiten Schritt abgetrennt. Der uterusnahe Ge-

▶▶

fäßstumpf wird mittels der Fäden in Richtung Fundus uteri gehalten. Der Ureter wird nun in gleicher Weise in Richtung Blase präpariert.

Absetzen der Blasenpfeiler

Durch spreizende Bewegungen kann das Ligamentum vesicouterinum („Blasenpfeiler") untertunnelt und schließlich mit den gleichen feinen Klemmen abgesetzt werden (s. Abb. 10.**8**). Der auf seiner Unterlage befindliche Ureter weist bedingt durch den Zug am Uterus einen Knick in Richtung Zervix auf, das sogenannte „Ureterknie". Nachdem das Lig. vesicouterinum bis zum Eintritt des Ureters in die Blase abgesetzt wurde, kann der Harnleiter nun leicht scharf von seiner Unterlage abgelöst werden.

Aushülsen des Rektums

Unter Zug des Uterus nach kranioventral und Anspannen des Rektums nach kranial wird die peritoneale Umschlagsfalte am Rektum dargestellt (s. Abb. 10.**9**). Nahe des Promontoriums erfolgt eine Inzision rechts vom Rektum direkt in dieser Umschlagsfalte. Durch Anspannen und Eindringen von Luft stellt sich die Präparationsebene problemlos dar. Weiter scharfe Inzision entlang der Umschlagsfalte in Richtung Scheidenhinterwand und übergehend auf die linke Seite. Weiteres scharfes Aushülsen des Rektums, bis die Hälfte der Scheidenhinterwand frei liegt.

Abpräparation der Blase

Unter Anspannen wird die Blase überwiegend scharf von der Scheidenvorderwand abgelöst. Bei stumpfer Präparation ist die Traumatisierung der Blasenwand größer mit der dementsprechend höheren Gefahr des Auftretens von Fisteln.

Absetzen der Lig. sacrouterina

Beide Sakrouterin-Ligamente sind nun vollkommen frei und werden beckenwandnah über Wertheim-Klemmen abgesetzt (s. Abb. 10.**10**). Ersatz der Klemmen durch Umstechungen (Vicryl 0). Während dieser operativen Schritte wird der Ureter mittels breiter Breisky-Spatel lateralisiert (Vermeiden von Verletzungen). Nach zwei bis vier Schritten wird das Lig. cardinale erreicht. Durch melkende Bewegungen der Finger können die beckenwandnahen Absetzungsstellen der Ligamente dargestellt werden. Diese werden dann über zwei nebeneinandergesetzte kräftige Klemmen durchtrennt (s. Abb. 10.**11**). Ersatz durch Umstechung (Vicryl 0). Sehr häufig kommt es hier zu stärkeren Blutungen im Operationsgebiet. Diese lassen sich gut versorgen, wenn das Operationsgebiet vorher optimal dargestellt wurde. Die Ligg. cardinalia gehen ohne genaue Grenze in das paravaginale Gewebe über.

Abtrennen der Parakolpien

In gleicher Weise werden die Parakolpien abgesetzt. Mittels Breisky-Spatel wird die Blase abgedrängt, das Rektum ist in der Regel von selbst distanziert. Durch weitere melkende Bewegungen der Fingerspitzen wird ermöglicht, dass die bindegewebigen Strukturen beckenwandnah abgetrennt werden können. Im Vergleich zum Absetzen des Uterus ist hier die Gewebespannung geringer. Anstatt kräftige Wertheim-Klemmen zu verwenden, sind hier Overholt-Klemmen vorteilhafter, da so weiter beckenwandnah ge-

▶▶

arbeitet werden kann und damit die Gefahr geringer ist, die Scheidenwand mitzufassen und diese dadurch seitlich zu eröffnen.

Absetzen des Präparats von der Scheide

Ziel der Operation ist es, das obere Drittel der Vagina zu entfernen. Bedingt durch den Zug am Präparat erscheint das mobilisierte Vaginalrohr erheblich länger, als es der tatsächlichen Strecke entspricht. Nimmt man sich vor, die Hälfte der Vagina zu entfernen, wird man nach Resektion des Präparats feststellen, dass dies gerade einem Drittel der Vagina entspricht. Andererseits kann man sich als Ziel setzen, mindestens 5 cm im Gesunden zu operieren. Im nicht angespannten Zustand entspricht dies dann nur noch rund 3 cm. Durch ein möglichst weit beckenwandnahes Arbeiten vermeidet man auch, seitlich die Vagina zu inzidieren, mit der Gefahr in tumortragendes Gewebe zu geraten. Nach Erreichen der Resektionsgrenze wird das Präparat über Moynihan-Klemmen von der Scheide abgesetzt. Vorher muss die Blase rund 2 cm vom Absetzungsrand an der Vagina mobilisiert worden sein, um einen suffizienten Verschluss der Scheide ohne Gefahr einer Verletzung der Blase durch die Umstechungen zu erreichen. Der Verschluss der Vagina erfolgt mit Vicryl-0-Einzelknopfnähten.

Kontrolle des Präparats auf eine ausreichende Resektion

Die Parametrien und insbesondere das Scheidende werden palpatorisch und makroskopisch überprüft, ob klinisch eine Resektion sicher im Gesunden erfolgt ist. Gegebenenfalls kann z. B. eine Nachresektion der Vagina erfolgen.

Blutstillung

Aufgrund der ausgedehnten Wundflächen und des nicht einfach zu überblickenden Operationsgebietes ist die Gefahr von Nachblutungen sehr groß. Es muss eine penible Blutstillung durchgeführt werden. Feine Umstechungen (Vicryl 3/0) sind Koagulationen zu bevorzugen. Diese sind zwar zeitaufwändiger, aber die Blutstillung ist sicherer zu erzielen. Blutungen an der Beckenwand oder an der Oberfläche der großen Venen lassen sich am besten mit Metallclips versorgen.

Drainage

Einlage von Robinson-Drainagen in beide Lymphknotenlogen, diese werden zwischen A. iliaca interna und externa platziert. Ein Verschluss des Peritoneums im kleinen Becken sollte nicht erfolgen, da hierdurch die Entstehung von Lymphzysten begünstigt wird.

Wundverschluss

Schichtweiser Verschluss mit Vicryl 0. Klammerung der Haut oder Verschluss mit Einzelknopfnähten (Prolene 2/0). Einlage einer subkutanen Redon-Drainage.

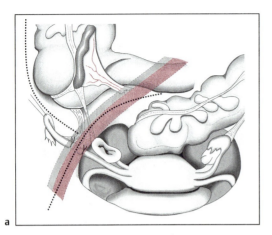

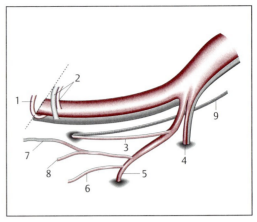

Abb. 10.**6** Operationstechnisch relevante Äste der A. und V. iliaca interna und externa dextra.
1 A. epigastrica inferior,
2 A. und V. circumflexa ilium profunda,
3 A. obturatoria,
4 A. glutaea superior,
5 A pudenda interna,
6 A. uterina,
7 A. umbilicalis (obliteriert),
8 A. vesicalis superior,
9 N. obturatorius.

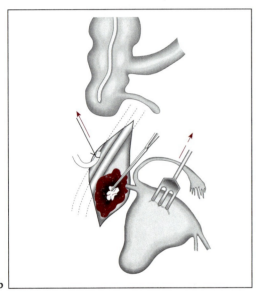

Abb. 10.**5** Erweiterte Hysterektomie nach Wertheim-Meigs.
a Inzisionslinien des Peritoneums zur Eröffnung des Retroperitonealraums
b Präparation der paravesikalen Grube rechts. Durch Zug am Lig. rotundum bzw. am Uterus entfaltet sich das lockere Bindegewebe. Mittels feiner Tupfer kann leicht in die Tiefe präpariert werden.

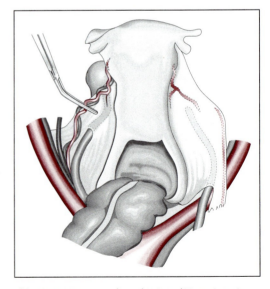

Abb. 10.**7** Untertunnelung der A. und V. uterina mit feinen Overholt-Klemmen (zur Vereinfachung nur Darstellung der Arterien).

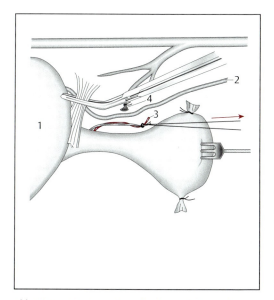

Abb. 10.**8** Untertunnelung der Blasenpfeiler mit feinen Overholt-Klemmen (zur Vereinfachung nur Darstellung der Arterien).
1 Harnblase,
2 Ureter,
3 angezügelte A. und V. uterina,
4 Absetzungsstelle der A. uterina.

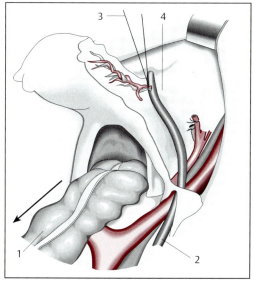

Abb. 10.**9** Darstellung der peritonealen Umschlagsfalte zwischen Vagina und Rektum durch Anspannen des Darms.
1 Rektum,
2 Ureter,
3 angezügelte A. und V. uterina,
4 Absetzungsstelle der A. uterina.

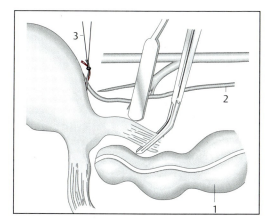

Abb. 10.**10** Beckenwandnahes Absetzen des rechten Lig. sacrouterinum.
1 Rektum,
2 Ureter,
3 angezügelte A. und V. uterina.

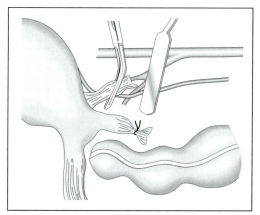

Abb. 10.**11** Beckenwandnahes Absetzen des rechten Lig. cardinale.

■ **Probleme und deren Lösung**

- **Ureterläsionen** sind bei Verwendung atraumatischer Instrumente und Schonung der gefäßtragenden Hüllschicht zu vermeiden.
- **Blasenentleerungsstörungen** entstehen meistens durch Verletzungen des Plexus hypogastricus inferior bei der Lymphadenektomie auf der rechten Seite.
  - Eine Schonung dieser nervalen Strukturen sollte angestrebt werden.

■ **Häufige Fehler und Gefahren**

Eine **Unterschätzung der Operabilität** des Befundes kann vorkommen. Stellt man fest, dass keine vollständige Resektion des Tumorgewebes zu erzielen ist, sollte die Operation abgebrochen werden. Eine insuffiziente Hysterektomie mit Verbleib von Tumorresten wirkt sich zum Schaden der Patientin aus. Besser ist es, rechtzeitig abzubrechen und den Uterus zu belassen, um eine therapeutische Strahlentherapie zu ermöglichen. Eine Bestrahlung nach Hysterektomie zeigt deutlich höhere Komplikationsraten.

Eine **unzureichende Entfernung des Tumors** zur Scheide hin kann durch eine bewusst sehr großzügige Resektion nach distal und ein möglichst beckenwandnahes Absetzen der Scheide vermieden werden.

■ **Alternativen**

- **Vaginale Radikaloperationen in Verbindung mit einer laparoskopischen Lymphadenektomie** sind prinzipiell möglich. Dem Vorteil einer schnelleren Erholung der Patientin steht aber die Unsicherheit des therapeutischen Effekts gegenüber (weniger radikale Resektion der Parametrien). Derartige Eingriffe sollten Frühstadien mit günstiger Prognose vorbehalten sein.
- Die **radikale Trachelektomie** stellt eine Operationsmethode dar, bei der die Zervix uteri mit den Parametrien entfernt wird. Dadurch kann das Corpus uteri und damit die Fertilität erhalten werden. Auch hier ist die therapeutische Sicherheit nicht erwiesen und sollte auf Sonderfälle beschränkt sein.

■ **Postoperative Besonderheiten**

Ein Ausscheidungsurogramm ca. 10–12 Tage nach dem Eingriff ist obligat. Sehr häufig finden sich leicht dilatierte Harnleiter ohne konkretes Abflusshindernis vor Eintritt in die Blase. Dies ist der Ausdruck einer gestörten Funktion aufgrund ödematöser Veränderungen in Kombination mit Mikrotraumen der versorgenden Nerven und Gefäße. Diese Befunde bilden sich praktisch immer zurück und bedürfen keiner Behandlung.

Erweiterte Hysterektomie nach Te Linde

■ **OP-Prinzip**

Die operativen Schritte entsprechen im Wesentlichen denen der klassischen Operation nach Wertheim-Meigs. Der Unterschied besteht im Ausmaß der Resektion des parametranen Gewebes. Bei der Methode nach Wertheim-Meigs wird dieses möglichst beckenwandnah abgesetzt. Im Gegensatz dazu beschränkt sich die Methode nach Te Linde auf die Resektion der uterusnahen Hälfte der Parametrien. Nachdem der Ureter lateralisiert wurde, wird das parametrane Gewebe, insbesondere das Lig. cardinale, durch melkende Bewegungen der Finger dargestellt. Anstatt die Klemmen beckenwandnah zu platzieren, werden diese auf die Mitte des dargestellten Gewebes gesetzt. Im Bereich der Vagina wird dieses Prinzip fortgesetzt, wobei der operative Spielraum von vornherein geringer ist als beim parametranen Gewebe.

■ **Vorbemerkungen**

Die Operation nach Wertheim-Meigs stellt die klassische Radikaloperation beim operablem Zervixkarzinom dar. Der Trend in der operativen Onkologie, Eingriffe dem klinischen Befund anzupassen, um bei gleichem therapeutischen Effekt Komplikationen und Nebenwirkungen zu minimieren, hat zu Modifikationen dieser Operationstechnik geführt.

■ **Indikation**

Invasive Zervixkarzinome Stadium Ia2.

Zusätzliche paraaortale Lymphadenektomie

■ **Indikation**

Die klassische Radikaloperation beim Zervixkarzinom beinhaltet nur die Entfernung der pelvinen Lymphknoten. Bei klinischem Verdacht auf einen karzinomatösen Befall der pelvinen Lymphknoten, evtl. nach Bestätigung mittels Schnellschnittuntersuchung durch den Pathologen, ist ebenfalls die Entfernung der paraaortalen Lymphknoten indiziert. In manchen Fällen erscheinen auch diese metastatisch befallen. In allen Fällen ist eine Operation nur dann sinnvoll, wenn die Entfernung allen erkrankten Gewebes möglich erscheint.

Die Operationstechnik entspricht der beim Ovarialkarzinom geschilderten Weise und ist dort ausführlich beschrieben.

Abdominelle Hysterektomie mit pelviner Lymphadenektomie

■ OP-Prinzip
Entfernung von Uterus und Adnexen mit Lymphabstromgebiet bei bösartigen Erkrankungen.

■ Indikation
- histologisch gesicherte Endometriumkarzinome G2/G3 oder sonographisch darstellbare Infiltration der äußeren Myometriumshälfte
- klarzellige und seröse Adenokarzinome sowie Adenokarzinome mit plattenepithelialer Differenzierung und maligne epithelial-mesenchymale Tumore (maligne Müller-Mischtumore)
- Zervixkarzinome Stadium Ia_1 mit ungünstigen Prognosekriterien und Ia_2

■ Kontraindikationen
Prinzipiell handelt es sich bei einer pelvinen Lymphadenektomie um einen schwierigen Eingriff. Demzufolge ist das allgemeine Operationsrisiko deutlich erhöht. Da Patientinnen mit einem Endometriumkarzinom meist erhebliche internistische Zusatzerkrankungen aufweisen, ist der Allgemeinzustand einer Patientin genau zu berücksichtigen.

■ Patientenaufklärung
Die Gefahr einer Läsion abdomineller Organe wie Darm oder Ureter ist nicht höher, eher sogar geringer, da der Ureter im Operationsgebiet vollkommen freipräpariert wird und immer unter Sicht ist. Läsionsrisiko von Nerven (N. obturatorius, N. ischiadicus, Plexus hypogastricus inferior und Plexus sacralis). Deutlich erhöht ist jedoch das Risiko thromboembolischer Ereignisse. Ebenso ist auf den erhöhten Blutverlust hinzuweisen. Bluttransfusionen sind häufig nötig.

■ OP-Planung
- Bestimmung der Blutgruppe, Blutkonserven bereitstellen (4 Erythrozytenkonzentrate)
- Ultraschall Oberbauchorgane (Metastasen, gestauter Ureter?)
- EKG
- Röntgenaufnahme des Thorax
- Anmeldung Intensivstation

■ Lagerung und Abdeckung
Rückenlage.

■ Spezielles Instrumentarium
Hämoclips zur schnellen und sicheren Blutstillung im kleinen Becken.

■ Nahtmaterial
- Vicryl 0 zum Absetzen des Uterus aus den Parametrien
- Vicryl 3/0 zum Umstechen feiner Blutungen, insbesondere im Bereich der Lymphadenektomie
- Vicryl 1 zum Verschluss von Peritoneum und Faszie

OP-Technik	
Hautschnitt	Obwohl der Eingriff auch über einen Pfannenstiel-Querschnitt erfolgen kann, sollte ein Längsschnitt gewählt werden, da dieser im Bedarfsfall (Adipositas, unerwartete Befunde, z. B. am Darm) beliebig erweitert werden kann. Hautschnitt beginnend 2 cm oberhalb der Symphyse nach kranial mit linksseitiger Umschneidung des Nabels. Schichtweise Durchtrennung von subkutanem Fett, Faszie und Muskulatur, Inzision des Peritoneums und Erweiterung des

▶▶

Schnittes, bis der Abdominalraum mittels Haken aufgehalten werden kann.

Exploration des Abdomens

Exploration des Abdomens: Aszites, Hinweise auf eine Peritonealkarzinose, Palpation entlang der pelvinen und paraaortalen Lymphabflussstationen bis zum Unterrand des Duodenums auf vergrößerte bzw. verhärtete Lymphknoten, Palpation der Leberoberfläche (Metastasen fallen als derbe weißliche Knoten auf, Hämangiome sind weicher und von livider Farbe). Entnahme einer Peritonealzytologie.

Hysterektomie

Zweckmäßigerweise erfolgt zunächst die Hysterektomie mit Adnexektomie beidseits. Dabei darf das Corpus uteri nicht mit einer scharfen Krallenklemme bzw. Haltefäden geführt werden, sondern mit seitlich angebrachten kräftigen stumpfen Klemmen, um eine Tumorzellverschleppung aus dem Cavum uteri zu vermeiden.

Darstellen des Retroperitoneums

Fassen des rechten Lig. rotundum ca. 1–2 cm lateral des Uterus und Durchtrennen des Ligaments zwischen den Klemmen. Ersatz der Klemmung durch Umstechungen (Vicryl 0). Anzügeln des Lig. rotundum. Verlängerung der Inzision des Peritoneums nach laterokranial in Richtung des Zökalpols. In gleicher Weise wird links in Richtung des Übergangs des Colon descendens zum Colon sigmoideum inzidiert.

Aufsuchen des Ureters

Der mediale Rand des inzidierten Peritoneums wird mit einer stumpfen Klemme gefasst. Mit zwei Präpariertupfern lässt sich der Retroperitonealraum leicht aufspreizen. Dabei verläuft der Ureter in der Tiefe auf dem nach medial abgedrängten Peritoneum. Absetzen des Adnexes vom Ligamentum infundibulopelvicum über Klemmen und Ersatz durch doppelte Ligatur. Das Adnex wird an der seitlich am Uterus befindlichen Klemme befestigt. Der Ureter wird im Bereich der Überkreuzungsstelle der Vasa iliaca communis scharf von der peritonealen Unterlage abgelöst. Führen des Harnleiters mit einem Lidhäkchen und weiteres scharfes Spalten des Peritoneums nach kranial entlang der A. iliaca communis dextra bis zur Aortengabel. Zökum und terminales Ileum lassen sich nun leicht nach kranial abdrängen.

Hysterektomie

Durchführung der Hysterektomie in üblicher Weise, wie bereits im vorhergehendem Kapitel beschrieben. Die Vagina sollte auf jeden Fall komplett mit Einzelknopfnähten verschlossen werden. Meist entstehen erhebliche Lymphansammlungen im Unterbauch. Diese werden in der Regel rasch über das Peritoneum resorbiert. Bei offener Vagina besteht die Gefahr, dass sich diese Lymphflüssigkeit über die Vagina entleert. Es können in sehr seltenen Fällen persistierende Lymphfisteln entstehen.

Lymphadenektomie

Beginn auf der rechten Seite

▶▶ Darstellung des Situs

Eine optimale Darstellung des Operationsgebietes ist Voraussetzung für eine radikale Operation. Durch die Spaltung des Peritoneums nach kranial bzw. lateral des Zökalpols und entlang der Iliakalgefäße lässt sich der Darm gut nach kranial abdrängen. Das Beckenperitoneum mit dem Ureter wird mit einer stumpfen Klemme gefasst und vom Assistenten nach medial gehalten. Eine weitere Abpräparation des Ureters ist nicht nötig.

Entfernen der Iliaca-externa-Lymphknoten

In Höhe der Aortengabelung wird nun das Fett-Lymphknoten-Gewebe von der Vorderfläche der A. und V. iliaca communis mittels Overholt-Klemmen abpräpariert und dort am Übergang zu den paraaortalen Lymphknoten über Klemmen abgesetzt. Ersatz der kranialen Klemme durch eine Ligatur (Vicryl 3/0), dadurch wird der Verlust von Lymphflüssigkeit von kranial her vermieden. In gleicher Weise wird das seitlich und zwischen den großen Gefäßen befindliche Fett-Lymphknoten-Gewebe entfernt. Nach lateral hin stellt der N. genitofemoralis, der ca. 1 cm lateral der A. iliaca communis bzw. der A. iliaca externa auf dem M. psoas verläuft, die Resektionsgrenze dar. Das Fett-Lymphknoten-Gewebe wird mit einer gefensterten Klemme gefasst und das Gewebe mit einer feinen Schere von der Oberfläche der großen Blutgefäße abpräpariert. Nach medial hin wird alles erreichbare Fett-Lymphknoten-Gewebe bis zum Mesorektum entfernt. Weiteres Vorgehen nach kaudal bis zum Leistenkanal. Abgesehen von der A. bzw. V. iliaca interna haben die Vasa iliaca externa bis kurz vor Erreichen des Leistenkanals keine abgehenden Äste (s. Abb. 10.**6**). Das Gewebe wird scharf von A. und V. iliaca externa abpräpariert. Bis zum Unterrand der Vene lässt sich das Gewebe leicht en bloc entfernen. Durch Führen der Gefäße mit einem Lidhäkchen kann auch das zwischen Arterie und Vene und zur Beckenwand hin gelegene Gewebe reseziert werden.

Cave: Vorsicht beim Erreichen des Leistenkanals. Hier überkreuzt die V. circumflexa ilium profunda die A. iliaca externa und kann daher leicht verletzt werden.

Entfernung der Iliaca-interna-Lymphknoten

Unterhalb der V. iliaca externa, zur Beckenwand hin, liegt nun ein rund 5 × 10 cm großes Gewebepaket mit Lymphknoten vor. Der N. obturatorius läuft mit seinen Begleitgefäßen mitten durch dieses Paket. Nerv und Blutgefäße vereinigen sich kurz vor dem Eintritt in das Foramen obturatorium. Zur Darstellung dieses Gewebeareals werden A. und V. iliaca externa intermittierend (**cave:** Thrombosegefahr bei zu langer Kompression der Vene !!) mit einem Lidhäkchen angehoben. Das Gewebe wird dosiert mit einer gefensterten Klemme gefasst. Unter Zug bricht das Gewebe in der Regel entlang des N. obturatorius auf. Nicht selten kommt es zu einer Verletzung von A. oder V. obturatoria, die auftretende Blutung lässt sich mit Clips sehr leicht stillen. Dazu werden Arterie und/oder Vene an ihrem Abgang sowie am Eintritt in das Foramen obturatorium mit Clips abgeklemmt und dann reseziert. Manche Autoren empfehlen grundsätzlich die Resektion dieser Gefäße. Je

▶▶

nach Autor wird auch zwischen Obturatorius- und Iliaca-interna-Lymphknoten unterschieden. Diese gehen ohne feste Grenze ineinander über und werden hier zusammenfassend als Iliaca-interna-Lymphknoten bezeichnet.

Darstellung der anatomischen Strukturen im kleinen Becken

Freipräparation weiterer Leitstrukturen entlang der A. iliaca interna nach distal. Die mediale Begrenzung des Resektionsgebietes stellt das Lig. umbilicale mediale (obliterierte Nabelschnurarterie) dar. Alles nun darstellbare Fett-Lymphknoten-Gewebe wird mittels gefensterter Klemmen entfernt. Konnte das Gewebe zunächst en bloc entfernt werden, ist dies tief im kleinen Becken nicht möglich. Das zwischen den verschiedenen Aufzweigungen der A. und V. iliaca interna befindliche Gewebe wird mit der gefensterten Klemme gefasst und lässt sich unter leichtem Zug gut entfernen. Nicht selten kommt es zum Einreißen von Seitenästen der Blutgefäße. Ein nicht zu festes Austamponieren der Lymphknotenlogen mit heißen Kompressen unterstützt die Blutstillung.
Identisches Vorgehen der Lymphadenektomie auf der anderen Seite.

Drainage

Einlage von Robinson-Drainagen in beide Lymphknotenlogen, diese werden zwischen A. iliaca interna und externa platziert. Ein Verschluss des Peritoneums im kleinen Becken sollte nicht erfolgen, da hierdurch die Entstehung von Lymphzysten begünstigt wird.

Wundverschluss

Fortlaufende Naht von Peritoneum und Faszie (Vicryl 1). Einlage einer Redon-Drainage ins subkutane Fettgewebe. Klammerung oder Naht der Haut mit Einzelknopfnähten (Prolene 2/0).

■ **Probleme und deren Lösung**
– **Blutungen**
  • Kleine Blutungen auf der Oberfläche großer Arterien werden durch Umstechung mit Prolene 5/0 gestillt, arterielle oder venöse Blutungen aus kleinen Gefäßen können mit Umstechungen (Vicryl 3/0) saniert werden. Problematischer sind Läsionen größerer venöser Gefäße. Jedoch selbst 2–3 mm große Wanddefekte der V. cava mit entsprechender massiver Blutung können unter Verwendung von Metallclips in Sekundenschnelle zum Stillstand gebracht werden.
– **Lymphansammlungen** im kleinen Becken (sog. Lymphzysten)
  • Verzicht auf eine Peritonealisierung, frühzeitiges Entfernen der Drainagen

■ **Häufige Fehler und Gefahren**
– **Läsionen des N. obturatorius** bei der Entfernung der Iliaca-interna-Lymphknoten durch zu festes Greifen des Gewebes mit der Fensterklemme
– **Läsionen des Plexus sacralis** bei tiefgreifenden Umstechungen bei Blutungen im kleinen Becken

■ **Alternativmethode**
Laparoskopische Lymphadenektomie: Die endoskopische Entfernung des Lymphabflussgebietes ist prinzipiell technisch möglich. Dies wird jedoch nur an wenigen Zentren durchgeführt. Es liegen noch keine Daten zu Langzeitergebnissen hinsichtlich Heilungserfolg bzw. Nebenwirkungen vor, so dass diese Methode derzeit nur experimentellen Charakter hat.

■ Postoperative Behandlung

– Die **Drainagen** sollten sobald wie möglich, meist am zweiten postoperativen Tag, gezogen werden. Ebenso wie durch den Verzicht auf die Peritonealisierung kann dadurch das Entstehen von Lymphzysten weitgehend vermieden werden.

– **Infusionstherapie** wie bei einer einfachen Hysterektomie. Eine rasche Mobilisierung und eine baldige orale Nahrungszufuhr haben sich bewährt.

Eingriffe beim Ovarialkarzinom

■ OP-Prinzip

Radikale Entfernung des Ovars mit Lymphabflussgebieten und typischen Metastasierungsorten (v. a. Omentum majus) bei malignen Veränderungen.

■ Indikation

Maligne Erkrankungen von Ovar oder Tube.

■ Kontraindikation

Fehlende Operabilität bei allgemein-internistischen Erkrankungen.

■ Patientenaufklärung

– Notwendigkeit der Entfernung des **gesamten** inneren Genitale auch bei Erkrankung nur **eines** Ovars wegen der Gefahr der gleichzeitigen oder späteren malignen Entartung des anderen Ovars in ungefähr 10 % der Fälle
– Folgen der Lymphadenektomie (siehe vorhergehende Kapitel)
– Wegen der häufigen Überschreitung der Organgrenzen sind Erweiterungen des Eingriffs auf andere Abdominalorgane zu besprechen, insbesondere resezierende Operationen am Gastrointestinaltrakt, inklusive Anlage eines Anus praeter, Resektion peritonealer Strukturen im gesamten Abdominalraum. Eingriffe an Blase und Harnleiter.
– erhöhtes Risiko thromboembolischer Ereignisse; erhöhter Blutverlust (Bluttransfusionen häufig notwendig)

■ OP-Planung

– Bestimmung der Blutgruppe, Blutkonserven bereitstellen (4 Erythrozytenkonzentrate)
– Koloskopie (primäre Kolon-/Rektumkarzinome können in die Ovarien metastasieren und tumoröse Auftreibungen der Eierstöcke bewirken)
– Gastroskopie (die Ovarien stellen einen nicht seltenen Metastasierungsort eines Magenkarzinoms dar)
– Ultraschall Oberbauchorgane (Metastasen, Aszites, Tumorkonglomerate im Bereich des großen Netzes?)
– EKG
– Röntgenaufnahme des Thorax
– Anmeldung Intensivstation
– Anzeichnen einer geeigneten Stelle zur Anlage eines Anus praeter durch die Stomatherapeutin

■ Spezielles Instrumentarium

Hämoclips zur schnellen und sicheren Blutstillung im kleinen Becken.

■ Nahtmaterial

– Vicryl 0 zum Absetzen des Uterus aus den Parametrien und für grobe Umstechungen
– Vicryl 3/0 zur Umstechung kleinerer Blutungen
– Vicryl 2 zum Verschluss der Faszie
– Prolene 2/0 oder Klammern zum Verschluss der Haut
– Prolene 5/0 für Nähte an Blutgefäßen

■ Lagerung und Abdeckung

Die Patientin wird in Rektumlagerung positioniert, dabei sollte dies in Absprache mit der chirurgischen Abteilung wegen evtl. notwendiger Darmeingriffe erfolgen. Gegebenenfalls sind deren Wünsche zu berücksichtigen. Das Abdomen wird so abgedeckt, dass vom Mons pubis bis zum Xyphoid gearbeitet werden kann. Die angezeichneten Stellen für einen evtl. notwendigen Anus praeter dürfen nicht abgedeckt sein.

Operationstechnik für Frühstadien ohne erkennbaren Befall intraabdomineller Organe

Hautschnitt

Der Eingriff beginnt mit einem Unterbauchlängsschnitt bis etwas oberhalb des Nabels. Erweist sich der Befund nach Exploration als operabel, wird der Schnitt bis zum Xyphoid erweitert.

Exploration des Abdomens

In den meisten Fällen liegt ein einseitiger Ovarialtumor vor, dieser wird unter größtmöglicher Vorsicht begutachtet, ob ein Durchbruch des Tumorgeschehens durch die Oberfläche vorliegt. Gleichzeitig wird überprüft, ob Verwachsungen oder sogar tumoröse Infiltrationen der Nachbarorgane oder des Beckenperitoneums vorliegen. All diese Manipulationen sind unter allergrößter Vorsicht durchzuführen, um eine Tumorruptur nicht zu provozieren. Findet man Aszites, wird möglichst vor Beginn von Manipulationen an den Abdominalorganen davon Flüssigkeit zur zytologischen Untersuchung entnommen. Liegt kein Aszites vor, erfolgt eine Spülzytologie (Bild einer Peritonealkarzinose?). Kontrolle aller peritonealen Oberflächen auf metastatische Absiedlungen. Palpation entlang der großen Arterien bzw. V. cava und Aorta vom kleinen Becken bis zum Unterrand des Duodenums auf vergrößerte bzw. verhärtete Lymphknoten, Palpation der Leberoberfläche. Metastasen fallen als derbe weißliche Knoten auf, Hämangiome sind weicher und von livider Farbe.

Entfernung des Ovarialtumors

Unter größter Vorsicht wird der Ovarialtumor mit der flachen Hand aus dem kleinen Becken hervorluxiert. Möglichst nach Lokalisation des Ureters wird der Tumor vom Lig. infundibulopelvicum bzw. dem Lig. proprium ovarii über Overholt-Klemmen abgesetzt. Die Klemmen werden durch eine Umstechung ersetzt und mit einer zusätzlichen Ligatur gesichert. Falls ein beidseitiger Befund vorliegt, wird das zweite Adnex in gleicher Weise entfernt. Das Präparat wird sofort dem Pathologen zur Schnellschnittuntersuchung übergeben.

Hysterektomie

Da in der Regel auch die Entfernung der Gebärmutter geplant ist, kann diese nun angeschlossen werden (Beschreibung der operativen Schritte unter Kapitel 7). Die Vagina wird mit Einzelknopfnähten (Vicryl 0) verschlossen, um den Abfluss von Lymphflüssigkeit zu vermeiden.

Pelvine Lymphadenektomie

Bei streng einseitigen malignen Befunden kann man sich auf die Entfernung der ipsilateralen pelvinen Lymphknoten beschränken. Dies erfolgt in gleicher Weise wie in den vorhergehenden Kapiteln beschrieben.

Paraaortale Lymphadenektomie

Zunächst muss das Operationsfeld dargestellt werden. Sofern nicht schon geschehen, wird der Hautschnitt bis zum Xyphoid erweitert.

▶▶

►► **Darstellen des Retroperitonealraums**

Im rechten Unterbauch war das Peritoneum bis in Höhe des Zökalpols inzidiert worden, um die pelvine Lymphadenektomie durchführen zu können. Dieser Schnitt wird nun einige Millimeter lateral der Gerota-Faszie, die sich als weißliche Linie etwas lateral parallel zum Colon ascendens darstellt, bis zur Flexura coli dextra erweitert. Im kleinen Becken war entlang der A. iliaca communis dextra bis etwas oberhalb der Ureterüberkreuzung bereits inzidiert worden. Nun wird in Verlängerung dieses Schnittes das Peritoneum weiter entlang der Aorta abdominalis gespalten, bis der Unterrand des Duodenums erreicht wird (s. Abb. 10.**12**). Das gesamte Darmpaket lässt sich nun sehr leicht mit der Hand stumpf von M. iliopsoas und V. cava bzw. Aorta ablösen. Stränge des lockeren Bindegewebes werden gefahrlos mit der Schere durchtrennt.

Abpräparation des Duodenums

Die Pars horizontalis und ascendens des Duodenums können ebenfalls leicht von den großen Gefäßen abgelöst werden. Die kraniale Begrenzung des zu resezierenden Gewebes stellt die A. renalis sinistra dar. In der Regel ist diese auch bei adipösen Patientinnen nur von wenig Gewebe bedeckt und kann einfach dargestellt werden.
Zur optimalen Darstellung des Operationsgebietes wird das Darmkonvolut von einem Assistenten mit feuchten warmen Tüchern oder nach Einbringen in einen Darmbeutel in den Oberbauch gehalten oder besser aus dem Abdomen herausluxiert.

Resektion der ovariellen Gefäße

Zur radikalen Entfernung des tumorösen Geschehens gehört auch die Entfernung des Lig. infundibulopelvicum der entsprechenden Seite. Das rechte Ligament liegt dem hervorluxierten Darmkonvolut auf und wird am distalen Ende mit einer gefensterten Klemme gefasst. Unter Anspannung lässt es sich mit wenigen Scherenschlägen von der Gerota-Faszie ablösen. Die Absetzung erfolgt ca. 1–2 cm distal des Abganges der V. ovarica aus der V. cava nach Abklemmen mit einer Overholt-Klemme. Die Klemme wird durch eine doppelte Ligatur der Stärke 0 ersetzt. Man sollte nicht zu nah an der V. cava absetzen, um ein Einreißen oder Verziehungen der Venenwand zu vermeiden.

Entfernung der der V. cava aufsitzenden Lymphknoten

An der Stelle, an der die pelvine Lymphadenektomie rechts begonnen wurde, wird das Fett-Lymphknoten-Gewebe mit einer gefensterten Klemme gefasst und medialwärts des N. genitofemoralis entlang der rechten Seitenkante der V. cava disseziert. Es ist sinnvoll, an dieser Stelle zu beginnen, da dort das Operationsgebiet am übersichtlichsten ist und das zu entfernende Gewebe nicht sehr kräftig entwickelt ist. Unter leichtem Zug an der Klemme lässt sich das Gewebe leicht mit einer Präparierschere von der Venenoberfläche ablösen (s. Abb. 10.**13**). Dabei ist es sehr wichtig, dass Metallclips zur Versorgen von Blutungen aus der V. cava griffbereit sind. Derartige Blutungen treten sehr häufig auf, lassen sich aber sofort mit Clips zum Stehen bringen. Bei der Präparation wird bis zum Unterrand der V. renalis sinistra vorgegangen.

►►

▶▶ **Resektion der aortalen Lymphknoten**

Das Gewebepaket wird, nachdem es von der V. iliaca communis dextra bzw. der distalen V. cava abgelöst wurde, in gleicher Weise von der A. iliaca communis disseziert. Bei der weiteren Präparation nach kraniomedial wird der nahe der Mesenterialwurzel liegende Plexus hypogastricus inferior erreicht (s. Abb. 10.**13**). Dieser sollte geschont werden, um Blasenentleerungsstörungen zu vermeiden. Kleinere Blutungen aus der Aortenwand werden koaguliert bzw. bei größeren Blutungen mit einer Gefäßnaht (Prolene 5/0) umstochen. Während A. und V. iliaca communis in der Regel dicht beieinander verlaufen, liegt zwischen Aorta und V. cava oft ein größerer Spalt, in dem sich ebenfalls Lymphknoten befinden. Dieses Gewebe muss auch komplett entfernt werden. Zarte Gewebsbrücken können mit der Schere durchtrennt oder mit einer Overholt-Klemme abgezupft werden. Größere Gewebebrücken sollten über Overholt-Klemmen mit anschließender Ligatur abgesetzt werden. Dadurch vermeidet man zum einen Blutungen, zum anderen wird der postoperative Verlust von Lymphflüssigkeit eingeschränkt. Hierbei ist auf die nach dorsal abgehenden Aa. und Vv. lumbales zu achten. Hier auftretende Blutungen lassen sich in dem wenig übersichtlichen Gebiet oft nur schwer zum Stehen bringen.

Darstellen der A. mesenterica inferior

Ungefähr in der Mitte zwischen V. renalis sinistra und der Aortengabelung entspringt direkt an der Vorderfläche der Aorta als solitäres Gefäß die A. mesenterica inferior. Dieses Gefäß ist unbedingt zu schonen. Durch Zug am Colon sigmoideum wird das Mesokolon angespannt; mittels gleichzeitiger Palpation der Pulsationen der A. mesenterica lässt sich diese lokalisieren und bis zum Abgang aus der Aorta verfolgen. Die Mesenterialwurzel mit der darin verlaufenden Arterie kann nun vom Fett-Lymphknoten-Gewebe distanziert werden. Nun kann das zu entfernende Gewebe vollständig von der Aorta abpräpariert werden. Dabei ist zu beachten, dass an der linken Seitenkante der Aorta bzw. zu deren Rückseite hin viel mehr Gewebe mit Lymphknoten vorliegt, als an der rechten Seitenkante der V. cava. Häufig wird dieses Areal wegen der hier verlaufenden Mesenterialwurzel von rechts her nicht erreicht. Dies kann jedoch bei der Vervollständigung der Präparation von der linken Seite her bewirkt werden.

Vorgehen auf der linken Seite

In gleicher Weise wie von der rechten Seite her wird nun von der A. und V. iliaca communis sinistra eventuell noch vorhandenes Gewebe disseziert. Dazu muss zunächst das Peritoneum lateral des Colon sigmoideum bzw. der dort darstellbaren Gerota-Faszie bis ca. in Höhe des mittleren Colon descendens gespalten werden. Nachdem das Colon mobilisiert wurde, reseziert man bei einem primär links gelegen Ovarialtumor oder bei einem beidseitigen Befund das Lig. infundibulopelvicum. Die A. ovarica sinistra entspringt aus der Aorta, die Vene mündet in die V. renalis sinistra. Der ovarielle Gefäßstiel wird nach Fassen mit einer Klemme soweit mobilisiert, bis er ca. 3–4 cm kaudal der großen Blutgefäße über eine Klemme abgesetzt werden kann. Die Klemme wird durch eine doppelte Ligatur ersetzt.

▶▶

Das Colon sigmoideum wird vom Assistenten nach rechts gehalten. Das distale Ende des Gewebepakets mit den enthaltenen Lymphknoten wird mit einer Klemme gefasst und von den Iliakalgefäßen bzw. der linken Seitenkante der Aorta abgelöst. Auch hier ist auf die Aa. lumbales zu achten.

Darstellung aller anatomischen Strukturen

Nachdem die Lymphadenektomie komplettiert wurde, erfolgt eine Revision des gesamten Operationsgebietes mit einer peinlich genauen Blutstillung, wobei vor allem mit Umstechungen und Clips gearbeitet werden sollte. Bei Koagulationen ist die Gefahr von Nachblutungen größer.

Entfernung des Omentum majus

Das Omentum majus stellt die bevorzugte Metastasierungslokalisation eines Ovarialkarzinoms dar. Es ist geradezu eine Filterstation im Abdomen, in die sich abgelöste Tumorzellen des Bauchraums festsetzen. Selbst bei sonst makroskopisch freiem Peritoneum sind histologisch nachweisbare Metastasen im großen Netz nicht ungewöhnlich.

Abtrennen vom Colon transversum

Das Omentum majus stellt eine von Fettgewebe durchsetzte Duplikatur des Peritoneums zwischen Colon transversum und der großen Kurvatur des Magens dar. Die Resektionslinien sind in Abbildung 10.**14** dargestellt. Zunächst wird das große Netz angehoben und vom Colon transversum abgesetzt. Wenige Millimeter von der Darmserosa entfernt wird das Gewebe unter Anspannung mit einer feinen Präparierschere durchtrennt. Dabei treten nur wenige Blutungen auf, die mit Vicryl 3/0 umstochen werden. Am einfachsten beginnt man damit in der Mitte des C. transversum und arbeitet sich in Richtung auf die rechte bzw. linke Flexur vor. Dabei ist auf die Leber, Gallenblase und insb. die Milz zu achten; Verletzungen dieser Organe sind zu vermeiden. Nach Abtrennung vom Colon ist die Bursa omentalis eröffnet. Häufig finden sich Verwachsungen der peritonealen Flächen, die aber leicht stumpf voneinander gelöst werden können.

Abtrennung vom Magen

Nun muss das Omentum majus vom Magen abgetrennt werden. Prinzipiell kann dies direkt an der Magenwand erfolgen, sicherer ist es in Hinblick auf die Durchblutung der Magenwand, die am Unterrand des Magens verlaufende Gefäßarkade mit der Aa. gastroepiploica dextra und sinistra zu schonen. Senkrecht zu diesen Arterien gehen im Abstand einiger Zentimeter Gefäße in das Omentum majus ab. Bei adipösen Patientinnen können diese Blutgefäße durch Diaphanoskopie dargestellt werden. Schrittweise wird das Omentum majus über kräftige Overholt-Klemmen abgesetzt werden, wobei die Klemmen jeweils über eines dieser abgehenden Gefäße platziert werden. Die Klemmen werden durch Ligaturen (Vicryl 0) ersetzt.

Drainage

Eine Peritonealisierung des Operationsgebietes braucht nicht durchgeführt zu werden (siehe vorhergehende Kapitel). Über den linken und rechten Unterbauch wird je eine Robinson-Drainage

▶▶

abgeleitet, die nach rechts ziehende Drainage wird parallel zur Aorta platziert, die linke ins kleine Becken. Der subkutane Raum wird mit einer Redon-Drainage versorgt.

Wundverschluss

Das Peritoneum parietale muss nicht verschlossen werden, ebenso kann auf die Adaptation der Rektusmuskulatur verzichtet werden. Die Faszie wird mit einer kräftigen Naht (Vicryl 2) fortlaufend genäht. Die Haut kann geklammert oder mit Einzelknopfnähten verschlossen werden.

Eingriffe bei ausgedehnteren Tumoren

OP-Prinzip

Die bisher geschilderten operativen Schritte treffen nur für die Situation des Stadium I zu. Jedoch findet man dieses Stadium nur bei rund einem Drittel der Patientinnen. In den meisten Fällen liegen leider fortgeschrittene Befunde der Tumorerkrankung vor. Circa 15 % der Patientinnen befinden sich im Stadium IV. Hier bringen operative Maßnahmen keinen Benefit. Bei 40–50 % der Patientinnen liegen Befunde einer Metastasierung im Abdominalraum vor. Das Ovarialkarzinom ist in Frühstadien in der Regel symptomlos, so dass viele Patientinnen erst in fortgeschrittenen Stadien ärztliche Hilfe aufsuchen. Bei organüberschreitenden Befunden sind zwei Situationen typisch, zum einen ein- oder beidseitige große zystisch-solide Tumore mit einem Tumordurchbruch nach außen und metastatische Absiedlungen im Abdomen, zum anderen der Befund eines „Normal sized ovarian cancer Syndrome" mit normal großen Ovarien und einer oft massiven metastatischen Ausbreitung. Die letzteren Fälle sind vom Pathologen nicht immer eindeutig als primäres Ovarialkarzinom festzulegen. Doch kann bei fehlendem Nachweis eines anderen Primärtumors davon ausgegangen werden, dass ein Malignom des Ovars vorliegt.
Intraabdominell metastasierende Tumore bieten zunächst ein wenig hoffnungsvolles Bild. Die vorliegenden Filiae zeigen jedoch in den meisten Fällen im Bereich ihrer Absiedlungsorte vom operationstechnischen Befund her kein oder nur ein geringgradiges infiltratives Wachstum. Dies kann durch den gemeinsamen Ursprung von Ovar und Peritoneum aus dem paramesonephrischen Zölomepithel erklärt werden. Dadurch kann eine Entfernung von Metastasen durch Exzision peritonealer Flächen erreicht werden.

Debulking

Durch ein engagiertes operatives Vorgehen mit Resektion einer möglichst großen Menge an Tumorgewebe (= Debulking) kann die Prognose der Patientin verbessert werden. Der entscheidende Parameter ist der maximale in situ verbleibende Tumorrest.

Merke: Nicht die Anzahl an Metastasen ist entscheidend, sondern die Größe des Resttumors.

Deperitonealisierung

Eine Reduktion peritonealer Herde im gesamten Abdomen wird durch eine Exzision derselben erzielt. Unter Einhaltung eines Sicherheitsabstandes von einigen Millimetern werden alle erreichbaren Filiae mit ihrer peritonealen Unterlage entfernt. Eine Blutstillung erfolgt durch Koagulation oder Umstechung. Im kleinen Becken findet sich oft eine beetartige Aussaat des Tumorgeschehens. Nach Entfernung von Uterus und Adnexen kann das gesamte Peritoneum des kleinen Beckens ohne größere Schwierigkeiten reseziert werden. Unter Anspannen des Rektums wird dieses mit einigen Scherenschlägen ausgehülst. Der Rand des Peritoneums wird mit feinen Kocher-Klemmen gehalten. Beginnend auf der rechten Seite werden beide Ureteren scharf von ihrer Unterlage abpräpariert. Unter Anspannung kann das Peritoneum dann komplett entfernt werden.

Eingriffe am Rektum

Der Rektumwand aufliegende Metastasen werden scharf mit der Schere abgetragen. Größere Serosadefekte sind mit Vicryl 3/0 Einzelknopfnähten zu versorgen. In gleicher Weise sind Absiedlungen im Bereich anderer Darmabschnitte zu sanieren.

Resektion von Darmabschnitten

Kann eine Reduktion des Tumorgeschehens im Verlauf des Gastrointestinaltrakts auf diese Weise nicht erreicht werden, sind unter Umständen Resektionen einzelner Darmabschnitte notwendig, insbesondere am rektosigmoidalen Übergang. Es darf dabei die Gesamtsituation nicht außer Acht gelassen werden. Nur wenn insgesamt eine Tumorreduktion möglich ist, sind Darmresektionen zum Wohle der Patientin sinnvoll.

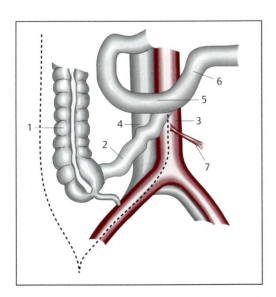

Abb. 10.**12** Inzisionslinien zur Eröffnung des Retroperitonealraums zur paraaortalen Lymphadenektomie.
1 Colon ascendens,
2 Mesenterialwurzel,
3 Aorta,
4 V. cava,
5 Pars horizontalis duodeni,
6 Pars ascendens duodeni,
7 A. mesenterica inferior.

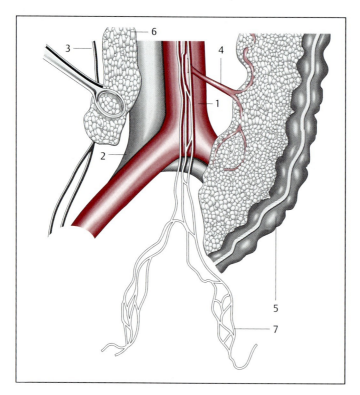

Abb. 10.**13** Paraaortale Lymphadenektomie.
1 Aorta,
2 V. cava,
3 N. genitofemoralis,
4 A. mesenterica inferior,
5 Colon ascendens mit Mesenterium,
6 paraaortales Fett-Lymphknoten-
   Gewebe,
7 Plexus hypogastricus inferior.

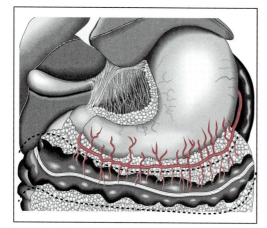

Abb. 10.**14** Resektionslinien kaudal der A. gastroepiploica und am Unterrand des Colon transversum zur
Entfernung des Omentum majus.

■ Probleme und deren Lösung

– Schwierigkeiten bei der Entfernung des Tumors bei **zu kleinem Zugang**
  • primär Anlegen eines großzügigen Haut-
    schnittes

– **postoperative Peritonitis** nach 7 – 10 Tagen
  aufgrund ischämischer Darmwandnekrosen
  bei zu großen Serosadefekten
  • peinlich genaue Versorgung aller Serosade-
    fekte mit Vicryl 3/0 Einzelknopfnähten
– **Lymphansammlungen** im kleinen Becken
  (sog. Lymphzysten):
  • Verzicht auf eine Peritonealisierung, früh-
    zeitiges Entfernen der Drainagen

■ Häufige Fehler und Gefahren

– **Läsionen des N. obturatorius** bei der Entfernung der Iliaca-interna-Lymphknoten durch
  zu festes Greifen des Gewebes mit der Fensterklemme
– **Läsionen des Plexus sacralis** bei tiefgreifenden Umstechungen bei Blutungen im kleinen
  Becken

■ Alternativmethode

Laparoskopische Eingriffe: Die endoskopische
Entfernung eines potentiell malignen Tumors
ohne Kontamination des Abdomens durch
Tumorzellen ist unter Verwendung von Berge-
beuteln prinzipiell möglich, ebenso kann eine

pelvine und paraaortale Lymphadenektomie laparoskopisch durchgeführt werden. Der therapeutische Effekt dieser Methode ist gerade in Hinblick auf das Langzeitüberleben nicht belegt. Daher sollte dieser Eingriff im Rahmen von Studien speziellen Zentren vorbehalten sein.

Postoperative Behandlung

Die Drainagen sollten sobald wie möglich, meist am zweiten postoperativen Tag gezogen werden, wenn das abgeleitete Wundsekret nicht mehr rein blutig, sondern zunehmend serös erscheint.

Ebenso wie durch den Verzicht auf die Peritonealisierung kann dadurch das Entstehen von Lymphzysten weitgehend vermieden werden. Ferner wird größeren Eiweißverlusten mit konsekutiver Hypoproteinämie entgegengewirkt.

Die Infusionstherapie wird wie bei einer einfachen Hysterektomie durchgeführt. Eine perioperative Antibiotikagabe kann auf drei Tage erweitert werden. Rasche Mobilisierung und baldige orale Nahrungszufuhr haben sich bewährt.

Cerclage

In den späten 60er und 70er Jahren des vergangenen Jahrhunderts erlebte die Cerclage eine bedeutende Popularität hinsichtlich der Behandlung einer sog. „Zervixinsuffizienz". Grundlage der Überlegungen waren rein mechanische Vorstellungen: Unterstützung des Zervixgewebes im Sinne der Haltefunktion und Verhinderung einer fortschreitenden Muttermunderöffnung bei bereits eröffneter Zervix. Nach dem jedoch erkannt wurde, dass nicht die mechanische Komponente, sondern vielmehr die infektiöse Genese (bakterielle Vaginose/Zervizitis) als Hauptursache für eine vorzeitige Eröffnung der Zervix verantwortlich zu machen ist, verlor die Cerclage zunehmend an Bedeutung. Die bisher bekannten Ergebnisse verschiedener Studien konnten keine signifikante Prolongation der Schwangerschaft bei Zervixinsuffizienz nachweisen, was durch die Ätiologie auch erklärbar ist. Aus heutiger Sicht muss ganz klar gesagt werden, dass die prophylaktische Anwendung der Cerclage obsolet ist, da durch sie die erwartete Tragzeitverlängerung nicht erreicht wird. Aus diesem Grund wurde das Verfahren des frühen totalen Muttermundsverschlusses nach Szendi von Saling weiterentwickelt und vervollkommnet (s. u. Kap. „FTMV"). Die prophylaktische Cerclage sollte zu Gunsten des frühen totalen Muttermundsverschlusses (FTMV) verlassen und nicht mehr angewendet werden.

Heute erlebt die therapeutische Cerclage dennoch eine gewisse Renaissance bei der Vermeidung eines Spätabortes. Einige Beobachtungsstudien zeigten, dass der Versuch einer Cerclage bei eröffneter Zervix und Fruchtblasenprolaps als ultima ratio jenseits der 20. SSW sinnvoll erscheint. Der Beweis, dass eine therapeutische Cerclage in diesen Fällen im Vergleich zum konservativen Management mit Bettruhe, Beckenhochlagerung und Antibiotikatherapie eine signifikante Verlängerung der Schwangerschaft erreicht werden

kann, steht jedoch noch aus und muss in weiteren prospektiven Studien gezeigt werden.

■ OP-Prinzip
- Stabilisierung und Unterstützung des Zervikalgewebes hinsichtlich seiner Halte- bzw. Stützfunktion durch äußere Zervixumschlingung mittels Nahtmaterial
- Reformierung und Verengung des Zervikalkanals
- Methode nach **McDonald**: äußere Tabaksbeutelnaht um die Zervix
- Methode nach **Shirodkar**: innere zirkuläre Naht unter der äußeren Zervikalschleimhaut

■ Indikationen
- **therapeutische Cerclage**: Verhinderung eines Spätabortes bei Fruchtblasenprolaps und vorzeitiger Muttermunderöffnung
- prophylaktische Cerclage: keine (obsolet)

■ Kontraindikationen
- floride, eitrige bakterielle Vaginose/Zervizitis
- „Missed abortion", intrauteriner Fruchttod

■ Patientenaufklärung
- Abortauslösung durch iatrogene Wehenprovokation in Folge der operativen Manipulation an der Zervix (erhöhte Prostaglandinfreisetzung)
- Verletzung der Fruchtblase
- erhöhtes Infektionsrisiko (bakterielle Vaginose, Zervizitis) durch Fremdkörperreaktion (Nahtmaterial)
- Erfolgschancen konservatives vs. operatives Vorgehen

■ OP-Planung
- Vaginalsonographie zur Beurteilung der Zervixlänge und einer Trichterbildung am inneren Muttermund

- Vaginal- bzw. Abdominalsonographie zur Feststellung der Intaktheit der Gravidität
- Abstrichdiagnostik: B-Streptokokken, Chlamydien, Mykosen
- generelle perioperative Antibiotikaprophylaxe mit Amoxicillin (3 × 2 g/d i. v.) oder Cephalosporinen (z. B. Cefazolin 3 × 1,5 g/d i. v.)

- präoperative Antibiotikatherapie bei nachgewiesener Vaginalinfektion nach Resistiogramm bzw. Antibiogramm
- Die Durchführung des Eingriffes erfolgt bevorzugt in Regionalanästhesie (Spinalanästhesie), ist aber auch in Allgemeinnarkose (ITN) möglich.

OP-Technik

Lagerung
Abdeckung
Zugang

Die Patientin wird in typischer steiler Steinschnittlage auf dem OP-Tisch gelagert. Nach der Desinfektion mit PVP-Jodlösung – intravaginal und äußere Haut – erfolgt das Abdecken des OP-Gebietes mit sterilen Tüchern wie beim vaginal-operativen Vorgehen.

Spiegeleinstellung

Die Entfaltung der Scheide und die Einstellung der Portio bzw. Zervix erfolgt mittels eines selbsthaltenden Spekulums nach Scherback, welches hinten in die Scheide eingelegt wird. Zusätzlich werden drei Spekula nach Breisky verwendet, die vorne und jeweils seitlich eingesetzt werden. Die Zervix wird mittels zweier atraumatischer/gefensterter Organfasszangen bei 6 und 12 Uhr gefasst. Unter leichtem Zug an den Zangen wird die Zervix aufgerichtet und gestreckt.

Methode nach *McDonald*

Bei der „unblutigen" Methode nach **McDonald** wird eine Tabaksbeutelnaht um die äußere Zervix gelegt. Die Zervix wird mit den atraumatischen Organfasszangen jeweils nach vorn oder nach hinten dirigiert, um eine optimale Einstellung zu gewährleisten. Als Nahtmaterial benutzen wir nichtresorbierbare Kunststofffäden, z. B. Ethibond metric 8/75 cm mit unterschiedlich großer Atraloc-Nadel BPT-1 oder -2. Der Ersteinstich beginnt bei 12 Uhr so hoch wie möglich, jedoch unterhalb der Blasenfurche (s. Abb. 11.**1a**). Im weiteren Verlauf der Naht wird die Nadel so geführt, dass sie jeweils bei 9, 6 und 3 Uhr kräftig durch das rigide Zervixgewebe geführt wird (s. Abb. 11.**1b**). Nach dem Ausstich bei 12 Uhr (s. Abb. 11.**1c**) wird die so entstandene Tabaksbeutelnaht vereinigt und fest zugezogen (s. Abb. 11.**1d**).

Tipp: Es ist dabei darauf zu achten, dass die Nadel nicht zu tief geführt wird, um nicht versehentlich den Zervikalkanal zu touchieren.

Nach dem Knoten werden die Fadenenden lang abgeschnitten, damit sie bei der Entfernung leichter aufgefunden werden können. Abschließend empfehlen wir eine Scheidendesinfektion mit PVP-Jodlösung.

Methode nach *Shirodkar*

Im Unterschied zur Cerclage nach McDonald wird bei der Methode nach Shirodkar die Naht „blutig" unmittelbar unterhalb der Zervikalschleimhaut um die Zervix gelegt. Dazu ist es erforderlich, die Zervikalschleimhaut in einer Länge von 2 – 3 cm quer zu spalten

▶▶

(vordere Kolpotomie). Als nächstes wird mit dem schmalen vorderen Spekulum die Harnblase stumpf von der Zervix abgeschoben und nach kranial gedrängt. Somit kommt das Nahtmaterial weit nach oben zu liegen (s. Abb. 11.**2a**). Wir verwenden dazu nichtresorbierbares Nahtmaterial (Mersilene weiß, flach gewebt 5 mm/40 cm, mit zwei entsprechenden Atraloc-Nadeln BP-1+BP-1, BP-2+BP-2 etc.). Die Zervix wird mit zwei atraumatischen Organfasszangen (6 und 12 Uhr) nach vorn geführt und das hintere Scheidengewölbe dargestellt. Nun führt man die Nadel hinten bei 6 Uhr beginnend, weit hinten im Scheidengewölbe und knapp unter der Vaginalschleimhaut bis nach vorn (12 Uhr) und sticht in der vorderen Kolpotomie aus. Dabei werden die Organfasszangen nach hinten abgesenkt, so dass das vordere Scheidengewölbe gut dargestellt werden kann. Nachdem die Nadel erneut in den Nadelhalter eingespannt wurde, wird diese von vorn (12 Uhr), wiederum knapp unter der Zervikalschleimhaut auf der gegenüberliegenden Seite, nach oben hinten geführt und bei 6 Uhr ausgestochen. Nun wird der Faden kräftig geknotet und die Enden lang abgeschnitten (s. Abb. 11.**2b**).

Tipp: Die Fadenenden sollten so lang gelassen werden, damit sie zu einem späteren Zeitpunkt – zum Lösen der Cerclage – mühelos wieder aufgefunden werden können.

Selbstverständlich kann der Ersteinstich auch bei 12 Uhr vorgenommen werden, nachdem die Zervix nach hinten gezogen und das vordere Scheidengewölbe dargestellt wurde. Es folgt dann ein analoges Vorgehen in der Art, dass die zweite Nadel am anderen Ende des Fadens durch das Zervikalgewebe geführt wird.
Bevor man die Abschlussdesinfektion mit PVP-Jodlösung vornimmt, muss die vordere Kolpotomie verschlossen werden (s. Abb. 11.**2c**).

Notfallcerclage

Die Indikation für eine Notfallcerclage ist gegeben, wenn eine Muttermundseröffnung jenseits der 20. SSW stattfand (2–3 cm) und die Fruchtblase in die Scheide prolabiert. Zur besseren Reposition der Fruchtblase wird die Patientin auf dem OP-Tisch in eine extreme Kopftieflage gebracht. Nach Einstellen der Portio (s. o.) wird zunächst mit einem angefeuchteten Stieltupfer vorsichtig versucht, die Blase in die Zervix zurückzudrängen. Wenn das gelungen ist, nimmt man die Cerclage in oben geschilderter Weise vor. Bevor der Faden festgezogen und geknotet wird, entfernt man den Stieltupfer.

Lösen und Entfernen der Cerclage

Besteht bei der Patientin eine latente, chronische Kolpitis/Zervizitis oder/und entwickelt sie eine therapieresistente vorzeitige Wehentätigkeit, so sollte die Cerclage unverzüglich gelöst und entfernt werden. Anderenfalls kann der Faden in die Zervix einschneiden und Verletzungen hervorrufen.
Bei komplikationsarmem Schwangerschaftsverlauf sollte die Cerclage spätestens nach Vollendung der 37. SSW entfernt werden. Dazu wird eine Spiegeleinstellung vorgenommen (s. o.). Die Fa-

▶▶

denenden werden aufgesucht, mit einer Pinzette oder Kornzange gefasst und angehoben, bis der Knoten eindeutig sichtbar wird. Unterhalb des Knotens wird dann der Cerclagefaden einseitig durchtrennt und mittels kräftigem Zug in toto entfernt. Eine weitere Nachbehandlung ist nicht erforderlich.

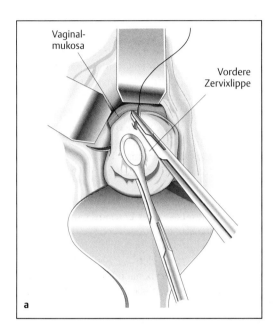

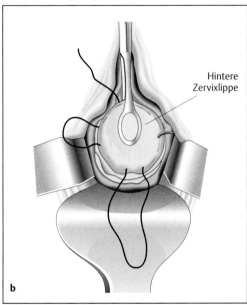

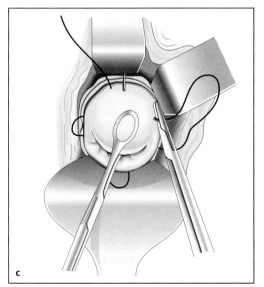

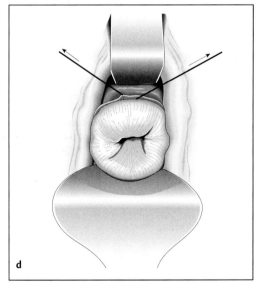

Abb. 11.1 Cerclage nach McDonald.
a Fassen der vorderen Zervixlippe mit der atraumatischen Organfasszange, Einstich eines Kunststofffadens bei 12 Uhr
b Fortsetzung der Naht durch Einstiche im Zervixgewebe jeweils bei 9, 6 und 3 Uhr
c Ausstich des Fadens bei 12 Uhr
d festes Knoten der sog. Tabaksbeutelnaht

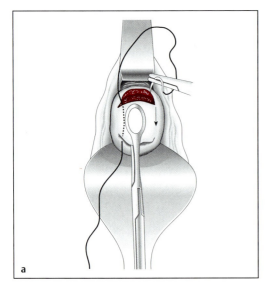

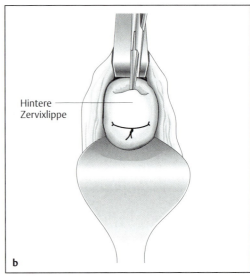

Hintere Zervixlippe

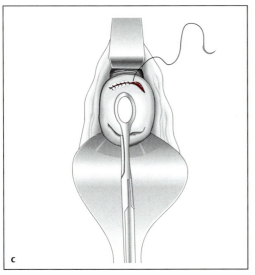

Abb. 11.2 Cerclage nach Shirodkar.

a Fassen der vorderen MM-Lippe mit der atrauma-tischen Organfasszange, vordere Kolpotomie und stumpfe Distanzierung der Harnblase, Einstich des Kunststofffadens bei 12 Uhr, Faden mit doppelter Nadel wird jeweils rechts und links bis nach 6 Uhr subepitheliar geführt

b Herausleiten der Ligatur bei 6 Uhr und festes Knoten der Naht

c Verschluss der vorderen Kolpotomie

■ **Probleme und deren Lösung**
– Tabaksbeutelnaht **zu oberflächlich** gelegt
  • Faden reißt bei zunehmender Belastung aus → Entfernung des Cerclagefadens
– **Faden reißt aus** (Shirodkar)
  • Entfernung des Cerclagefadens
– chronische **Fremdkörperreaktion** (Fluor vaginalis) mit deutlich erhöhtem Risiko für vaginale/zervikale Infektionen
  • lokale bzw. systemische Antibiotikatherapie
– bei **therapieresistenten Infektionen**
  • Entfernung des Cerclagefadens

■ **Häufige Fehler und Gefahren**
– bei **Fruchtblasenprolaps** → vorsichtiges Zurückdrängen der Fruchtblase mit einem feuchten Tupfer (**Cave:** versehentliche Amniotomie durch Nadelstich!)

■ **Alternativmethoden**
– früher totaler Muttermundsverschluss (FTMV, s. u.)
– Pessareinlage (**Cave:** chronisch-rezidivierende Kolpitis/Zervizitis)

Postoperative Behandlung

- Es hat sich als wirkungsvoll erwiesen, wenn der Scheiden-pH-Wert von der Schwangeren im Rahmen der Selbstvorsorge 2 × wöchentlich gemessen wird (z. B. Spezialindikator pH 4,0 bis 7,0 der Firma Merck oder Gyn-care VpH), **Normalbereich** < 4,7

- Bei Alkalisierung des Scheiden-pH-Wertes (> 5,0) sollte unbedingt sofort (sonst in regelmäßigen Abständen) ein bakteriologischer Vaginalabstrich entnommen werden.
- Entfernung der Cerclage mit 37 kompletten SSW

Früher (FTMV) bzw. Später totaler Muttermundsverschluss (STMV), modif. nach Saling

Eine bakterielle Vaginose bzw. Zervizitis ist die häufigste Ursache für Spätaborte bzw. vorzeitige Blasensprünge mit konsekutiver sehr früher Frühgeburt. Dieses Risiko kann bei Patientinnen mit habitueller Abortneigung auf der Grundlage einer infektiologischen Anamnese durch den **F**rühen **t**otalen **M**uttermunds**v**erschluss (FTMV) oder **S**päten **t**otalen **M**uttermunds**v**erschluss (STMV) minimiert werden.

OP-Prinzip

Kompletter operativer Verschluss des Zervikalkanals als mechanische Barriere gegen aszendierende Infektionen (bakterielle Vaginose, Zervizitis).

Indikationen

- habituelle Abortneigung
- Z. n. Spätabort(en) infektiologischer Genese
- kritischer Zervixbefund (Zervixinsuffizienz)
- optimaler Zeitpunkt **FTMV**: 13.–16. SSW, **STMV**: > 17. SSW

Kontraindikationen

- floride bakterielle Vaginose bzw. Zervizitis (z. B.: β-hämolysierende Streptokokken der Gruppe B, Chlamydien, Mykosen)
- vorzeitiger Blasensprung
- Blutung ex cervicae unklarer Genese
- Missed abortion

Patientenaufklärung

- Abortauslösung durch Operation
- Verletzung der Amnionmembran mit konsekutivem Abortgeschehen
- Erfolgschancen (ca. 80–90 %), d. h. angestrebtes Tragzeitalter > 37 vollendete SSW

OP-Planung

- Vaginalsonographie zur Feststellung der Intaktheit der Gravidität inkl. Zervixlängenmessung
- Abstrichdiagnostik: β-hämolysierende Streptokokken der Gruppe B, Chlamydien, Mykosen
- generelle perioperative Antibiotikaprophylaxe mit Amoxicillin (3 × 2 g/d i. v.) oder Cefazolin (3 × 1,5 g/d i. v.)
- präoperative Antibiotikatherapie bei nachgewiesener Vaginalinfektion nach Resistiogramm bzw. Antibiogramm
- ggf. präoperative Abklärung des genetischen Risikos hinsichtlich einer fetalen Chromosomenaberration (CVS ab 10. SSW, Frühamniozentese ab 13. kpl. SSW) in Abhängigkeit des mütterlichen Alters bzw. Wunsches
- Die Durchführung des Eingriffes erfolgt bevorzugt in Regionalanästhesie (Spinalanästhesie), ist aber auch in Allgemeinnarkose (ITN) möglich.

OP-Technik

Lagerung
Abdeckung
Zugang

Die Lagerung erfolgt in typischer steiler Steinschnittlage auf dem OP-Tisch. Zur intravaginalen bzw. äußeren Hautdesinfektion wird PVP-Jodlösung verwendet. Die Abdeckung erfolgt wie bei einem vaginal-operativen Eingriff.

Spiegeleinstellung

Zunächst erfolgt die Einstellung der Portio bzw. Zervix mittels eines selbsthaltenden hinteren Spekulums nach Scherback und drei Spekula nach Breisky. Die Zervix wird mittels zweier atraumatischer Organfasszangen, möglichst nahe am Scheidengewölbe, bei 6 und 12 Uhr gefasst. Unter leichtem Zug an den Zangen wird die Zervix aufgerichtet. Bei sehr flachem bzw. knappen Muttermundsgewebe (z. B. nach Konisation) können anstelle der atraumatischen Organfasszangen auch Kugelzangen verwendet werden.

Blutleere mittels
Drahtschlinge (Saling)

Zur Erzeugung einer Blutleere in der Zervix wird anschließend eine von Saling entwickelte Drahtschlinge um die Zervix gelegt. Die Drahtschlinge sollte möglichst weit hinter den Organfasszangen, so nah wie möglich am Scheidengewölbe, platziert und zugezogen werden (s. Abb. 11.**3a**).

Tipp: Anstelle der Drahtschlinge kann auch Mersilene-Band verwendet werden.

Der Zervikalkanal kann mit Hilfe der Organfasszangen gut dargestellt und gespreizt werden. Durch leichten Zug an den Zangen wird die Zervix elongiert. Der zervikale Schleimpfropf sollte, bevor mit der Operation fortgefahren wird, mit einem Stieltupfer und/ oder Pinzette entfernt werden.

Desepithelialisierung

Nach Entfernung des Schleimpfropfes beginnt man mit der Desepithelialisierung des Zervikalkanals. Das geschieht mit Hilfe eines elektromechanischen Antriebs (z. B. Elan E, Fa. Aesculap). Über eine biegsame Welle wird die Kraft vom Antrieb auf den rotierenden Schleifkopf übertragen. Dieser Schleifkopf besitzt eine grobe Oberfläche (s. Abb. 11.**3b**). Zwischenzeitlich werden die entstehenden Zelltrümmer und das Blut mit einem Stieltupfer entfernt. Nach jedem Arbeitsschritt erfolgt immer die Desinfektion des Zervikalkanals mit einem PVP-jodlösungsgetränkten Stieltupfer. Bei erhaltener Zervix wird in dieser Art und Weise der Zervikalkanal bis in eine Tiefe von ca. 3 cm desepithelialisiert. Inzwischen wurde der Schleifkopf ausgewechselt. Nun wird der sog. Diamantschleifkopf (glatte, feine Oberfläche) eingesetzt. Er sorgt dafür, dass die entstandene raue Wundfläche nachbearbeitet und geglättet wird. Abschließend Desinfektion mit PVP-Jodlösung.

Verschluss des Zervikalkanals

Der Verschluss des Zervikalkanals wird mit dem Legen einer Tabaksbeutelnaht aus resorbierbaren synthetischem Nahtmaterial (UCL) am sichtbaren Ende des Wundgrundes begonnen (s. Abb. 11.**3c**). Nach dem festen Knoten der ersten Naht wird eine

▶▶

zweite Tabaksbeutelnaht gleicher Fadenstärke ca. 1 cm davor gelegt und fest verschlossen.

Tipp: Hierbei hat sich das Arbeiten mit zwei Nadelhaltern bewährt. Die kleine UCL-Nadel kann im rigiden Zervixgewebe und sehr engen Zervikalkanal mit der Pinzette oft nicht sicher gefasst und gehalten werden.

Verschluss der Portio

Zuletzt erfolgt der Verschluss der Portio. Sie wird mittels einreihiger Einzelknopfnaht (Vicryl CT-2) verschlossen (s. Abb. 11.**3d**). Dabei beginnt man jeweils mit einer sog. „Ecknaht" bei 3 und 9 Uhr. Die beiden Fadenenden, rechts und links, werden mit zwei Kocher-Klemmen armiert. Durch Zug an den Kocher-Klemmen wird die Zervix gehalten, so dass die Organfasszangen entfernt werden können. Es folgen noch 2 – 4 kräftig durchgreifende Einzelknopfnähte durch die Portio, bis die angefrischte vordere und hintere Muttermundslippe vereinigt und verschlossen ist.

Lösung der Drahtschlinge

Nachdem alle Fäden gekürzt wurden, entfernt man die Drahtschlinge. Die erzeugte Blutleere wird aufgehoben. Aus den Stichkanälen der Portio kann nun ein wenig Blut austreten. Bei stärkeren Blutungen sollte eine Scheidentamponade eingelegt werden. Am Anfang wird die Tamponade mit einer PVP-jodhaltigen Paste belegt und dann direkt an die Portio platziert. Auf eine lockere Scheidentamponade kann jedoch in den meisten Fällen verzichtet werden. Die Entscheidung sollte je nach Blutungsstärke getroffen werden. Es folgt die kurzzeitige Einlage eines Blasenverweilkatheters für wenige Stunden.

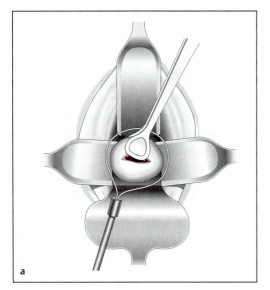

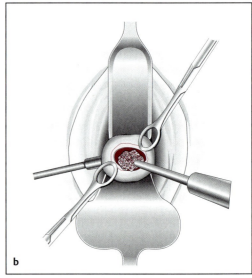

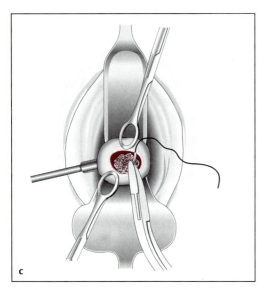

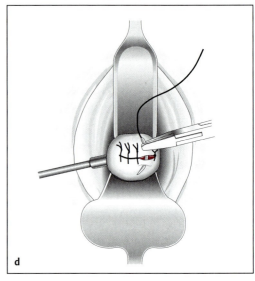

Abb. 11.**3** Totaler Muttermundsverschluss.
a Darstellung der Portio, Legen der Schlinge zur Erzeugung der Blutleere im Op-Gebiet um die Zervix
b Fortsetzung Desepithelialisierung mittels des rotierenden groben Schleifkopfes, anschließend gleiches Procedere mit dem Diamantschleifkopf zur Glättung der Wundoberfläche
c Legen der zirkulären intrazervikalen Nähte
d Verschluss der Portiooberfläche mit Einzelknopfnähten

■ **Probleme und deren Lösung**
– **Drahtschlinge rutscht von Zervix ab**
  • Versuch der neuen Positionierung weit hinter den Organfasszangen oder Verwendung eines Mersilene-Bands anstelle der Drahtschlinge

– **wenig Zervikalgewebe** vorhanden (z. B. nach Konisation)
  • primäres Setzen von Kugelzangen an Stelle der atraumatischen Organfasszangen bei 6 und 12 Uhr (**Cave:** Gewebeausriss)

- **Drahtschlingenstab stört** den OP-Ablauf bzw. Drahtschlinge nicht vorhanden
  - Verwendung eines Cerclagefadens (Mersilene-Band) zur Schlingenbildung und Verknotung

■ **Häufige Fehler und Gefahren**
- **Verletzung der Amnionmembran** bei der Desepithelialisierung des Zervikalkanals bei sog. „kritischem Zervixbefund"
- nicht erkannte bzw. diagnostizierte larvierte **Zervizitis**
- zirkuläre **UCL-Naht** im Zervikalkanal **ineffektiv**, d. h. nicht tief genug gelegt, reißt aus → neue Naht legen

■ **Alternativmethoden**
- Cerclage (obsolet, s. o.)
- Pessareinlage (**Cave:** chronisch-rezidivierende Kolpitis/Zervizitis)

■ **Postoperative Behandlung**
- Fortführung der Antibiotikaprophylaxe für 5 Tage
- Entfernung des Blasenverweilkatheters wenige Stunden post operationem
- Entfernung der Scheidentamponade spätestens am 1. postoperativen Tag
- eingeschränkte Bettruhe für 3 Tage bei kritischem präoperativem Zervixbefund, sonst Frühmobilisation am 1. postoperativen Tag
- Entlassungsuntersuchung am 5. postoperativen Tag inkl. transvaginaler Sonographie zur Kontrolle der Zervixlänge bzw. zur Darstellung des Operationsergebnisses sowie der Intaktheit der Gravidität
- Selbstvorsorgeuntersuchungen seitens der Schwangeren hinsichtlich des Scheiden-pH-Wertes 1 – 2 Mal wöchentlich
- ggf. gezielte Abstrichdiagnostik bei persistierendem pH-Wert > 5,0

Kürettage, Abortkürettage, Abortausräumung

■ **OP-Prinzip**
Ausschabung des Cavum uteri nach gestationsbedingten Veränderungen, Beendigung einer gestörten Schwangerschaft (Fehlgeburt) durch instrumentelle Entleerung des Cavum uteri.

■ **Indikationen**
- Missed abortion
- Abortus in curso
- Abortus incompletus
- septischer Abort
- induzierter Abort: z. B. im Rahmen des Schwangerschaftsabbruchs bis zur 12. SSW als einzeitige Operation, Schwangerschaftsabbruch nach § 218a, Abs. 2 StGB als zweizeitiger Eingriff
- Nachweis einer Extrauteringravidität, die sich der sonographischen Diagnostik entzog

■ **Kontraindikationen**
- Abortus imminens
- zweifelhafte Vitalität der Gravidität

■ **Patientenaufklärung**
Für das Aufklärungsgespräch ist die Verwendung eines standardisierten Informationsbogens hilfreich. An Hand des Bogens „Ausschabung/Abrasio" können die wesentlichen Risiken verständlich erläutert und bildlich dargestellt werden:
- Wirkung und Nebenwirkung des Zervixprimings
- Uterusperforation
- inkomplette Entleerung des Cavum uteri
- postoperative Endomyometritis
- Blutungsstörungen (Hyper- und Dysmenorrhoe)

■ **OP-Planung**
- vaginale bimanuelle Untersuchung zur Beurteilung des Zervixstatus
- transvaginale Sonographie zur Beurteilung der Vitalität/Avitalität der Gravidität, Größe und Lage des Uterus
- Abstrichuntersuchung, besonders β-hämolysierende Streptokokken der Gruppe B (optional)
- Zervix-Priming mit Gemeprost (z. B. Cergem) 1 mg alle 3 – 4 Stunden oder 4 × 400 μg Misoprostol (Cytotec 200 μg)/die per os, rektal oder vaginal
- Anästhesieformen:
  - ITN/Larynxmaske (Kurznarkose)
  - Lokalanästhesie (Parazervikalblockade) mit 2 %iger Mepivacain-Lösung (Scandicain)
  - evtl. zusätzlich sog. „Opiatanalgesie": je 1 Amp. Piritramid (Dipidolor, 2 ml = 22 mg Pi-

ritramid-Salz) und 3 – 5 ml Midazolam (Dormicum; 1 : 4 mit NaCl-Lösung verdünnt) – Dosis je nach Wirkung – intravenös verabreicht
- selten: Spinal- oder Epiduralanästhesie

OP-Technik

Lagerung **Abdeckung** **Zugang**	Die Lagerung der Frau erfolgt in typischer steiler Steinschnittlage auf dem OP-Tisch. Zur intravaginalen und Hautdesinfektion wird PVP-Jodlösung verwendet. Die Abdeckung besteht entweder aus einem sterilen Lochtuch oder zwei sterilen Abdecktüchern. Sie werden so platziert, dass eines unter dem Gesäß und das andere auf den Bauchdecken der Frau zu liegen kommt.
Blasenkatheterismus und bimanuelle Untersuchung	Bevor die bimanuelle Untersuchung zur Beurteilung der Uterusgröße und -lage vorgenommen wird, sollte mit Hilfe eines Einmalkatheters die Harnblase vollständig entleert werden.
	Tipp: Bei voller Blase können anatomische Lageveränderungen des Corpus uteri vorgetäuscht werden. Dieses wiederum erhöht die Perforationswahrscheinlichkeit.
Spiegeleinstellung	Die Einstellung der Portio gelingt am Besten mit einem selbsthaltenden, gewichtsbeschwerten Spekulums nach Scherback, welches hinten in die Vagina eingeführt wird. Mit der linken Hand führt man anschließend vorn ein Spekulum nach Breisky ein, um die Vagina zu entfalten (s. Abb. 11.**4a**).
Fassen der Portio	Mit Hilfe zweier atraumatischer Organfasszangen wird die vordere Muttermundslippe bei 2 und 10 Uhr gegriffen, durch Zug an den Zangen die Zervix elongiert und damit der Uterus gestreckt (s. Abb. 11.**4b**). Anstelle der Organfasszangen können auch Kugelzangen Verwendung finden. Sie werden so in die Portio eingehakt, dass sie die Muttermundslippe bei 12 Uhr quer oberhalb des Muttermundes fassen. Durch leichten Zug an der/den Zange(n) wird die Zervix elongiert und die notwendige Streckung des Uterus herbeigeführt.
Dilatation der Zervix	Bei Frauen mit einem Abortus incompletus ist aufgrund des abgelaufenen Abortgeschehens der Zervikalkanal bereits eröffnet. Bei allen anderen Formen des Abortes muss eine mechanische Öffnung vorgenommen werden. In diesen Fällen wird mit Hegar-Stiften ansteigender Größe (H2 bis max. H10) die Zervix vorsichtig dilatiert. Dabei wird der Hegar-Stift so mit der rechten Hand gefasst, dass der gestreckte Zeigefinger maximal 3 cm von der Spitze des Hegar-Stifts zum Dilatieren frei gibt. Der Hegar-Stift wird dann unter Aufwendung eines leichten Drucks in den Zervikalkanal eingeführt (s. Abb. 11.**4c**). Die Passage des Zervikalkanals und des inneren Muttermundes erfordert die Aufwendung mäßiger Kraft, da das Zervixgewebe einen rigiden Widerstand besitzt. Das plötzliche

▶▶

▶

Nachlassen des rigiden Gewebewiderstandes zeigt die erfolgreiche Passage des inneren Muttermundes an.

Tipp: Der gestreckte Zeigefinger soll das unkontrollierte Vordringen des Hegar-Stifts in das Cavum uteri bzw. das intramurale Eindringen verhindern. **Cave:** Perforatio, Via falsa.

In dieser Art und Weise werden die Hegar-Stifte, mit H2 beginnend, bis zum Durchmesser von 10 mm (H10), nacheinander eingelegt und entfernt.

Wurde der Hegar-Stift ca. 2 – 3 cm vorgeschoben, ohne dass ein plötzliches Nachlassen des Gewebewiderstandes eintrat, muss an eine intramurale Sondierung (Via falsa) gedacht werden. In dieser Situation sollte von einem weiteren forcierten Dilatationsversuch unbedingt Abstand genommen werden.

Sonographie bei Perforationsverdacht

Stattdessen ist die Unterstützung durch einen erfahrenen Operateur unbedingt notwendig. Dieser sollte unter abdominalsonographischer Sicht einen erneuten Dilatationsversuch unternehmen. Durch die Sonographie kann die exakte Lage des Hegar-Stifts im Zervikalkanal visualisiert und kontrolliert werden. Bei Nachweis einer exakten Lage kann er weiter in das Cavum uteri vorangeschoben werden.

Bei vielen Frauen mit einem Abortus incompletus entfällt der Arbeitsgang des Dilatierens der Zervix, da sich diese bereits physiologischer Weise durch das Abortgeschehen eröffnete.

Kürettage

Nachdem der Zervikalkanal entsprechend weit dilatiert wurde, kann mit der Kürettage begonnen werden. Mit der linken Hand werden der/die atraumatischen Organfasszange(n) unter Zugspannung gehalten, so dass die Zervix elongiert und das Corpus uteri gestreckt wird. In der rechten Hand befindet sich eine passende stumpfe Kürette, die dann vorsichtig in das Cavum uteri eingeführt wird (s. Abb. 11.**4d**). Mittels kurzer, kräftiger Zugbewegungen wird das Cavum uteri streifenförmig kürettiert. Das so gewonnene Schwangerschaftsgewebe wird auf einem Textilstreifen, welcher zuvor in das Rinnenspekulum eingelegt wurde, aufgefangen und für die histopathologische Aufarbeitung asserviert. Zur Anregung der Uteruskontraktion wird zum Ende der Kürettage eine Ampulle Oxytocin/Methylergometrin (Syntometrin) i. v. appliziert.

Entfernung aller Instrumente, abschließende Austupfung der Vagina und Säuberung bzw. Entfernung von Blutresten aus dem OP-Bereich. Zur postoperativen Analgesie hat sich das Verabreichen eines rektal eingelegten Paracetamol-Zäpfchens (1000 mg) bewährt.

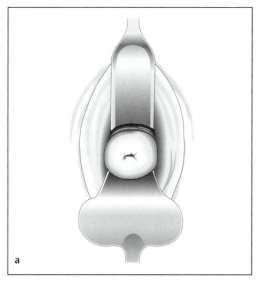

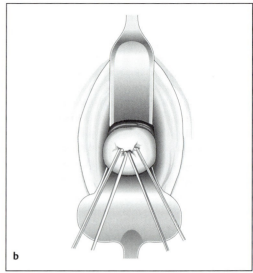

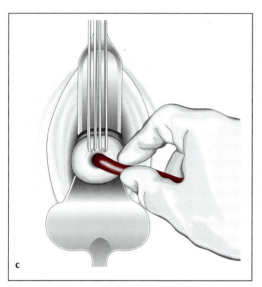

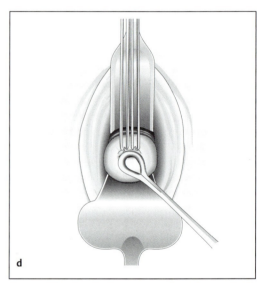

Abb. 11.**4** Abortkürettage.
a Spiegeleinstellung der Portio
b Anhaken der Portio bzw. der vorderen Muttermundslippe
c Dilatation des Zervikalkanals mit Hegarstiften
d Einführen der Kürette

■ **Probleme und deren Lösung**
- **schwer dilatierbarer Zervikalkanal** (Z. n. Konisation, Synechien etc.)
  • Hinzuziehung eines erfahrenen Operateurs und Durchführung des Eingriffs unter abdominalsonographischer Sicht, kräftiger Zug an den Organfass- bzw. Kugelzangen zur optimalen Streckung des Uterus

- **intramurale**, in das Cavum uteri hineinragende **Myome**
  • vorsichtige Dilatation und Kürettage, u. U. unter abdominalsonographischer Sicht
- **septisches Abortgeschehen**
  • hochdosierte Breitband- und Kombinationsantibiotikagabe (Amoxicillin, Metronidazol und Gentamycin), ggf. Substitution

von Blutprodukten (Erythrozytenkonzentrate, FFP etc.), **Cave:** disseminierte intravasale Koagulopathie (DIC)

■ **Häufige Fehler und Gefahren**
- zu **forcierte Dilatation des Zervikalkanals** mit konsekutiver Perforatio uteri im zerviko-korporalen Übergangs- oder Uterusfundusbereich
- **zu geringer Zug an den Haltezangen** → inkomplette Streckung des Uterus → intramurale Sondierung (Via falsa) → hohe Perforationsgefahr!
- **inkomplette Kürettage**, d. h. unbeabsichtigtes Zurücklassen von Schwangerschaftsgewebe
- **bei Perforation:** postoperative enge klinische Überwachung der Vitalitätsparameter der Patientin (Puls, RR, transvaginale bzw. transabdominale Sonographie zum Ausschluss/Nachweis intraabdominaler Flüssigkeit). Nur

in sehr seltenen Fällen ist eine diagnostische Laparoskopie zur Visualisierung der Verletzungsstelle und einer größeren Folgeoperation notwendig.

■ **Alternativmethoden**
- Verzicht auf Kürettage bei gesichertem kompletten Abort
- Misoprostol 400 – 600 µg per os (Cytotec 200 µg), ggf. Wiederholung nach 4 Stunden

■ **Postoperative Behandlung**
- primäres Abstillen, z. B. mit 1 × 2 Tabletten Cabergolin (Dostinex)
- bei rh-negativen Frauen → Anti-D-Immunisierung (z. B. Rhesogam 300 µg = 1500 I.E.)
- transvaginale Sonographie anlässlich der Abschlussuntersuchung zum Ausschluss von Residuen
- ggf. Befundbesprechung und Beratungsgespräch 2 – 4 Wochen post operationem

Instrumentelle Nachtastung

■ **OP-Prinzip**
Unmittelbare postpartale Ausschabung/Kürettage des Cavum uteri im frühen Puerperium.

■ **Indikationen**
- Verdacht oder Nachweis von Resten der Secundinae (Plazenta und Eihaut) unmittelbar post partum oder im Puerperium
- atonische Nachblutung
- Entfernung von sich in Organisation befindlichen Blutkoagula
- Versagen der konservativen medikamentösen Therapie im Puerperium

■ **Kontraindikationen**
Endomyometritis ohne Anhalt für Plazentaresidua.

■ **Patientenaufklärung**
- Risiko der Perforatio uteri erhöht
- Hysterektomie aus vitaler Indikation bei unstillbarer Atonie
- Transfusion von Blutpräparaten (Erythrozytenkonzentrate, FFP etc.)
- postpartale Endomyometritis

■ **OP-Planung**
- Abdominalsonographie des Uterus zum Nachweis von Plazenta- oder Eihautresten im Cavum uteri
- Spiegeleinstellung zur Beurteilung der Zervix bzw. der Portio
- bimanuelle Untersuchung, Erhebung des Zervixstatus
- ggf. Antibiotikatherapie (Amoxicillin, Cephalosporine)
- Eine sogenannte „Opiatanalgesie" ist in den meisten Fällen zum Herstellen der notwendigen Analgesie ausreichend: je 1 Ampulle Piritramid (Dipidolor, 2 ml = 22 mg Piritramid-Salz) und 3 – 5 ml Midazolam (Dormicum; 1:4 mit NaCl-Lösung verdünnt) – Dosis je nach Wirkung intravenös verabreicht.
- Die Durchführung des Eingriffes kann aber auch in Allgemeinnarkose (ITN-Kurznarkose/Larynxmaske) oder bei liegender Regionalanästhesie in Periduralanästhesie durchgeführt werden.

OP-Technik

Lagerung **Abdeckung** **Zugang**	Die Lagerung der Patientin erfolgt in steiler Steinschnittlage entweder im Kreißbett oder auf dem OP-Tisch. Im Allgemeinen reicht ein Abdecken des OP-Gebietes mit sterilen Windeln oder Tüchern aus.
Einstellung der Zervix	Zuerst wird ein breites gebogenes selbsthaltendes Spekulum hinten in die Vagina eingeführt. Anschließend erfolgt die Entfaltung der Vagina bzw. Einstellung der Zervix durch ein vorn eingeführtes Breisky-Spekulum. Die assistierende Person übernimmt die Spekula. Mit zwei atraumatischen Organfasszangen wird die vordere Muttermundslippe bei 10 und 2 Uhr gefasst. Unter leichtem Zug wird der Uterus gestreckt (s. Abb. 11.**5**).
Kürettage	Mit der großen Brumm-Kürette wird nun Streifen für Streifen das Corpus uteri kürettiert. Dabei ist darauf zu achten, dass eine zweite Assistenzperson mit einer Hand den Fundus uteri hält und dem Operateur somit einen Widerstand für die Kürette am Fundus bietet (s. Abb. 11.**5**).
	Cave: Der postpartale Uterus besitzt sehr weiche Wände und daher einen geringen Gewebewiderstand → hohe Perforationsgefahr!
Einsatz der Sonographie	Mit dem Einsatz der Abdominalsonographie kann eine Perforatio uteri verhindert werden. Bei unsicheren Befunden hat sich der Einsatz der Sonographie bewährt. Bei einem im Längsschnitt dargestellten Uterus (Cavum uteri) kann die Lage sowie die „Effektivität" der Kürettage beurteilt und gezielt durchgeführt werden.

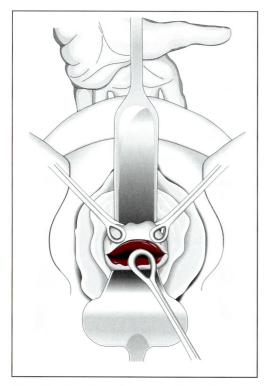

Abb. 11.5 Spiegeleinstellung, Fassen der vorderen Muttermundslippe und Einführen der Kürette.

■ Probleme und deren Lösung
- **inkomplette Kürettage**, festhaftende Plazentakotyledonen → Einsatz der Abdominalsonographie, gezielte Führung der Kürette

■ Häufige Fehler und Gefahren
- zu **forcierte Kürettage** → Asherman-Phänomen
- **unkontrolliertes forciertes Kürettieren** im Fundusbereich → Perforatio uteri

■ Alternativmethoden
Bei Verdacht auf Plazentaresidua im Puerperium kann zuerst eine konservative Behandlung angestrebt werden. In der Regel sollten kontraktionsfördernde Maßnahmen eingeleitet werden.

Versorgung von Geburtsverletzungen

Bei ca. zwei Drittel aller Geburten treten Geburtsverletzungen auf, entweder spontan oder iatrogen. Die häufigste, iatrogen hervorgerufene

Begonnen wird üblicherweise mit dem sog. „Kontraktionstropf" (Dosierung: 500 ml Ringerlösung + 30 IE Oxytocin + 2 Amp. Methylergemetrin, Infusionsdauer: max. 2 Std.). Alternativ kann auch eine Therapie mit 3 × 1 Ampulle Oxytocin/Methylergometrin (Syntometrin) i. m. pro Tag zur Ausstoßung der Residua führen. Erst bei erfolgloser konservativer Therapie oder Anzeichen einer Endomyometritis sollte unter strenger Abwägung die Indikation zur instrumentellen Nachtastung im Wochenbett gestellt werden.

■ Postoperative Behandlung
Nach erfolgter Kürettage sollte die Patientin zur Uteruskontraktionsförderung und Blutungsminimierung eine Kontraktionsmittelinfusion bekommen (s. o.). Zusätzlich ist eine Lagerung nach Fritsch für ca. 2 Stunden förderlich. Es kann auch eine abdominal applizierte Eisblase zur Kontraktionsförderung des Uterus verwendet werden.

Tipp: Bei anhaltender postoperativer atonischer Nachblutung kann ein in das Cavum uteri eingeführter, mit Dinoprost (Minprostin $F_{2\alpha}$ 1 ml + 19 ml NaCl-Lösung) bzw. Sulproston-Lösung getränkter Stieltupfer zum sofortigen Sistieren der Blutung führen. Einen ähnlich guten Effekt erricht man auch durch Einführung eines mit Ether getränkten Stieltupfers.

In seltenen Fällen ist bei fortbestehender atonischer Nachblutung die Infusion von Dinoprost (Minprostin $F_{2\alpha}$-Lösung, 1 Amp. = 1 ml in 1000 ml Ringerlösung = 5 µg/ml, Infusionshöchstdosis: 100 µg/min. = 20 ml/min) oder alternativ Sulproston (1 Amp. Nalador = 500 µg, 500 ml Ringerlösung + 1 Amp. Sulproston, Infusionsdauer: 120 min) indiziert und erfolgreich. Als ultima ratio kann die rechtzeitig indizierte Hysterektomie aus vitaler Indikation zur Verhinderung einer Verbrauchskoagulopathie und zur Rettung der Patientin beitragen.

Geburtsverletzung stellt die Episiotomie dar. Die Häufigkeit schwankt je nach dem Ort der Geburt zwischen wenigen Prozent (Hausgeburten/Geburtshäuser) und klinischen Einrichtungen (> 50 %). Diese Unterschiede spiegeln bestimmte Auffassungen und Ideologien der Geburtshilfe wieder. Außerdem sind sie von bestimmten Schwangerschafts- bzw. Geburtsrisikokonstellationen (Indikationen) abhängig.

Die zweithäufigsten Verletzungen sind Scheiden-, Zervix- oder Labienrisse. Seltener sind die Dammrisse. Schwere Dammrisse (III° bzw. IV°) beobachtet man in weniger als 2 %.

In den folgenden Kapiteln wird im Einzelnen die chirurgische Versorgung der jeweiligen Verletzung geschildert. Allen gemeinsam ist die Lagerung und sterile Abdeckung der Entbundenen.

■ Lagerung und Abdeckung

Die Lagerung der Entbundenen geschieht im Kreißbett (Querbett) oder auf einem OP-Tisch in typischer steiler Steinschnittlage. Als Abdeckung können sterile Windeln oder Tücher verwendet werden. Diese werden so gelegt, dass ein Tuch unter dem Gesäß der Frau und das andere auf dem Bauch der Entbundenen zu liegen kommt. Vor Beginn der chirurgischen Versorgung sollte die Haut z. B. mit Octenisept-Spray desinfiziert werden.

Labienriss

Labienrisse sind häufige Geburtsverletzungen. Dabei werden längs verlaufende und quere Risse beobachtet. Die wenigsten **längs** verlaufenden Rissverletzungen bedürfen einer chirurgischen Versorgung. Sie bluten selten stark und sind meistens oberflächliche Schürfverletzungen aufgrund aufgetretener Scherkräfte.

Demgegenüber sollten **quer** durch die Labie verlaufende Risse chirurgisch versorgt werden, stellen sie doch eine Unterbrechung der anatomisch-funktionellen Kontinuität dar.

■ OP-Prinzip

Exakte, anatomiegerechte Vereinigung der beiden Labienenden bzw. der Wundflächen

■ Indikationen

– querverlaufende, blutende Risse
– Destruktion der anatomisch-funktionalen Kontinuität
– Beteiligung der Klitoris

■ Kontraindikationen (relative)

Leicht blutende bzw. längsverlaufende Labienrisse.

■ Patientenaufklärung

Unmittelbar nach Diagnosestellung, kurze Erläuterung der Situation und der Notwendigkeit der chirurgischen Versorgung.

■ OP-Planung

– lokale Anästhesieverfahren: Infiltrationsanästhesie mit 2 %iger Mepivacain-Lösung (Scandicain) oder mittels Lidocain-Spray (Xylocain)
– Beim Klitorisriss sollte ausschließlich Allgemeinnarkose zur Vermeidung erheblicher schmerzbedingter Traumatisierung der Entbundenen angewendet werden!

OP-Technik	
Infiltrationsanästhesie	Nach der üblichen Vorbereitung (Lagerung etc. s. o.) wird, je nach Ausmaß der Verletzung, diese mit einer 2 %igen Mepivacain-Lösung (Scandicain) fächerförmig unterspritzt. Bei geringer Ausdehnung des Labienrisses reicht manchmal auch die Lokalanästhesie mit dem Lidocain-Spray (Xylocain) aus.
	Cave: Wirkungseintritt des Lokalanästhetikums abwarten (ca. 3 – 5 min.)!
Naht des Risses	Als Nahtmaterial wird synthetischer, resorbierbarer Faden verwendet (z. B. Vicryl rapid FS-1 3/0 oder Monocryl FS-1 3/0). In ca. 5 – 10-mm-Abständen werden Einzelknopfnähte gesetzt, bis die Wundflächen anatomiegerecht adaptiert sind. ▶▶

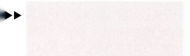

Sollte die Rissverletzung die Klitoris mit einbeziehen, wird die Naht in gleicher Art und Weise vorgenommen. Allerdings sollte das nur in Allgemeinnarkose durchgeführt werden, um eine erhebliche schmerzhafte Traumatisierung der Entbundenen zu vermeiden.

■ **Probleme und deren Lösung bzw. häufige Fehler und Gefahren**
– **unübersichtliche Wundverhältnisse** im Klitorisbereich
  • perioperative transuretrale Einlage eines Einmalkatheters zur Darstellung und Schonung der Urethra

■ **Alternativmethoden**
Bei leicht blutenden, oberflächlichen Hautabschürfungen → Flüssigpflasterspray (z. B. Nobecutan Spray).

■ **Postoperative Behandlung**
i. d. R. nicht erforderlich

Scheidenriss

■ **OP-Prinzip**
Anatomiegerechtes Zusammenführen der Wundränder des Scheidenepithels.

■ **Indikationen**
Blutende Scheidenrisse aller Art.

■ **Kontraindikationen**
keine

■ **Patientenaufklärung**
Kurze Erläuterung des Befundes, Begründung der Notwendigkeit der chirurgischen Nahtversorgung.

■ **OP-Planung**
– sofort nach Diagnosestellung durch Spiegeleinstellung
– Lokalanästhesie, Infiltrationsanästhesie mit 2 %iger Mepivacain-Lösung (Scandicain)
– eventuell auch „Opiatanalgesie" verwenden: je 1 Ampulle Piritramid (Dipidolor, 2 ml = 22 mg Piritramid-Salz) und 3–5 ml Midazolam (Dormicum 1:4 mit NaCl-Lösung verdünnt) – Dosis je nach Wirkung – intravenös verabreichen
– ggf. Regionalanästhesie (bei liegendem PDK) oder Allgemeinnarkose bei hohen Scheidenrissen

OP-Technik	
Infiltrationsanästhesie	Zur chirurgischen Versorgung des Scheidenrisses ist eine gut sitzende Lokalanästhesie erforderlich. Diese wird durch fächerförmiges Unterspritzen der Wundränder mit 2 %iger Mepivacain-Lösung (Scandicain) erreicht. Sollte diese Lokalanästhesie nicht genügen, hat sich zusätzliche die sog. „Opiatanalgesie" (s. o.) als sehr hilfreich erwiesen.
Darstellung und Naht des Risses	Bei kleineren Scheidenrissen ist meistens keine Spiegeleinstellung erforderlich. Es reicht aus, wenn Zeige- und Mittelfinger der linken Hand in die Scheide eingeführt werden und die Scheide durch Spreizen der beiden Finger so entfaltet wird, dass sich der Riss gut darstellen lässt. Zuerst wird der Wundwinkel aufgesucht und mit einem resorbierbaren Faden der Stärke 1 (z. B. Vicryl rapid CT-1 plus 1) versorgt. Diese wird knapp oberhalb des Wundwinkels gelegt (s. Abb. 11.**6a**). Die weiteren Nähte können entweder als Einzelknopfnähte im 1 cm ▶▶

▶▶

Abstand oder durch fortlaufende Naht erfolgen. Das geschieht in der Art und Weise, bis der gesamte Riss verschlossen wurde. Es ist darauf zu achten, dass im Scheideneingang die Anatomie wieder exakt hergestellt wird (s. Abb. 11.**6b**).

Bei sog. „hohen Scheidenrissen", die bis an das Scheidengewölbe heranreichen, sollte auf jeden Fall die Spiegeleinstellung vorgenommen werden. So lässt sich die Verletzung in der gesamten Länge darstellen und die chirurgische Versorgung ohne größere Probleme durchführen. Reicht die Infiltrationsanästhesie nicht aus, sollte die Schmerzausschaltung durch eine adäquate Methode erfolgen, wie z. B. PDA oder Allgemeinnarkose. Das Vorgehen ist analog wie oben beschrieben.

Tipp: Rektale Nachtastung nicht vergessen!

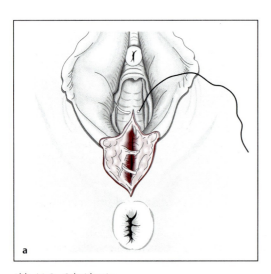
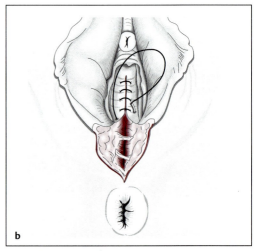

Abb. 11.**6** Scheidenriss.
a Naht der Scheidenhaut, Beginn der Naht am oberen Wundwinkel
b Einzelknopf- oder fortlaufende Naht bis zum Hymenalsaum

■ **Probleme und deren Lösung**
– stark **destruiertes** oder **zundriges Gewebe**
   • größeres Gewebestück fassen, Einstich ca. 1 cm vom Wundrand entfernt und vorsichtiges Knoten der Naht (**Cave:** Naht reißt aus)
– **ungleichmäßige Wundränderdarstellung**
   • Anzügeln der Wundränder am Scheideneingang bzw. Hymenalsaum
– blutender **Wundwinkel nicht exakt versorgt**
   • neue Naht oberhalb des Wundwinkels setzen

– Ausbildung eines sich nicht selbst tamponierenden **Scheidenhämatoms**
   • Hämatomausräumung in Allgemeinnarkose, Umstechung der Blutungsquelle und erneute chirurgische Versorgung, ggf. mit Redon-Einlage

■ **Häufige Fehler und Gefahren**
– blutender Wundwinkel nicht exakt versorgt
– versehentliches Mitfassen der Rektumschleimhaut (**Cave:** Fistula rectovaginalis)

■ **Alternativmethoden**
- Tupfertampon-Einlage zur Druckkompression der Blutung
- Lagerung nach Fritsch

■ **Postoperative Versorgung**
Lagerung nach Fritsch verstärkt Kompressionseffekt und vermindert die Sickerblutungsgefahr.

Zervixriss

■ **OP-Prinzip**
Anatomiegerechte Adaptation der Wundränder bei ausgedehnten und stark blutenden postpartalen Zervixrissen.

■ **Indikationen**
- starke postpartale Blutungen, die nicht durch eine Uterusatonie oder anderweitige sichtbare Geburtsverletzungen erklärbar sind
- blutende, größere Zervixrisse

■ **Kontraindikationen**
Kleiner unbedeutender nicht stark blutender Zervixriss.

■ **Patientenaufklärung**
- Risiko einer Emmet-Rissnarbe bei Unterlassung der chirurgischen Versorgung
- starker Blutverlust

■ **OP-Planung**
- Sofort nach Diagnosestellung
- Spiegeleinstellung
- selten erforderlich: „Opiatanalgesie": je 1 Ampulle Piritramid (Dipidolor, 2 ml = 22 mg Piritramid-Salz) und 3–5 ml Midazolam (Dormicum, 1:4 mit NaCl-Lösung verdünnt) – Dosis je nach Wirkung – intravenös verabreicht

OP-Technik	
Lagerung Abdeckung Zugang	Die Entbundene wird im Kreißbett/Querbett oder nach Umlagerung auf den OP-Tisch in die typische steile Steinschnittlage gebracht. Die Abdeckung erfolgt wie bei einer Versorgung einer Episiotomie (s. o.).
Spiegeleinstellung	Die Vagina wird durch Einlage zweier breiter Scheidenspekula nach Doyen entfaltet. Die Muttermundslippen stellen sich postpartal in aufgequollener und unregelmäßig begrenzter Form dar. Zunächst wird die gut sichtbare vordere Muttermundslippe mit zwei nebeneinander gesetzten atraumatischen Organfasszangen angezügelt.
Darstellung der Muttermundszirkumferenz	Anschließend wandert man durch Versetzung der Organfasszangen die gesamte Zirkumferenz ab, bis der Zervixriss visualisiert werden kann. Durch leichten Zug an den Organfasszangen wird die Zervix gespannt und die Wundränder in gesamter Ausdehnung dargestellt (s. Abb. 11.**7a**).
Naht des Risses	Die chirurgische Versorgung des Risses geschieht mit atraumatischen, resorbierbaren Einzelknopfnähten (z. B. Vicryl rapid 1 CT-1), die kräftig transmural gelegt werden.
	Tipp: Um eine anatomiegerechte und glatte Adaptation der Wundränder zu ermöglichen, beginnt man mit der ersten Naht an der Zirkumferenz des Muttermundes.

▶▶

Die Fäden werden nach dem Knoten mit einer kurzen Kocher-Klemme armiert und durch leichten Zug unter Spannung gehalten. Dadurch stellen sich die Wundränder glatt und gleichmäßig lang dar. Die zweite Naht wird dann knapp oberhalb des Wundwinkels gelegt (s. Abb. 11.**7b**). Alle weiteren Nähte folgen dann von „hinten nach vorn". Nach jedem Knoten des Fadens werden die Enden kurz über dem Knoten abgeschnitten. Zuletzt wird der an der Zirkumferenz des Muttermundes liegende Haltefaden entfernt. In gleicher Art und Weise wird nach weiteren Rissverletzungen an der Zervix gefahndet und ggf. chirurgisch versorgt.

Kleine Rissverletzungen

Kleine, wenig blutende Rissverletzungen an der Zervix, die nicht unbedingt einer chirurgischen Versorgung bedürfen, können sehr elegant durch direkte Instillation von 1 – 2 ml Dinoprost (Minprostin $F_{2\alpha}$ 1 Amp. = 1 ml = 5 mg Dinoprost) in das Zervikalgewebe sicher zum Stehen gebracht werden.

Indikation zur Laparotomie/ Hysterektomie

In seltenen, schweren Fällen mit ausgedehnten und weit „hochgerissenen" Zervixverletzungen reichen diese bis an das Scheidengewölbe heran oder darüber hinaus bis in die parametranen Strukturen hinein. Diese ausgedehnten Risse sind in der Regel nicht ausreichend sicher vom vaginalen Zugang aus zu beherrschen. Da in diesen Fällen Äste des A.-uterina-Stromgebietes mit betroffen sein können, ist hier großzügig die Indikation zur Laparotomie zu stellen. Von abdominal lassen sich die parametranen Rissverletzungen gut darstellen und versorgen. Bei unübersichtlichen Verhältnissen und starken, diffusen Blutungen aus diesen Strukturen kann aus vitaler Indikation heraus die Hysterektomie angezeigt sein, um fatale Folgen einer nicht beherrschbaren Blutverlust- und/oder Verbrauchskoagulopathie zu vermeiden.

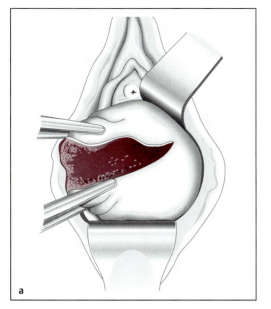 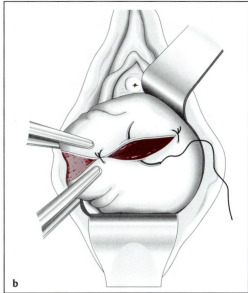

Abb. 11.**7** Zervixriss.
a Darstellung des Zervixrisses durch zwei atraumatische Organfasszangen
b Vereinigung der Wundränder

■ **Probleme und deren Lösung**
– starke, diffuse **Blutungen** bei kleinen Verletzungen
  • direkte Instillation von Dinoprost (Minprostin $F_{2\alpha}$) in das Zervixgewebe
– schwierige **Differentialdiagnose** zwischen Blutung inf. Uterusatonie oder Zervixriss
  • intravenöse Kontraktionsmittelgabe (z. B. 3 IE Oxytocin i. v. = Syntocinon)
– **unübersichtliche** und hochgerissene **Verletzungen**
  • Laparotomie, ggf. Hysterektomie

■ **Häufige Fehler und Gefahren**
Sog. „**Overtreatment**" → chirurgische Versorgung kleiner und nicht versorgungspflichtiger („physiologischer") Zervixrisse.

■ **Alternativmethoden**
keine

■ **Postoperative Behandlung**
i. d. R. nicht erforderlich

Dammriss

Dammrisse (DR) unterschiedlicher Ausprägung sind die zweithäufigste Geburtsverletzung. Sie müssen in der Regel exakt chirurgisch versorgt werden, um die anatomisch-funktionelle Kontinuität zu rekonstruieren. Das Vorgehen gleicht in etwa dem der Versorgung einer Episiotomie (s. u.).
Dammriss-Einteilung:
– **Grad I und II:** Riss an der hinteren Kommissur ohne (I °) und mit (II °) Beteiligung der darunter liegenden Muskulatur, M. sphincter ani externus nicht beteiligt
– **Grad III:** Riss unterbricht die Kontinuität des M. sphincter ani externus im oberen Anteil
– **Grad IV:** Riss durch den M. sphincter ani externus, unterschiedlich tiefer Einriss in die Rektumschleimhaut

■ **OP-Prinzip**
– DR I+II °: anatomiegerechte Wiederherstellung der einzelnen Schichten des Perineums
– DR III °: Wiederherstellung der Sphinkterkontinuität und -funktion

– DR IV°: Wiederherstellung der anorektalen Funktionseinheit und Vermeidung einer rektovaginalen Fistelbildung

■ **Indikationen**
Dammrisse aller Grade

■ **Kontraindikationen**
keine

■ **Patientenaufklärung**
– kurze Erläuterung der Verletzung und die

Notwendigkeit der chirurgischen Versorgung
– mögliche funktionelle Folgen: Stuhl- und Flatusinkontinenz
– seltenes Risiko einer rektovaginalen Fistelbildung

■ **OP-Planung**
– sofort nach Diagnosestellung
– für ausreichende Anästhesie sorgen
– Infiltrationsanästhesie mit 2 %iger Mepivacain-Lösung (Scandicain)

OP-Technik	
Lokalanästhesie	Die Vorbereitung zu OP erfolgt wie oben beschrieben. Zur Herstellung einer ausreichenden Lokalanästhesie genügt in aller Regel die Infiltrationsanästhesie: Das zu versorgende Gewebe wird mit einer 2 %igen Mepivacain-Lösung (Scandicain) fächerförmig unterspritzt.
	Cave: Wirkungseintritt des Lokalanästhetikums (3 – 5 min) abwarten!
	In der Zwischenzeit kann z. B: die Vorbereitung des Nahttisches erfolgen.
DR I° **Scheidenrissnaht**	Zunächst wird der Zeige- und Mittelfinger der linken Hand in die Scheide eingeführt und diese gespreizt. Damit kann die Verletzung gut dargestellt und versorgt werden. Der in die Scheide hineinragende Riss wird mit resorbierbarem Faden der Stärke 1 (z. B. Vicryl rapid CT-1 plus) in Einzelknopfnaht-Technik versorgt. Es ist darauf zu achten, dass beide Hymenalsaumenden exakt miteinander adaptiert werden (s. Abb. 11.**6a+b**).
	Tipp: Bei unterschiedlich langen Scheidenwundrändern erst die Hymenalsaumenden anzügeln, die Fäden mit eine Kocher-Klemme armieren und diese unter Spannung halten.
	Die anschließende Hautnaht erfolgt intrakutan mit resorbierbarem Faden der Stärke 3/0 (z. B. Vicryl FS-1).
DR II° **Muskelnaht**	Nachdem die Scheidennaht wie beim DR I° erfolgte, werden im Anschluss daran die Dammmuskeln mit resorbierbaren Einzelknopfnähten der Stärke 0 (z. B. Vicryl CT plus) vereinigt. Hierbei ist darauf zu achten, dass die Nähte im rechten Winkel zur Hautoberfläche gelegt werden. Im Allgemeinen benötigt man 2 – 3 Einzelknopfnähte (s. Abb. 11.**8a**). Zu viele Nähte fördern die Gewebsischämie und damit Wundheilungsstörungen.
	Cave: Beachte die unmittelbare Nähe zum Rektum!

▶▶

▶▶

Abschließend wird die Hautnaht in oben beschriebener Weise vorgenommen.

Tipp: Zum Abschluss die rektale Nachtastung nicht vergessen!

DR III°

Beim DR III° erreichte die Rissverletzung den M. sphincter ani externus und durchtrennte dessen Kontinuität im oberen Anteil.

Sphinkternaht

Nach dem Verschluss des Scheidenrisses (s. o.) werden die beiden Stümpfe des M. sphincter ani externus aufgesucht und mit Péan-Klemmen gefasst (s. Abb. 11.**8b**). Für die Rekonstruktion des Muskels stehen zwei Nahttechniken zur Verfügung: die End-zu-End-Anastomose und die sog. „Overlapping"-Technik.

End-zu-End-Anastomose

Bei dieser Technik werden die Stümpfe mit einem U-förmig geführten, resorbierbaren Faden der Stärke 2/0 (z. B. Vicryl 2 – 0 SH plus) zusammengeführt (s. Abb. 11.**8c**), indem das Perimysium gefasst und der Faden aus den dem Rektum am nächsten liegenden Muskelfasern herausgeleitet wird. Anschließend werden die Muskelbäuche durch Vereinigung der rektumfernen Muskelfasern adaptiert (s. Abb. 11.**8d**). Je nach Notwendigkeit können zur mechanischen Unterstützung weitere Sphinkternähte dieser Art gelegt werden.

„Overlapping"-Technik

Bei der sog. „Overlapping"-Technik werden durch den Assistenten die mit den Péan-Klemmen gefassten Muskelstümpfe ca. 1 cm übereinandergelegt und mit gleicher Fadenstärke (Vicryl 2 – 0 SH plus) durch eine U-förmige Naht adaptiert. Auch hier können 2 – 3 unterstützende Nähte sinnvoll sein.

Cave: Bei beiden Methoden ist zu beachten, dass zuvor das Perimysium mit 1 – 2 Einzelknopfnähten adaptiert wurde.

Der weitere Ablauf ist mit dem Vorgehen beim DR II° identisch (s. o.).

DR IV°

Im Unterschied zum DR III° ist die Rektumschleimhaut mit betroffen und unterschiedlich weit eingerissen. Die Versorgung des DR IV° beginnt selbstverständlich mit der Naht des Rektumschleimhautrisses.

Darstellung und Naht der Rektumschleimhaut

Mit schmalen Spekula stellt die assistierende Person die Wundränder der Rektumschleimhaut dar. Es folgt ein zweireihiger Verschluss der Rissverletzung mit atraumatischem, resorbierbarem Faden der Stärke 4/0 (z. B. Vicryl SH 1) in Einzelknopfnahttechnik. Dabei wird die Nadel so geführt, dass sie perirektales Bindegewebe unmittelbar neben den beiden Wundrandseiten auflädt.

Cave: keine transmurale Naht!

Mittels Einzelknopfnähten auf Stoß, die voneinander nicht mehr als 5 mm Abstand haben sollten, wird der Riss versorgt, bis die

▶▶

▶▶

letzte Naht den Übergang der Rektumschleimhaut in den Analkanal erreicht (s. Abb. 11.**8e**). Anschließend wird in einer zweiten Nahtreihe in gleicher Weise die erste versenkt. Die nun folgende Sphinkterrekonstruktion wird, wie oben beschrieben, vorgenommen (s. Abb. 11.**8b-d**). Um eine größere Stabilität zu erreichen, sollten nach Abschluss der Sphinkternaht mehrere unterstützende Nähte der Stärke 2/0 (Vicryl 2/0) im perirektalen Gewebe gelegt werden. Die weitere Versorgung geschieht wie oben geschildert.

Tipp: Generell sollte nach jedem Eingriff in der Nähe des Rektums die vorsichtige rektale Nachtastung zum Ausschluss transmural gelegter Nähte erfolgen.

Anzügeln der Sphinkterstümpfe

Anschließend werden die Sphinkterstümpfe mit Péan-Klemmen aufgesucht. Wie beim DR III° vereinigt eine Situationsnaht mit resorbierbaren Faden der Stärke 2/0 (z. B. Vicryl SH plus) die Sphinkterstümpfe. Die Fadenenden werden mit einer Kocher-Klemme armiert und dienen als Zügel.

Scheidenriss- und Dammnaht

Zuletzt werden der Scheidenriss und die muskuläre Dammverletzung in der oben beschriebenen Art und Weise versorgt.

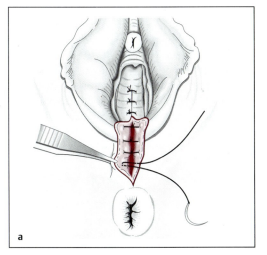

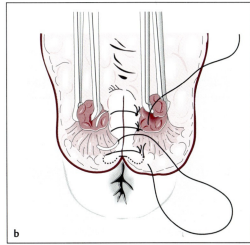

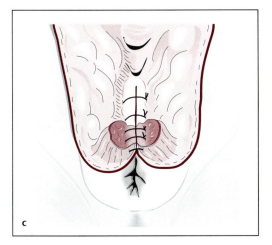

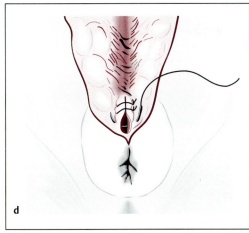

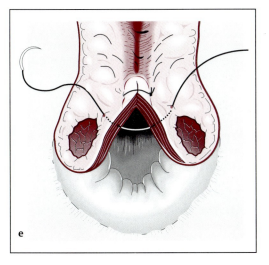

Abb. 11.**8** Dammrisse.
a tiefe Dammnaht mittels Einzelknopfnähte von distal
b Legen der Naht durch das Perimysium in die rektumnahen Muskelfasern
c Vereinigung der rektumnahen Muskelfasern
d Adaptation der rektumfernen Muskelfasern
e erste Einzelknopfnaht im perirektalen Bindegewebe

■ Probleme und deren Lösung

- Zur Versorgung der schweren Rissverletzung (DR III° bzw. IV°) immer einen **erfahrenen Geburtshelfer** hinzuziehen!
- **schwer aufzufindende Sphinkterenden** → exakte Darstellung der anatomischen Strukturen, Assistenz ist unbedingt notwendig
- **transmural** durch die Rektumschleimhaut gelegte Nähte → Lösen bzw. Entfernen und Legen neuer Nähte

■ Häufige Fehler und Gefahren

- **Sphinkterstümpfe** werden **nicht exakt aufgefunden** → insuffiziente anatomische Rekonstruktion mit eingeschränkter Defäkationsfunktion
- Ausbildung einer Fistula rectovaginalis (**Cave:** definitiver operativer Verschluss frühestens nach ca. 12 Wochen), ggf. Vorstellung bei einem versierten Proktologen

■ Alternativmethoden

keine

■ Postoperative Behandlung

- keine spezielle Diät, für regelmäßige Defäkation sorgen (Vermeidung von verhärtetem Stuhlgang)
- Normalkost mit mildem Laxanzienzusatz (z. B. Lactulose)
- **Cave**: Suppositorien oder Klysmen!
- subtile Anamneseerhebung hinsichtlich verschiedener Symptome anlässlich der Abschlussuntersuchung (Stuhl in der Scheide etc.)
- rektale Kontrolluntersuchung nach Möglichkeit vermeiden
- Beratung über Wiedervorstellung bei Inkontinenzsymptomen

Episiotomie

Bis vor wenigen Jahren wurden der Episiotomie verschiedene protektive Effekte hinsichtlich des Schutzes des weiblichen Beckenbodens–Vermeidung eines Deszensus uteri et vaginae mit konsekutiver Harn- bzw. Stuhlinkontinenz–zugeschrieben. Darüber hinaus würde die Erweiterung des Dammes durch eine Episiotomie beim Austritt des kindlichen Kopfes in der Pressperiode, besonders bei Frühgeburten, die Rate von Hirnblutungen vermindern. Diese Auffassungen halten jedoch neueren, in den vergangenen Jahren publizierten Studien mit evidenzbasierten Daten zum Sinn bzw. der Notwendigkeit einer Episiotomie nicht stand. Es kristallisierte sich zunehmend heraus, dass für das Schneiden einer Episiotomie nur noch wenige „harte" Indikationen existieren. Daher sinkt erfreulicherweise die Rate der Episiotomien in vielen geburtshilflichen Einrichtungen. Die Annahme, dass durch den Verzicht auf eine Episiotomie die Zahl der schweren Dammverletzungen (DR III. bzw. IV°) ansteigen würde, erwies sich bisher als unbegründet. Die langjährige Erfahrung lehrt, dass die Gesamtheit der Geburtsverletzungen–iatrogen verursachte und spontan eingetretene–ca. 60 % beträgt. Es variiert gegenläufig nur der Anteil zwischen Episiotomie und Geburtsverletzungen.

Wurde aus verschiedenen Indikationen heraus dennoch eine Episiotomie geschnitten, so ist das Ziel der chirurgischen Versorgung die exakte, anatomiegerechte Wiedervereinigung der einzelnen Gewebestrukturen. Eine gewissenhafte chirurgische Versorgung ist nicht nur aus kosmetisch-funktionellen Erwägungen wichtig. Möglicherweise sind postpartale Dyspareunie oder anderweitige Störungen in der Sexualität von der Exaktheit bzw. Qualität der chirurgischen Versorgung abhängig.

■ OP-Prinzip

- Erweiterung des Beckenausgangs durch Schneiden einer medianen oder (rechts- bzw. linksseitigen) mediolateralen Episiotomie
- „erleichterter" bzw. beschleunigter Austritt des kindlichen Kopfes in der Pressperiode
- exakt anatomiegerechtes Adaptieren der einzelnen Gewebeschichten (Vaginalhaut, Muskel, Kutis)

■ Indikationen

- immer individuelle Entscheidung, keine Anwendung nur nach Vorschriften oder festgefahrenen Schemata!
- straffer, hoher Damm
- protrahierte Pressperiode mit terminaler fetaler Bradykardie (> 5 min)
- **relative Indikation:** vaginal-operative Entbindungsmanöver (Forceps, Vakuumextraktion) sowie bei Beckenendlagen-, Mehrlings- und Frühgeborenenentbindung
- Schulterdystokie

■ **Kontraindikationen (relative)**
- starke Varikosis im Vulvabereich
- bei ausdrücklichem Wunsch der Frau auf Episiotomieverzicht

■ **Patientenaufklärung**
Sinnvoll erscheint ein geburtsvorbereitendes Gespräch mit der Schwangeren, z. B. im Rahmen der Vorstellung zur Geburt (Vorstellung in der Entbindungsklinik) ca. 4–6 Wochen vor dem errechneten Geburtstermin. In diesem Gespräch sollte die Auffassung zum Ausdruck gebracht werden, dass eine generelle Zurückhaltung gegenüber der Anwendung der Episiotomie sinnvoll ist und sie nur in wenigen Fällen notwendig wäre. Die Indikation kann letztlich erst unter Berücksichtigung der anatomischen Gegebenheiten in der Situation gestellt werden, in der das kindliche Köpfchen beginnt, einzuschneiden.

Darüber hinaus können in diesem Gespräch Situationen geschildert werden, in denen mit größerer Wahrscheinlichkeit eine Episiotomie erforderlich sein könnte, wie z. B. vaginal-operative Entbindungen, vaginale Beckenendlagen- oder Mehrlingsentbindungen. Aber auch hier gilt, dass eine routinemäßige Anwendung primär nicht gerechtfertigt ist.

■ **OP-Planung**
- sofort nach Diagnosestellung
- für ausreichende Anästhesie sorgen
  • Infiltrationsanästhesie mit 2%iger Mepivacain-Lösung (Scandicain)
  • Regionalanästhesie (PDA)
  • Pudendusanästhesie

OP-Technik

Je nach Gebärposition der Frau und der aktuellen anatomischen Situation kann eine mediane oder mediolaterale Episiotomie geschnitten werden.

Beachte: Bei der Indikationsstellung für eine mediane Episiotomie besteht eine größere Wahrscheinlichkeit zum Eintritt eines ausgedehnteren Dammrisses gegenüber der mediolateralen Episiotomie.

Selten besteht von vornherein eine Notwendigkeit für eine Episiotomie. In diesen wenigen Fällen empfiehlt sich die Lokalanästhesie des Dammes vor dem Schneiden der Episiotomie (Pudendus- oder Infiltrationsanästhesie).

Schneiden der Episiotomie

Im dem Moment, in dem der kindliche Kopf durchschneidet, sollten der Zeige- und Mittelfinger der linken Hand des Geburtshelfers zwischen Damm und kindlichem Kopf geführt werden. Die Episiotomieschere wird mit der hinteren Branche zwischen die beiden Finger des Geburtshelfers, je nach erforderlicher Länge der Episiotomie, eingeführt. Dabei ist darauf zu achten, dass die Branchen exakt senkrecht zur Dammhautoberfläche stehen. Anderenfalls entstehen ungleichschenklige Wundränder, die sich später schwerer chirurgisch versorgen lassen.

Cave: Ausschließlich zum Zeitpunkt der Wehenakme sollte der Schnitt erfolgen, um eine schmerzhafte Traumatisierung der Frau zu vermeiden, es sei denn, vor der Geburt wurde zur Schmerzlinderung eine Pudendusblockade bzw. eine Damminfiltration vorgenommen oder es besteht eine gut wirksame Periduralkatheteranästhesie.

▶▶

333

▶▶

In seltenen Fällen muss die Episiotomie verlängert werden. Das geschieht, wie oben beschrieben, indem man die gleiche Schnittrichtung beibehält oder – um den M. sphincter ani externus zu schützen – den Schnitt vom Sphinktermuskel abgewinkelt setzt.

Wundversorgung

Chirurgische Versorgung, Lagerung und Abdeckung erfolgen wie oben beschrieben.

Instrumente und Materialien

Für die Versorgung der Episiotomie verwenden wir folgende Instrumente und Materialien (s. a. Abb. 11.**9**): Rochester-Péan-Klemme für den armierten Tupfer, Nadelhalter nach Bozemann/Wertheim, chirurgische bzw. anatomische Pinzette, Schere, kleine Kocher-Klemme (die chirurgischen Instrumente sind in doppelter Anzahl vorhanden), Nierenschale, Tupfer, sterile Windeln zum Abdecken, Einmalspritze 20 ml, Kanüle 18 G (1,2 × 40 mm) zum Aufziehen der 2%igen Mepivacain-Lösung (Scandicain), Kanüle 20 G (0,9 × 40 mm) zur Infiltrationsanästhesie und atraumatisches, resorbierbares Nahtmaterial (z. B. Vicryl rapid unterschiedlicher Stärken) zum Versorgen der verschiedenen Gewebe: z. B. Vicryl CT-1 plus (1) für die Vaginalschleimhaut, Vicryl CT plus (0) für die Dammnaht und Vicryl FS-1 (3/0) für die Hautnaht.

Selbstverständlich sollte zur eventuellen Assistenz bei der chirurgischen Versorgung eine zweite Person (Hebamme/Assistent) bereitstehen.

Infiltrationsanästhesie

Nachdem eine Hautdesinfektion, z. B. mit Octenisept Spray, durchgeführt wurde, wird jeweils links und rechts vom distalen Wundwinkel mit der 20-G-Kanüle eingegangen und unter langsamen Vor- und Zurückbewegungen ca. 10 ml Mepivacain-Lösung 2 % fächerförmig in das Gewebe injiziert (s. Abb. 11.**10a**, Farbtafel I). Aus hygienisch-infektiologischen Erwägungen sollte nach Möglichkeit die Punktion je Seite nur an einer Stelle vorgenommen werden, mehrfache Punktionen sind zu vermeiden.

Tipp: Bis zum vollen Wirkungseintritt der gesetzten Anästhesie vergehen mindestens 3 – 5 Minuten. Diese Zeit sollte im Interesse der Frau abgewartet werden, bevor mit der chirurgischen Versorgung begonnen wird.

In dieser Zeit kann z. B. das Abdecken des OP-Gebietes erfolgen oder der Nahttisch inkl. des Nahtmaterials vorbereitet werden.

Passagere Scheidentamponade

Die physiologische postpartale uterine Blutung sollte wegen der besseren Übersichtlichkeit des OP-Gebietes für den Zeitraum der Versorgung unterdrückt werden. Dafür wird ein armierter Tupfer verwendet. Er wird so tief in die Scheide eingelegt, dass die Episiotomie ohne Mühe eingestellt und versorgt werden kann. Das bandförmige Ende des armierten Tupfers wird mit der Rochester-Péan-Klemme markiert und auf den Bauch der Wöchnerin gelegt (s. Abb. 11.**10b**, Farbtafel I).

▶▶

▶▶

Cave: Der Tupfer muss auf **alle** Fälle armiert sein. Damit wird sicher verhindert, dass die Entfernung eines eingelegten Tupfers am Ende der Operation vergessen wird.

Naht der Vaginalschleimhaut

Die Vaginalschleimhaut kann sowohl durch Einzelknopfnaht als auch mittels fortlaufendem Faden der Stärke 1 (z. B. Vicryl rapid CT-1 plus) versorgt werden. Dabei wird die erste Naht am kranialen Pol des Wundwinkels so platziert, dass diese am oder knapp über dem Wundwinkel zu liegen kommt (s. Abb. 11.**10c**, Farbtafel I). Damit kann eine Blutung aus dem Wundwinkel sicher verhindert werden.

Tipp: Bei Unübersichtlichkeit der anatomischen Strukturen hat es sich bewährt, die erste Naht am Hymenalsaum zu legen, ohne den Faden zu knoten.

Beide Nahtenden werden mit einer Kocher-Klemme armiert. Unter mäßigem Zug lassen sich die Wundränder der Vaginalschleimhaut glatt darstellen und die anatomiegerechte Adaptierung der Wundränder gelingt viel leichter. Die Nähte werden dann in typischer Weise von innen nach außen gelegt.

Cave: Vorsicht vor zu tief geführten Nähten. Die Rektumschleimhaut kann versehentlich mitgefasst werden. Infolgedessen kann sich bei einer unerkannten Läsion der Rektumschleimhaut eine Rektumscheidenfistel (Fistula rectovaginalis) entwickeln.

Rekonstruktion des Hymenalsaums

Ein wichtiger anatomisch-funktioneller Eckpfeiler stellt die korrekte Zusammenführung der beiden Hymenalsaumhälften dar. Nachdem die Vaginalschleimhaut verschlossen wurde, werden die Hymenalsaumenden anatomiegerecht vereinigt (s. Abb. 11.**10d**, Farbtafel I). Bei verstärkter Blutung sollte zu diesem Zeitpunkt nochmals nach vermeintlichen Scheiden- oder Zervixrissen gefahndet werden. Die zur Assistenz bereitstehende Person reicht in diesem Fall Scheidenspekula an, die eine komplette Entfaltung und Inspektion der Scheide ermöglichen. Diese werden in einem gesonderten Set bereitgehalten.

Tiefe Dammmuskelnaht

Es schließt sich die tiefe Dammnaht an. Die Dammmuskeln werden von distal her vereinigt. Mit einer subkutan begonnenen, tiefen und senkrecht zur Oberfläche stehenden durchgreifenden Naht werden die Muskelbäuche erfasst und vereinigt (s. Abb. 11.**10e**, Farbtafel II). Dazu wird ein resorbierbarer Faden der Stärke 0 (z. B. Vicryl rapid CT plus) verwendet.

Tipp: Vorsicht bei der ersten (distalen) Naht. Auch hier besteht bei einer zu tief geführten Naht die Möglichkeit der versehentlichen Rektumschleimhautverletzung.

In der Regel reichen zwei bis maximal drei Nähte aus, die nicht zu fest verknotet werden sollten.

▶▶

▶▶

Tipp: Zu viele und zu fest geknotete Nähte erhöhen die Wahrscheinlichkeit einer Gewebsischämie. Diese wiederum fördert Wundheilungsstörungen.

Intrakutannaht

Für die intrakutane Versorgung wird ein resorbierbarer Faden der Stärke 3/0 (z. B. Vicryl rapid FS-1) verwendet. Die Naht wird so gelegt, dass der erste Knoten in der Wunde versenkt werden kann. Streng intrakutan werden dann von distal nach kranial die Hautränder vereinigt (s. Abb. 11.**10f**, Farbtafel II). Der Abschluss der Naht erfolgt am Hymenalsaum (s. Abb. 11.**10 g**, Farbtafel II).

Tipp: Auch hier hat sich das Anzügeln des Hymenalsaums bewährt, wenn z. B. aufgrund schräg geschnittener Wundränder sich die Anatomie unübersichtlich darstellt (s. o.).

Rektale Nachtastung

Nachdem der armierte Tupfer aus der Scheide entfernt wurde, muss **unbedingt** die rektale Nachtastung erfolgen (s. Abb. 11.**10 h**, Farbtafel II). Sollte anlässlich dieser Untersuchung der Verdacht auf eine zu tief gelegte bzw. durch die Rektumschleimhaut gelegte Naht geäußert werden, müssen in jedem Fall **alle** Nähte wieder eröffnet und entfernt werden. Erst nachdem die zu tief gelegte Naht erkannt und entfernt wurde, erfolgt die erneute Versorgung in der oben beschriebenen Art und Weise. In diesem Fall wird zur Infektionsprophylaxe mit Metronidazol (Clont) 2 × 0,5 mg pro Tag über 2 bis 3 Tage geraten.

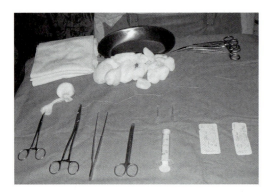

Abb. 11.**9**   Episiotomie: Nahttisch.

■ **Probleme und deren Lösung**
- **stärkere Blutung**, die **nicht aus dem Wundbett** entspringt
  • Spiegeleinstellung und intensive Suche nach anderen Geburtsverletzungen, wie z. B. Zervix- oder hohe Scheidenrisse
- **stärkere Blutung** aus varikösen Gefäßen **aus dem Wundbett**
  • Abklemmen der Gefäße mit der Rochester-Péan-Klemme, ggf. Umstechung oder Unterbindung
- anatomisch **unübersichtliche Verhältnisse** → Hymenalsaum anzügeln
- **unruhige und schmerzempfindliche Entbundene** → für ausreichende Anästhesie sorgen (Lokalanästhesie, Opiatanalgesie, Regionalanästhesie)

■ **Häufige Fehler und Gefahren**
- erste Vaginalschleimhaut-Naht **nicht exakt über dem Wundwinkel gelegt** → vermehrte Blutung aus dem Wundbett
- **anatomisch inkorrekte Vereinigung** der Wundränder → schlechtes kosmetisch-funktionelles Ergebnis

- unerkannte, **durch die Rektumschleimhaut gelegte Naht** → Fistula rectovaginalis
- **Weiterreißen der Episiotomie** in den M. sphincter ani externus → subtile chirurgische Versorgung des DR III° bzw. IV°

■ **Alternativmethoden**
keine

■ **Postoperative Behandlung**
- i. d. R. nicht notwendig
- auf ausreichende Hygiene achten, Wunde trocken und sauber halten: Vorlagen häufig wechseln, Spülung der Wunde nach dem Wasserlassen oder Stuhlgang mit Wasser ohne Zusätze ausreichend
- Bei schmerzhafter Schwellung oder Hämatombildung großzügige Gabe von Analgetika, z. B. Diclofenac-Natrium 50 mg (supp.), oft lindern eisgekühlte Vorlagen die akute Schmerzsymptomatik
- symptomatische Behandlung ausgeprägter Hämorrhoiden, z. B. mit Scheriproct Supp., mit gekühlten Vorlagen oder mit Vorlage eines Xylometazolin-getränkten Tupfers (Imidin N Nasentropfen)

Vaginal-operative Entbindung

Die vaginal-operativen Maßnahmen werden in **instrumentelle** und **manuelle Techniken** unterschieden. Letztere beinhalten z. B. die gesamten Entwicklungstechniken bei vaginaler Geburt von Feten aus Steißlage: Arm- und Kopfentwicklung, innere Wendung auf den Steiß und die nachfolgende ganze Extraktion des Kindes, z. B. bei der Entwicklung des zweiten Zwillings aus Querlage sowie die Handgriffe zur Lösung einer Schulterdystokie. Diese manuellen Techniken werden in den folgenden Kapiteln nicht behandelt.

Zu den **instrumentellen Methoden** werden die Entbindung per forcipem (Zange) und die Vakuumextraktion gezählt. In den beiden folgenden Kapiteln werden diese im Einzelnen erläutert.

Eine bevorzugte Anwendung nur einer Methode sollte nicht von bestimmten ideologischen Auffassungen abhängig gemacht werden. Vielmehr sollte die Wahl eines der Verfahren immer von der individuellen Erfahrung des Geburtshelfers und der geburtshilflichen Situation abhängig gemacht werden. Prinzipiell sollte ein gut

ausgebildeter Geburtshelfer beide Verfahren sicher beherrschen.

Forceps

■ **OP-Prinzip**
Mit Hilfe verschiedener Zangenmodelle wird der kindliche Kopf gefasst und unter wehensynchroner Traktion entwickelt.
Gebräuchlichste Zangenmodelle
(s.a. Abb. 11.**11**):
- Zange nach Naegele
- Zange nach Kjelland
- Parallelzange nach Shute
Die Aufzählung der verschiedenen Zangenmodelle erhebt keinen Anspruch auf Vollständigkeit! Am häufigsten findet das Modell nach Naegele und nach Kjelland Anwendung (s. Abb. 11.**12a**). Zwischen dem Naegele- und Kjelland-Forceps besteht ein Unterschied hinsichtlich der Krümmung der Löffel und der Art des Schlosses (s. Abb. 11.**12b**).

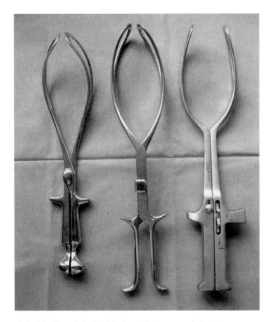

Abb. 11.**11** Gebräuchlichste Zangenmodelle: Zange nach Naegele, Kjelland und Parallelzange nach Shute (v.l.n.r.).

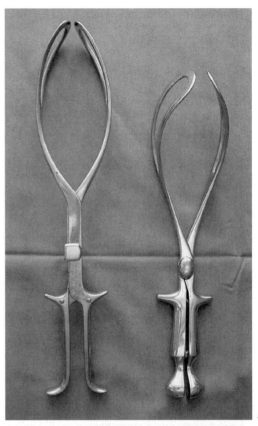

a

Abb. 11.**12a+b** Zangen nach Kjelland und Naegele in Front- und Seitansicht.

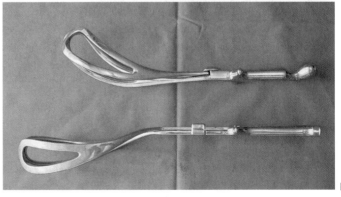

b

Beim **Naegele-Modell** sind die Löffel gegenüber dem Schaft abgewinkelt (s. Abb. 11.**12b** oben). Dieses entspricht in etwa der Beckenkrümmung und der gedachten Führungslinie bei der Beckenpassage des kindlichen Kopfes. Zudem müssen die beiden Löffel nach dem Anlegen am kindlichen Kopf im Schloss arretiert werden (s. Abb. 11.**13**). Das Naegele-Modell ermöglicht aufgrund seiner gekrümmten Konstruktion eine For-

cepsentbindung, bei dem der kindliche Kopf **in Beckenmitte oder höher** steht.

Im Gegensatz dazu befinden sich die Löffel beim **Kjelland-Forceps** in der gleicher Ebene wie der Schaft (s. Abb. 11.**12b** unten). Es fehlt also die sog. Beckenkrümmung. Zudem besteht das Schloss nur aus einer Führungsschiene (s. Abb. 11.**14**). Nach dem Anlegen der Löffel am kindlichen Kopf müssen nur die beiden Schäfte

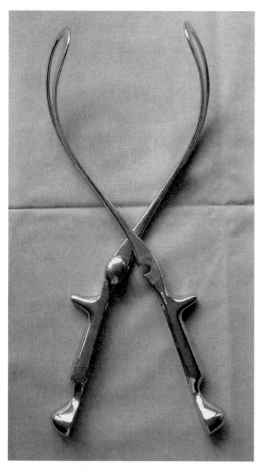

Abb. 11.**13** Naegele-Forceps zur Entbindung aus Beckenmitte, Arretierung notwendig.

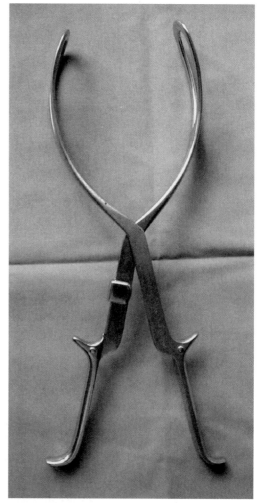

Abb. 11.**14** Kjelland-Forceps zur Entbindung am Beckenausgang, keine Arretierung.

zusammengeführt und in der Führungsschiene vereinigt werden. Der Sitz der Löffel am kindlichen Kopf kann damit variabel gestaltet und diesem angepasst werden. Die gerade Zugachse des Kjelland-Forceps prädestiniert ihn besonders zur Anwendung für einen **Beckenausgangsforceps**.

Aus folgenden Gründen bietet sich der Kjelland-Forceps besonders für **Ausbildungszwecke** bei Berufsanfängern an:
- einfache Handhabung
- die fehlende Krümmung verhindert zuverlässig einen sog. „hohen" Forceps (Höhenstand des kindlichen Kopfes oberhalb der Beckenmitte)
- das Schloss besteht nur aus einer Führungsschiene, keine Arretierung notwendig

Die Anwendung der **Parallelzange nach Shute** (s. Abb. 11.**15**) eignet sich nicht zur Extraktion des kindlichen Kopfes, sondern nur zu dessen Führung bei der Beckenpassage. Das Prinzip dieses Modells beruht auf dem Auseinanderdrängen des Weichteilgewebes durch die Forcepslöffel nach dem Anlegen am kindlichen Kopf und dem Verschluss der beiden Schäfte. Es soll eine Dehnung und Erweiterung des Beckenbodengewebes erreicht und die Druckbelastung auf den kindlichen Kopf vermindert werden. Daher beschränkt sich der Einsatz ausschließlich auf die **Entbindung eines Frühgeborenen**.

Die Anwendung des Shute-Modells verliert jedoch zunehmend an Bedeutung. In klinischen

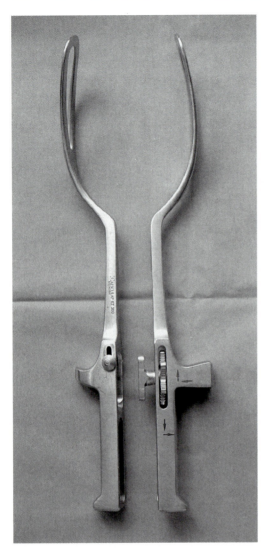

Abb. 11.**15** Parallel-Zange nach Shute zur Führung durch die Beckenpassage bei der Entbindung von Frühgeborenen.

Studien konnte der angenommene protektive Effekt hinsichtlich der Vermeidung intrakranieller Blutungen und geburtstraumatischer Schädigungen auf den kindlichen Kopf bei Frühgeborenen **nicht** nachgewiesen werden. Wegen fehlender klinischer Evidenz der Methode und einer zusätzlichen Traumatisierung des weiblichen Beckenbodens (Risse, Episiotomie) sollte die Parallelzange nach Shute keine Anwendung mehr finden.

■ **Indikationen**
– sekundäre Wehenschwäche in der Austreibungsperiode (syn. „Erschöpfung der Kreißenden")
– protrahierte Austreibungsperiode bzw. Geburtsstillstand aufgrund von Einstellungsanomalien (z. B. hintere HHL)
– Zeitgewinn bei fetalen Notsituationen in der Austreibungsperiode (terminale fetale Bradykardie) gegenüber der Sectio caesarea bei zangengerechter Position des kindlichen Kopfes

■ **Kontraindikationen**
Keine Forcepsentbindung bei **fehlender zangengerechter Situation**:
– Kopf steht zu hoch (Beckeneingang oder über Beckeneingang)
– Kopf nicht ausrotiert (schräg oder quer; **Cave:** Scheitelbeineinstellung!)
– Muttermund ist nicht vollständig eröffnet
– intakte Fruchtblase
– mangelnde Erfahrung des Geburtshelfers mit instrumentellen vaginal-operativen Entbindungstechniken

■ **Patientenaufklärung**
– in Abhängigkeit von der Situation und Indikation: kurze Erläuterung der Vor- und Nachteile (Durchführbarkeit, Schnelligkeit, mögliche Schäden etc.), insbesondere gegenüber einer Schnittentbindung
– ausgedehnte Scheiden- und Dammrisse (III u. IV°) möglich
– kindliche Traumatisierung, z. B. Fazialisparese (bei nicht sachgerechter Anwendung)

■ **OP-Planung**
Vaginale Untersuchung zur:
– Erhebung der Muttermundsweite
– exakten Höhenstandsdiagnostik des kindlichen Kopfes (größte Zirkumferenz ist Orientierungsebene, nicht der vorangehende Teil!)
– Einstellung des kindlichen Kopfes (Pfeilnaht- und Fontanellendiagnostik)
– Beurteilung der Geburtsdynamik (Tiefertreten des kindlichen Kopfes während der Wehe)
Ultrasonographische Untersuchung zur:
– Überprüfung der erhobenen Befunde hinsichtlich fetaler Haltung und Einstellung
– Harnblasenkatheterismus
– rechtzeitige Benachrichtigung eines Neonatologen, evtl. auch eines Anästhesisten

OP-Technik

Lagerung
vaginale Untersuchung
Überprüfung der Indikation

Die Kreißende wird in steiler Steinschnittlage im Kreißbett (Querbett) oder bei einem sog. „Trial-Forceps" auf dem OP-Tisch gelagert. Es folgt nochmals eine vaginale Untersuchung zur Überprüfung der Befunde und letztlich der Richtigkeit der gestellten Indikation. Auf jeden Fall sollte die Kreißende zum wehensynchronen „Schieben" oder „Pressen" angeleitet werden, um die Geburtsdynamik des kindlichen Kopfes zu erfassen. Hierzu ist gegebenenfalls eine Wehenstimulation (Wehentropf) sinnvoll und hilfreich.

Tipp: Nicht allein der Höhenstand (Beckenmitte) ist die wesentliche Voraussetzung für eine erfolgreiche und schonende Forcepsentbindung. Ein besseres Prognosekriterium ist vielmehr in der Geburtsdynamik – also das Tiefertreten des kindlichen Kopfes in der Wehe – zu sehen.

Tritt der kindliche Kopf in der Wehe nicht oder nur unwesentlich tiefer, so ist die Indikation unter Beachtung des Höhenstandes nochmals zu überprüfen. Im Zweifelsfall sollte von einer vermutlich schwierigen vaginal-operativen Forcepsentwicklung abgesehen und in diesem Fall die Indikation zur sekundären Sectio caesarea großzügig gestellt werden.

Ein- bzw. Anlegen
der Forcepslöffel

Zuerst wird der **linke** Forcepslöffel (mit Schloss!) in die **linke** Hand genommen. Daumen, Zeige- und Mittelfinger umfassen des Ende des Griffes. Der Geburtshelfer geht mit dem Zeige- und Mittelfinger der rechten Hand hinten tief in die Scheide hinein. Nachdem die Löffelspitze auf die in die Scheide eingeführten Finger aufgesetzt wurde, wird der Forcepslöffel in der Wehenpause mit einer bogenförmigen Bewegung eingeführt. Das geschieht mittels Daumen, Zeige- und Mittelfinger der linken Hand, die vom Bauch der Kreißenden kommend unter leichtem Druck abgesenkt werden, bis der Forcepslöffel senkrecht zur Vulva steht. Erst jetzt wird, ebenfalls mit einer leichten, gegenläufigen Bewegung, der Löffel an die linke seitliche Beckenwand positioniert. Dabei begleiten die beiden in die Scheide eingelegten Finger das Manöver. Bei korrektem Sitz verändert der Forcepslöffel nach Entfernung der Finger seine Position nicht mehr.
Anschließend wird der **rechte** Forcepslöffel (ohne Schloss!) in analoger Weise ein- bzw. angelegt.

Cave: Dabei ist darauf zu achten, dass sich nun der **rechte** Forcepslöffel in der **rechten** Hand des Geburtshelfers befindet und der Zeige- und Mittelfinger der **linken** Hand hinten in die Scheide eingeführt wird.

Diese eben beschriebenen Manöver des Ein- bzw. Anlegens der Forcepslöffel müssen leicht von der Hand und ohne Mühe vonstatten gehen! Anderenfalls drohen bei kraftvollen Versuchen mütterliche Becken- bzw. Weichteil- und kindliche Kopfverletzungen.

▶▶

▶▶ **Überprüfung des Sitzes**
Schließen des Forceps

Nachdem beide Forcepslöffel am kindlichen Kopf angelegt wurden, wird deren Sitz exakt überprüft und mit „brotbrechenden Bewegungen" korrigiert. Beide Schäfte müssen parallel zueinander stehen.

Tipp: In dieser Situation ist darauf zu achten, dass nicht versehentlich die Muttermundslippe zwischen Löffel und kindlichem Kopf eingeklemmt wurde.

Weiterhin muss die Pfeilnaht senkrecht zur Zugebene stehen. Erst dann dürfen die Forcepslöffel geschlossen werden. Beim **Naegele-Modell** geschieht das, indem die Auskerbung des rechten Schafts in das Schloss des linken Löffels eingerastet und damit fixiert wird. Beim **Kjelland-Forceps** muss lediglich der rechte Schaft in die Führungsschiene des linken Löffels eingelegt werden.
Jetzt setzt sich der Geburtshelfer auf einen Hocker, Schemel o. ä.

Tipp: In dieser Situation ist es wichtig, dass der Geburtshelfer Ruhe und Kompetenz ausstrahlt – auch in einer fetalen Notsituation!

Dies gelingt am besten durch erklärende Worte zum geplanten Vorgehen in **sitzender Position**.

Vorbereitung zum Probezug

Der Geburtshelfer umfasst von rechts kommend mit der linken Hand locker den Griff. Zur Verhinderung des versehentlichen Zusammendrückens der beiden Griffhälften sollten der Zeige- und Mittelfinger der linken Hand in den Zwischenraum zwischen den beiden Schäften eingelegt werden. Selbstverständlich kann das auch durch ein Tuch oder eine Windel geschehen. Anschließend fasst die rechten Hand des Geburtshelfers von oben kommend den Griff des Forceps derart, dass Zeige- und Mittelfinger der rechten Hand hakenförmig die dafür vorgesehenen seitlichen Griffausläufer umfassen und der Schaft zwischen beiden Fingern zu liegen kommt. Die Zugkraft darf **nur** mit der rechten Hand entwickelt werden.

Cave: Niemals die Schäfte mit der linken Hand zusammendrücken!

Probezug

Als weiteres wichtiges Prognosekriterium für eine erfolgreiche vaginal-operative Entbindung ist der positive Probezug (Conditio sine qua non!!). Folgt der kindliche Kopf ohne Mühe der ersten wehensynchronen Traktion mit dem Forceps, kann mit einer komplikationslosen Entbindung gerechnet werden.

Tipp: Ein positiver Probezug ist ein günstiges Prognosekriterium für den komplikationslosen Abschluss der Forcepsentbindung.

Jetzt besteht die letzte Möglichkeit, den gefassten Entschluss zur vaginal-operativen Geburtsbeendigung zu revidieren. Geht der Forceps „schwer", d. h. nur unter Aufbietung aller Kraft, stimmt die Indikation oder der Höhenstand des kindlichen Kopfes nicht.

▶▶

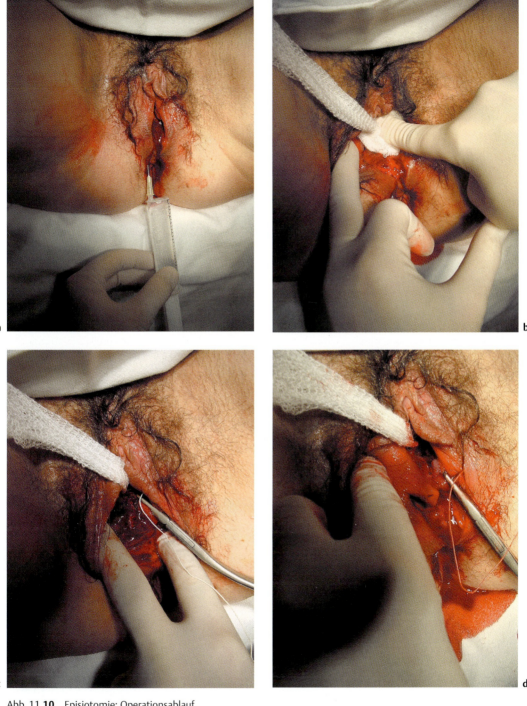

Abb. 11.**10** Episiotomie: Operationsablauf.
a Infiltrationsanästhesie
b armierten Tupfer einlegen
c erste Naht im Scheidenhaut-Wundwinkel
d Hymenalsaum adaptieren

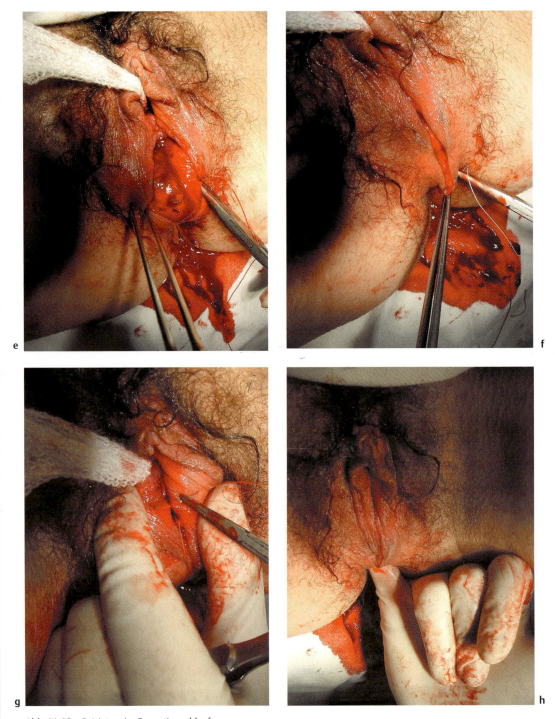

Abb. 11.**10**   Episiotomie: Operationsablauf.
e tiefe Muskelnaht
f Intrakutannaht der Haut
g Ende der Intrakutannaht am Hymenalsaum
h Nicht vergessen: rektale Nachtastung!

►►

In diesem Fall sollten sofort weitere Traktionsversuche unterbleiben und die Forcepsentbindung zu Gunsten einer sekundären Sectio caesarea aufgegeben werden.

Beachte: Die gesamte Traktionsprozedur wird **im Sitzen** durchgeführt. In dieser Position kann die Zugkraftaufwendung besser gesteuert und dosiert werden als im Stehen vor der Patientin.

Episiotomie Entwicklung des kindlichen Kopfes

Bei jeder folgenden Wehe wird langsam, kräftig und streng nach hinten unten gezogen, bis das kindliche Hinterhaupt an der Symphyse anstemmt und in der Vulva erscheint. Erst in dieser Situation sollte der Forceps angehoben und bogenförmig um die Symphyse nach vorn-oben geführt werden. Die Entwicklung des kindlichen Kopfes sollte generell, selbstverständlich auch in Abhängigkeit vom Höhenstand des kindlichen Kopfes, in zwei bis drei wehensynchronen Traktionen erfolgen. Das gilt besonders auch für **fetale Notsituationen**, wie z. B. bei terminaler fetaler Bradykardie!
Dieses Vorgehen gibt dem Beckenbodengewebe genügend Möglichkeit der Dehnung und Anpassung. Damit können hohe Scheiden- und ausgedehnte Dammrisse weitestgehend vermieden werden.

Tipp: Unbedingt forcierte und einzeitige Traktionen vermeiden!

Das Setzen einer medianen oder mediolateralen Episiotomie ist ausschließlich von den anatomischen Gegebenheiten des Perineums abhängig zu machen. Sie ist nicht in jedem Fall notwendig. Besondere Aufmerksamkeit muss in dieser Situation dem Dammschutz seitens der Hebamme geschenkt werden. Wichtig dabei ist ein optimales Zusammenspiel zwischen Geburtshelfer und Hebamme, also zwischen Geburtsfortschritt durch die Traktion und dem Abbremsen des kindlichen Kopfes durch den Dammschutz in dem Moment, in dem der Kopf das Perineum maximal dehnt.
Die Traktionen mit dem Forceps sollten ausschließlich wehensynchron unter aktiver Mitarbeit („Schieben" oder „Pressen") der Kreißenden erfolgen. Auf keinen Fall sollte gleichzeitig der Kristeller-Handgriff Anwendung finden (**Cave:** iatrogene Schulterdystokie!).
Wurde der kindliche Kopf geboren, werden die Forcepslöffel entfernt. Die weitere Entwicklung des kindlichen Rumpfes erfolgt wie bei einer Spontangeburt.

■ **Probleme und deren Lösung**
- **falsche Höhenstandsdiagnostik** (Kopf steht zu hoch) → Abbruch des Forcepsversuchs, sofortige Indikation zur sekundären Sectio caesarea stellen
- **schwierige Pfeilnaht-** bzw. **Fontanellendiagnostik** → sonographische Überprüfung des Befundes, ggf. Abbruch des Forcepsversuchs
- **sekundäre Wehenschwäche** → Oxytocininfusion (Wehentropf)

- **schwieriges Ein-** und **Anlegen der Forcepslöffel** → Wehenpause abwarten, dann erneut versuchen, keine gewaltsamen Aktionen!

■ **Häufige Fehler und Gefahren**
- **Muttermund nicht vollständig eröffnet** → schwerste Zervix- und Weichteilverletzungen!
- **keine Geburtsdynamik** des kindlichen Kopfes in der Wehe (kein Tiefertreten) → un-

günstige Prognose für erfolgreiche Forceps-entbindung

- kindlicher Kopf folgt während des **Probezuges nicht mühelos** → Kopf steht zu hoch oder ist falsch eingestellt → sofortiger Abbruch des Forcepsversuchs!
- kindlicher Kopf **nicht ausrotiert** → keine exakte Positionierung der Forcepslöffel am kindlichen Schädel → Druckschäden im kindlichen Gesicht (**Cave:** Fazialisparese!)
- **Entwicklung** des kindlichen Kopfes **in einer Wehe** → Gefahr ausgedehnter Weichteilverletzungen
- ausgedehntere Weichteilverletzungen im Gegensatz zur Vakuumextraktion möglich
- keine hektischen Traktionsversuche!

■ **Alternativmethoden**

sekundäre Sectio caesarea (ggf. Wechsel zur Vakuumextraktion)

■ **Postoperative Behandlung**

i. d. R. nicht notwendig

Vakuumextraktion

■ **OP-Prinzip**

Eine zweite Methode zur vaginal-operativen Entwicklung des kindlichen Kopfes ist die Vakuum-Extraktion (VE). Dieses geschieht mit Hilfe einer sog. Glocke bzw. Saugglocke, die an der kindlichen Kalotte durch Erzeugung eines Unterdrucks angelegt und fixiert wird.

■ **Indikationen**

Die Indikationen sind prinzipiell die gleichen, wie im Kapitel „Forceps" beschrieben.

Zusätzlich:

- nicht exakt ausrotierter kindlicher Kopf in Beckenmitte
- höherstehender Kopf (Beckeneingang/Beckenmitte)

■ **Kontraindikationen, Patientenaufklärung, OP-Planung**

siehe Kapitel „Forceps"

OP-Technik	
Lagerung vaginale Untersuchung Überprüfung der Indikation	Die Kreißende wird wie im Kap. „Forceps" beschrieben gelagert. Alle weiteren Maßnahmen entsprechen exakt dem dort erläuterten Vorgehen. **Tipp:** Bei ausbleibendem Tiefertreten des kindlichen Kopfes in der Wehe gilt auch hier: Im Zweifelsfall sollte von einer vermutlich schwierigen vaginal-operativen Entbindung abgesehen und in diesem Fall großzügig die sekundäre Sectio caesarea indiziert werden.
Auswahl bzw. Anlegen der Glocke	Je nach anatomischer oder geburtshilflicher Situation können verschiedene Glockengrößen Verwendung finden. Folgende Glockengrößen stehen zur Verfügung: 30, 40, 50 und 60 mm. Außerdem existieren Metallglocken und Glocken aus Kunststoff (s. Abb. 11.**16**). Bevor die Glocke an der Kalotte des kindlichen Kopfes angelegt wird, muss das Schlauchsystem der Glocke mit dem des Vakuumgerätes fest verbunden und auf Dichtheit überprüft werden. Sind die Voraussetzungen erfüllt, spreizt der Geburtshelfer mit der linken Hand die Vulva und die Scheide auf, so dass er mit der rechten Hand die Glocke an den kindlichen Kopf heranbringen kann. **Tipp:** Die Glocke wird schräg in die Scheide einführt und unmittelbar vor dem Kopf in die exakte Position am Hinterhaupt gebracht.

▶▶

Anschließend wird sie am kindlichen Kopf, möglichst nahe der kleinen Fontanelle, am Hinterhaupt platziert. Der Geburtshelfer überprüft den exakten Sitz der Glocke. Erst wenn die Position der Glocke richtig gewählt und ein Einklemmen der Muttermundslippe bzw. der Vaginalschleimhaut sicher ausgeschlossen wurde, wird der Unterdruck langsam aufgebaut. Der maximale Unterdruck sollte -0,8 bar nicht überschreiten.

Probezug

Auch bei der Vakuumextraktion ist der Probezug eine Conditio sine qua non. Er dient nicht nur zur Überprüfung der Richtigkeit der Indikation sowie des exakten Sitzes der Glocke an der kindlichen Kalotte, sondern auch als Prognosefaktor für eine komplikationslose VE. Zieht die Glocke während der Traktion Luft oder reißt sie gar von der kindlichen Kalotte ab, kann ein fehlerhaftes Anbringen der Glocke, eine mangelhafte Dichtheit des Schlauchsystems oder ein falsch eingeschätzter Höhenstand des kindlichen Kopfes als Ursache angenommen werden. Tritt das Luftziehen bzw. Abreißen der Glocke nach wiederholter Positionierung der Glocke am kindlichen Kopf und Ausschluss einer Undichtheit des Schlauchsystems nochmals auf, sollte unbedingt von weiteren Traktionsversuchen Abstand genommen werden. In diesem Fall ist das „Umsteigen" auf den abdominal-operativen Weg einem schwierigen vaginal-operativem Manöver vorzuziehen. Anderenfalls kann auch das „Umsteigen" auf eine Forcepsentbindung sinnvoll sein, wenn sich der kindliche Kopf z. B. in Beckenmitte oder -ausgang befindet.

Extraktion des kindlichen Kopfes

Vor dem entgültigen Entschluss zur Vakuum-Entbindung sollte nochmals der exakte Sitz der Glocke am kindlichen Kopf überprüft werden. Folgte der kindliche Kopf dem Probezug ohne Mühe, wird die nächste Wehe abgewartet.

Tipp: Die Anwendung des Kristeller-Handgriffs zur Unterstützung der Traktion sollte unbedingt unterbleiben (**Cave:** iatrogene Schulterdystokie!).

Es folgen dann, wie bei der Forcepsentbindung, 2–3 wehensynchrone Traktionen. Zunächst ist die Traktionsrichtung nach hinten-unten gerichtet. Erst wenn das Hinterhaupt in der Vulva sichtbar wird und sich an der Symphyse anstemmt, verändert der Geburtshelfer die Traktionsrichtung entsprechend der Geburtsmechanik nach vorn-oben.

Tipp: In dieser Situation ist das Zusammenwirken der Handlungsabläufe zwischen Hebamme (Dammschutz) und Geburtshelfer (Kopfentwicklung) von großer Bedeutung. Es ist darauf zu achten, dass, je nach Höhenstand des kindlichen Kopfes, die Entwicklung langsam geschieht. Bei zu forcierter Traktion steigt die Wahrscheinlichkeit für ausgedehntere Weichteilverletzungen stark an.

Episiotomie

Im Prinzip gilt auch hier: In Abhängigkeit von den anatomischen Gegebenheiten kann i. d. R. auf eine Episiotomie verzichtet werden.

▶▶

►► Die Erfahrung zeigt, dass sie gerade bei der VE in den meisten Fällen entbehrlich ist. Ein wesentlicher Faktor für die Unversehrtheit der Weichteile und des Dammes ist die langsame, auf mehrere Traktionen verteilte Entwicklung des kindlichen Kopfes.

Aufhebung des Unterdrucks, Entfernung der Glocke

Wurde der kindliche Kopf entwickelt, hebt der Geburtshelfer den Unterdruck langsam auf. Dazu betätigt er vorsichtig das Fußpedal. Anschließend wird die Glocke von der Kalotte entfernt. Die Rumpfentwicklung erfolgt in typischer Weise mit der nächsten Wehe.

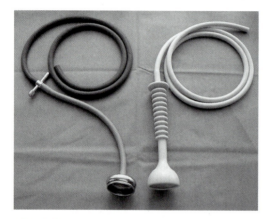

Abb. 11.**16**   Verschiedene Vakuumglocken.

■ **Probleme und deren Lösung**
- **falsche Höhenstandsdiagnostik** (Kopf steht zu hoch) → Abbruch des Vakuumextraktionsversuches, sofortige Indikation zur sekundären Sectio caesarea stellen
- **schwierige Pfeilnaht-** bzw. **Fontanellendiagnostik** → sonographische Überprüfung des Befundes, bei Einstellungsanomalie Abbruch der VE
- **schwierige Entwicklung** des kindlichen Kopfes bei **dorsoposterioren Lagen** (hintere Hinterhauptslage) oder **Vorderhauptslagen** zu erwarten
- **sekundäre Wehenschwäche** → Oxytocin-Infusion (Wehentropf)

- **Glocke „zieht Luft" oder reißt ab** → Wehenpause abwarten, Sitz der Glocke und Dichtheit des Schlauchsystems überprüfen dann, erneut VE-Versuch

■ **Häufige Fehler und Gefahren**
- Muttermund **nicht vollständig eröffnet** → schwerste Zervixrisse!
- **Einklemmen** der Muttermundslippe bzw. der Vaginalschleimhaut → schwere Weichteilverletzung
- **keine Geburtsdynamik** des kindlichen Kopfes in der Wehe (kein Tiefertreten) → ungünstige Prognose für erfolgreiche VE
- kindlicher Kopf folgt während des **Probezuges nicht mühelos** → Kopf steht zu hoch oder ist falsch eingestellt → sofortiger Abbruch des VE-Versuchs!
- **Entwicklung** des kindlichen Kopfes **in einer Wehe** → Gefahr ausgedehnter Weichteilverletzungen
- Keine hektischen Traktionsversuche!

■ **Alternativmethoden**
sekundäre Sectio caesarea (ggf. Umsteigen auf Forcepsentbindung)

■ **Postoperative Behandlung**
i. d. R. nicht notwendig

Sectio caesarea

Die Sectio caesarea ist der invasivste geburtshilfliche Eingriff. Ihr Stellenwert innerhalb der Geburtshilfe unterliegt in der letzten Zeit dem Wandel von einer Notfall-Operation zur routinemäßig angewendeten Entbindungsmethode. Die Ursachen für diese unheilvolle Entwicklung sind vielfältig. Eine ausführliche wissenschaftliche Auseinandersetzung mit dieser Problematik würde der Zielstellung des Buches nicht entsprechen und muss aus diesen Gründen an dieser Stelle unterbleiben.

Die Sectio caesarea diente und dient der Minimierung kindlicher oder/und mütterlicher Risiken bei bestehender Schwangerschafts- oder Geburtspathologie. Da die maternale Morbidität und Mortalität der Sectio caesarea auch heute noch mindestens um den Faktor 3–10 höher als bei der vaginalen Geburt ist, sollte die Indikationsstellung nach wie vor sehr streng nach rein medizinischen Gesichtspunkten erfolgen. Hinsichtlich der Risiken stehen neben anästhesiologischen insbesondere die thromboembolischen Komplikationen und die Spätmorbidität der Sectio caesarea im Hinblick auf spätere Schwangerschaften bzw. Geburten, z. B. erhöhte Rate an Placenta praevia oder Rupturgefahr im Z. n. Sectio, im Vordergrund.

Je nach Indikation kann die Sectio caesarea primär oder sekundär oder als Noteingriff erfolgen. Zudem existieren absolute und relative Indikationen. Auf jeden Fall sollte die Indikationsstellung individuell und risikoadaptiert erfolgen.

Primäre Sectio caesarea

Sectio caesarea vor Beginn effektiver Wehentätigkeit oder/und Zervixeröffnung und bei stehender Fruchtblase.

Absolute Indikationen zur primären Sectio caesarea:
- Placenta praevia totalis sive partialis
- intrauterine Wachstumsretardierung des Feten mit schwerer fetaler Kreislaufdepression, unabhängig vom Gestationsalter oder der Poleinstellung
- therapierefraktäres HELLP-Syndrom bzw. schwere Präeklampsie/Eklampsie und fetale Wachstumsretardierung
- Frühgeburt mit zusätzlichen Risikofaktoren, wie Infektion bei vorzeitigem Blasensprung und unreifem Zervixbefund – ebenfalls unabhängig vom Gestationsalter und von Poleinstellung
- HIV-Infektion der Mutter (< 37 kpl. SSW)
- monochoriale Geminigravidität, insbesondere bei ausgeprägtem feto-fetalen Transfusionssyndrom
- fetale Fehlbildungen (großer Hydrocephalus internus, Steißbeinteratom etc.)
- Uterusanomalien, die sich als Geburtshindernis darstellen (z. B. großes Zervixmyom)

- mütterliche Skelettdeformitäten (Wirbelsäule, Becken)

Relative Indikationen zur primären Sectio caesarea:
- dichoriale Geminigravidität mit diskordantem Wachstum (> 20 % geschätzte Gewichtsdifferenz)
- höhergradige Mehrlinge mit diskordantem Wachstum oder monochorialer Plazentation
- fetale Fehlbildungen, wie z. B. Gastroschisis, Omphalozele je nach Ausdehnung und Organbeteiligung
- maternale Erkrankungen (z. B. schwere kardiopulmonale oder maligne Erkrankungen) oder Z. n. Fehlbildungskorrektur-Operation im Genitalbereich
- „Caesarean section on demand", Sectio caesarea ohne medizinische Indikation (syn.: „Wunschsectio")

Für alle **anderen Indikationen**, wie Beckenendlage, Geminigravidität mit konkordantem Wachstum und unabhängig von der Poleinstellung des führenden Geminus, Verdacht auf fetale Makrosomie, Verdacht auf zephalo-pelvines Missverhältnis, Z. n. Sectio oder anderen Uterusoperationen, späte Primiparae, Z. n. IVF usw. existieren keine evidenzbasierten Daten, die eine Indikation zur primären Sectio caesarea rechtfertigen würden.

Sekundäre Sectio caesarea

Schnittentbindung nach Blasensprung und/oder Beginn effektiver Wehentätigkeit bzw. nach Zervixeröffnung.

Indikationen zur sekundären Sectio caesarea:
- protrahierter Geburtsverlauf bei Frühgeburten unabhängig von der Poleinstellung und vom Gestationsalter
- Amnioninfektionssyndrom bei protrahierten Geburtsverläufen
- protrahierter Geburtsverlauf oder Geburtsstillstand in der Eröffnungs- oder Austreibungsperiode infolge einer Einstellungsanomalie (z. B. Scheitelbeineinstellung, hinterer hoher Geradstand)
- ineffektive Wehentätigkeit, sekundäre Wehenschwäche, Erschöpfung der Kreißenden

Not- oder Eilsectio

Indikationen zur **Notsectio**:
- therapierefraktäre fetale Bradykardie (> 7 – 10 min) ohne Erholungstendenz
- vorzeitige Plazentalösung der richtig sitzenden Plazenta (starke vaginale Blutung unklarer Genese)
- (Verdacht auf) Uterusruptur
- Nabelschnur- oder Extremitätenvorfall
- nachgewiesene fetale Azidose (Skalpblut-pH < 7,05 – 7,10)

Zur **Klassifizierung der Dringlichkeit** der Sectio caesarea sollte unbedingt eine eindeutige und schriftliche Vereinbarung mit der Anästhesie- und Operationsabteilung getroffen werden. Missverständnisse in diesem wichtigen Schnittstellenbereich können häufig zu juristisch relevanten Auseinandersetzungen führen.

Im Rahmen des sog. „Risk managements" zur Minimierung von möglichen Haftpflichtschäden erarbeiteten wir mit den entsprechenden Abteilungen folgendes Stufenschema zur eindeutigen Handlungsanweisung aller beteiligten Personen bei Sectio caesarea:
- **Notsectio:** Beginn sofort und ohne Zeitaufschub, Verzicht auf jegliche Anamneseerhebung bzw. Patientenaufklärung
- **eilige Sectio caesarea:** Beginn innerhalb von 30 min, orientierende Anamneseerhebung und knappe Patientenaufklärung
- **sekundäre Sectio caesarea:** Beginn innerhalb von 60 min, Anamneseerhebung und Patientenaufklärung je nach klinischer Situation
- **primäre** (syn.: geplante oder elektive) **Sectio caesarea:** Aufnahme in die hausinterne OP-Planung nach üblicher präoperativer Vorbereitung

Ein häufiger juristisch relevanter Streitpunkt ist die sog. „EE-Zeit". Sie beinhaltet die Zeitspanne vom **E**ntschluss zur Sectio caesarea (Indikationsstellung) bis zur **E**ntwicklung des Kindes. Nach den Empfehlungen der Deutschen Gesellschaft für Gynäkologie und Geburtshilfe (DGGG) sollten in geburtshilflichen Einrichtungen die organisatorischen Maßnahmen so abgestimmt sein, dass eine Notsectio innerhalb von 20 min erfolgen kann. In verschiedenen Studien in deutschen Geburtshilfekliniken wurde jedoch herausgefunden, dass man diese Richtzeit nur selten einhält. Auch in einigen hochspezialisierten Einrichtungen (Universitätskliniken) wird diese Zeit nicht in jedem Fall erreicht. Daher hat sich in der aktuellen Rechtsprechung der Grundsatz etabliert, dass eine „EE-Zeit" von 20 min anstrebenswert ist, und in Abhängigkeit der Struktur der geburtshilflichen Einrichtung eine Zeitspanne von unter 30 min für eine gut eingespielte Organisation spricht.

In unserer Klinik haben wir Bedingungen geschaffen, die eine „EE-Zeit" im Durchschnitt von unter 10 min zulässt.

Die derzeitige Definition der „EE-Zeit" ist jedoch nicht der optimale Qualitätsparameter. Von größerer Bedeutung ist die sog. „**EEE-Zeit**". Sie umfasst den Zeitraum vom **E**rkennen der Pathologie über die **E**ntscheidung zur Sectio caesarea (Indikationsstellung) bis zur **E**ntwicklung des Kindes. Die Verkürzung der „EE-Zeit" ist unter optimalen organisatorischen Bedingungen kaum möglich, wenn der Entscheidungsträger in der Klinik präsent ist. Daher kommt der Zeitspanne zwischen dem Erkennen der Pathologie und dem Entschluss zur Sectio caesarea eine stärkere Aufmerksamkeit zu. Diese wird ausschließlich von der Qualifikation des Geburtshelfers bestimmt, der im Kreißsaal tätig ist und davon, ob er gleichfalls in der Lage ist, als Entscheidungsträger zu fungieren (Facharztstandard).

OP-Techniken, Schnittführung

Bis vor wenigen Jahren wurde die Sectio caesarea ausschließlich nach der sog. **„klassischen"** OP-Methode, Pfannenstiel-Aponeurosenquerschnitt (s. Abb. 11.**17**) und scharfe Präparation bzw. Trennung der einzelnen Schichten nach gynäkologisch-chirurgischer Technik, durchgeführt. Die einzelnen Gewebestrukturen wurden nach der Kindsentwicklung beim Verschluss des Abdomens anatomiegerecht und schichtweise durch Nähte adaptiert. Dazu gehörte u. a. auch die Einlage von Redon-Drainagen zur Ableitung des intraabdominalen Wundsekrets. Es schloss sich eine mehrtägige postoperative Immobilisation der Patientin mit parenteraler Ernährung an.

Diese Operationstechnik wird zunehmend zugunsten einer gewebeschonenderen Methode (**Technik nach Misgav-Ladach**, fälschlicherweise auch „sanfte Sectio" genannt) von der überwiegenden Mehrheit der geburtshilflichen Einrichtungen in Deutschland aufgegeben. Die Technik nach Misgav-Ladach bedient sich der Eröffnung des Abdomens nach Joel-Cohen (Abb. 11.**17**) und der überwiegend stumpfen, manuellen Präparation und Dehnung der Gewebeschichten sowie der Reduktion von Gewebenähten und Nahtmaterial. Auf intraabdominale Redon-Drainagen kann in der Regel verzichtet werden. Dadurch verkürzt sich die OP-Dauer erheblich und überschreitet selten 20 Minuten. Das Konzept beinhaltet weiterhin die postoperative Frühmobilisierung der Patientin mit einer unmittelbar postoperativ beginnenden Normalkosternährung.

In sehr seltenen Fällen ist eine mediane Unterbauchlaparotomie (s. Abb. 11.**17**) anlässlich der Sectio caesarea erforderlich, z. B. bei vorbestehender Längslaparotomie oder bei geplanten intraabdominalen Eingriffen, die in gleicher Sitzung über die Sectio caesarea hinausgehen.

Unter optimalen Bedingungen gehören zum Operationsteam neben dem Operateur noch zwei Assistenten. In vielen Kliniken besteht das OP-Team aus unterschiedlichen Gründen nur aus dem Operateur und dem 1. Assistenten. In unserer Klinik wird die Sectio caesarea immer mit drei Ärzten durchgeführt.

In den beiden folgenden Kapiteln werden die unterschiedlichen Techniken dargestellt.

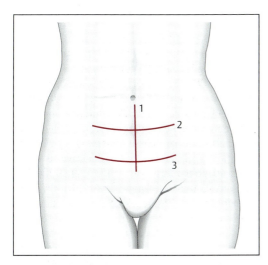

Abb. 11.**17** Sectio caesarea. Abdominale Schnittführungen:
1 medianer Unterbauchschnitt,
2 interiliakaler Aponeurosenquerschnitt,
  modif. nach Joel-Cohen,
3 Aponeurosenquerschnitt nach Pfannenstiel.

Sectio caesarea–klassische OP-Technik

■ OP-Prinzip

Schichtweise Eröffnung des Abdomens und des Uterus zur Entwicklung des Kindes, anatomiegerechter Verschluss der einzelnen Gewebeschichten.

■ Indikationen

– relative und absolute Indikationen
– Notsectio
– eilige Sectio caesarea
– sekundäre Sectio caesarea
– primäre (syn.: geplante oder elektive) Sectio caesarea nach üblicher präoperativer Vorbereitung

■ Kontraindikationen

Sectio caesarea am toten Fetus (relative Kontraindikation)

■ Patientenaufklärung

Für die Patientenaufklärung ist die Verwendung eines standardisierten Informationsbogens hilfreich. Aufbauend auf die Informationen kann die Patientin individuell und speziell, je nach anamnestischen Befunden und Risiken, aufgeklärt werden:

– thromboembolische Komplikationen (Lungenembolie, Fruchtwasserembolie, Becken-/Beinvenenthrombose)
– größerer Blutverlust mit konsekutiver Notwendigkeit der Substitution von Blut und Blutprodukten (Erythrozytenkonzentrate, FFP etc.) inkl. Infektionsgefährdung (CMV, HIV; Hepatitis etc.)
– Wundheilungsstörungen, Laparotomieheilung per secundam, postoperative Hautsensibilitätsstörungen im OP-Gebiet
– postpartale Atonie, Hysterektomie aus vitaler Indikation
– Risiken der Schnittentbindung im Hinblick auf folgende Schwangerschaften und Geburten (Rupturgefährdung im Z. n. Sectio caesarea)
– Mortalität ca. 1 ‰

■ OP-Planung

– exakte Anamneseerhebung und Risikoprofilerfassung
– strenge Indikationsstellung nach medizinisch „harten" Kriterien

- bimanuelle vaginale Untersuchung zur Beurteilung des Zervixstatus, Beckenaustastung
- Transabdominalsonographie, fetale Biometrie, Beurteilung von fetaler Lage, Fruchtwassermenge und Plazentasitz bei Kreißsaalaufnahme

- Einlage eines Blasenverweilkatheters (Dauerkatheter, 16 Ch) und knappe Rasur im Schamhaarbereich (nicht obligat)
- Die Durchführung der Schnittentbindung erfolgt heute überwiegend in Regionalanästhesie (Spinal- oder Periduralanästhesie). Es existieren darüber hinaus auch Indikationen für eine Allgemeinnarkose.

OP-Technik

Lagerung
Abdeckung
Zugang

Die Lagerung erfolgt in typischer Steinschnittlage. Hautdesinfektion und sterile Abdeckung der Patientin in üblicher Weise. Die sterile Abdeckung besteht aus einem speziell für die Sectio caesarea entwickelten flüssigkeitsabweisenden Einwegkunststofftuch, welches mittig eine Aussparung besitzt. Die inneren Ränder der Öffnung sind mit einem Haftfilm belegt. Dieser ermöglicht die Fixierung des Tuches auf dem Abdomen der Patientin. Alternativ können natürlich auch die bisher üblichen sterilen Textiltücher verwendet werden.

Schnittführung und Eröffnung des Abdomens

Der **rechtshändige** Operateur steht auf der **rechten**, der erste Assistent auf der linken Patientenseite, auf der sich auch die Instrumentarien befindet. Für den Fall, dass eine zweite Assistenz vorhanden ist, stellt sich diese Person zwischen die leicht auseinandergespreizten Beine der Schwangeren. **Linkshändig** betonte Operateure stehen auf der **linken** Seite. Folglich steht dann der erste Assistent auf der rechten Seite.
Die folgende Beschreibung geht von einem OP-Team mit Operateur und zwei Assistenzen aus.
Die Eröffnung des Abdomens erfolgt durch den Pfannenstiel-Aponeurosenquerschnitt. Der Operateur setzt mit der linken Hand durch Abschieben der Bauchdecke nach kranial die Bauchhaut unter Spannung, so dass das Skalpell mit der rechten Hand geführt wird. Die Hautinzision inklusive der Subkutis wird mit dem Skalpell bogenförmig, ca. 2 QF oder 3–4 cm kranial der Symphyse, begonnen. Sie sollte max. 10–12 cm breit sein. Das subkutane Fettgewebe wird in gesamter Breite und Tiefe mit dem Skalpell scharf bis zur Faszie getrennt. Darstellung des Situs mittels Roux-Haken durch den zweiten Assistenten. Sollte eine Blutstillung im subkutanen Gewebe erforderlich sein, wird diese durch Elektrokoagulation vorgenommen. Dabei hat der Operateur die Elektrokoagulationspinzette und einen Stieltupfer in den Händen, währenddessen der erste Assistent den Situs demonstriert und den Stromapplikator bedient.

Durchtrennung der Faszie

Anschließend wird die Faszie mit dem Skalpell jeweils paramedian auf eine Länge von ca. 2 cm scharf eröffnet. Mittels chirurgischer Pinzetten werden die kranialen und kaudalen Faszienränder, jeweils durch den Operateur und den ersten Assistenten, angeho- ▶▶

ben und die Faszie von der Muskelschicht distanziert. Der Operateur unterminiert die Faszie nach lateral mit der halb geöffneten Präparierschere, indem er die Schere nach lateral bis zum Wundwinkel voranschiebt. Zuerst wird so die linke Faszienhälfte eröffnet, dann die rechte. Sind beide Seiten eröffnet, spannt der 1. Assistent die Mm. recti mit einem Stieltupfer durch Druck nach kaudal an. Die kranialen Faszienränder links und rechts wurden zuvor mit 2 Kocher-Klemmen gefasst und nach kranial gezogen. Die Aponeurose wird mit kräftigen Scherenschlägen nach kranial von den Mm. recti getrennt. Dabei ist auf die Schonung der Vasa perforantes zu achten. Gegebenenfalls sind diese vor dem Durchtrennen zu koagulieren. Anschließend gleiches Vorgehen nach kaudal. Gegebenenfalls kann die Präparation der Muskeln von der Faszie auch manuell erfolgen.

Tipp: Durch eine ausreichend **breite Präparation der Faszie** nach lateral wird der entscheidende Platzbedarf für die Kindsentwicklung geschaffen, nicht durch die Länge des Hautschnittes!

Durchtrennung der Bauchmuskeln Präparation und Inzision des Peritoneums

Nun werden die Mm. recti in der Medianlinie, von kranial beginnend, nach kaudal scharf voneinander getrennt. Dabei sollte darauf geachtet werden, dass der M. pyramidalis nicht versehentlich vom Ansatz abgerissen wird.

Das nun sichtbare Peritoneum parietale wird soweit wie möglich kranial mit zwei anatomischen Pinzetten durch den Operateur und den ersten Assistenten angehoben. Der Operateur inzidiert mit dem Skalpell das Peritoneum zwischen den beiden Pinzetten. Anschließend gehen der Operateur und der erste Assistent jeweils mit dem Zeigefinger in die Öffnung des Peritoneums ein und spannen es durch Elevation an. Mit der Schere spaltet der Operateur das Peritoneum bis zur Blasenumschlagsfalte unter Sicht. Der zweite Assistent entfernt jetzt die Roux-Haken. Der Operateur legt die Fritsch-Haken zum Offenhalten des Situs ein und übergibt sie dem zweiten Assistenten.

Blasenpräparation

Mit der linken Hand hebt der Operateur das Blasenperitoneum an der Umschlagfalte mittels anatomischer Pinzette an. Die Präparierschere befindet sich in der rechten Hand, mit dieser wird die Harnblase von der Uterusvorderwand nach lateral und kaudal abpräpariert.

Cave: Vorsicht bei starker Varikosis! Erhöhte Blutungsgefahr im Blasenbett!

Der erste Assistent unterstützt die Präparation durch stumpfes Abschieben der Blase nach kaudal mit einem Stieltupfer.

Uterotomie

Anschließend eröffnet der Operateur mit dem Skalpell den Uterus quer im zerviko-isthmischen Übergangsbereich in der Medianlinie auf eine Länge von ca. 2 – 3 cm.

Cave: Größte Vorsicht bei **sekundärer Schnittentbindung:** Die scharfe Eröffnung des Uterus sollte hier ganz vorsichtig vorgenommen werden! Bei länger bestehender maximaler Dilatation des Muttermundes kann der Uterusmuskel papierdünn ausgezogen sein. Bei forciertem Schneiden existiert hier leicht die Gefahr der kindlichen Schnittverletzung im Kopf- bzw. Gesichtsbereich! Bei zu tief nach kaudal angesetzter Uterotomie kann versehentlich die Zervix eröffnet werden.

Achtung bei Frühgeburten: Anlässlich einer primären Sectio caesarea vor der 34. SSW kann der Uterusmuskel eine Dicke von 1,5 – 2 cm aufweisen! Unmittelbar nach der Uteruseröffnung kontrahiert sich das Myometrium stark und verkleinert die Uterotomie. Die Entwicklung des vulnerablen Frühgeborenen kann sich dadurch sehr schwierig gestalten. Um eine T-förmige Inzision des Uterus nach kranial zu vermeiden, sollte in diesen Fällen prophylaktisch ein Bolus von 200 – 400 µg Nitroglyzerin (z. B. 1 Amp. Nitrolingual per infusionem = 5 ml = 5 mg, Verdünnung 1:9 mit Aqua dest., 1 ml Lösung = 100 µg Nitroglyzerin) unmittelbar vor der Uterotomie intravenös verabreicht werden.

Der Operateur geht mit den Zeigefingern beider Hände in die Uterusöffnung ein und erweitert die Uterotomie mittels kräftigem Zug nach lateral. Scharfe Eröffnung der Fruchtblase mittels Stichinzision oder stumpf mit der Pinzette, wenn noch ausreichend Fruchtwasser vorhanden ist. Bei am kindlichen Kopf anliegender Amnionmembran kann auch auf eine Eröffnung verzichtet werden.

Tipp: Bei Frühgeburten sollte der Operateur versuchen, das Neugeborene mit intakter Fruchtblase schonend zu entwickeln. Dabei distanziert rechte Hand die Amnionmembran mit ausschälenden Bewegungen von der Uteruswand.

Kindsentwicklung

Der zweite Assistent sorgt durch kräftiges Ziehen an den Fritsch-Haken für den notwendigen Platz bei der Kindsentwicklung. Der Operateur wendet zunächst den sog. Kegelkugelhandgriff zur Mobilisation des kindlichen Köpfchens an. Dabei geht er mit der rechten Hand in die Uterotomie ein, umfasst den Kopf und schiebt ihn mit der rechten Hand aus dem kleinen Becken nach kranial. Danach wird der kindliche Kopf aus dem Uterus herausluxiert. Die Entwicklung des kindlichen Kopfes wird durch kräftigen Druck auf den Fundus uteri durch den ersten Assistenten unterstützt. Der Operateur fasst den Kopf flach mit beiden Händen und entwickelt die Schultern und den restlichen kindlichen Körper durch Zug am Kopf.

Tipp: Sollte die kindliche Entwicklung aufgrund einer starken Kontraktion des Myometriums erschwert sein, kann auch hier ein Bolus von 200 – 400 µg Nitroglyzerin nützlich sein (s. o.).

Ausstreichen der Nabelschnur zum Neugeborenen hin durch den ersten Assistenten. Nach Setzen von zwei kurzen Kocher-Klem-

▶▶

men wird die Nabelschnur vom Operateur durchtrennt und das Neugeborene dem anwesenden Neonatologen bzw. der Hebamme zur Primärversorgung übergeben.

Cave: Ein Absaugen des kindlichen Mund- und Rachenraumes sollte unbedingt bei mekoniumhaltigem Fruchtwasser (Mekoniumaspirationssyndrom!) vor dem Abnabeln bzw. vor der Übergabe an den Neonatologen bzw. die Hebamme erfolgen!

Plazentaphase

Anreiben einer Wehe am Fundus uteri und Entwicklung des Plazenta mittels Credé-Handgriffs oder „Cord traction". Manuelle Uterusaustastung mit der rechten Hand. Gleichzeitig Beginn mit der Kontraktionsmittelinfusion (500 ml Ringerlösung + 30 IE Oxytocin (Syntocinon) + 2 Amp. Methylergometrin (Methergin). Die Tropfgeschwindigkeit sollte so gewählt werden, dass die Infusionslösung innerhalb von 6 – 8 Stunden infundiert wird. Nur in Einzelfällen ist die Applikation von 1 Amp. Oxytocin/Methylergometrin (Syntometrin) i.v. zur Förderung der Uteruskontraktilität (z. B. bei Atonie) notwendig.

Tipp: Bei therapierefraktärer Atonie muss unbedingt Prostaglandin $F_{2\alpha}$ (1 Amp. Sulproston/Nalador = 5 mg, Verdünnung 1:19 mit Aqua dest., 1 ml Lösung = 250 µg Sulproston) direkt intrakavitär oder intramural injiziert werden. Dieses führt zur sofortigen Kontraktion des Uterus. Anderenfalls kann eine Infusionslösung mit 5 mg Sulproston auf 1000 ml Elektrolytlösung (1 ml Lösung = 5 µg Sulproston) in ca. 120 min infundiert werden. Sollte auch diese Therapie versagen und die Atonie weiterbestehen, muss die Hysterektomie aus vitaler Indikation in Betracht gezogen werden.

Verschluss der Uterotomie

Fassen der Uterotomieränder im Wundwinkel mit je zwei atraumatischen Organfasszangen und Darstellung des Situs. Der erste Assistent übernimmt die Organfasszangen. Der Operateur setzt die Ecknähte links und rechts mit atraumatischen, resorbierbaren Fäden (z. B. Vicryl 1), die Enden der Fäden werden mit Kocher-Klemmen armiert. Der zweite Assistent übernimmt zusätzlich zu den Fritsch-Haken die armierten Fadenenden. Durch mäßigen Zug an den Kocher-Klemmen stellt sich die Uterotomie gut dar. Es erfolgt ein zweireihiger Verschluss der Uterotomie, wobei die erste Naht fortlaufend überwendlich geführt (Vicryl 1 CTX) und durch eine zweite Reihe Einzelknopfnähte (Vicryl 1) versenkt wird. Kürzung und Entfernung aller Fäden.

Verschluss des Abdomens in Schichten

Vereinigung der kaudalen Peritoneallefze mit dem kranialen Blasenperitoneum mit resorbierbarem Faden (z. B. Vicryl 1 CTX), so dass die Uterotomie gedeckt wird. Blutstillung mit bipolarer Koagulationstechnik oder Z-förmigen Umstechungen (Vicryl 1). Nun folgt die eingehende Inspektion der Bauchhöhle, der parakolischen Rinnen und des Douglas mit Entfernung von Blut- und Fruchtwasserresten. Der zweite Assistent hebt dazu mit den Fritsch-Haken die jeweilige Bauchdeckenhälfte kräftig an. Anschließend werden die Fritsch-Haken entfernt, der zweite Assistent erhält nun die Roux-Haken. Diese werden am Laparotomierand eingelegt und dienen zur Darstellung der jeweiligen OP-Situation.

Drainage

Es folgt die Einlage einer intraabdominalen Redon-Drainage. Sie geschieht mit Hilfe eines auf dem Redon-Schlauch aufgesetzten Spießes, der lateral eines Wundwinkels von innen nach außen durch alle Gewebeschichten geführt wird. Der Schlauch kann an der Haut mit einem nichtresorbierbaren Faden der Stärke 2/0 (z. B. Prolene 2/0) oder mit Pflaster fixiert werden. Die Wundränder des Peritoneum parietale werden mit fünf Mikulicz-Klemmen so gefasst, dass je zwei Klemmen am seitlichen kranialen und kaudalen sowie die fünfte direkt im kaudalen Wundwinkel zu liegen kommen. Der erste Assistent übernimmt die Mikulicz-Klemmen und stellt die Wundränder durch mäßigem Zug an den Klemmen dar. Es folgt ein fortlaufender U-förmiger Verschluss mit resorbierbarem Faden der Stärke 1 (z. B. Vicryl 1 CT) von kranial nach kaudal, wobei die Naht dicht am Wundrand gelegt und nicht zu fest gezogen wird. Der Ablauf der Einlage einer subfaszialen Redon-Drainage gleicht in der Art und Weise der intraabdominalen Redon-Drainage, wobei der subfasziale Redon-Schlauch an der gegenüberliegenden Seite des Laparotomiewinkels ausgeleitet wird. Der zweite Assistent setzt die Roux-Haken an den Wundwinkeln so ein, dass der Operateur ohne Mühe die Faszienecknähte mit einem resorbierbaren Faden der Stärke 1 (z. B. Vicryl 1 CT-1) legen kann. Die Fadenenden werden wiederum mit kleinen Kocher-Klemmen armiert. Die Roux-Haken können abgegeben werden, der zweite Assistent übernimmt die Kocher-Klemmen und hält sie unter leichtem Zug. Dadurch stellen sich die Faszienränder dar. Sie werden fortlaufendem Faden (z. B. Vicryl 1 CT-1) adaptiert. Nach der elektrochirurgischen Blutstillung im subkutanen Fettgewebe erfolgt mittels adaptierender Einzelknopfnähte die Vereinigung des subkutanen Gewebes (Vicryl 2/0).

Verschluss der Laparotomie, Urinkontrolle

Abschließend Verschluss der Laparotomie mittels Klammer-Technik, Einzelknopfnähten oder intrakutan mit resorbierbarem Faden der Stärke 3/0 (z. B. Monocryl FS-1).
Verband und Kontrolle des Katheterurins: Beurteilung von Menge und Farbe.

Probleme und deren Lösung sowie häufige Fehler und Gefahren: siehe Kapitel „Sectio-Technik" nach Misgav-Ladach

■ **Alternativmethoden**
keine

■ **Postoperative Behandlung**
– 2 bis 3-tägige Immobilisierung der Wöchnerin
– für die Dauer der postoperativen Immobilisierung parenterale Ernährung (ca. 2500–3000 ml/d) mit entsprechendem kalorischen Brennwert
– Thromboembolieprophylaxe in Abhängigkeit der Dauer der Immobilität und Konstitution der Wöchnerin: 2 × 5000 IE oder 2 × 7500 IE

Heparin täglich s. c. oder niedermolekulares Heparin entsprechender Dosierung inkl. AE-Strümpfe
- abführende Maßnahmen und Medikation ab 3. postop. Tag: 1000 ml Ringerlösung + 4 Amp. Dexpanthenol + 4 Amp. Metoclopramid (Paspertin) + 4 Amp. Pyridostigminbromid (Kalymin mite)
- Kostaufbau nach Stuhlgang
- Entfernung der Hautklammern bzw. des nichtresorbierbaren Fadens am 7. postoperativen Tag
- Abschlussuntersuchung: 7. bis 10. postoperativer Tag, inkl. Abdominalsonographie zur Beurteilung des Cavum uteri und zur Visualisierung evtl. Hämatome bzw. Serome

Sectio-Technik nach Misgav-Ladach

Die von Michael Stark inaugurierte Operationstechnik orientiert sich an der Eröffnung des Abdomens nach Joel-Cohen (Abb. 11.**17**). Der Name der Sectio-Technik wurde vom Jerusalemer Hospital „Misgav-Ladach" abgeleitet, in dem Stark arbeitete. Die Methode erfuhr bisher weltweit verschiedene Modifikationen. Im folgenden wird die Methode beschrieben, wie wir sie in der Nürnberger Frauenklinik II (Schwerpunkt Geburtshilfe) praktizieren. Wir wählen für die Eröffnung des Abdomens z. B. nicht den Zugang nach Joel-Cohen, sondern nach wie vor die Schnittführung nach Pfannenstiel. Dadurch wird u. U. die stumpfe Präparation der einzelnen Schichten und die Entwicklung des Kindes etwas erschwert. Dafür jedoch verbleibt die Hautinzision aus optisch-kosmetischen Gründen im Bereich der Schamhaargrenze.

Die OP-Methode eignet sich außerdem hervorragend für Notfalleingriffe, da das Intervall „Hautschnitt–Entwicklung des Kindes" in der Regel 2 min nicht überschreitet.

Der postoperative Heilungsverlauf gestaltet sich für die Wöchnerinnen überwiegend schmerzärmer und schneller als nach „klassischer" Sectio-Technik. Ob auch die postoperative Komplikationsrate geringer ausfällt, ist noch nicht ausreichend untersucht worden.

Die Entlassung der Wöchnerin ist in Abhängigkeit von ihrem klinischen Zustand schon ab 3. postpartalen bzw. postoperativen Tag möglich.

■ OP-Prinzip

Die Eröffnung des Abdomens erfolgt überwiegend durch stumpfe, digitale Präparation und Dehnung der einzelnen Gewebeschichten. Der Einsatz von Nahtmaterial und Gewebenähten ist reduziert. Daraus resultiert eine geringere Gewebetraumatisierung, ein verminderter Blutverlust und eine deutliche Reduzierung der OP-Zeitdauer (im Schnitt 15 – 20 min).

Indikationen, Kontraindikationen, Patientenaufklärung und OP-Planung: siehe oben „Klassische Sectio".

OP-Technik	
Lagerung **Abdeckung** **Zugang**	Die Patientin wird in Steinschnittlage gelagert. Desinfektion des OP-Gebietes und Abdecken der Patientin mit dem speziell für die Sectio caesarea entwickelten Einwegkunststofftuch oder mit sterilen Textiltüchern in üblicher Weise. Wie bei der „klassischen" Sectio steht auch hier der Operateur auf der rechten Seite.
Hautinzision **Eröffnung des Abdomens**	Die Hautinzision nach Pfannenstiel setzt der Operateur mit den Skalpell, welches sich in seiner rechten Hand befindet, ca. 2 QF oder 4 cm kranial der Symphyse. Mit der linken Hand hält er die Bauchdeckenhaut unter Spannung, indem er sie nach kranial schiebt. Anschließend trennt er das subkutane Fettgewebes scharf ausschließlich in der Medianlinie bis zur Faszie. Sie wird ebenfalls mittig durchtrennt. Jetzt tritt der erste Assistent in Aktion. Operateur und Assistent gehen mit dem Zeigefinger der rechten Hand in der Medianlinie ein, heben die gespaltene Faszie an und eröffnen ▶▶

▶▶

das Abdomen durch „Aufziehen" bzw. „Aufdehnen" nach lateral. Mit den Zeigefingern der rechten und linken Hand sucht der Operateur nun die Muskelbäuche der Mm. recti auf und trennt sie manuell in der Medianlinie durch kräftigen Zug in Längsrichtung. Das Peritoneum parietale kann mit etwas Geschick ebenfalls stumpf eröffnet werden. Anderenfalls hebt jeweils der Operateur und der erste Assistent mit anatomischen Pinzetten das Peritoneum so weit als möglich kranial an. Der Operateur inzidiert es mit dem Skalpell zwischen den Pinzetten und erweitert die Peritonealöffnung gemeinsam mit dem ersten Assistenten durch digitales Auseinanderziehen nach lateral. Anschließend werden durch den Operateur die Fritsch-Haken eingelegt und dem zweiten Assistenten übergeben.

Uterotomie

Der Operateur inzidiert den Uterus mit dem Skalpell in der Medianlinie ca. 1 cm kranial der Blasenumschlagsfalte.

Cave: Keine Präparation der Blase und Abschieben nach kaudal!

Digitale Erweiterung der Uterotomie nach lateral durch Einsetzen der beiden Zeigefinger des Operateurs und „Aufziehen" der Uterotomie.

Entwicklung des Kindes (s. a. klassische Sectio)

Nach der Amniotomie, die entweder stumpf oder scharf erfolgt, wird das Kind mit Hilfe des sog. „Kugelkegelhandgriffs" entwickelt. Bei schwieriger Kindsentwicklung aufgrund einer starken Uteruskontraktion ist für die schnelle Uterusrelaxation die Gabe eines intravenösen Bolus von 200–400 µg Nitroglyzerinlösung (1 ml Nitrolingual pro infus. + 9 ml NaCl-Lösung → 1 ml = 100 µg Nitrolösung) zum Zeitpunkt der Uterotomie hilfreich. Nach dem Abnabeln des Neugeborenen wird es an den Neonatologen oder die Hebamme zur Erstversorgung übergeben. Beginn mit der Kontraktionsmittelinfusion (500 ml Ringerlösung + 30 IE Oxytocin + 2 Amp. Methylergometrin, ca. 60–100 ml/h über etwa 6 Stunden).

Plazentaphase

Abwarten der spontanen Plazentalösung, evtl. unterstützt durch manuelles Anreiben einer Wehe im Fundus uteri. Nach vollständiger Entwicklung der Secundinae erfolgt das manuelle Nachtasten des Cavum uteri mit der rechten Hand des Operateurs. Intraabdominales Blut und Amnionflüssigkeit sollte **ausschließlich** durch Absaugung entfernt werden.

Beachte: Die Verwendung von trockenen Tupfern oder Tüchern sollte unterbleiben! Die Berührung der empfindlichen Darmserosa oder des Perimetriums durch trockene Tupfer kann zu oberflächlichen Verletzungen an diesen Stellen führen und dort zu vermehrter Bridenbildung beitragen.

Verschluss der Uterotomie

Darstellung der Uterotomie-Wundränder mit zwei mittig gesetzten atraumatischen Organfasszangen, die dem ersten Assistenten übergeben werden. Durch leichten Zug an der Organfasszangen gelingt eine gute Darstellung der Wundwinkel. Der Operateur ▶▶

setzt jeweils eine Ecknaht mit atraumatischem, resorbierbarem Faden der Stärke 1 (z. B. Vicryl 1). Die Enden der Fäden werden mit Kocher-Klemmen armiert und dem zweiten Assistenten übergeben. Dieser hält die Fäden unter Spannung, so dass sich die Uterotomie mühelos darstellt.

Cave: Ein Hervorluxieren des Uterus vor die Bauchdecken sollte nur in Ausnahmefällen vorgenommen werden, wenn z. B. die Uterotomie unübersichtlich weitergerissen ist. Durch die Abknickung des Uterus wird der venöse Abfluss behindert. Die Folge ist ein sich vergrößerndes Corpus uteri und eine verstärkte Stauungsblutung.

Der Operateur beginnt vom rechten Wundwinkel aus, also von sich weg, mit dem einreihig-überwendlichen Verschluss der Uterotomie.

Tipp: Durch das „Von-sich-wegnähen" entstehen die Schlaufen für die überwendliche Naht von selbst.

Dafür verwenden wir einen resorbierbaren Faden der Stärke 1 (z. B. Vicryl 1 CTX), die kräftig transmural gelegt wird. Anschließend kontrolliert man den intraabdominalen Raum auf Bluttrockenheit. Kleinere Sickerblutungen werden durch elektrochirurgische Blutstillung mit bipolarer Koagulationspinzette oder mit Z-förmigen Umstechungen der Blutungsquellen mit atraumatischem, resorbierbarem Faden der Stärke 1 (z. B. Vicryl 1) zum Stehen gebracht. Abschneiden und Entfernung der Fäden. Die Adaptation des Peritoneum parietale durch Nähte entfällt. Nicht entfernte Blut- und Flüssigkeitsreste verbleiben intraabdominal und werden vom Körper problemlos resorbiert. Entfernung der Fritsch-Haken, dafür übernimmt der zweite Assistent die Roux-Haken. Darstellung der Muskelbäuche und der Faszienecken bzw. -ränder mit Hilfe der Roux-Haken. Elektrochirurgische Beseitigung kleinerer Blutungen auf den Muskelbäuchen mit der bipolaren Koagulationspinzette. Auf die Einlage einer intraabdominalen oder subfaszialen Redon-Drainage wird verzichtet.

Verschluss der Bauchdecken

Darstellung der Faszienränder mittels Roux-Haken durch den zweiten Assistenten. Der Operateur setzt zwei Faszien-Ecknähte mit atraumatischer, resorbierbarer Naht der Stärke 1 (z. B. Vicryl 1) und armiert die Fäden mit Kocher-Klemmen. Der zweite Assistent gibt die Roux-Haken ab und übernimmt die Kocher-Klemmen, die er unter Spannung hält. Es folgt der fortlaufende Verschluss der Faszie mit einem resorbierbaren Faden der Stärke 1 (z. B. Vicryl 1 CT 1). Eventuelle Blutungen im subkutanen Fettgewebe werden ebenfalls elektrochirurgisch behandelt. Nach dem Kürzen der Fäden werden diese entfernt.

**Verschluss der Kutis
Urinkontrolle**

Die Kutis wird mit einem monofilen, resorbierbaren Faden der Stärke 3/0 (z. B. Monocryl FS-1) intrakutan oder mit dem Metall-Klammerapparat verschlossen.
Verband und Kontrolle des Urins: Menge und Farbe.

■ **Probleme und deren Lösung**
- **unübersichtlicher Situs** und starke Verwachsungen im Z. n. Laparotomie
  - scharfe Präparation nach „klassischer OP-Technik" (**Cave**: Blasenverletzung bei Eröffnung des Peritoneums)
- schwierige Kindsentwicklung bei **tief ins kleine Becken eingetretenem kindlichen Kopf**
  - Hochschieben des vorangehenden Teils bis über Beckeneingang von vaginal durch eine Hilfsperson (Hebamme)
- schwierige Kindsentwicklung aufgrund eines **stark kontrahierten Uterus** (besonders bei Frühgeburten)
  - i. v.-Bolus von 200–400 µg Nitroglycerin (Nitrolingual per infusionem 1:4 mit Aqua dest.) zur schnellen und suffizienten Uterusrelaxation
- **Querlage**
  - Wendung auf den Steiß bzw. auf die Füße und ganze Extraktion des Fetus
- **Weiterreißen der Uterotomie** nach lateral oder/und distal
  - Hervorluxieren des Uterus vor die Bauchdecken und Naht unter optimierten Sichtbedingungen
- **gedeckte Uterusruptur** bei Z. n. Sectio caesarea
  - anatomiegerechte Adaptation der Uteruswundränder, Versuch der Erhaltung des Uterus
- **Uterusruptur**
  - Kontrolle der Unversehrtheit der Blase (retrograde Blasenauffüllung: Instillation von ca. 300 ml Indigocarmin-Farbstofflösung)
- **nicht sicher darstellbares**, sehr dünn ausgezogenes vorderes, kaudales **Uterinsegment** (verschwindet häufig hinter der Blase)
  - schrittweises Fassen des Wundrandes und Verfolgung seines Verlaufes mit atraumatischen Organfasszangen vom Wundwinkel ausgehend, nach Abschluss der OP unbedingt Spiegeleinstellung vornehmen und die Zervix einstellen
- **therapierefraktäre Atonie** → (suprazervikale) Hysterektomie (s. o.)

■ **Häufige Fehler und Gefahren**
- **Hautinzision zu tief** (kaudal) → erschwerte Eröffnung des Abdomens und Kindsentwicklung

- Verletzung der Harnblase bei **zu tiefer Eröffnung des parietalen Peritoneums**, besonders im Z. n. Laparotomie
- Verletzung der Harnblase aufgrund von **starken Verwachsungen** oder nach **ineffektiver Abpräparation** der Harnblase bei Z. n. Laparotomie
- Abtrennung der vollständig eröffneten Zervix vom vorderen Corpus uteri bei **zu tief angesetzter Uterotomieinzision**
- **Schnittverletzung der Haut** des Kindes bei forcierter Inzision des Uterus, vor allem bei Blasensprung und wenigem Fruchtwasser

■ **Alternativmethoden**
keine

■ **Postoperative Behandlung**
- bei Sectio caesarea in Regionalanalgesieverfahren (Peri- bzw. Epidural- oder Spinalanalgesie): Flüssigkeits- u. Nahrungsaufnahme ab zwei Stunden postoperativ möglich, orale Flüssigkeitsaufnahme mindestens 2.000 ml/d, ansonsten parenterale Substitution der Flüssigkeitsdifferenz inkl. des kalorischen Bedarfs
- nach Allgemeinnarkose: Flüssigkeits- u. Nahrungsaufnahme ab sechs Stunden postoperativ (s. o.)
- Entfernung des Blasenverweilkatheters spätestens 24 h post operationem
- Frühmobilisierung, spätestens am 1. postoperativen Tag
- Thromboembolieprophylaxe in Abhängigkeit von der Mobilität und Konstitution der Wöchnerin: 2 × 5000 IE bzw. 2 × 7500 IE Heparin s. c. per die für die Dauer des stationären Aufenthaltes inkl. AE-Strümpfe, ggf. auch niedermolekulares Heparin verwenden
- Abschlussuntersuchung ist zu jedem postoperativen Tag in Abhängigkeit des klinischen Zustandes der Wöchnerin möglich, inkl. Abdominalsonographie zur Beurteilung des Cavum uteri und Visualisierung von evtl. Hämatomen oder Seromen
- Hautklammerentfernung am 7. postoperativen Tag (auch ambulant bzw. poststationär)

Laparoskopie

OP-Ablauf vor und nach dem speziellen Eingriff

■ OP-Prinzip

Minimal-invasive Methode zur Darstellung des intraabdominellen Situs und Durchführung von Eingriffen. Zur besseren Übersicht wird das Abdomen mit CO_2-Gas aufgebläht oder die Bauchdecke mit einem Spezialinstrument (z. B. Laparolift) gaslos angehoben.

■ Indikation

Die Indikation ergibt sich aus der Notwendigkeit des speziellen Eingriffes (s. dort).

■ Kontraindikation

- allgemeine Kontraindikationen für einen operativen Eingriff
- schwere Herz-Kreislauf-Insuffizienz
- generalisierte Peritonitis
- Schwangerschaft mit einem Fundusstand, der einen subumbilikalen Zugang unmöglich macht
- weitere relative Kontraindikationen wie Adipositas oder extreme Adhäsionen abhängig von der Erfahrung des Operateurs

■ Patientenaufklärung

- Verletzung von Hohlorganen und Gefäßen (ggf. mit der Notwendigkeit zur Laparotomie, einer Bluttransfusion und dem Risiko einer Peritonitis)
- Gewebeschädigungen intraabdominal oder außerhalb des Abdomens durch HF-Strom, Laserlicht oder Endothermie
- allgemeine operative Risiken wie
  - Lagerungsschäden
  - Harnwegsinfekte
  - Thrombose und Embolie
  - Infektionen und Wundheilungsstörungen (insbesondere nässende Nabelwunden)
- postoperative vaginale Blutung durch den Einsatz eines Uterusmanipulators
- postoperative Schmerzen im Schulterbereich durch Reizung der Zwerchfellkuppel

■ OP-Planung

- Abklärung bestehender Beschwerden durch bildgebende Verfahren (z. B. Vaginalsonographie) und Laboruntersuchungen (CRP, Leukozyten, Tumormarker)
- Patientenvorbereitung
  - Allgemeines s. Kapitel 1
  - Spezielles s. entsprechende Kapitel
  - Rasur nur oberhalb der Symphysenregion
  - bei Kombination mit einem vaginalen Eingriff komplette Rasur im Genitalbereich
  - gründliche Nabelpflege mit Entfernung von Zelldetritus und Nabelsteinen (z. B. mit einem desinfizierendem Wattestäbchen)
  - Entleerung des Endarms am Vorabend mit einem kleinen Klistier; orthograde Darmspülung (5 l isotonische Lösung oral) bei V. a. Endometriose mit Darmbefall

■ Lagerung und Abdeckung

Bei der Standardlaparoskopie wird die Patientin in Steinschnittlage gelagert. Verhüllung der Beine mit Beinsäcken. Die seitlichen Tücher werden lateral der Spina iliaca anterior superior fixiert. Bei einer allgemeinen Laparoskopie wird kaudal ein großes Tuch auf Höhe der Symphyse und kranial oberhalb des Rippenbogens (eventuellen Zugang in der Medioklavikularlinie unterhalb des linken Rippenbogens ins sterile Feld einplanen!) angelegt. Bei einer LAVH oder einer endoskopischen Kolposuspension nach Burch wird ähnlich der Abdeckung für eine vaginale Operation ein großes Tuch quer, knapp unterhalb des vaginalen Introitus fixiert und ein kleines Tuch quer über die Symphyse gelegt (s. Abb. 12.**1**).

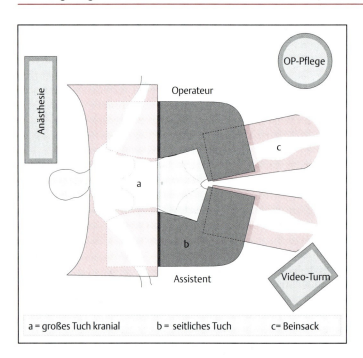

Abb. 12.**1** Laparoskopie (z. B. LAVH oder Endoburch): Abdeckung, Personal.

OP-Pflege

Operateur

Anästhesie

c

a

b

Assistent

Video-Turm

a = großes Tuch kranial   b = seitliches Tuch   c= Beinsack

OP-Technik

Die im Folgenden beschriebenen Vorgänge beziehen sich auf den OP-Ablauf vor und nach dem speziellen Eingriff.

Allgemeines

Nach der Lagerung der Patientin erfolgt die intravaginale Desinfektion sowie das Einlegen eines Verweilkatheters in die Blase. Nur bei Eingriffen mit einer Dauer unter ½ h ist die Entleerung der Blase mit einem Einmalkatheter anstelle des Verweilkatheters zu diskutieren.

Zur besseren Darstellung der Verhältnisse hinter dem Uterus bzw. zum Anspannen anatomischer Strukturen neben dem Uterus kann ein Hegar-Stift (6) ins Uteruskavum eingelegt und mit einer an der Portio befestigten Kugelzange per Heftpflaster verbunden werden. Alternativ können andere Uterusmanipulatoren zum Einsatz kommen. Ist die Patientin bereits hysterektomiert, wird zur besseren intraoperativen Lagekontrolle der Scheide intravaginal ein Stieltupfer eingelegt. Kurze Sichtkontrolle oder Rücksprache mit der Anästhesie, ob eine Magensonde zur Entblähung des Magens gelegt wurde.

Standardzugang
Intraperitonealer Zugang

Anlegen eines kleinen ca. 1,5 cm messenden **Längsschnittes** in der unteren Nabelgrube. Der Schnitt erfolgt mit einem 11er Stichskalpell (s. Abb. 12.**2**) lediglich im Hautniveau um bei schlanken Patientinnen eine Verletzung intraabdomineller Organe zu vermeiden.

Anheben der Bauchdecke unterhalb des Nabels und Einstechen der **Veress-Nadel** in einem 45°-Winkel nach kaudal. Die Nadel wird hierbei an ihrem griffigen Ende gefasst (s. Abb. 12.**3**). Idealer-

▶▶

weise gibt ein zweimaliges Klicken das Durchdringen von Muskelfaszie und Peritoneum an.

Injektions-Aspirations-Test

Bei sehr adipösen Patientinnen muss ggf. eine längere Nadel und ein steilerer Einstichwinkel gewählt werden. Zur Lagekontrolle kann der **Injektions-Aspirations-Test** durchgeführt werden. Eine mit 10 ml Kochsalz gefüllte 20-ml-Spritze wird auf die Veress-Nadel aufgesetzt. Die Aspiration schließt aus, dass Blut oder Darminhalt gewonnen wird. Die Injektion des NaCl muss ohne Widerstand möglich sein. Bei korrekter Lage in der freien Bauchhöhle kann die injizierte Flüssigkeit nicht wieder zurückgewonnen werden.

Pneumoperitoneum

Anschließen des Insufflationsschlauches zum Aufbau des **Pneumoperitoneums**. Der anfängliche Druck liegt normalerweise unter 5 mmHg. Bis zum Erreichen eines Drucks von 12 mmHg werden je nach Konstitution der Patientin etwa 2 – 3 Liter CO_2 benötigt. Für Eingriffe, bei denen länger als 1 Stunde insuffliert werden muss, empfiehlt sich der Einsatz einer **Flowtherme**, um ein Auskühlen der Patientin durch das ständig nachströmende kalte CO_2-Gas zu vermeiden. Perkussion des Abdomens über allen 4 Quadranten, um sich von einer gleichmäßigen Gasverteilung zu überzeugen. Nach Erreichen des Insufflationsdruckes Entfernen der Veress-Nadel.

Einbringen der Optik

Das **Einbringen des Optiktrokars** (10 mm, mit einem zu öffnenden Klappenventil zum problemlosen Einführen der 10-mm-Optik) kann nach zwei Prinzipien erfolgen:
– **1. Möglichkeit:** Anheben der Bauchdecke in der Medianlinie, zwischen Symphyse und Nabel, durch die linke Hand des Operateurs, oder durch Operateur und Assistent gemeinsam. Einbringen des Trokars, ähnlich wie die Veress-Nadel, im 45°-Winkel mit Stichrichtung nach kaudal. Hierbei wird der Trokar unter kontrollierter Kraftanwendung und schraubenden Bewegungen vorgeschoben (s. Abb. 12.**4**). Kegeltrokare sind zur Vermeidung größerer Verletzungen scharfgeschliffenen Trokaren vorzuziehen. Entweichendes Gas aus dem Insufflationsanschluss und der Hohlbohrung des Innentrokars signalisiert die intraabdominale Lage. Beim Herausziehen des Innentrokars wird der Außentrokar weiter ins Abdomen vorgeschoben, um ein Herausrutschen zu vermeiden. Anschließen des Insufflationsschlauches. Einbringen der Optik, die entweder vorgewärmt ist oder mit einem Antibeschlagtuch abgewischt wurde, um lästiges Beschlagen mit schlechter Sicht zu vermeiden. Inspektion des Omentum majus und des Darmkonvolutes zur Identifikation von Blutungen, Verletzungen und Adhäsionen.

Anmerkung: Bei sehr straffen Bauchdecken ist oftmals das Greifen in der Medianlinie erschwert. In diesem Fall sollte das Einbringen des Optiktrokars bereits bei einem Druck von 10 mmHg erfolgen, wenn die Bauchdecke noch nicht prall gespannt ist.

- Nachteil:
  - durch den kräftigen Zugriff gelegentlich auftretende Bauchdeckenhämatome
  - zeltartiges Vorwölben des Peritoneums
- Vorteil:
  - besonders für ungeübte Operateure sichere Methode
- **2. Möglichkeit:** Abwarten, bis die Bauchdecke prall gespannt ist. Senkrechtes Aufsetzen des Trokars, so dass die Spitze die Faszie gerade durchbohrt. Nun erfolgt unter leichtem Druck (damit der Trokar nicht nach kaudal abgleitet) eine Richtungsänderung auf 60° nach kaudal, wobei die linke Hand als Hypomochlion genutzt wird. Sobald die 60° erreicht sind, wird der Trokar in den vorgewölbten darmfreien Bereich des Abdomens vorgeschoben (s. Abb. 12.**5a-c**). Weiteres Procedere wie oben.
  - Nachteil:
    - schwieriger zu erlernen als die Möglichkeit 1, da richtige Kraftdosierung wichtig ist
  - Vorteil:
    - kürzerer Trokarverlauf durch die Bauchdecke
    - ohne Anheben der Bauchdecke möglich, dadurch keine Bauchdeckenhämatome
    - Eintritt ins Abdomen etwas weiter kranial, dadurch eventuell bessere Übersicht und Bewegungsfreiheit für seitlich kommende Instrumente
    - kein zeltartiges Vorschieben des Peritoneums, da dieses im Nabelbereich fixiert ist
    - besonders bei adipösen Patientinnen weniger Probleme ins Abdomen vorzudringen

Zugang bei V. a. Adhäsionen

Siehe unten Kap. „Adhäsiolyse".

Einbringen der Arbeitstrokare

Die Platzierung der lateralen Arbeitstrokare im Unterbauch ist immer mit der Gefahr der Verletzung von Bauchdeckengefäßen verbunden. Die Orientierung wird durch den Einsatz der Diaphanoskopie erleichtert. Mit der Optik wird die Bauchdecke durchleuchtet und die Bauchdeckengefäße sichtbar. Eine weitere Orientierung bieten die obliterierten Aa. umbilicales. Etwa 1–2 cm lateral von diesen verlaufen die Vasa epigastricae inferiores. Bei großen Befunden oder geplanten Endonähten sollten die Trokare möglichst kranial und lateral, auf Höhe der Spinae iliacae anteriores gesetzt werden, um möglichst viel Bewegungsspielraum für die Instrumente zu haben. Nach kleiner Hautinzision wird der Trokar unter laparoskopischer Kontrolle mit schraubenden Bewegungen vorgeschoben. Hierbei liegt der Zeigefinger dem Trokar an, um ein unkontrolliertes Vordringen nach Durchdringen der Faszie zu vermeiden.

Bergen von Präparaten

- Zerkleinerung unbedenklich:
  Das Präparat wird mit der Allis-Zange oder der 10-mm-Löffelzange gefasst und mit der Hakenschere unter ständigem Zug mit der Zange solange zerkleinert, bis es in den 10-mm-Trokar hineingezogen werden kann.

– Präparat sollte geschützt geborgen werden, um eine Materialverschleppung zu vermeiden:
Über den 10-mm-Trokar wird ein Bergebeutel eingebracht und im Abdomen entfaltet. Nun wird das Präparat dort hineinbefördert. Größere Zysten können im Bergebeutel punktiert und leergesaugt werden. Der Beutel wird verschlossen und der leere Anteil durch den 10-mm-Trokar gezogen. Entfernen des Trokars, Erweiterung des Hautschnittes und der Faszie mit dem Skalpell oder der Schere, ohne den Beutel zu verletzen. Dehnen des Einstichs mit dem Zeigefinger, der neben dem Beutel bis ins Abdomen vorgeschoben wird und Entfernen des Präparates. Viele Bergebeutel sind sehr vulnerabel, so dass nur ein leichter Zug ausgeübt werden sollte. Verschluss der Faszie mit 1 – 2 Einzelknopfnähten (0, resorbierbar). Die Faszie wird hierzu mit 2 kleinen Langenbeck-Häkchen dargestellt. Hautverschluss mit 2 Polyester-Einzelknopfnähten. Erneutes Anlegen eines Pneumoperitoneums, Kontrolle auf Bluttrockenheit im Bereich des erweiterten Einstichs und im OP-Gebiet und Beendigung des Eingriffs wie üblich.

Drainage

Zur postoperativen Blutungskontrolle wird bei Eingriffen mit einem Nachblutungsrisiko eine dünne Silikondrainage über einen der Arbeitstrokare im Unterbauch eingebracht und mit einer Fasszange im Douglas oder OP-Gebiet (z. B. Cavum retzii) platziert.

Entfernen des Instrumentariums

Die Arbeitstrokare werden unter Sicht aus dem Abdomen entfernt, um eventuell durch die Trokarkompression verschleierte Gefäßverletzungen zu erkennen.

Wundverschluss

Der subumbilikale Längsschnitt wird mit einer versenkten U-Naht (Knoten nach unten, resorbierbar, 3/0) verschlossen. Die Wundränder der übrigen Einstiche werden mit ein oder zwei Einzelknopfnähten (z. B. Polyester 3/0) adaptiert. Einstiche, die größer als 10 mm sind oder erweitert wurden, sollten zusätzlich mit einer Fasziennaht (0, resorbierbar) versorgt werden, um Hernien vorzubeugen.

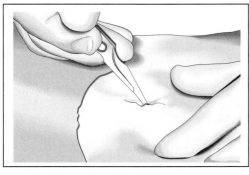

Abb. 12.**2** Skalpellhaltung bei Stichinzision; **cave:** nur im Hautniveau zur Vermeidung der totalen Bauchdeckenperforation bei schlanken Patientinnen.

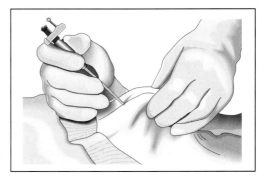

Abb. 12.**3** Transumbilikaler Einstich mit der Veress-Nadel. Führungshand liegt der Bauchdecke an, am Ende gefasste Nadel wird im 45 °-Winkel zügig in die Bauchhöhle geschoben, Bauchdecke wird mit der anderen Hand hierbei maximal angehoben.

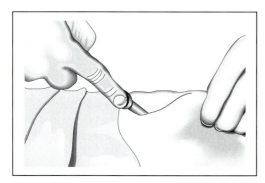

Abb. 12.**4** Transumbilikales Einführen des Trokars: Umfassen des Trokars mit ganzer Hand, Ende des Trokardorns auf Daumenballen ruhend, Zeigefinger auf Bauchdecke abgestützt. Trokar schraubenförmig und rasch einbringen.

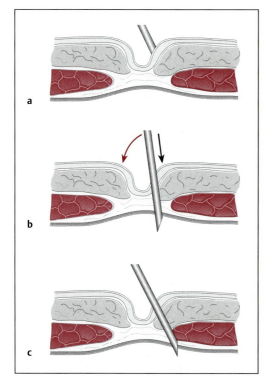

Abb. 12.**5a-c** Aufsetzen des Trokars in der unteren Nabelgrube, bis Faszie einstechen, dann unter Richtungswechsel von 60° in Bauchhöhle vorschieben.

■ **Probleme und deren Lösung**
– **CO$_2$-Insufflation nicht möglich**, Gerät gibt intraabdominellen Druck > 12 mmHg an
– extrem **adipöse Bauchdecke**

- Überprüfen des ungehinderten Gasflusses (z. B. Abknickung des Schlauches)
- Bauchdecke anheben und Veress-Nadel einige Zentimeter zurückziehen (liegt evtl. im Omentum majus)

Cave: Keine rührenden Bewegungen mit der Nadel durchführen, da ein versehentlich punktiertes Hohlorgan aufgerissen werden könnte.

- ggf. Veress-Nadel entfernen und auf Durchgängigkeit prüfen (evtl. durch ausgestanztes Gewebe verstopft)
– **Verletzung von Bauchdeckengefäßen**
  - bei leichter Blutung abwarten, ob diese während des Eingriffs durch die Trokarkompression sistiert
  - Bipolarkoagulation, eventuell nach präparatorischer Darstellung der Blutungsquelle
  - Umstechung von außen mit großer gerader oder gebogener Nadel unter laparoskopischer Kontrolle bzw. Assistenz (Annahme der Nadel und Rückstich mittels Endonadelhalter)
  - Kompression, z. B. mit dem Ballon eines Foley-Katheters

■ **Häufige Fehler und Gefahren**
– **Darmperforation** durch unsachgemäße Trokarführung oder Adhäsionen
– Magenperforation durch anästhesiebedingte Magenüberblähung und fehlender Ableitung durch eine Magensonde
– **Läsion** von **V. cava, Aorta** oder **Iliakalgefäßen** durch unkontrolliertes Eindringen ins Abdomen nach dem „Lost of resistence" (d. h. nach dem kraftaufwendigen Durchdringen der Faszie)
– **Läsion** von **Bauchwandgefäßen**, insbesondere der Vasa epigastricae inferiores, durch unsachgemäße, meist zu mediale Positionierung der Unterbauchtrokare, ohne die Diaphanoskopie einzusetzen

■ **Alternativmethoden**
– gaslose Laparoskopie
– Laparotomie

■ **Postoperative Behandlung**
Soweit durch den speziellen Eingriff nicht anders indiziert, gilt für die postoperative Therapie Folgendes:

- keine postoperative Urinableitung
- peripher-venöser Zugang, bis Patientin sicher kreislaufstabil ist
- Essen, Trinken und Aufstehen, sobald Kreislaufstabilität und Vigilanz normal sind
- Entlassung am OP-Tag bzw. ambulante Therapie sind möglich
- Ziehen der Drainage, sobald nur noch seröse Flüssigkeit gefördert wird
- Entfernung der Wundabdeckungen am Folgetag
- Duschen ist am Folgetag möglich, da die Wunden durch die Fibrinverklebung ausreichend verschlossen sind. Kein Abseifen der Wunden (hierauf ist besonders hinzuweisen).
- Entfernen des nichtresorbierbaren Nahtmaterials am 5. postoperativen Tag

Adhäsiolyse

■ OP-Prinzip
Lösen von Verwachsungen, die zwischen intraabdominalen Organen (Darm, Uterus, Tuben, Omentum majus etc.) oder zwischen intraabdominalen Organen mit der Bauchwand bestehen.

■ Indikation
- unklare oder adhäsionstypische Schmerzen (z. B. kolikartige Schmerzen besonders nach blähenden oder ballaststoffreichen Speisen)

- Sterilität durch Adhäsionen im kleinen Becken

■ Kontraindikation
- allgemeine Gründe, die gegen eine Operation sprechen
- fehlende Beschwerden, da hier das Operationsrisiko in keinem Verhältnis zum Gewinn für die Patientin steht

■ Patientenaufklärung
- erhöhtes Nachblutungsrisiko
- erhöhtes Verletzungsrisiko für die zu präparierenden Hohlorgane, ggf. Notwendigkeit einer Laparotomie
- sekundäre Darmperforation mit konsekutiver Peritonitis
- Risiko des Rezidivs in ca. 40 – 50 % der Fälle

■ OP-Planung
- alte OP-Berichte anfordern, um eine Vorstellung der intraabdominalen Verhältnisse zu bekommen
- Darmvorbereitung, wie vor einem Darmeingriff, wenn ausgedehnte Darmverwachsungen vermutet werden
  - bessere Übersicht durch leere Darmschlingen
  - geringerer Übertritt von Darminhalt in die freie Bauchhöhle bei Darmperforation

OP-Technik

Wahl der Zugangsmethode	Postoperative Adhäsionen sind aufgrund der Schnittführung am häufigsten in der Medianlinie und am seltensten im linken Oberbauch anzutreffen. Zur Vermeidung von Darmverletzungen ist die offene Laparoskopie oder der Zugang im linken Oberbauch, ggf. auch als offene Laparoskopie dem klassischen Procedere vorzuziehen.
Offene Laparoskopie **Intraperitonealer Zugang**	Anlegen einer 2 cm langen Inzision in der unteren Nabelgrube. Stumpfe Präparation z. B. mit einer Kocherklemme bis zur Muskelfaszie. Einbringen von zwei schmalen Langenbeck-Haken, Darstellen und Fassen der Faszie mit je einer Kocher-Klemme im kranialen und kaudalen Wundwinkel. Anspannen und Inzision mit einer Präparierschere. Ersetzen der Klemmen durch resorbierbare Haltenähte (Stärke 1). Subfasziales Einsetzen der Langenbeck-Haken, Darstellen des Peritoneums und Anspannen mit zwei Kocher-Klemmen.

▶▶

▶▶ **Einbringen der Trokare Pneumoperitoneum**

Spalten des Peritoneums und Einbringen des Optiktrokars ohne Trokardorn. Anlegen des Pneumoperitoneums. Sollte über den Einschnitt Gas entweichen, kann dieser mit einer nahe am Trokar liegenden Einzelknopfnaht abgedichtet werden. Ein ständiger Gasverlust mit resultierendem Nachfluss von kaltem Gas führt sehr schnell zur Auskühlung der Patientin. Ein geringer Insufflationsdruck intraabdominal hat eine schlechte Übersicht zur Folge. Manche Operateure bevorzugen für die offene Laparoskopie ein spezielles Trokar-Set. Der Trokar kann mit den Haltefäden fixiert werden und dichtet mit einem Metallkegel auf Höhe der Bauchdecke besser ab.
Die Platzierung weiterer Trokare erfolgt je nach Situs.

Wundverschluss

Zur Vermeidung von Hernien wird die Faszie am Ende des Eingriffs mit einer z-gestochenen Einzelknopfnaht verschlossen; oftmals reicht auch die Verknotung der Haltfäden.

Alternativer Zugang im linken Oberbauch
Ausschluss Splenomegalie

Präoperativ ist eine Splenomegalie sonographisch auszuschließen.
Der Zugang erfolgt am sog. Palmer-Punkt, 2 – 3 cm unterhalb des Rippenbogens in der Medioklavikularlinie. Das technische Procedere entspricht dem des subumbilikalen Zuganges. Sofern der Adhäsionssitus es zulässt, wird ein Arbeitstrokar in den linken Unterbauch eingebracht, um zunächst die Verwachsungen in der Medianlinie zu lösen. Danach kann ein Optiktrokar in der unteren Nabelgrube platziert werden. Dies ermöglicht eine bessere Übersicht für die Adhäsiolyse im kleinen Becken.

Adhäsiolyse

Zunächst werden Netzverwachsungen zur vorderen Bauchwand mit einer Metzenbaum-Schere schichtgerecht (s. Abb. 12.**6**), d. h. dicht am Peritoneum der Bauchwand, gelöst. Befindet man sich in der richtigen Schicht treten meist keine Blutungen auf. Falls doch, werden diese bipolar, deutlich entfernt zu adhärenten Darmschlingen, koaguliert. Das schichtgerechte Arbeiten ist die beste Adhäsionsprophylaxe.
Sobald es der Situs erlaubt, wird ein weiterer 5-mm-Arbeitstrokar kontralateral zum ersten Arbeitstrokar eingebracht. Über diesen können die zu lösenden Strukturen mit einem atraumatischen Instrument (Overholt oder Tubenfasszange) angespannt werden. So gelingt es meist auch bei breitflächigen Verwachsungen, z. B. zwischen Rektosigma und Uterus, die richtige Schicht zu finden und mit der Metzenbaum-Schere zu durchtrennen. Im retrouterinen Bereich ist die maximale Antefixation des Uterus mit dem Uterusmanipulator sehr hilfreich. Alternativ zur Metzenbaum-Schere können bei breitflächigen Adhäsionen die monopolare Mikrodiathermienadel (Messroghli-Nadel) oder der CO_2-Laser eingesetzt werden.
Eine darmnahe Koagulation ist wegen des Risikos einer sekundären Perforation durch eine thermische Nekrose zu vermeiden. Blutende Serosadefekte können mittels einer z-gestochenen Endonaht (3/0, resorbierbar) versorgt werden.

▶▶

Adhäsiolyse im Bereich der Adnexen siehe Kapitel 8, „Ovariolyse/ Salpingolyse".

Adhäsionsprophylaxe

Zur Adhäsionsprophylaxe können breitflächige Wundgebiete (z. B. im Bereich der Uterushinterwand) mit einem resorbierbaren Netz (Interceed) abgedeckt werden.

Merke: Die beste Adhäsionsprophylaxe besteht in einer atraumatischen und schichtgerechten Operationsweise.

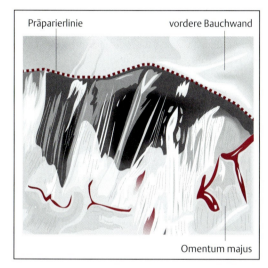

Abb. 12.**6** Schichtgerechtes Lösen von Verwachsungen.

- **darmnahe Koagulation** mit dem Risiko der thermischen Darmwandnekrose und sekundärer Perforation
- Gefahr der Darmperforation bei **breitflächiger, darmnaher Adhäsiolyse** (cave: Endometriose)

■ **Alternativmethoden**
Adhäsiolyse per Laparotomie:
- Vorteil: geringeres Risiko der Darmläsion beim Zugang ins Abdomen
- Nachteil: höheres Rezidivrisiko durch
  • erneute Laparotomiewunde sowie
  • fehlenden Vergrößerungseffekt der Endoskopie.

■ **Postoperative Behandlung**
- wie nach Laparoskopie üblich
- flüssige Kost für 3 Tage nach darmnaher Adhäsiolyse oder Serosanaht
- Information der nachsorgenden Ärzte über mögliche sonographische Muster nach Adhäsionsprophylaxe
  • Flüssigkeit
  • unregelmäßige echoreiche/echoarme Struktur (Interceed)
- Gastrografinschluck und nachfolgende Abdomenübersichtsaufnahmen bei unerklärlichen Schmerzen im Abdomen und/oder Abwehrspannung

■ **Probleme und deren Lösung**
- **Anlage des Pneumoperitoneums** nicht möglich → offene Laparoskopie
- **Zugang ins Abdomen** nicht möglich → Laparotomie bei abklärungsbedürftigem Befund oder starken Beschwerden
- **schichtgerechte retrouterine Lösung** des **Rektosigmoids** bei V. a. Darmendometriose nicht möglich → Laparotomie mit Adhäsiolyse, ggf. Darmteilresektion (nur, wenn präoperativ eine Darmvorbereitung durchgeführt wurde)

■ **Häufige Fehler und Gefahren**
- **klassischer Zugang**, wie unter „Laparoskopie" beschrieben, mit dem erhöhten Risiko der Darmperforation
- **Durchtrennen von Netzverwachsungen** („wo es gerade passt"); erhöhtes Rezidivrisiko

Endoskopische Diagnostik und Therapie der Endometriose

■ OP-Prinzip

Optische und histologische Abklärung einer vermuteten Endometriose und ggf. vollständige chirurgische Entfernung von Endometrioseherden durch Destruktion oder Resektion.

Diagnostik per LSK

- einzige sichere Diagnostik
- Lokalisation und Stadieneinteilung (das Peritoneum muss **sehr gründlich** abgesucht werden)
- Thermocolortest = Erhitzen eines verdächtigen Bezirks mit dem Endothermiestab; Braunfärbung → Endometriose

Cave: Auch ein Hämangiom oder eine Einblutung färben sich braun!

- Biopsie → Histologie und Aktivität

Merke: In Zukunft könnte es Schule machen, dass die Kostenübernahme einer teuren Therapie, wie z. B. mit GnRH-Analoga, nur nach histologischer Sicherung der Diagnose erfolgt.

- Zeitpunkt:
  - Sterilitätspatientin periovulatorisch
  - ansonsten perimenstruell
  - zur Therapiekontrolle nach GnRH-Gabe 2 Monate nach der letzten s. c.-Applikation

Cave:
- Eine Salpingitis isthmica nodosa ist nicht gleichbedeutend Endometriose (diese ist nur in 4 – 6 % der Fälle nachweisbar).
- Schokoladenzysten sind in 25 % der Fälle eingeblutete Corpus-luteum-Zysten → möglichst organerhaltend operieren, ggf. Schnellschnitt. Perforierte Zysten führen nicht zur Neuimplantation.
- Adhäsionen zwischen Ovar und Beckenwand:
  - bis zu 90 % Herde in der Beckenwand (Adhäsionen müssen zur korrekten Diagnostik und Therapie gelöst werden)
  - medikamentöse Therapie

- Beurteilung des Aktivitätsgrades (Fehlerquote der makroskopischen Differenzierung 20 %)
  - **inaktive Herde** → noduläre Implantate: schwarze Knoten, Gefäßarmut der Umgebung, wenig proliferierend, schlecht differenziert, zyklusunabhängig, peritonealer Überzug weißlich und sternförmig verzogen. In diese Gruppe gehören auch dickwandige fibrotische Zysten < 3 cm.
    - medikamentös nicht beeinflussbar
    - Resektion
  - **aktive Herde** → vesikuläre Implantate: zyklusabhängige Bläschen; perimenstruell dunkelrot bis schwarz, ansonsten rot bis zartrosa. Das umgebende Peritoneum ist hypervaskularisiert. Hierzu gehören auch dünnwandige Zysten > 3 cm.
    - medikamentöse Therapie sinnvoll (bei den Zysten ist eine Volumenreduktion von 50 – 70 % möglich)
  - **atypische Formen** → gelbliche oder weißliche Plaques (hormonell abhängig), Peritonealeinrisse, sternförmige Narben

Destruktion von Endometriosegewebe
- Thermokoagulator
- Bipolarkoagulation
- Monopolarkoagulation

■ Indikation

Individuelle Therapieplanung unter Berücksichtigung der Stadieneinteilung und des Beschwerdebildes der Patientin (s. Abb. 12.**7 + 8**):
- allgemein:
  - keine Beschwerden, kein Kinderwunsch, kein Adnextumor: → keine Therapie, gynäkologische Kontrolle alle 6 Monate (evtl. höchstens pelviskopische Sanierung, falls dies ohne deutliche Erweiterung des Eingriffs möglich ist)
  - keine Beschwerden, kein Kinderwunsch, Adnextumor: → operative Intervention, keine weitere Therapie, Kontrolle alle 3 Monate
- Familienplanung abgeschlossen, relevante Symptome:
  - Stadium I-III, Stadium IV < 45 Jahre
    - laparoskopische Sanierung
    - medikamentöse Nachbehandlung bei aktiver, endokrin modulierter Endometriose (positive Hormonrezeptoren) über 3 – 6 Zyklen
  - Stadium IV > 45 Jahre
    - definitive chirurgische Sanierung mit bilateraler Adnexektomie
- junge Frau mit Beschwerden, z. Zt. kein Kinderwunsch:

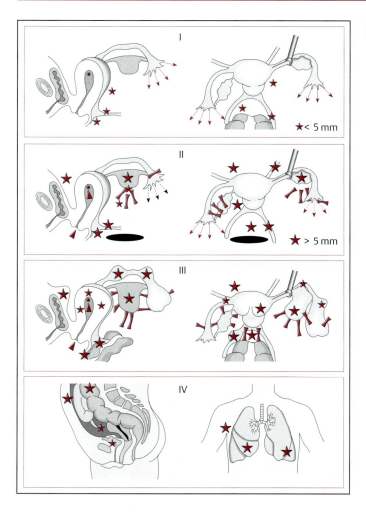

Abb. 12.**7**   European Endometriosis Classification.

- Minimalendometriose
  - pelviskopische Sanierung (Peritoneum lupenoptisch nach atypischen Erscheinungsformen absuchen)
- Stadium III und IV
  - nur diagnostische Laparoskopie
  - medikamentöse Therapie über 3–6 Monate
  - Second-look-Laparoskopie mit Sanierung von Residualbefunden
- Stadium IV mit ausgedehnten Sekundärschäden
  - mikrochirurgische Sanierung, evtl. nach medikamentöser Vorbehandlung
  - zur Rezidivprophylaxe orale Kontrazeptiva vom Kombinationstyp (mit niedriger Transformationsdosis des Gestagens), z. B. Valette

- Patientin mit Kinderwunsch, mit oder ohne Symptomatik:
  - durch umfassende Sterilitätsdiagnostik andere Faktoren ausschließen
  - diagnostische Pelviskopie mit Chromopertubation (s. Kap. 8)
  - chirurgische Sanierung der Endometriose nur, wenn diese als alleiniger Sterilitätsfaktor anzusehen ist → keine chirurgische Überbehandlung (**cave:** Adhäsionen)
- **Stadium I-II**
  - sofortige Sanierung und bei histologisch aktiven Herden medikamentöse Nachbehandlung über 3–6 Monate
  - nach Behandlung 6–12 Zyklen abwarten, ggf. Zyklusoptimierung
- **Stadium III-IV**
  - operative Sanierung (Mikrochirurgie)

Amerikanische Gesellschaft für Reproduktionsmedizin
Neufassung der Endometriose-Klassifizierung

Name des Patienten ....   Datum ....
Stadium I   (geringfügig) : 1–5   Laparoskopie .... Laparotomie .... Photographie ....
Stadium II (leicht)   : 6–15   Empfohlene Behandlung: ....
Stadium III (mäßig)   : 16–40
Stadium IV (schwer)   : > 40
Gesamt ....   Prognose: ....

Peritoneum	Endometriose	< 1 cm	1–3 cm	> 3 cm
	oberflächlich	1	2	4
	tief	2	4	6

Ovarium		< 1 cm	1–3 cm	> 3 cm
	R oberflächlich	1	2	4
	tief	4	16	20
	L oberflächlich	1	2	4
	tief	4	16	20

	Obliteration des Douglas	teilweise		vollständig	
		4		40	

	Adhäsionen	< 1/3 Einschluss	1/3 – 2/3 Einschluss	> 2/3 Einschluss
Ovarium	R dünn	1	2	4
	dicht	4	8	16
	L dünn	1	2	4
	dicht	4	8	16
Tuba uterina	R dünn	1	2	4
	dicht	4*	8*	16
	L dünn	1	2	4
	dicht	4*	8*	16

* Ist das mit Fimbrien besetzte Ende der Tuba uterina vollständig eingeschlossen, so ist die Punkteinstellung auf 16 vorzunehmen.
Das Aussehen der Oberflächenimplantattypen ist wie folgt zu benennen: rot ([R], rot, rosarot, feuerfarben, bläschenförmige Kügelchen, klare Bläschen), weiß ([W], Trübungen, peritoneale Defekte, gelbbraun) oder schwarz ([S] schwarz, Hämosiderin-ablagerungen, blau). Die prozentualen Gesamtanteile sind anzugeben als R...%, W...% und S...%, die Gesamtsumme soll 100% ergeben.

Zusätzliche Endometriose: ....
....
....

anzuwenden bei
normalen Tuben und Ovarien

Assoziierte Pathologie: ....
....
....

anzuwenden bei anormalen
Tuben und/oder Ovarien

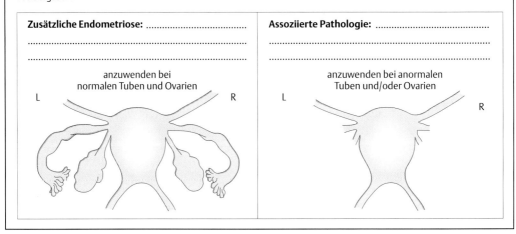

nach medikamentöser Vorbehandlung; Nachbehandlung ist nicht sinnvoll
- mikrochirurgische Rekonstruktion nicht möglich oder Rezidiv nach Mikrochirurgie → In-vitro-Fertilisation (GnRH-Agonisten über 3–6 Zyklen und direkt anschließende ovarielle Stimulation = Ultra-Long-Protokoll)

■ Kontraindikation

Ein Adnextumor mit dringendem Malignomverdacht schließt ein organerhaltendes Vorgehen aus (Risiko der Tumorzellverschleppung bei Perforation des Tumors).

■ Patientenaufklärung

- Rezidivrisiko nach organerhaltender Operation 7–31 %
- Risiko der Ureterverletzung bei Beckenwandendometriose
- Risiko der Darmperforation bei Darmendometriose
- Risiko der Blasenverletzung bei Resektion von tiefliegenden Herden in diesem Bereich
- Insbesondere bei Befall des Septum rectovaginale oder bei entsprechender Darmsymptomatik ist das Einverständnis zur Darmresektion nach entsprechender Aufklärung einzuholen.
- evtl. Notwendigkeit einer postoperativen medikamentösen Therapie
- Einleitung einer speziellen Hormonersatztherapie nach bilateraler Adnexektomie (z. B. Liviella oder Prothil 5 mg als Dauertherapie)

■ OP-Planung

- Anamnese (insbesondere bezüglich endometriosetypischer Beschwerden)
- Spekulumeinstellung insbesondere zur Beurteilung des hinteren Scheidengewölbes

- bläulich schimmernde Herde hinweisend auf eine Endometriose in diesem Bereich
- vaginale Palpation
  - Größe, Konsistenz, Oberflächenstruktur und Beweglichkeit von Adnextumoren
  - Veränderungen im Douglas und an den Ligg. sacrouterina
  - gleichzeitige rektale Palpation zur Beurteilung des Spatium rectovaginale
- Vaginalsonographie zur Beurteilung der Verhältnisse im kleinen Becken, insbesondere zur Beurteilung von Adnexbefunden
- Labor:
  - Standardlabor
  - CA 125
    - diagnostisch nicht sehr wertvoll, da im Stadium I und II häufig Normalwerte vorliegen. Nur bei 33 % im Stadium III und 100 % im Stadium IV sind die Werte pathologisch, wobei jedoch hier im allgemeinen ein pathologischer Tastbefund vorliegt.
    - Hinweise, dass präoperative Werte von 16–25 U/ml und postoperative Werte unter 16 U/ml höhere Schwangerschaftsraten erwarten lassen
- Rektoskopie/Koloskopie ggf. mit Biopsie:
  - bei anamnestischem V. a. Darmbeteiligung (Beschwerden meist zyklusabhängig)
  - Blutauflagerungen
  - schmerzhafte Defäkation
- Zystoskopie bei entsprechender Symptomatik:
  - Hämaturie
  - Dysurie und Pollakisurie
- Darmvorbereitung mit orthograder Darmspülung (5 l einer isotonischen Lösung), wenn Darmbeteiligung möglich

---

◄ Abb. 12.**8** r-AFS-Klassifikation der Endometriose nach der American Fertility Society (nach Fertility & Sterility, Vol. 56, 1997; 5:818–819).

OP-Technik

Allgemeines laparoskopisches Vorgehen s. o. Grundsätzlich sollten aus den zu behandelnden Herden Proben entnommen werden, die histologisch zur Sicherung der Diagnose und immunhistochemisch zur Bestimmung der Hormonrezeptoren untersucht werden.

Peritoneale Endometrioseherde
Oberflächliche Herde

Oberflächliche Herde werden entweder denaturiert (Laser, Endothermie, HF-bipolar oder monopolar sind gleichwertig) oder durch entsprechende Präparation (Inzision und Unterminieren durch spreizende Scherenbewegungen) mit der Metzenbaum-Schere reseziert. Gelegentlich ist eine Unterspritzung mit NaCl (Aquadissektion) hilfreich. Blutende Wundränder werden bipolar koaguliert. Hierdurch wird gleichzeitig eine Verkleinerung des Defektes erreicht. Wenn möglich, sollte der Defekt zur Adhäsionsprophylaxe mit Endonähten (2/0) verschlossen oder mit Interceed abgedeckt werden.

Tief infiltrierende Herde

Tief infiltrierende Herde müssen vorsichtig unter Darstellung der umgebenden Strukturen (u. a. Darm oder Ureter) möglichst im Gesunden reseziert werden. Ggf. ist der Ureter im gesamten Verlauf durch die Fossa ovarica mittels Präparation im Retroperitoneum darzustellen und sollte vom zu resezierenden Peritoneum teils stumpf, teils scharf distanziert werden. Tief infiltrierte Darmabschnitte (meist Rektum) werden reseziert (s. Darmendometriose).

Ureterpräparation
im Bereich der Fossa ovarica

Anspannen des betroffenen Peritonealabschnitts und Inzision im gesunden Bereich, parallel zu dem erwarteten Ureterverlauf. Darstellen des retroperitonealen Raumes mittels stumpfer Präparation z. B. mit dem Overholt. Das Peritoneum wird hierbei nach medial angespannt. Der identifizierte Ureter wird mit einem Präpariertupfer oder dem Overholt soweit stumpf abgeschoben, dass der betroffene Peritonealabschnitt, ggf. unter Mitnahme des Lig. sacrouterinum, im Gesunden reseziert werden kann (s. Abb. 12.**9a-d**).

Endometriom des Ovars
Oberflächliche Herde

Oberflächliche Herde werden thermisch denaturiert. Eventuelle Verwachsungen zur seitlichen Beckenwand sollten zur besseren Übersicht vor der weiteren Präparation am Ovar gelöst werden. Lassen sich Ovar und Peritoneum aufgrund **massivster Vernarbungen zur Beckenwand** nicht voneinander trennen, ist insbesondere bei älteren Frauen und abgeschlossener Familienplanung die Adnexektomie unter Mitnahme des befallenen Peritoneums nach vorheriger Ureterpräparation (vgl. Kapitel 8 „Adnexektomie") in Erwägung zu ziehen.

Zystenexstirpation

Zum **Ausschälen eines Endometrioms** wird das Ovar z. B. mit einer Allis-Fasszange aufgenommen und die Tunica albuginea mit einer Hakenschere antimesenteriell longitudinal eröffnet. Die Zyste lässt sich meist stumpf mit einem Overholt unter spreizen-

▶▶

den Bewegungen vom übrigen Ovarialgewebe trennen. Der Overholt sollte dabei so eingesetzt werden, dass die Biegung des Instrumentes der konkaven Form der Zyste anliegt. Je länger die Zyste bei der Präparation intakt bleibt, um so leichter gelingt die Exstirpation in toto. Während der Präparation wird mit der Allis- oder einer PE-Zange kontinuierlich am Zystenbalg nachgefasst. Kommt es zur Perforation oder muss die Endometriosezyste zur besseren Übersicht (z. B. > 5 cm) eröffnet werden, wird die Umgebung und das Innere der Zyste mit einem Saug-Spül-System vom schokoladenartigen Inhalt gereinigt. Die weitere Präparation erfolgt dann mit zwei PE-Zangen, wobei eine Zange den Zystenbalg nahe der noch fixierten Areale und die andere Zange das ovarielle Gewebe fasst und beide Strukturen durch gegensinnigen Zug stumpf getrennt werden. Im Bereich des Hilum ovarii bzw. des Lig. ovarii proprium ist die Präparation meist erschwert und es kommt zu Blutungen, die bipolar koaguliert werden. Nach Resektion des Zystenbalges werden die Wundränder des Ovars sowie Blutungen im Wundbett bipolar koaguliert. Zur besseren Übersicht kann es sinnvoll sein, die Innenfläche des Ovars nach außen zu stülpen. Durch die Koagulation der Wundränder und die damit verbundene Gewebeschrumpfung erübrigt sich bei kleineren Endometriomen die Ovarrekonstruktion. Bei größeren Befunden ist die Rekonstruktion des Restovars mittels fortlaufender Endonaht (2/0) und intrakorporaler Knotung sinnvoll.

Befall des Spatium rectovaginale

Isolierte Befunde, insbesondere bei Beteiligung der Vaginalwand können am besten von vaginal im Gesunden reseziert werden. Zur weiteren Befundsicherung und ggf. Therapie folgt die diagnostisch-operative Laparoskopie (s. Abb. 12.**10a**).

Koagulation der Herde

Zunächst werden die im Douglasperitoneum sichtbaren Herde im Gesunden mit dem Laser, der monopolaren Nadel oder der Metzenbaum-Schere und Bipolarkoagulation umschnitten und reseziert (s. Abb. 12.**10b**).

ggf. Resektion der Ligg. sacrouterina

Die Präparation sollte zum Schutz des Ureters median der Ligg. sacrouterina erfolgen. Sind diese in den Prozess einbezogen, müssen vor deren Resektion die Ureteren, wie oben beschrieben, dargestellt und distanziert werden.

Zugang zum Douglas

Ist die Rektumvorderwand nicht infiltriert, lässt sich diese nun durch stumpfe Präparation nach kaudal von den tiefer liegenden Herden trennen (s. Abb. 12.**10c**).
Hierbei sollte die Rektumvorderwand durch einen anal eingeführten Stieltupfer präsentiert und der Uterus mittels Manipulator maximal anteflektiert werden (s. Abb. 12.**10d+e**). Nun wird das hintere Scheidengewölbe mit einem Stieltupfer oder dem Manipulator präsentiert. Die Herde werden dann scharf oder per Laser bzw. monopolarer Nadel an der Zervixhinterwand bzw. der Scheide; ggf. unter Mitnahme von Scheidengewebe abgesetzt (vorheriges Tamponieren der Scheide mit einer feuchten Kompresse und

▶▶

anschließender querer Nahtverschluss von vaginal, um einen größeren Gasverlust zu vermeiden). Ist die Schicht zwischen Rektum und innerem Genitale schlecht darstellbar, sollten zunächst die pararektalen Räume rechts und links präpariert werden, was meist problemlos möglich ist. Dann wird der Darm von lateral nach medial aus dem endometriotischen Prozess gelöst.

Darmendometriose

Infiltriert ein Endometrioseherd im Septum rectovaginale oder auch in höheren Darmabschnitten die Darmwand oder ist das Lumen durch einen Herd stark eingeengt, sollte eine Rektumvorderwand- oder eine Segmentresektion endoskopisch oder per Laparotomie durchgeführt werden. Wird der endoskopische Weg präferiert, ist der Segmentresektion der Vorzug zu geben, da die Rate an Nahtinsuffizienzen nach endoskopischer Vorderwandresektion erhöht ist. Weitere Informationen in Lehrbüchern der Chirurgie oder Operationslehren zum endoskopischen Operieren.

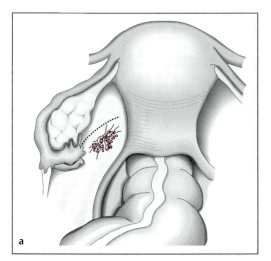
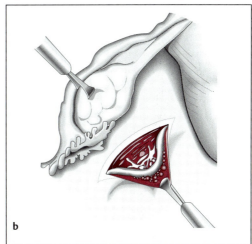
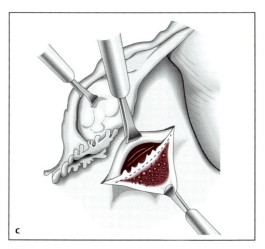
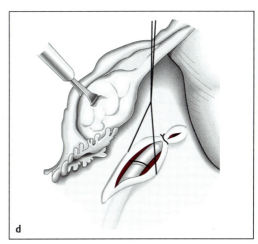

Abb. 12.**9** Peritoneale Endometrioseherde.

a Lokalisation im Bereich der linken Fossa ovarica, darunter Ureter im Retroperitonealraum; Inzision ventral oder lateral im gesunden Bereich zur Freilegung des Ureters

b Darstellung des Ureters auf der Rückseite des Peritoneums nach Eröffnung des Retroperitonealraums; bessere Mobilisation durch Zug am Peritoneum in kontralaterale Richtung

c Distanzierung des Ureters vom Herd (z. B. Ureterfasszange). **Cave:** Gewebe immer unter Zug! Blutstillung mit bipolarer Pinzette, ggf. Aquadissektion.

d Resektion der Endometriose und Verschluss des Peritonealdefekts durch Einzelknopfnähte.

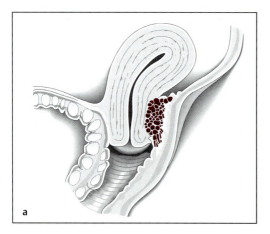

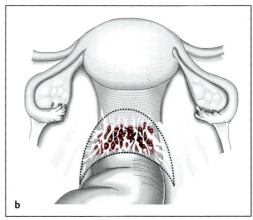

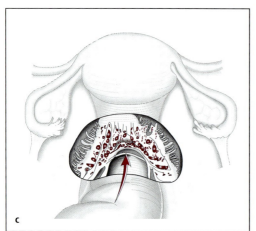

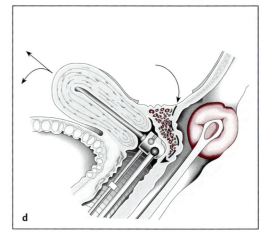

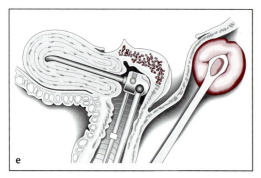

Abb. 12.**10** Endometrioseherde im Spatium rectovaginale.

a Mukosa und Muskularis des Rektums von Endometriose weitgehend nicht betroffen

b Umschneiden der sichtbaren Herde mittels monopolarer Nadel oder CO_2-Laser; mediane Präparation im Bereich der Ligg. sacrouterina (Ureter!), ggf. vorherige Präparation und Darstellung des Ureters an der Beckenwand.

c nach Exzision der oberflächlichen Schicht Darstellung des Retroperitonealraums im Douglas-Raum (leichteres Auffinden der pararektalen Schichten); Pfeil zeigt Richtung der Präparation an Rektumvorderwand.

d starke Anteflexion des Uterus durch intrakavitären Manipulator (Valtchev), Kopf des Manipulators drückt Scheidengewölbe in Bauchraum → bessere Anspannung der Schichten, einfachere Präparation zwischen Darm und hinterem Scheidenblatt.

e Distanzierung des Rektums bei Infiltration des hinteren Scheidengewölbes → Vereinfachung der Präparation durch Stieltupfer im Darm oder Darmmanipulator.

■ Probleme und deren Lösung

- **starke Rauchentwicklung** bei Einsatz des CO_2-Lasers und gelegentlich auch bei Einsatz der HF-Chirurgie
  - Verwendung einer speziellen Rauchabsaugung
  - Gasaustausch durch kurzfristiges Ablassen des Pneumoperitoneums

Merke: Bei häufigem Gaswechsel ist eine Flowtherme zu benutzen, um ein Auskühlen der Patientin durch das nachströmende kalte Gas zu vermeiden.

■ Häufige Fehler und Gefahren

- **thermische Schäden** bei der Destruktion oder Resektion von Endometrioseherden
  - primäre oder sekundäre Läsion von Ureter, Darm oder Blase
- Schäden beim **Einsatz von Monopolarstrom** außerhalb des eigentlichen Operationsfeldes (besonders bei breitflächigem Einsatz zur Koagulation)
  - andere Techniken zur Koagulation einsetzen
- Ureter durch **narbige Infiltrationen des Peritoneums** nicht eindeutig darstellbar
  - Ureterpräparation zur Vermeidung von Ureterläsionen
- **Rektumläsionen** bei Präparation im Septum rectovaginale
  - bessere Darstellung der Rektumvorderwand durch Einbringen eines Stieltupfers
  - Auffüllen des Rektums mit Indigocarmine (1 ml in 20 ml NaCl 0,9 %ig) über einen geblockten Blasenkatheter zur Überprüfung der Dichtigkeit

■ Alternativmethoden

Laparotomie zur Sanierung der Befunde
- wenn laparoskopisches Vorgehen nicht möglich
- ist der Laparoskopie bzgl. des Therapieerfolgs eher unterlegen

■ Postoperative Behandlung

- Nahrungsaufbau nach darmnaher Präparation oder Darmresektion wie nach Rektumeingriffen üblich
- ggf. postoperative medikamentöse Therapie entsprechend der individuellen Therapieplanung (s. o.)

Appendektomie

■ OP-Prinzip

Endoskopische Entfernung der Appendix vermiformis.

■ Indikation

Die typische Indikation zur Appendektomie, die akute Appendizitis, sollte schon aus forensischen Gründen den chirurgischen Fachkollegen vorbehalten bleiben. Aufgrund postoperativer Probleme empfehlen viele Autoren bei einem akuten entzündlichen Geschehen eher den konventionellen Zugang.

Weitere Indikationen, mit denen auch der gynäkologische Operateur konfrontiert werden kann:
- chronische rechtsseitige Unterleibschmerzen ohne laparoskopisches Korrelat (oftmals bestätigt der Pathologe die Verdachtsdiagnose der chronischen Appendizitis am Operationspräparat)
- Endometriose der Appendix
- Adhäsionen im Appendixbereich als Zeichen einer chronischen Appendizitis (bei Beschwerdefreiheit eine relative Indikation)

■ Kontraindikation

Bei einer akuten Appendizitis empfehlen viele Autoren mittlerweile wieder den konventionellen Zugang.

■ Patientenaufklärung

Neben der üblichen Aufklärung zur Laparoskopie sollte über folgende Punkte aufgeklärt werden:
- Keimverschleppung oder Nahtinsuffizienz mit dem Risiko einer Peritonitis oder einer Abszessbildung
- Nachblutung
- thermische Schädigung des Zökums

■ OP-Planung

- laborchemischer und klinischer Ausschluss eines akuten entzündlichen Geschehens (Portioschiebeschmerz → V. a. Adnexitis)
- Ausschluss einer Extrauteringravidität per Vaginalsonographie und β-HCG im Serum
- endoskopischer Ausschluss anderer Ursachen der persistierenden oder rezidivierenden rechtsseitigen Unterleibschmerzen (z. B. M. Crohn)

OP-Technik

Inspektion des Situs
Bakteriologie

Zunächst Inspektion des gesamten Abdomens zum Ausschluss anderer Ursachen der Symptomatik. Besteht aufgrund einer vermehrten Gefäßinjektion (kann auch durch das CO_2-Gas bedingt sein) der Verdacht auf eine Adnexitis, wird ein Chlamydien- und ein bakteriologischer Abstrich aus dem Douglassekret entnommen. Eine Endometriose wird wie im entsprechenden Kapitel beschrieben behandelt. Besteht eine der oben genannten Indikationen, ohne dass eine akute Appendizitis apparent ist, kann der Entschluss zur Appendektomie erfolgen.

Adhäsiolyse
Durchtrennung
des Mesenteriolums

Zunächst wird die Appendix aus eventuellen Verwachsungen gelöst und das Mesenteriolum an der Basis dargestellt. Hier erfolgt deutlich von der Wand des Zökums entfernt die Bipolarkoagulation des Mesenteriolums an zwei nebeneinanderliegenden Stellen und Durchtrennung mit der Hakenschere bis zur Wand der Appendix. Alternativ kann mit der Metzenbaum-Schere an der Basis des Mesenteriolums ein Fenster präpariert werden. Hierdurch wird eine Endoligatur (0, resorbierbar) geführt und endokorporal oder extrakorporal (Roeder-Knoten und Knotenschieber oder industriell vorgefertigte Ligatur mit Fadenführungsstab) geknotet.

Durchtrennung
der Mesoappendix

Nach der Ligatur der Mesoappendix wird diese distal durchtrennt. Nun werden drei Endoschlingen an der Basis der Appendix platziert und die Appendix unterhalb der distalen Ligatur mit einer Hakenschere abgetrennt, so dass zwei Ligaturen am basalen Stumpf verbleiben.

Bergung des Präparats
Drainage
Naht

Das Präparat wird mit einer Allis-Fasszange an der abgetrennten Stelle so gefasst, dass möglichst nichts abtropft und über den linksseitigen Unterbauchtrokar (10 mm) entfernt. Der Stumpf wird mit einer Z-Naht oder Tabaksbeutelnaht (2/0, resorbierbar) und intrakorporaler Knotung im Zökum versenkt. Es erfolgt nochmals die Kontrolle auf Bluttrockenheit, Einlegen einer Robinson-Drainage und Beendigung der Laparoskopie in üblicher Weise.

■ **Probleme und deren Lösung**
– **Abrutschen der distalen Ligatur** an der abgetrennten Appendix
  • ausreichend Distanz zwischen den beiden zökumnahen Ligaturen und der distalen Ligatur einplanen

■ **Häufige Fehler und Gefahren**
Sekundäre Wandnekrose des Zökums durch thermische Schädigung beim Koagulieren des Mesenteriolums → ausreichende Distanz zum Zökum, ohne jedoch einen zu großen Reststumpf zu hinterlassen (**cave:** Stumpfappendizitis).

■ **Alternativmethoden**
Konventionelle Appendektomie per Wechselschnitt (insbesondere bei akutem entzündlichem Geschehen.

■ **Postoperative Behandlung**
Entfernen der Drainage am folgenden Tag, wenn die Sekretion serös ist. Eine Nahrungskarenz ist nicht notwendig.

Laparotomie

Unterbauchquerschnitt

■ OP-Prinzip

Eröffnung des Abdomens in Wechselschnitttechnik über einen suprasymphysär gelegenen querverlaufenden Hautschnitt. Aufgrund der kosmetisch günstigen Lage wird dieser Zugang für viele gynäkologische Operationen bevorzugt. Von Nachteil ist der eingeschränkte Zugang zum Mittel- und Oberbauch. Ist eine Erweiterung des Eingriffs außerhalb des kleinen Beckens wahrscheinlich, sollte dieser Zugang nicht gewählt werden.

■ Indikation

Die Indikation ergibt sich aus der Notwendigkeit des speziellen intraabdominalen Eingriffs.

■ Kontraindikation

Neben den üblichen Kontraindikationen, die für einen operativen Eingriff gelten, ist der Pfannenstiel-Querschnitt für onkologische Eingriffe und für Operationen, die eventuell in den Mittel- und Oberbauch erweitert werden müssen, eher nicht geeignet.

■ Patientenaufklärung

Über folgende Risiken und mögliche Komplikationen sollte aufgeklärt werden:
- Verletzungen von Blase oder Darm (insbesondere, wenn Adhäsionen zu erwarten sind)
- Nachblutungen oder Hämatombildung
- Risiko von Bluttransfusionen je nach Transfusionsrisiko des speziellen Eingriffs
  - Hepatitisrisiko
  - HIV-Risiko (1:1 Mio. Blutkonserven)
  - Information über Möglichkeit der Eigenblutspende
- Peritonitis und Wundinfektionen
- postoperative Adhäsionen bis hin zum Bridenileus
- Ausbildung von Narbenkeloiden
- Schmerzen, Taubheitsgefühl oder Missempfindungen im Narbenbereich
- Narbenhernie
- Lagerungsschäden mit Taubheitsgefühlen und/oder Bewegungseinschränkungen im Bereich der unteren Extremitäten
- Hautverbrennungen beim Einsatz von HF-Geräten
- Harnwegsinfektionen durch die Einlage eines Verweilkatheters
- Risiko der Thrombose und Lungenembolie

■ OP-Planung

Neben den üblichen allgemeinen und gynäkologischen Untersuchungen sollte eine Inspektion und Palpation des Abdomens durchgeführt werden, um lokale Entzündungsherde oder Hernien zu erkennen und in die Planung mit einzubeziehen. Die Rasur sollte am OP-Tag bis ca. 1 QF unterhalb der zu tastenden Symphyse erfolgen. Eine einmalige präoperative Antibiotikagabe (z. B. 1 g Cefazolin) wird insbesondere bei Hysterektomien, Darmeingriffen und Inkontinenzeingriffen empfohlen.

■ Lagerung und Abdeckung

Die Lagerung erfolgt bei Hysterektomien und Inkontinenzoperationen in Steinschnittlage. Die Desinfektion der Scheide mit einem entsprechenden Desinfektionsmittel (z. B. Skinsept mucosa) ist obligat. Bei allen anderen, rein intraabdominalen Eingriffen können die Patientinnen auf dem geraden OP-Tisch gelagert werden. Dies wirkt sich günstig auf den venösen Rückfluss aus den Beinen aus. Allen Patientinnen wird nach entsprechender Desinfektion ein transurethraler Verweilkatheter in die Blase eingelegt, da eine gefüllte Blase das Operationsgebiet im kleinen Becken überdeckt. Das OP-Gebiet wird desinfiziert und mit einem kaudalen, zwei seitlichen und einem kranialen Tuch abgedeckt.

OP-Technik

Die im Folgenden beschriebenen Techniken beziehen sich auf den OP-Ablauf vor und nach dem speziellen Eingriff.

Eröffnung des Abdomens
Hautinzision

Anlegen einer medianen querverlaufenden Hautinzision 2 cm oberhalb der Symphyse über 10 – 12 cm Länge. Falls erkennbar, dient die suprasymphysäre Hautfalte als Schnittlinie. Zur korrekten Ausrichtung des Schnittes zeichnen manche Operateure die Schnittführung mit einem Hautstift vor.

Durchtrennung
des Fettgewebes

Das subkutane Fettgewebe und die Externusaponeurose werden mit dem Skalpell mittig quer durchtrennt (s. Abb. 12.**11a**). Die weitere quere Durchtrennung des subkutanen Fettgewebes erfolgt entweder stumpf mit den Fingern oder scharf mit Skalpell bzw. mit der Schere nach Sims (s. Abb. 12.**11b**). Vorteil der stumpfen Präparation ist die eventuelle Schonung von Gefäßen und Nerven im Bereich der lateralen Wundwinkel. Es erfolgt die Blutstillung im subkutanen Fettgewebe, bis Bluttrockenheit hergestellt ist.

Durchtrennung
von Muskeln und Faszien

Die kranialen und kaudalen Anteile der mittig durchtrennten Externusaponeurose werden rechts und links mit insgesamt vier Mikulicz-Klemmen gefasst und die Faszie mit der Schere nach Sims von medial nach lateral quer durchtrennt (s. Abb. 12.**11c+d**). Der laterale Wundwinkel wird hierbei mit einem Roux-Haken dargestellt. Erfolgt die Schnittführung deutlich nach lateral, werden auch Teile des M. obliquus internus und M. transversus durchtrennt. **Cave:** Blutungen aus Ästen der A. epigastrica inferior sollten sorgfältig koaguliert oder ligiert werden.

Merke: Weniger die Größe des Hautschnittes, als die Breite des Faszienquerschnitts bestimmt die Bewegungsfreiheit im Abdomen.

Das Ablösen der Externusaponeurose von der darunter liegenden Bauchmuskulatur erfolgt teils stumpf, teils scharf. Von der Muskulatur durch die Faszie ins subkutane Fettgewebe verlaufende Gefäße werden koaguliert und mit der Schere durchtrennt. Die Mm. pyramidales verbleiben entweder auf der Muskulatur oder auf der Faszie. Keinesfalls sollten sie wegen der erhöhten Blutungsgefahr unsauber präpariert werden. Die beiden Bäuche des M. rectus abdominis werden mittig in der Linea alba stumpf, ggf. scharf auseinandergedrängt. Dies erfolgt in der gesamten Längsausdehnung des Schnittes.

Intraperitonealer Zugang
Darstellung des Situs

Präperitoneales Fettgewebe wird mit der leicht geöffneten Schere stumpf zur Seite geschoben. Das darunter liegende Peritoneum wird blasenfern im kranialen Wundanteil mit zwei Pinzetten rechts und links gefasst und mit der Schere scharf durchtrennt (s. Abb. 12.**11e**).

▶▶

➤➤

Cave: Vor dem Schnitt sollte man sich sicher sein, dass keine intraabdominellen Strukturen erfasst und verletzt werden (besonders bei voroperierten Patientinnen mit Darmadhäsionen besteht ein hohes Risiko der Darmläsion).

Unter Sicht und nach digitaler Kontrolle der intraabdominalen Peritoneumseite wird der Schnitt nach kranial und kaudal erweitert. Auflegen eines Rahmens und seitliches und kaudales Einbringen von 3 selbsthaltenden Valven. Das Darmkonvolut wird vorsichtig mit der linken Hand aus dem Douglas herausgeholt und mit 2–3 Bauchtüchern nach kranial abgestopft. Die vierte kraniale Valve hält die Bauchtücher und damit den Darm im oberen Bereich des Abdomens.

Spezieller Eingriff

Nun erfolgt der spezielle Teil des Eingriffs (s. entspr. Kapitel).

Verschluss des Abdomens

Nachdem vom OP-Personal die Vollständigkeit der Instrumente, Bauchtücher und Kompressen bestätigt wurde, wird das Peritoneum parietale am kranialen und kaudalen Wundwinkel und am rechten und linken Wundrand mit insgesamt vier Mikulicz-Klemmen gefasst und mit fortlaufender Naht (Stärke 0) verschlossen. Die Adaptation der Rektusbäuche ist nur bei einer Rektusdiastase obligat und erfolgt durch Einzelknopfnähte oder fortlaufende Naht (Stärke 0). Nach Einlage einer subfaszialen Redon-Drainage wird die Externusaponeurose mit einer fortlaufenden Naht (Stärke 1) verschlossen. Die Faszienränder werden hierbei mit zwei Roux-Haken dargestellt. Bei einer dicken subkutanen Fettschicht empfiehlt sich die Wundadaptation mit subkutanen Einzelknopfnähten (2/0) nach Einlage einer weiteren Redon-Drainage. Der Hautverschluss kann mit Hautklammergeräten (**cave:** Invertieren der Wundränder → Wundränder beim Klammern mit zwei Pinzetten evertieren) oder mit einer Intrakutannaht durchgeführt werden.

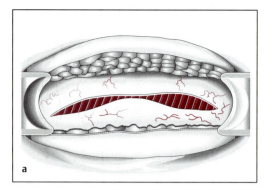
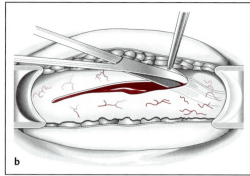
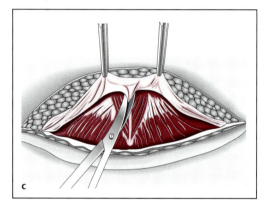
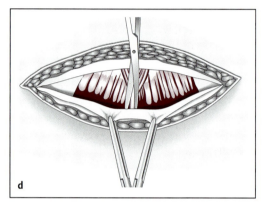
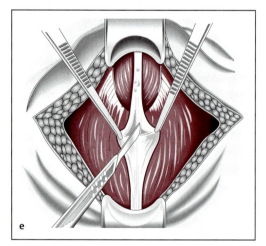

Abb. 12.**11** Eröffnen des Abdomens bei Laparotomie.
a Spalten der Externusaponeurose
b Erweitern der Inzision
c Präparation des kaudalen Aponeurosenlappens
d Ablösen des kranialen Aponeurosenlappens
e Eröffnen des Peritoneums

■ **Häufige Fehler und Gefahren**

– Unter dem Peritoneum liegender oder adhärenter **Darm** wird bei der **Eröffnung des Peritoneums miterfasst** und schlimmstenfalls eröffnet.

– Ein **zu straffes Knoten des fortlaufenden Fadens** bei der Naht des Peritoneum parietale führt zu einem Hochziehen des Blasenfundus und damit zur Gefahr der Blasenläsion bei einer Relaparotomie wegen untypischer Lage der Blase. Aus diesem Grund sollte besonders bei einer Relaparotomie das Peritoneum parietale möglichst kranial eröffnet werden.

■ **Alternativmethoden**

- **Laparoskopischer Zugang:** Diesem sollte, wenn technisch und medizinisch möglich und sinnvoll, immer der Vorzug gegeben werden.
- **Vaginaler Zugang:** Hauptsächliche Indikation bei der Hysterektomie. Wegen der deutlich geringeren postoperativen Morbidität ist dieser Zugang ggf. in Kombination mit einer laparoskopischen Assistenz zu bevorzugen. Die Entfernung von über 800 g schweren Uteri ist auf diesem Weg möglich.
- **Längsschnittlaparotomie:** Diesen Zugang ist bei allen onkologischen Eingriffen, bei sehr großen, über den Nabel hinausreichenden Befunden (z. B. Kystom des Ovars) oder bei zu erwartender Erweiterung des Eingriffs in den Mittel- und Oberbauch sinnvoll.

■ **Postoperative Behandlung**

- Entfernen der Drainagen, sobald Sekretion serös
- Kostaufbau je nach Art des speziellen Eingriffs

Medianer Längsschnitt

■ **OP-Prinzip**

Eröffnung des Abdomens mittels eines medianen, über der Linea alba liegenden Längsschnitts durch sämtliche Schichten. Dieser beginnt über der Symphyse und wird entsprechend der operativen Notwendigkeit nach kranial, ggf. bis zum Xyphoid, geführt.

■ **Indikation**

- onkologische Eingriffe am inneren Genitale

- große, über den Nabel hinausreichende Befunde (Kystom, Uterus myomatosus etc.)
- vermutliche Notwendigkeit der Eingriffserweiterung in den Mittel- und Oberbauch
- unklare abdominelle Symptomatik mit dem Verdacht auf eine Peritonitis
- zusätzlicher Darmeingriff eventuell notwendig
- schneller, notfallmäßiger Zugang ins Abdomen; z. B. nach Verletzung eines großen Gefäßes während einer Laparoskopie

■ **Kontraindikation**

Entsprechend den üblichen Ausschlusskriterien für einen operativen Eingriff.

■ **Patientenaufklärung + OP-Planung**

S. o. Kap. „Querschnittlaparotomie"

■ **Lagerung und Abdeckung**

Besonders bei länger dauernden Eingriffen ist der Lagerung auf dem geraden OP-Tisch der Vorzug zu geben. Die Desinfektion der Scheide ist notwendig, wenn ein Inkontinenzeingriff oder eine Hysterektomie zum operativen Konzept gehören. Ein Verweilkatheter wird bei jedem Eingriff in die Blase gelegt. Um einem Auskühlen der Patientin mit möglicher Störung von Stoffwechselprozessen (z. B. Produktion von Gerinnungsfaktoren) entgegenzuwirken, sollte bei großen Operationen eine Aufwärmung über eine Wärmematte erfolgen. Die Abdeckung wird kaudal über die Symphyse, kranial über das Xyphoid und lateral je über die Spina iliaca anterior superior gelegt.

OP-Technik	
	Die im Folgenden beschriebenen Techniken beziehen sich auf den OP-Ablauf vor und nach dem speziellen Eingriff.
Eröffnen des Abdomens **Hautinzision** **Durchtrennung des subkutanen Fettgewebes**	Anlegen eines medianen Längsschnittes mit dem Skalpell durch Haut und subkutanes Fettgewebe. Soll der Schnitt über den Nabel nach kranial führen, wird dieser links umschnitten, um bei Eröffnung des Peritoneums das Lig. teres hepatis zu schonen. Blutstillung mit einer Pinzette und monopolarem HF-Strom.
Durchtrennung von Muskeln und Faszie	Darstellen der Externusaponeurose und Spalten der Faszie mit dem Skalpell. Anklemmen der Ränder mit zwei Mikulicz-Klem-

▶▶

men, Unterminieren und Durchtrennen der Aponeurose mit einer Cooper-Schere.

Eröffnung des Abdomens Darstellung des Situs

Scharfes Trennen der beiden Rektusbäuche in der Medianlinie und Darstellen des Peritoneum parietale. Dieses wird im kranialen Bereich mit zwei Pinzetten gefasst und, wenn keine intraabdominale Struktur anliegt, mit dem Skalpell oder einer Schere eröffnet. Operateur und Assistent gehen mit dem Zeigefinger in die Öffnung ein und heben das Peritoneum an. Liegt keine Adhäsion im Schnittbereich, wird das Peritoneum nach kranial und kaudal entsprechend der Schnittgröße mit der Schere eröffnet. Auflegen eines Rahmens und seitliches und kaudales Einbringen von 3 selbsthaltenden Valven. Das Darmkonvolut wird vorsichtig mit der linken Hand aus dem Douglas herausgeholt und mit 2–3 Bauchtüchern nach kranial abgestopft. Die vierte kraniale Valve hält die Bauchtücher und damit den Darm im oberen Bereich des Abdomens.

Spezieller Eingriff

Nun erfolgt der spezielle Teil des Eingriffs.

Verschluss des Abdomens

Nachdem vom OP-Personal die Vollständigkeit der Instrumente, Bauchtücher und Kompressen bestätigt wurde, wird das Peritoneum parietale am kranialen und kaudalen Wundwinkel und am rechten und linken Wundrand mit insgesamt vier Mikulicz-Klemmen gefasst und mit fortlaufender Naht (Stärke 0) verschlossen. Alternativ kann dieses zusammen mit der fortlaufenden Fasziennaht (Stärke 1) in einem Arbeitsgang erfolgen.

Drainage Naht

Bei adipösen Patientinnen wird eine subkutane Redon-Drainage eingelegt und die Subkutis mit Einzelknopfnähten (2/0) adaptiert. Der Hautverschluss erfolgt durch Hautklammern (**cave:** Invertieren der Wundränder → Wundränder beim Klammern mit zwei Pinzetten evertieren) oder Allgöwer-Nähte.

■ **Häufige Fehler und Gefahren**
S.o. Kap. „Unterbauchquerschnitt"

■ **Alternativmethoden**
In einigen Kliniken kommen auch bei onkologischen Eingriffen zunehmend laparoskopische Methoden zur Anwendung. Dies sollte jedoch nur im Rahmen von kontrollierten Studien erfolgen. Die Patientinnen sind darauf hinzuweisen, dass es sich um ein Verfahren außerhalb des Standards handelt.

■ **Postoperative Behandlung**
– Entfernen der Drainagen, sobald Sekretion serös
– Kostaufbau je nach Art des speziellen Eingriffs

Appendektomie

■ **OP-Prinzip**
Die klassische Appendektomie per Laparotomie bleibt der Chirurgie vorbehalten. Aus diesem Grund soll in diesem Kapitel nur auf die simultane Appendektomie u. a. im Rahmen eines onkologischen Eingriffs (z. B. Ovarialkarzinom) eingegangen werden.

■ **Indikation**
– akute und chronisch rezidivierende Appendizitis
– Ovarialkarzinom (häufig okkulte Metastasen in der Appendix)
– Wunsch zur prophylaktischen Appendektomie

■ **Kontraindikation**

Andere Ursache für die Beschwerdesymptomatik erkennbar (relativ).

■ **Patientenaufklärung**

- Keimverschleppung oder Nahtinsuffizienz mit dem Risiko einer Peritonitis oder einer Abszessbildung
- Nachblutung

■ **OP-Planung**

Entsprechend dem Rahmen der eigentlichen z. B. onkologischen Operation. Eine prophylaktische Single-shot-Antibiose, z. B. mit einem Cephalosporin, ist zu empfehlen und sollte bei einer Eingriffsdauer über 4 Stunden wiederholt werden.

OP-Technik	
Darstellung Adhäsiolyse	Darstellen der Appendix. Liegt diese retrozökal und/oder ist die Appendix durch Verwachsungen schlecht auffindbar, werden zunächst die Adhäsionen mit der Präparierschere gelöst und ggf. das Peritoneum in der Umschlagsfalte lateral des Zökums eröffnet. Nun lassen sich Zökum und Colon ascendens stumpf nach medial mobilisieren und die Appendix kann dargestellt werden.
Ligatur	Fassen des Mesenteriolums an der Appendixspitze mit einer stumpfen Klemme. Fenstern des Mesenteriolums z. B. mit einem Overholt an der Basis der Appendix, Setzen von zwei Ligaturen und Durchtrennen mit der Präparierschere. Die Basis der Appendix sollte vollständig skelettiert sein. Dann wird mit einer Klemme die Basis gequetscht, die Klemme distal davon über die Appendix gesetzt und über die Quetschung eine Ligatur (2/0, resorbierbar) gelegt.
Abtragung der Appendix Stumpfnaht	Über einem Tupfer wird die Appendix mit einem Skalpell zwischen Ligatur und Klemme abgetragen. Der Stumpf wird desinfiziert und mit einer Tabaksbeutelnaht (2/0, resorbierbar) versenkt. Diese Naht sollte nicht in das Lumen des Zökums eindringen, sondern nur Serosa und Muscularis erfassen. Ist der Stumpf nicht vollständig versenkt, erfolgt dies durch eine darüber liegende Z-Naht gleicher Stärke. Alle möglicherweise kontaminierten Instrumente werden abgegeben.

■ **Probleme und deren Lösung**

- **retrozökale Lage** der Appendix
  - Mobilisierung des Zökums von lateral, wie oben beschrieben. Der Abgang der Appendix liegt nahe der Einmündung des terminalen Ileums ins Zökum in Verlängerung der Taenia libera.

■ **Häufige Fehler und Gefahren**

Mangelnde Stumpfversenkung mit der Gefahr der **Abszessbildung**.

■ **Postoperative Behandlung**

Diese richtet sich nach den Notwendigkeiten des großen simultanen Baucheingriffes.

Netzresektion

■ **OP-Prinzip**

Entfernung des Omentum majus. Man unterscheidet die technisch einfachere **infrakolische** Netzresektion entlang des Colon transversum von der **infragastrischen** Netzresektion entlang der großen Kurvatur des Magens, distal der Magenkranzgefäße. Vorteil der infragastrischen Resektion ist die Möglichkeit, die Bursa omentalis auszutasten und das geringere Rezidivrisiko am Querkolon.

■ Indikation
– Netzmetastasen maligner Tumore
– beim Ovarialkarzinom, auch wenn Netz makroskopisch nicht befallen
– Borderline-Tumore (LMP = niedrig maligne Potenz) des Ovars Stadium II und III

■ Kontraindikation
Keine Kontraindikation, wenn nichts gegen den simultanen großen Eingriff spricht. Jedoch sollte von der komplikationsreicheren infragastrischen Resektion abgesehen werden, wenn aus operationstechnischen Gründen oder wegen der Morbidität der Patientin nicht alle anderen Tumorreste entfernt werden können.

■ Patientenaufklärung
– postoperative Darmadhäsionen zur vorderen Bauchwand
– thermische Verletzungen am Querkolon nach HF-Koagulation (selten)
– Milzblutungen mit der evtl. Notwendigkeit zur Splenektomie bei der infragastrischen Resektion
– Blutungen im Gebiet von Leber und Gallenblase bei der infragastrischen Resektion
– Vorteil der routinemäßigen infragastrischen Resektion ist noch nicht geklärt; bei suprakolischem Tumorbefall im Sinne des Tumordebulking auf jeden Fall indiziert

■ OP-Planung
Entsprechend der Planung des großen simultanen Eingriffs.

OP-Technik	
Infrakolische Netzresektion **Mobilisation**	Darstellen des gesamten infrakolischen Netzanteils. Ggf. muss die rechte und die linke Kolonflexur mobilisiert werden, indem das Peritoneum lateral der Umschlagsfalte gespalten wird.
Umschlagen des Netzes **Gefäßklemmen** **Absetzen des Netzes**	Nun wird das Netz nach oben geschlagen, um die Abgrenzung zum Mesokolon besser erkennen zu können. Häutige, gefäßfreie Verbindungen zwischen Netz und Kolon transversum werden mit der Präparierschere durchtrennt. Anschließend werden infrakolisch an der Resektionslinie Overholt-Klemmen nebeneinander gesetzt und das Netz schrittweise dazwischen abgesetzt (s. Abb. 12.**12**).
Ligatur	Die Klemmen werden durch Ligaturen (2/0, resorbierbar) ersetzt. Alternativ kann das Netz infrakolisch mit einem Stabler abgesetzt werden.
Infragastrische Netzresektion **Lösung des Querkolons**	Zunächst entspricht das Procedere dem der infrakolischen Resektion. Das Querkolon wird dann komplett mit der Präparierschere vom Netz gelöst. Kleinere Gefäße werden ligiert oder vorsichtig koaguliert. Nun ist die Bursa omentalis hinter dem Magen zugänglich und kann ausgetastet werden (**cave:** keinen zu kräftigen Druck auf das Pankreas ausüben).
Darstellung der Vasa gastroepiploicae **Absetzen des Netzes**	Die Magenkranzgefäße an der großen Kurvatur sowie die ins Omentum majus abgehenden Gefäße können gut dargestellt werden. Zunächst wird das Netz, wie bei der infrakolischen Resektion beschrieben, über Overholt-Klemmen distal der Kranzgefäße schrittweise abgesetzt. Dann wird der linke Netzzipfel weiter präpariert und mobilisiert und nahe der Milz abgetrennt (**cave:** Milz-

▶▶

blutungen). Ebenfalls vorsichtig muss im Bereich der Leber und Gallenblase präpariert werden, da es hier leicht zu Blutungen kommen kann. Auf jeden Fall muss man sich klar auf die Strukturen des Omentum majus beschränken. Alternativ kann im Bereich der großen Kurvatur ein Stabler eingesetzt werden.

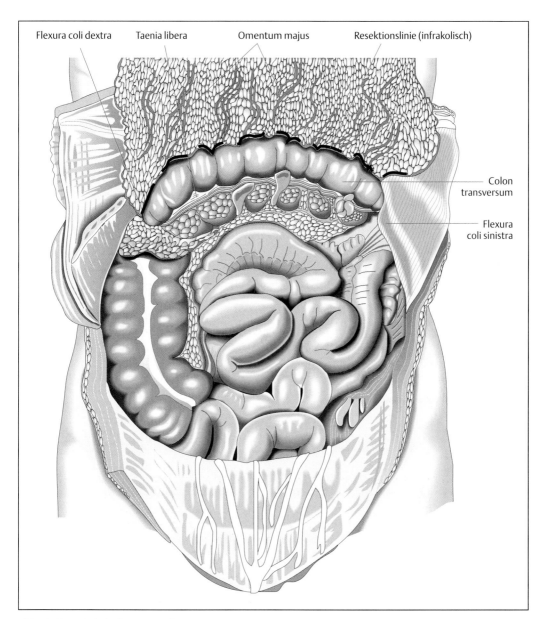

Abb. 12.**12**　Infrakolische Netzresektion.

■ **Probleme und deren Lösung**

– **Milzblutung** nach Präparation des linksseitigen Netzzipfels bei der infragastrischen Resektion

- Versuch der konventionellen Blutstillung
- Aufbringen einer mit Fibrinkleber getränkten Gaze (z. B. Tachokomb)
- Splenektomie als ultima ratio (postoperativ an **Pneumokokkenimpfung** denken!!)

■ **Häufige Fehler und Gefahren**

Oft ist das Netz mit dem Mesokolon verbacken. Hier ist darauf zu achten, dass die Gefäße des Mesokolon beim Absetzen des Netzes erhalten bleiben.

13 Nahttechniken

M. Wunsch

Hautnaht

Der Hautverschluss erfolgt fortlaufend intrakutan, mittels Einzelknopfnaht oder durch Hautklammern.

Bei allen Techniken ist darauf zu achten, das die Cutis **exakt adaptiert** wird und **keine Stufenbildungen** und seitlichen Verziehungen entstehen. Dieses Ziel ist – abhängig von der Dicke der Haut – mit den verschiedenen Nahttechniken unterschiedlich gut zu gewährleisten.

Es wird ein kurzer Nadelhalter (evtl. mit Schere) und eine Hautpinzette (z. B. Adson-Pinzette) verwendet.

Einzelknopfnähte **kommen bei**
- kleineren Wunden,
- leichter Wundspannung oder
- diffuser Blutungsneigung im Hautbereich

in Frage. Den besten Kompressionseffekt erreicht eine **Donati-Naht** (s. Abb. 13.**1a**): Der Ein- und Ausstich liegt 5 – 10 mm von der Inzisionslinie entfernt, es wird kräftig Subkutangewebe gefasst. Die Rückstiche werden in exakt gleicher Höhe transkutan nahe am Wundrand gelegt. Ein besserer kosmetischer Effekt (fehlender Ausstich) ergibt sich bei der **Allgöwer-Naht** (s. Abb. 13.**1b**).

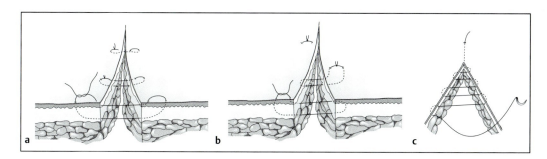

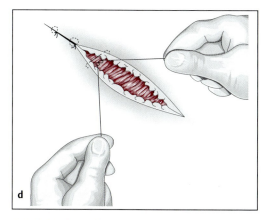

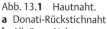

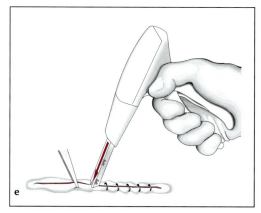

Abb. 13.**1** Hautnaht.
a Donati-Rückstichnaht
b Allgöwer-Naht
c Intrakutannaht
d subkoriale Naht: versenkte Knotentechnik
e Klammertechnik

Bei der **intrakutanen Nahttechnik** (s. Abb. 13.**1c**) wird horizontal subepithelial gleichmäßig viel Gewebe gefasst. Der Einstich liegt auf der Höhe des Ausstiches der Gegenseite, Stufenbildungen sind zu vermeiden.

Bei längeren Strecken (> 10 cm) ist das spätere Entfernen eines Intrakutanfadens schwierig. Die Naht kann dann unterteilt werden: Ausstich und Knoten oder Ausstich und wieder Einstechen ins Wundgebiet. An der Durchstichstelle wird der Faden durchtrennt. Auf diese Weise wird von den Wundwinkeln aus jeweils eine Fadenhälfte gezogen.

Subkutane Nähte sind meist nicht notwendig, bei stärker klaffenden Wunden kann die Positionierung von einzelnen subkorialen, versenkt gelegten Nähten die Wundspannung reduzieren

(3/0 oder 4/0, resorbierbare Nähte mit scharfer Nadel, s. Abb. 13.**1d**).

Zur Hautnaht werden meist nichtresorbierbare Fäden der Stärke 3/0 verwendet, Liegedauer 7 – 10 Tage. Bei kosmetischen Eingriffen im Brustbereich benutzen wir nach dichter subkorialer Adaptation mit 4/0 resorbierbaren Nähten für die intrakutane Hautnaht 5/0 (PDS 2, farblos, mit scharfer Nadel). Diese Nahttechnik verlangt eine exakte Adaptation der Haut und vermeidet so Verziehungen und Stufenbildungen. Die Fadenenden werden nicht geknotet und nach 10 Tagen abgeschnitten.

Bei **Hautklammern** (s. Abb. 13.**1e**) sollen die Wundränder nicht nach innen schlagen: Durch 2 Hautpinzetten werden die Ränder nach außen gedreht.

Darmnaht/Anastomosentechnik

Serosadefekte oder kleine Lumeneröffnungen des **Dünndarms** werden durch Vernähung quer zur Achse des Darmlumens mit Einzelknopfnähten verschlossen (4/0, resorbierbar). Bei der Durchstechung der Darmwand ist die Mukosa zu schonen (s. Abb. 13.**2**). Auch kleine **Dickdarmläsionen** werden mit Einzelknopfnähten (4/0, resorbierbar) versorgt. In diesem Bereich ist die Stenosierungsgefahr gering, es kann parallel zu den Taeniae genäht werden.

Bei größeren Defekten im Dünndarmbereich oder tumorösen Veränderungen ist eine Segmentresektion des Dünndarms indiziert, dies ist auch ohne Darmvorbereitung möglich. Resektionen im Dickdarmbereich sollten, außer in Notfallsitua-

tionen, nur nach adäquater Darmvorbereitung erfolgen. Neben Nahttechniken kommen auch Klammernahttechniken zum Einsatz.

Dünndarmsegmentresektion

Nach Diaphanoskopie Festlegung der Resektionsgrenzen. Am Mesenterialansatz wird die Darmserosa über ca. 1 cm von Fettgewebe und Gefäßen frei präpariert. **Nahtreihenfolge**: Ecke → Hinterwand → Ecke → Vorderwand. **Nahttechnik**: Stichabstand 0,5 cm, wenig Mukosa, viel Serosa fassen, Prüfen der Lumenweite und Verschluss des Mesos (s. Abb. 13.**3a–e**).

Bei Verwendung von Klammergeräten wird das Darmlumen durch 3 Hilfsnähte in eine dreieckige Form gebracht, über die Klammernähte überstehendes Gewebe reseziert (s. Abb. 13.**1f–j**).

Nachbehandlung:
Magensonde über 2 – 3 Tage, flüssig ab 4. Tag, feste Kost ab Peristaltik.

Dickdarmresektion

Eine Resektion sollte, außer in Notfällen, nur nach Darmvorbereitung erfolgen. Die Anastomose muss spannungsfrei sein, das Kolon ist ausreichend weit zu mobilisieren.

Cave: Milzverletzung, Ureterläsion links.

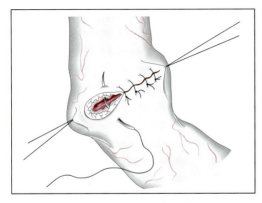

Abb. 13.**2** Darmübernähung: Vernähung des Defektes quer zur Lumenrichtung.

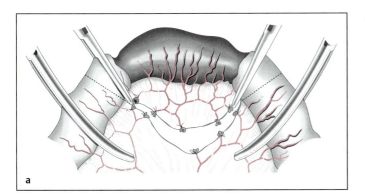

Abb. 13.**3** Dünndarmresektion.

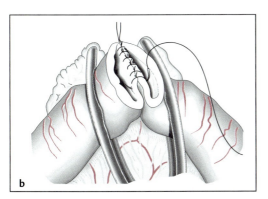

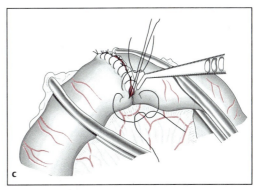

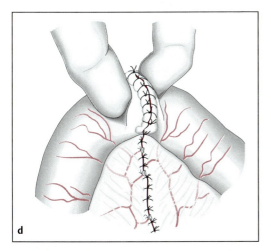

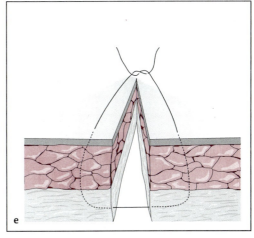

a–e Fadentechnik

a Festlegung der Resektionsgrenzen mittels Diaphanoskopie, Befreiung der Serosa an Resektionsgrenze
1 cm von Mesothel

b Ecknaht, einreihige Allschichtnaht, 3/0 resorbierbar →
Schonung der Mukosa

c Vorderwand fast verschlossen; lumenwärtiges Ein-
schlagen des letzten lang gelassenen Fadens der Hinterwand, darüber sero-seröse Naht legen; Prüfung der
Nahtdichtigkeit mit Pinzettenspitze

d Prüfung des Lumens zwischen Daumen und Zeigefinger

e Stichführung: umgekehrte Stichrichtung bei Hinterwandnaht

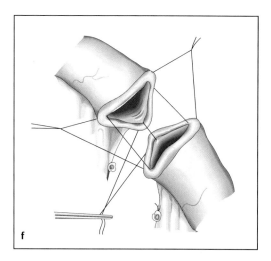

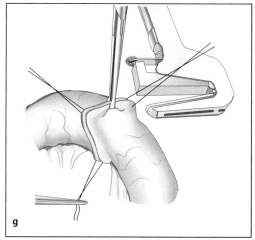

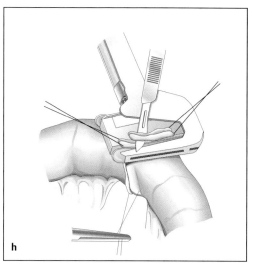

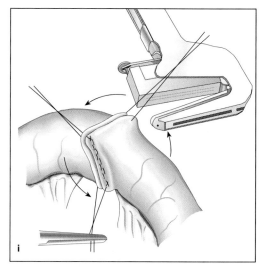

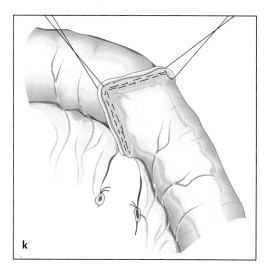

Abb. 13.**3**
f–k Klammertechnik
f Formung des dreieckigen Lumens durch Hautfäden
g Beginn der Anastomose
h Resektion des überstehenden Gewebes
i Drehen der Anastomosenregion mittels Hautfäden
k Abschlussbild vor Verschluss des Mesenteriums: über-
lappendes Setzen der Klammerreihen im Bereich der
Haltefäden.

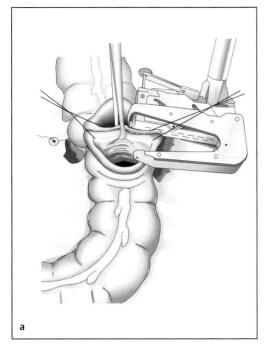

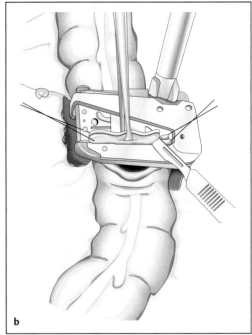

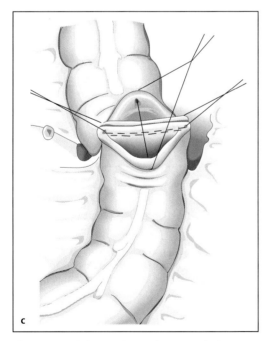

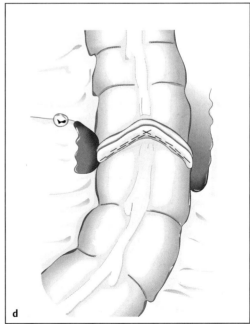

Abb. 13.**4**   Dickdarmresektion: Klammertechnik.
a Adaptation der Hinterwand durch 2 Hilfsfäden, Allis-Klemme zieht alle Gewebsschichten in Klammergerät
b Abtrennen des überstehenden Gewebes
c dritter Hilfsfaden durch Vorderwand, Verschluss des Lumens durch 2 weitere Schritte; Resektion überstehenden Gewebes wie in **b**; Klammerreihen müssen sich überkreuzen.
d Abschlussbild

Das Mesosigma wird skelettiert, Gefäße ligiert. Die Anastomosierung erfolgt wie bei der Dünndarmanastomose. **Nahtreihenfolge**: Ecknaht → Hinterwandnaht → Ecknaht → Vorderwandnaht. Die Eckfäden der Hinterwandnaht werden eingeschlagen und durch eine sero-seröse Naht gesichert. **Nahttechnik**: einreihige Allschichtnaht, schräge Stichrichtung, wenig Mukosa, viel Serosa. Nahtabstand 0,5 cm, 3/0 resorbierbar.

Wichtig: Durch Hilfsfäden werden proximaler und distaler Schenkel angenähert und fixiert.

Bei der Verwendung von Klammerinstrumenten wird nach Adaptation der Hinterwand eine Hilfsnaht durch die Vorderwand gelegt, so dass eine dreiecksförmige Anastomose entsteht. Die Klammerreihen müssen sich im Endbereich überlappen um Lücken zu vermeiden (s. Abb. 13.**4a–d**).

Nachbehandlung:
Magensonde für 2–3 Tage, Drainage ca. 1 Woche. Flüssige Zufuhr ab 3. Tag, feste Kost nach Abführen ab ca. 7. Tag.

Ureternaht/Ureteranastomose

Die Versorgung einer Ureterläsion hängt
– vom Ausmaß des Defektes,
– dem Grad des Erhaltes der Gefäßversorgung und
– der Lokalisation der Verletzung ab.

Präventiv müssen unklare intraoperative Situationen geklärt werden: Sichere Ureterdarstellung, ggf. Einlage eines Ureterenkatheters, Injektion von Indigocarmine-Lösung.

Die Quetschung des Ureters mit einer Klemme wird durch eine Schienung für 1 Woche (Ch 4–6) und gleichzeitige Drainage der Umgebungsregion beherrscht. Bei **inkompletter Durchtrennung** des Ureters kann bei erhaltener Gefäßversorgung eine Ureternaht erfolgen. Diese wird mit 4/0 oder 5/0 Nähten durchgeführt (resorbierbares Nahtmaterial). Die Naht erfolgt quer zum Lumen. Ureterenkatheter (Ch 6) für 1 Woche, das umgebende Gewebe wird drainiert. Die Drainage wird einen Tag **nach** der Entfernung des Ureterenkatheters gezogen, um einen evtl. Defekt zu erkennen: Nach Ziehen des Katheters steigt die Fördermenge.

Ureteranastomose

Bei einer kompletten Durchtrennung im mittleren Ureterbereich oder bei schweren Quetschungsverletzungen in dieser Region ist eine End-zu-End-Anastomose durchzuführen. Voraussetzungen wie bei intestinaler Anastomose:
– ausreichende Durchblutung beider Seiten der Anastomose
– spannungsfreie Adaptation
– dichte Anastomosierung
– Drainage der Anastomosenregion

Um eine Stenose der Anastomose zu vermeiden, wird die Vorderwand des einen Segments sowie die Rückwand des anderen Uretersegments über 0,5–1 cm längs gespalten. Nach transluminal gestochenen Nähten werden insgesamt 6–8 weitere Nähte gelegt. Es wird ein Ureterenkatheter eingelegt (Ch 6–10, möglichst der Harnleiterwand anliegend). Die Umgebung wird über einige Tage drainiert. Der Ureterenkatheter verbleibt 2–4 Wochen, danach i.-v.-Pyelogramm (s. Abb. **5a + b**).

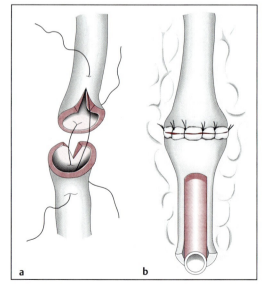

Abb. 13.**5** Ureteranastomose.
a Spaltung der Vorder- und Rückwand, danach je eine Naht, um die Ränder anzunähern
b Abschlussbild; Schienung der Anastomose durch Ureterenkatheter

Blasennaht

Abdominale Läsion

Läsionen der Blase entstehen bei abdominalen Eingriffen meist bei Eröffnung des Peritoneums oder dem Abpräparieren der Blase vom unteren Uterinsegment. In allen unübersichtlichen anatomischen Situationen wird ausschließlich scharf präpariert, bei stumpfem Präparieren oder Abschieben der Blase mit einem Tupfer kommt es leicht zum Einriss der Blasenwand. Wenn eine Läsion aufgetreten ist, muss entschieden werden, ob die Versorgung sofort durchgeführt wird oder bestimmte Operationsschritte erst zu Ende zu geführt werden. In diesem Fall werden die lateralen Wundränder der Läsion mit einem lang gelassenen Faden markiert.

Die Blasennaht erfolgt zweischichtig mit 3/0 resorbierbarem Nahtmaterial. Die erste Nahtreihe wird muskulo-muskulär gelegt, bei sehr dünner Blasenwand muss evtl. die Mukosa miterfasst werden. Bei unübersichtlichen Verhältnissen werden die Fäden erst geknotet, nachdem alle Fäden gelegt sind.

Die zweite Nahtreihe fasst Serosa und Muscularis (Einzelknopf oder fortlaufend). Danach Dichtigkeitsprobe der Blase im Rahmen einer Zystoskopie: nicht zu schnell und zu massiv auffüllen (ca. 150 ml)! Bei der Zystoskopie wird die Lage des Defektes in Bezug zu den Ureterostien festgestellt. Bei einem Abstand von weniger als 1 cm ist ein Ureterenkatheter einzulegen. Nach der Zystoskopie wird mit Methylenblau angefärbte Flüssigkeit in die Blase instilliert (Dichtigkeit überprüfen), ein suprapubischer Katheter eingelegt und dieser 10 Tage offengelassen (s. Abb. 13.**6a-c**).

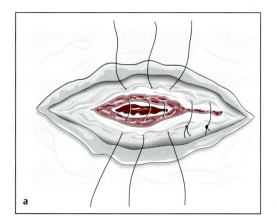

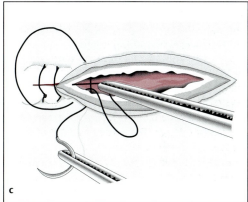

Abb. 13.**6** Blasennaht.
a erste Nahtreihe: muskulo-muskulär
b Versorgung bei abdominaler Läsion: zweite Nahtreihe seromuskulär, danach Peritonisierung
c fortlaufende Allschichtnaht bei sehr dünner Blasenwand

Vaginale Läsion

Vaginale Blasenläsionen treten in der Regel im Bereich des Trigonum vesicae und damit in der Nähe der Ureterostien auf. Stumpfe Präparation in nicht eindeutigen Gewebsschichten ist zu vermeiden. In der Regel wird man den vaginalen Eingriff zunächst beenden. Der Rand des Defektes wird mit einer Naht markiert, die Fäden lang gelassen.

Zur Naht muss die Blasenwand ausreichend mobil sein, Ziel ist eine spannungsfreie Adaptation. Nach der ersten Nahtreihe (3/0, resorbierbar) wird zystoskopiert. Fäden lang lassen – eine ungünstig liegende Naht kann so besser wieder eröffnet werden. Identifizieren der Ureterostien.

Langsames Füllen der Blase ohne hohen Druck, damit die Nähte nicht ausreißen (in der Regel 150–200 ml Flüssigkeit). Danach zweite Nahtreihe, 3/0 fortlaufend, resorbierbar. Befindet sich das Ureterostium näher als 1 cm an der Läsion: Einlage eines Ureterenkatheters (Ch 6) für 7 Tage. Je nach Katheterart endet dieser entweder in der Blase (Pigtail) oder der Katheter wird aus der Urethra herausgeleitet und an einem transurethral gelegten Katheter mit einem Pflaster fixiert. Suprapubischer Katheter, 10 Tage offen lassen.

Wenn eine Blasenverletzung im Bereich der Uretereintrittstelle liegt, ist urologische Hilfe notwendig. Es muss über eine evtl. Ureterneuimplantation entschieden werden.

Endoskopische Nahttechnik

Ein Großteil der endoskopischen Wundversorgung erfolgt durch Elektrokoagulation, Clipapplikation, Klammernahtgeräten sowie mit vorgeknoteten Ligaturschlingen. Es gibt jedoch Situationen, in denen endoskopische Nahttechniken angewendet werden. Welche der angebotenen Nadeln verwendet wird, ist individuell zu entscheiden.

Intrakorporale Knotentechnik

Benötigt werden 2 Nadelhalter und 2 Arbeitstrokare von mindestens 5 mm Durchmesser. Es werden geflochtene Fäden verwendet. Eine durch intrakorporale Knotentechnik versorgte Wunde darf nicht unter Spannung stehen.

Nach Legen der Naht und leichtem Anziehen des ersten Knotens müssen die **Fadenenden gewechselt** werden, damit der Knoten richtig läuft, anschließend Platzierung eines Sicherungsknotens. Die Nadel darf nur unter Sicht aus dem Bauchraum entfernt werden (s. Abb. 13.**7a–c**).

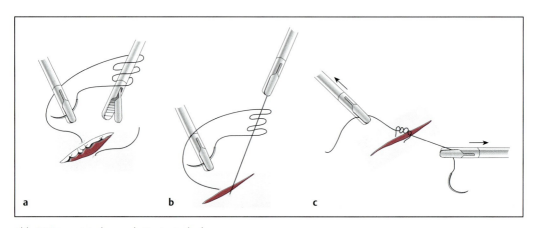

Abb. 13.**7a–c** Intrakorporale Knotentechnik.
a Faden 2 × um Nadelhalter schlingen
b Durchziehen des Fadens
c Wechseln der Fadenenden: Laufrichtung des Fadens beachten, danach Sicherungsknoten

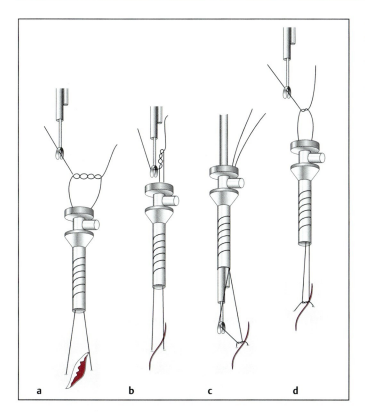

Abb. 13.**8** Extrakorporale Knotentechnik.
a + b Knoten nach innen schieben
c Fäden unter Spannung halten,
Laufrichtung beachten
d Sicherungsknoten

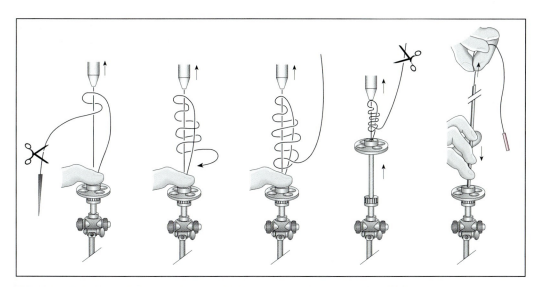

Abb. 13.**9** Röder-Knoten bei Verwendung eines Fadens mit eingearbeitetem Knotenschieber.

Extrakorporale Knotentechnik

Benötigt werden 2 Arbeitstrokare sowie entweder 1 Nadelhalter und 1 Knotenschieber oder bei vorbereitetem Nahtmaterial (eingearbeiteter Knotenschieber) 2 Nadelhalter. Mit dieser Technik können auch unter Spannung stehende Wundränder adaptiert werden (s. Abb. 13.**8a–d**). Es werden monofile Fäden verwendet (Gleitfähigkeit).

Bei Verwendung eines eingearbeiteten Knotenschiebers (s. Abb. 13.**9**) wird der Faden nach Legen des Röder-Knotens etwa 4 cm über dem Knoten abgeschnitten. Danach wird der Knoten nach innen geführt. Im Abdomen wird dann ein 2- oder 3-fach um den Nadelhalter gelegter Sicherheitsknoten auf den Röder-Knoten gesetzt. Die Fadenführung entspricht hierbei der intrakorporalen Knotentechnik.

14 Komplikationen

M. Wunsch

Hämatombildung

Jede operative Maßnahme kann in den ersten 10 postoperativen Tagen zu Nachblutungen führen, meist treten Blutungen in den ersten 24 postoperativen Stunden auf. In mehr als 50 % der Fälle postoperativer Blutungen sind bereits während der Erstoperation überdurchschnittliche Blutverluste zu beobachten: Die postoperative Überwachung muss daher in diesen Fällen intensiviert werden. Blutungen können arteriell, venös oder durch eine Gerinnungsproblematik bedingt sein. Intraoperativ kann eine Verdünnungskoagulopathie auftreten, wenn bei Blutverlusten eine massive Volumensubstitution erfolgt: Die Verdünnung der Hämostasefaktoren verhindert eine ausreichende Blutstillung.

Risikosituationen für eine Nachblutung müssen frühzeitig erfasst und an die weiterbetreuende Station gemeldet werden: Ausmaß einer Operation, besondere intraoperative Blutverluste, Risiken auf Seiten der Patientin (Alter, Vorerkrankungen, medikamentöse Behandlungen). Die Fördermengen von Drainagen müssen beachtet, ggf. Verlaufsbestimmungen von Blutbild und Gerinnung veranlasst werden. Zur Wundbeurteilung sowie zur Erfassung einer evtl. intraabdominellen Blutung ist die Sonographie ergänzend hilfreich.

Bei der Beurteilung von Drainagefördermengen ist daran zu denken, dass die Perforationsöffnungen bei stärkeren Blutungen durch Koagula verschlossen sein können.

■ Allgemeine Maßnahmen bei Blutungsverdacht
- ausreichend großer venöser Zugang
- Kreislaufstabilisierung
- ggf. Blut kreuzen lassen

Wundhämatom

■ Leitsymptom
- Drainage fördert kontinuierlich
- Schmerzen, Spannungsgefühl in einer Wunde

■ Diagnostik
- klinischer Aspekt
- in unklaren Fällen (Adipositas, subfasziale Hämatombildung) Sonographie

■ Therapie
Wundrevision, Absaugen, Drainage. Bei Brustoperationen muss die lange Resorptionszeit eines Hämatoms sowie die evtl. Verschlechterung der Kosmetik berücksichtigt werden: großzügige Revision.

Vaginale Blutungen

■ Diagnostik
Spekulumeinstellung: Assistenz, gute Lichtverhältnisse.

■ Therapie
- bei Wundrandblutungen: Umstechungen (Z-Nähte, 2/0, resorbierbare Naht)
- nach Konisation: bei spritzenden Blutungen Elektrokoagulation, bei diffusen Blutungen, Tamponade (Clauden, Tabbotamp) für 24 h
- bei vaginalen Hämatomen: Eröffnung, Absaugen, Säumung; straffe Vaginaltamponade für 24 h, evtl. Katheter legen

Cave: keine unkontrollierten Manipulationen und Umstechungen im paravaginalen Bereich (unkontrollierbare Blutungen, Ureter).

Tabelle 14.**1**   Volumenverlust und klinisches Bild (nach Larsen)

Volumenverlust [ml]	Abnahme des Blutvolumens [%]	Schweregrad	klinische Zeichen
0 – 500	0 – 10	kein Schock	keine
500 – 1 200	10 – 25	leichter, kompensierter Schock	leichte Tachykardie, geringer Blutdruck-abfall, leichte periphere Vasokonstriktion
1 200 – 1 800	25 – 35	mäßiger Schock	Puls fadenförmig, Herzfrequenz 100 – 120/min, systolischer Druck 90 mmHg, Schwitzen, Angst, Unruhe
1 800 – 2 500	35 – 50	schwerer Schock	Puls fadenförmig, Herzfrequenz > 120/min, systolischer Druck < 60 mmHg, ausgepräg-te Vasokonstriktion, starkes Schwitzen, Anurie

Abdominelle Blutungen

Abdominale Blutungen können intraabdominell oder retroperitoneal auftreten. Die Symptomatik ist abhängig von der Geschwindigkeit des Blutverlustes sowie Allgemeinzustand und Alter einer Patientin. Sie kann verschleiert sein. Tabelle 14.**1** gibt einen Überblick über die bei verschiedenen Volumenverlusten zu erwartenden klinischen Zeichen.

■ Symptomatik
- abdominale Schmerzen (evtl. lokalisiert), Rückenschmerzen
- Fieber
- Agitiertheit, Bewusstseinstrübung
- Hautblässe, Kaltschweißigkeit
- Tachypnoe, Hyperventilation
- Hypotonie, Tachykardie
- Oligurie

■ Diagnostik
- Erfassung der Leitsymptome
- bei akuten Verlusten und in unklaren Situationen Bestimmung von Hb, Hkt, Thrombozyten, Quick, PTT, Fibrinogen; bei fortschreitendem Verlust Kontrollen nach maximal 30 min, nach Stabilisierung zunächst stündlich
- Vaginalultraschall
- rektovaginaler Tastbefund
- CT (selten)

■ Therapie
Typische Blutungslokalisationen:
- Gebiet der A. uterina
- Bereich des Lig. cardinale und vesicouterinum
- tiefe Äste der V. iliaca interna (Beckenboden)
- im ovariellen Absetzungsrand

■ Operative Maßnahmen
- in unklaren Situationen: Laparoskopie
- Keine frustranen Versuche der Blutstillung einer abdominalen Blutung von vaginal: Die Blutstillung gelingt meist nicht, es besteht die Gefahr der Verletzung von Blase und Ureter.
- Laparotomie
- Spülung (reichlich Flüssigkeit) und Inspektion der gesamten OP-Region sowie immer auch des gesamten sonstigen Abdomens – auch wenn die Blutungsquelle klar ersichtlich scheint!
- zunächst Inspektion der Hauptblutungsquellen im Uterina- und Ovargebiet
- Gefäße möglichst klar darzustellen, vor Ligaturen der Umstechungen Ureter identifizieren!
- bei Blutungen im Ovarbereich Gefäßbündel darstellen: Spaltung des Peritoneum parallel zu den Gefäßen, Klemme oberhalb der blutenden Stelle setzen und erneut ligieren (Ureterverlauf beachten)

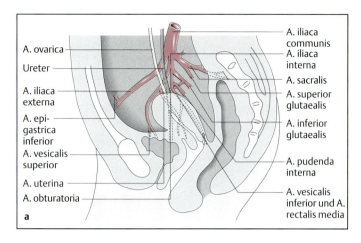

Abb. 14.**1** Ligatur der A. iliaca interna.

a Anatomische Situation: Die Ligatur wird in Notsituationen an der am besten erreichbaren Stelle gelegt, kurz unterhalb des Abganges aus der A. iliaca communis.
Cave: dicht darunter liegende V. iliaca interna!

b Unterfahren mit einer Overholt-Klemme und Ligatur

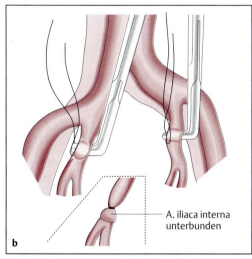

Die Substitution von Blut und Blutbestandteilen wird mit dem Anästhesisten abgestimmt. Eine Substitution von Blut darf nicht nur von Laborwerten abhängig gemacht werden, zusätzliche Entscheidungsparameter sind:
- klinischer Zustand einer Patientin
- Begleiterkrankungen (vor allem Herzkreislauf- und Lungenerkrankungen)
- Alter der Patientin (über 60 Jahre großzügigere Gabe)
- spezielle Operationssituationen, z. B. bei Lappenplastiken

Bei ansonsten gesunden Patientinnen wird perioperativ eine Hb-Konzentration von etwa 7 g/dl und ein Hämatokrit von 20 – 25 % angestrebt. Bei vorbelasteten Patientinnen sollte ein Hb-Gehalt von 10 g/dl nicht unterschritten werden, gleiches gilt bei der Durchführung von Lappenplastiken.

Merke: Um den Hb-Gehalt einer Empfängerin um etwa **1 – 1,5 g/dl** zu erhöhen wird bei einem Patientengewicht von 70 kg **ein** Erythrozytenkonzentrat benötigt (Richtwert).

Cave: Bei der Substitution mit Thrombozytenkonzentraten ist die Gabe von **6 – 10** Einfach-Thrombozytenkonzentraten notwendig, um im Empfängerserum einen Anstieg der Thrombozytenzahl um **30 000 pro µl** zu erhöhen.

Tabelle 14.**2** gibt Richtwerte für die Therapie mit Blutkomponenten bei akuten Blutungen.

■ Notfallmaßnahmen
- **Internaligatur:** Die Ligatur muss nur den ventralen Anteil der A. iliaca interna nach Abgang der A. glutealis inferior erfassen. Dies ist in unübersichtlichen Situationen nicht möglich, die Ligatur wird dann direkt nach dem Abgang aus der A. iliaca communis gelegt (s. Abb. 14.**1a + b**).
- Tamponade des Beckens mit Bauchtüchern und spätere Re-Laparotomie
- bei massiven Blutverlusten und Gerinnungsstörung zunächst Abtamponieren der Blutungsregion und Abwarten der Stabilisierung von Kreislauf und Gerinnung

Parameter	Grenzwert
Hämoglobin	< 8,5 g/dl bei persistierender Blutung
Thrombozytenzahl	< 50 000/µl
Quick-Wert	< 40 %
aPTT	> 1,5fache Verlängerung des Normwerts
Fibrinogen	< 100 mg/dl

Tabelle 14.**2** Grenzwerte für die Therapie mit Blutkomponenten bei akuten Blutungskomplikationen (aus Rath und Heimann)

Serom

Die Ansammlung von seröser Flüssigkeit in einer Wunde führt zu Wundheilungsproblemen:
– Distanzierung der Wundränder
– Verminderung der Gewebedurchblutung durch Druck des Seroms
– Anstieg des Infektionsrisikos

■ Prophylaxe
– Blutstillung unter Vermeidung ausgedehnter Nekrosen, keine ausgedehnten Koagulationen und Umstechungen
– Einlegen von Saugdrainagen in größere potentielle Hohlräume (z. B. bei Adipositas subkutan).
– Verwendung geschlossener Systeme

Drainagen werden zur Vermeidung von Infektionen so früh wie möglich gezogen (Richtwert: Fördermenge unter 50 ml pro Tag).

■ Therapie
– Punktion ggf. unter Sono-Kontrolle
– bei rezidivierenden Seromen in größeren Wundhöhlen evtl. Drainage: Punktion z. B. mit Zystofix-Katheter (für suprapubische Drainage) und Belassen für einige Tage

Wichtig: Zur Vermeidung von Infekten auf steriles Arbeiten achten!

– Die Injektion von 1 Amp. Vibravenös kann die Verklebung von Wundhöhlen fördern!
– Selten müssen chronische Serome operativ revidiert werden: Die gesamte epithelisierte Kapsel wird abgetragen und die Wundhöhle erneut drainiert.

Infektionen

Postoperative Infektionen können nicht vollständig verhindert werden, ihr Auftreten wird durch prophylaktische Maßnahmen jedoch deutlich reduziert.

Präventive Maßnahmen

– atraumatische Operationstechnik
– sorgfältige Blutstillung
– Vermeidung von großen Gewebsstümpfen durch Massenligaturen
– möglichst dünnes Nahtmaterial
– Vermeidung ausgedehnter Elektrokoagulationen

– Vermeidung von Serom oder Hämatombildung (extrem gute Wachstumsbedingungen für Bakterien)
– perioperative Antibiotikaprophylaxe bei OP-Beginn bzw. bei Narkoseeinleitung, bei Sectio caesarea nach Abnabeln des Kindes
– präoperatives Screening des vaginalen Milieus auf Infektionszeichen (pH-Wert, Nativpräparat)
– Vermeidung unnötiger Katheterisierungen bei Kleineingriffen, kurze Liegedauer von Blasenkathetern
– Rasur unmittelbar vor der Operation

Infektionsbegünstigend sind:
- Diabetes mellitus
- Adipositas
- Unterernährung
- Kortisonbehandlung

Postoperative Infektionen

Das typische klinische Zeichen einer postoperativen Infektion ist Fieber, nicht immer wird Fieber jedoch durch eine Infektion ausgelöst. Des Weiteren muss berücksichtigt werden, dass nicht alle Infektionen durch Bakterien verursacht werden.

In der unmittelbaren postoperativen Phase tritt meist in den ersten 24 Stunden bei einer Reihe von Patientinnen eine Temperaturerhöhung bis etwa 38° auf, weitere klinische Beschwerden bestehen nicht.

■ Diagnostik
Es wird zunächst nur beobachtet.

Von einer postoperativen Infektion ist auszugehen bei:
- erhöhter Temperatur von mehr als 38°, 2 × gemessen im Abstand von 4 – 6 Stunden
- Leukozytenerhöhung über 15 000
- Linksverschiebung im Differenzialblutbild mit mehr als 10 % unreifen Zellen

Zusätzlich bestehen klinische Beschwerden:
- nach vaginalen Operationen schmerzhafter Scheidenstumpf
- tastbare Resistenz am Scheidenstumpf
- fötider, in der Regel gelblicher Ausfluss
- postpartal schmerzhafter Uterus, Schmerzhaftigkeit im Parametrienbereich, klaffende Zervix

Wenn Zeichen einer manifesten Infektion bestehen, wird die Patientin untersucht:
- Rachenbeurteilung, Auskultation der Lunge, Klopfschmerzhaftigkeit im Nierenbereich
- Beurteilung der Einstichstelle einer Braunüle
- Ausschluss von Thrombosezeichen
- Beurteilung aller Inzisionsstellen
- nach vaginalen oder abdominalen Operationen sonographische Beurteilung der Nierenregion (Stau), ggf. vaginale Sonographie zum Ausschluss eines Hämatoms und freier Flüssigkeit
- Labor: Blutbild, CRP, Urinstatus

- bei septischen Temperaturen: Blutkultur, Entnahme eines Wundabstriches (vaginal, Op-Wunde), bei V. a. Braunüleninfekt Einschicken der Katheterspitze

Mögliche Lokalisationen postoperativer Infektionen sind:
- Endomyometritis
- pelvine Entzündungen
- Tuboovarialabszess
- pelviner Abszess
- Infektion eines Hämatoms am Vaginalstumpf
- septische Beckenvenenthrombose
- Zystitis
- Wundinfektion
- Pneumonie, Pyelonephritis, Bakteriämie

■ Therapie
Bei konservativer Behandlung einer Infektion muss eine antibiotische Behandlung gewählt werden, welche das erwartete Keimspektrum erfasst: In der Regel handelt es sich um Infektionen mit Keimen der normalen Vaginalflora und häufig zusätzlich anaeroben Keimen. Die gewählte antibiotische Therapie sollte innerhalb 48 bis max. 72 h zu einer Verbesserung der Situation führen, die Patientinnen müssen täglich in ihrem Krankheitsverlauf beurteilt werden:
- abdominale und ggf. vaginale Untersuchungen
- Erfragen und Dokumentation von Beschwerden
- Temperaturverlauf
- Verlauf der Laborparameter (Blutbild, CRP)

Kommt es in einer Wunde zu einem klinisch oder ggf. auch sonographisch erfassbaren abgekapselten Prozess (Sonographie bei Adipositas ggf. hilfreich), wird dieser eröffnet und ausreichend drainiert.

Verschlechtert sich der klinische Zustand, muss die bis dahin gewählte Vorgehensweise neu überdacht werden:
- Wechsel der Antibiotikakombination
- Durchführung einer Laparoskopie zur Klärung der Situation
- bei entsprechend fassbaren Befunden ggf. Laparotomie/Re-Laparotomie

■ Differenzialdiagnose

Differenzialdiagnostische Überlegungen bei postoperativen fieberhaften Zuständen:

- **virales Fieber:** hohe Temperaturen, Leukozyten meist nicht über 13–15 000/ml, keine klaren klinischen Infektionszeichen, meist starkes subjektives allgemeines Krankheitsgefühl und Myalgien
- **durch Medikamente ausgelöstes Fieber:** erhöhte Temperatur bei unauffälliger Klinik, normale Pulsfrequenz, unauffällige Leukozyten, häufig Eosinophilie; nach Absetzen der auslösenden Medikamente Normalisierung des Zustandes nach maximal 48 h
- **septische Venenthrombose:** hohes Fieber, unauffälliger allgemeiner Untersuchungsbefund, hoher Puls, deutliche Leukozytose über 20 000/ml. Die Differenzialdiagnose wird durch ein CT gestellt.

Abszessbildung

Abszesse können als Komplikation einer pelvinen Infektion (Adnexitis, Appendizitis usw.) oder postoperativ auftreten.

Wurde eine postoperative Infektion zunächst mit einer antibiotischen Kombinationstherapie behandelt und bessert sich der Zustand nicht innerhalb einer Zeit von maximal 72 Stunden oder tritt innerhalb dieser Zeit eine Verschlechterung des Zustandes ein, ist eine Abszedierung auszuschließen. Im Rahmen einer klinischen Untersuchung muss neben einer rektovaginalen Palpation auch die Vaginalsonographie als wichtigste apparative Methode mit herangezogen werden, die Abdominalsonographie kann ggf. freie Flüssigkeit und höher liegende Herdbefunde nachweisen.

Postoperative Abszessbildung

■ Diagnostik

Hat sich – primär oder sekundär – postoperativ ein Abszess entwickelt muss, abhängig vom klinischen Gesamtbild und abhängig davon, wie sich Abszesshöhlen bildgebend darstellen lassen, das Vorgehen festgelegt werden:

- Kann die Abszesshöhle durch eine perkutane Punktion erreicht werden?
- Ist bei einem Abszess im kleinen Becken eine vaginale Drainage möglich?
- Kann die Situation durch laparoskopische Intervention geregelt werden?
- Muss eine Laparotomie/Re-Laparotomie durchgeführt werden?

Insbesondere bei sonographisch darstellbaren Höhlen kann ggf. eine sonographisch gesteuerte perkutane Punktion der Abszesshöhlen und Einlage von Drainagen erfolgen. Drainagen müssen alle Abszesshöhlen versorgen. Sie sollen ausreichend lange liegen und werden gezogen, wenn die Fördermenge deutlich zurückgeht und sich der klinische Zustand gebessert hat.

Bei postoperativen Beckenabszessen (vaginale oder abdominale Hysterektomie) oder bei Douglasabszessen kann unter bestimmten Bedingungen auch eine vaginale Drainage in Frage kommen:

- Fluktuation in der Mittellinie
- feste Verbindung der Abszesshöhle zum parietalen Peritoneum
- Vorwölbung des Septum rectovaginale

Der Befund wird durch eine vaginale Sonographie objektiviert (Nachweis einer Abszesshöhle).

■ Operatives Vorgehen

- nach Allgemeinanästhesie nochmalige klinische und vaginalsonographische Kontrolle des Befundes, um sicherzustellen, dass die o. g. Bedingungen erfüllt sind
- Anhaken der Zervix bzw. Anspannen des Scheidenfundus
- quere Inzision am Übergang der Zervixrückwand zum bzw. im Fornix vaginae
- stumpfes Dehnen der Inzisionsstelle mit einer Klemme, kein Stochern in der Abszesshöhle
- nach Abstrichentnahme digitales Austasten und evtl. nochmalige sonographische Überprüfung des Restbefundes
- Einlegen eines weichen Silikonkatheters, evtl. geblockter Foley-Katheter
- Ziehen der Drainage frühestens 24 h nach Sistieren der Sekretion; Weiterführung der Antibiose gemäß Antibiogramm insgesamt 10 Tage

Ist eine Laparotomie nötig, wird ein Zugangsweg gewählt, welcher die Exploration der Bauchhöhle ausreichend ermöglicht. Dies ist in aller Regel ein Unterbauchlängsschnitt. Bei der Exploration ist auf die Beurteilung der Subdiaphragmaregion, der subhepatischen Region sowie auf eine sorgfältige Inspektion der Dünndarmschlingen zum Ausschluss eines Schlingenabszesses zu achten. Die Bauchhöhle wird mit warmer Kochsalzlösung gespült, um die Keimzahl zu reduzieren (mehrere Liter warme Flüssigkeit vorbereiten). Nach Inspektion der Abszessregion muss über das weitere Vorgehen entschieden werden. Ist eine Organentfernung vorangegangen, werden die Abszesshöhlen eröffnet, gespült und drainiert. Bei ausgedehnteren Entzündungszuständen müssen auch andere abdominale Regionen drainiert werden, Verwendung finden weiche Silikondrainagen. Diese werden belassen, bis etwa 48 h keine relevante Sekretion mehr beobachtet wurde. Die antibiotische Behandlung wird begleitend weitergeführt.

Viele Situationen lassen sich durch die laparoskopisch assistierte Drainage von Abszessen beherrschen. Die Laparoskopie sollte auch in unklaren Situationen eingesetzt werden.

Tuboovarialabszess

Tuboovarialabszesse können als Komplikation nach konservativer Behandlung einer Adnexitis oder primär auftreten. Es ist von einer polymikrobiellen Infektion auszugehen. Die gefährlichste Komplikation eines Tuboovarialabszesses ist die Ruptur in die freie Bauchhöhle mit Auslösung einer Sepsis. Neben klinischen und laborchemischen Veränderungen findet sich bei einem Tuboovarialabszess sonographisch eine meist homogene, oft symmetrisch erscheinende zystische dünnwandige Struktur im kleinen Becken.

■ Therapie

Bei den meist jungen Frauen wird zunächst versucht, eine Verbesserung der Situation durch eine antibiotische intravenöse Kombinationstherapie zu erreichen. Die Laparoskopie mit Einlage von Drainagen in die Abszesshöhle und massives Spülen (mehrere Liter warmer NaCl-Lösung) kann zusätzlich hilfreich sein. Die früher übliche aggressive chirurgische Therapie ist als Erstmaßnahme weitgehend verlassen worden und nur noch selten notwendig.

Wenn ein antibiotischer Behandlungsversuch nicht innerhalb maximal 72 Stunden zu einer Verbesserung des klinischen Zustandes führt, muss über eine chirurgische Intervention entschieden werden. Eine direkte chirurgische Intervention ist indiziert, wenn ein Abszess rupturiert ist oder ein septisches Krankheitsbild vorliegt. In diesen Fällen muss das infizierte Gewebe im Becken reseziert werden. Im Falle einer Adnexektomie ist auf den häufig sehr atypischen Ureterverlauf durch entzündliche Verziehungen zu achten: Das Adnex ist an der Beckenwand adhärent, der Ureter wird bogenförmig nach ventral verzogen. Die Ureterdarstellung ist deswegen notwendig.

Wenn sich freier Eiter im Abdomen findet, sollte ein zweiseitiger Wundverschluss durchgeführt werden: Durch Einzelknopfnähte z. B. nach Smead-Jones (s. Abb. 14.**2a + b**) wird das Abdomen verschlossen, Haut und Subkutange-

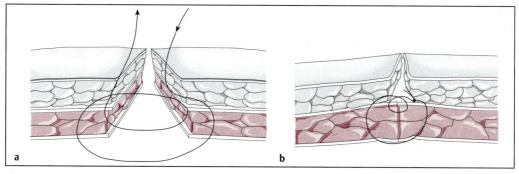

Abb. 14.**2** Smead-Jones-Naht.
a Fadenführung: Nahtabstand 1 cm, auf beiden Seiten 1,5 cm Faszie fassen, nicht zu fest knoten, Wundränder annähern, nichtresorbierbare Fäden (0 oder 2/0)
b fertige Naht

webe offengelassen, in die Wunde werden gut angefeuchtete Kompressen gelegt und das Ganze mit einer sterilen Folie abgeklebt. Die Kompressen werden täglich gewechselt, die Wunde in der Regel am etwa 4. Tag verschlossen (Naht oder Klammern).

■ Differenzialdiagnose

Beim sog. **Tuboovarialkomplex** handelt sich um infizierte, entzündete Beckenstrukturen mit Ödemen und Adhäsionen. Es bestehen jedoch keine größeren devitalisierten Abszesse und keine Ansammlungen von Eiter. Die entzündlichen Reaktionen können eine erhebliche Größenausdehnung annehmen und sind palpatorisch von einem Tuboovarialabszess nur schwer zu unterscheiden. Der Tuboovarialkomplex kommt in den meisten Fällen durch konservative Maßnahmen zur Abheilung. Eine wesentliche differenzialdiagnostische Hilfe ist der Ultraschall: Bei einem Tuboovarialkomplex liegt eine heterogene dickwandige Struktur vor, unscharfe Abgrenzung. Es finden sich keine relevanten zystischen Anteile, kein symmetrisches sonographisches Bild.

Die Behandlung erfolgt hoch dosiert mit einer antibiotischen, i. v. verabreichten Mehrfachkombination. Bei Frauen im geschlechtsreifen Alter sollte nach konservativer Behandlung eines entzündlichen Geschehens im kleinen Becken nach Abschluss der Behandlung ggf. über eine laparoskopische Kontrolle entschieden werden (späterer Kinderwunsch, Risiko von extrauterinen Schwangerschaften).

Die Behandlung dieser Erkrankungen erfolgt stationär, da beim Tuboovarialabszess plötzliche unvorhergesehene Rupturen möglich sind. Die medikamentöse Behandlung wird intravenös durchgeführt.

Fisteln

Urogenitale Fisteln

Unkontrollierter Abgang von Flüssigkeit aus der Vagina nach Operationen, Bestrahlung oder Geburten kann Zeichen einer Urinfistel sein. Differentialdiagnose:
- Überlaufblase
- verringerte Blasenkapazität
- schwere Urge-Inkontinenz

In den Industrienationen sind gynäkologische Operationen die häufigste Ursache von Fistelbildungen. Hinweiszeichen müssen postoperativ beachtet werden, aus forensischen Gründen ist in dementsprechenden Situationen auf eine sorgfältige Dokumentation zu achten.

Postoperative Fisteln können durch Verletzung oder durch Nekrosen entstehen. Die verschiedenen Ursachen und unterschiedlichen Lokalisationen von Fisteln erklären die Unterschiede der klinischen Symptomatik.

■ Zeitpunkt des Urinabgangs
- Bei Auftreten innerhalb der ersten 10 Tage (meist erste 48 h postoperativ) liegt eine **operationsbedingte Verletzung** vor.
- Bei Auftreten innerhalb 10–30 Tagen nach einer Operation handelt es sich meist um **Nekrosefisteln**: Sekundär infizierte Hämatome, Druck eines Hämatoms, zu starke Skelettierung von Blase und Ureter, Nahtdehiszenz nach Blasennaht, Nähte im Blasen- und Ureterbereich sind mögliche Ursachen.
- Späteres Auftreten (bis Jahrzehnte) wird **nach Bestrahlung** beobachtet.

■ Klinik
Bei kleinen **vesikovaginalen** Fisteln besteht neben unkontrolliertem Urinabgang auch eine normale Miktion.

Bei **urethrovaginalen** Fisteln ist bei intakter blasennaher Urethra die Blase ggf. kontinent, die Symptomatik entsteht nach der Miktion: Es tritt Urin in die Scheide über. Dieser läuft nach Positionswechsel ab. Vesikozervikale und vesikouterine Fisteln (in der Regel nach Sectio) können abhängig von der Zyklusphase symptomatisch werden: Austritt von Urin abhängig von der Weite der Zervix.

■ Diagnostik
- Der Urinabgang muss objektiviert werden.
- Die Fistel soll durch die Diagnostik nicht größer werden.

Diagnostische Maßnahmen:
- Spekulumeinstellung: kleine Fistelöffnungen ggf. nicht zu sehen, Vorsicht vor weiterer Traumatisierung des Gewebes

- Auffüllen der Blase mit Methylen-Blau-Lösung: erneute Inspektion ggf. Lagewechsel, herumlaufen; Einlegen von einem oder mehreren Tupfern in die Scheide;
- i. v.-Pyelogramm (zusätzlich Ureter gestaut?)
- Ultraschall: Nierenstau, freie Flüssigkeit, Füllungszustand der Blase
- Zystogramm: evtl. Feststellung der Fistellokalisation im lateralen und AP-Strahlengang
- Zystoskopie: bei größerer Fistel schwierig, dann Einlage eines mit etwa 50 ml gefüllten Katheters in die Scheide

■ Therapie
Um Fistelrezidive zu vermeiden, werden operativ bedingte Fisteln erst dann verschlossen, wenn der Fistelbereich entzündungsfrei ist (nach 2 – 4 Monaten). Bis dahin hängt das Vorgehen von Größe und Lokalisation einer Fistel ab.
- **vesikovaginale Fistel**: Einlage eines suprapubischen Katheters
- **Ureterscheidenfistel:** perkutane Nephrostomie, zusätzlich Ureterenkatheter

Ein Teil der Fisteln schließt sich auf diese Weise spontan. Eine Antibiose wird gemäß Antibiogramm durchgeführt, evtl. lokale Östrogenisierung.

Wird durch i. v.-Pyelogramm oder Ultraschall ein Aufstau der Niere nachgewiesen, führt man eine perkutane Nephrostomie mit ante- oder retrograder Einlage eines Ureterenkatheters durch (**endourologische** Therapie). Sofortige operative Maßnahmen nur bei Diagnose innerhalb der ersten 24 – 48 h (z. B. komplette Ligatur). Ansonsten spätere Intervention nach 8 – 12 Wochen.

Die zum Einsatz kommenden abdominalen oder vaginalen Verfahren verschließen z. T. primär oder verwenden Lappenplastiken bzw. Interpositionstechniken. Die von Symmonds 1980 genannten Bedingungen müssen für einen Fistelverschluss erfüllt sein:
- Mobilisierung der Organe, dabei keine Verletzungen angrenzender Strukturen
- Exzision des gesamten Narbengewebe
- schichtweiser Verschluss von Blase und Scheide, spannungsfrei in gut vaskularisiertem Gebiet
- atraumatische Technik, dünnes Nahtmaterial
- gute Blutstillung, Blasendrainage, Vermeidung von Infektionen

Dünndarmfisteln

Diese Fisteln sind selten, Risiken bestehen bei
- diffuser Peritonitis
- Z. n. Bestrahlung
- Anastomoseninsuffizienz
- Adhäsiolyse

Die Einschätzung einer Fistel und die Festlegung eines weiteren Vorgehens erfolgt nach röntgenologischer Darstellung mittels wasserlöslichem Kontrastmittel. Ist die aborale Passage gegeben, kann unter parenteraler Ernährung und medikamentöser Ruhigstellung des Magen-Darm-Traktes ein spontaner Verschluss abgewartet werden. Die Fistelöffnung wird zur Vermeidung von Hautschäden nach den Regeln der Stomaversorgung behandelt. Bei Erfolglosigkeit dieser Maßnahmen ist die operative Versorgung indiziert.

Rektovaginale Fisteln

Rektovaginale Fisteln entstehen postpartal, nach gynäkologischen Eingriffen oder nach Strahlentherapie.

■ Klinik
Die Symptomatik hängt von Größe und Lokalisation einer Fistel ab.

Geburtsbedingte Fistel: Diese sind meist in der unteren Scheidenhälfte lokalisiert, häufig bei Z. n. sekundär verheilter Episiotomie oder sekundär verheilten Dammrissen III. und IV. Grades. Da die puborektale Schlinge erhalten ist, besteht eine Inkontinenz nur für Luft und flüssigen Stuhl.

Postoperative Fistel: Lokalisation in der Regel in der oberen Scheidenhälfte. Es besteht eine vollkommene Stuhlinkontinenz.

■ Diagnostik
- Spekulumeinstellung
- Sondierung kleiner Fistelgänge
- ggf. Installation von Farbstofflösungen (Methylen-Blau, Milch) über geblockten Katheter im Rektum, Tampon in die Scheide einlegen
- Röntgendarstellung mit wasserlöslichem Kontrastmittel

■ Therapie

Allgemeine Kriterien der Fistelbehandlung müssen beachtet werden (s. o.). Bei tief sitzenden Fisteln sollte ca. 6 Monate abgewartet werden, da ein Spontanverschluss möglich ist. Ansonsten wird die Operation durchgeführt, wenn keine entzündlichen Veränderungen mehr bestehen. Unter Therapie ist dies nach ca. 8 – 12 Wochen der Fall. Die operativen Verfahren sind vielfältig und z. T. sehr anspruchsvoll.

Stuhlinkontinenz

Anorektale Inkontinenz tritt in unterschiedlicher Form auf:
- Inkontinenz für Luft
- Inkontinenz für dünnen Stuhl
- Inkontinenz für festen Stuhl

Die Symptomatik muss anamnestisch exakt erfasst werden:
- Auftreten nur bei Belastung (Husten/Niesen)
- Unterscheidung zwischen gasförmigem und festem Stuhldrang (verminderte Diskrimination)
- verkürzte „Warnzeit" (zeitliches Intervall zwischen Stuhldrang und Stuhlentleerung)

■ Ursachen
- Z. n. Trauma; meist geburtshilfliche Ereignisse
- anorektale und gynäkologisch-chirurgische Eingriffe wie Vulvektomie, Operationen an der Bartholin-Drüse sowie hintere Scheidenplastiken
- Erkrankungen im anorektalen Bereich
- neurologische Erkrankungen
- altersbedingte muskuläre Störungen und Innervationsprobleme
- Laxantienabusus

■ Diagnostik
- klinische Untersuchung: Inspektion des Perineums: Narben, Asymmetrien, Einziehungen.
- Spekulumeinstellung: Beurteilung der hinteren Vaginalwand: Rötung? Fluor? (→ Hinweis auf Fistelbildung)
- rektale Tastuntersuchung: Sphinktertonus, Lücken im Sphinkter, Anspannung des Sphinkters möglich?
- Inspektion des Anus: Narben, Fissuren, Asymmetrien, Einziehung bei Anspannung des Sphinkters, Schleimhautprolaps?

Zusatzdiagnostik:
- Rektosigmoidoskopie zum Ausschluss von nicht durch Störungen des Sphinkterapparates bedingten Erkrankungen
- rektale Sonographie zur Feststellung der Integrität des Sphinkterapparates
- evtl. Sphinkter-/Rektummanometrie zur Objektivierung der Leistung des Schließmuskelapparates
- im Einzelfall Elektromyographie (EMG) sowie die Messung der Nervenleitgeschwindigkeit des Nervus pudendus sinnvoll

■ Therapie

Zunächst wird in der Regel versucht, konservativ vorzugehen: diätetische und stuhlregulierende Maßnahmen, Beckenbodentraining (Elektrostimulation, Biofeedbackverfahren). Erst nach Ausschöpfung dieser Möglichkeit werden die sehr differenzierten operativen Verfahren eingesetzt.

Narbenhernie

Wundheilungsstörungen betreffen meist Epidermis und Subkutis. Wenn ein Verlust der Faszienkontinuität auftritt, kann ein Narbenbruch entstehen. Die schwerste Form der Wundheilungsstörung nach Laparotomie ist der Platzbauch.

■ Risikofaktoren
- Diabetes mellitus
- Nieren- und Leberfunktionsstörungen
- Anämie und Hypovolämie
- schwere Allgemeininfektionen
- Tumorerkrankungen
- Alter > 60 Jahre
- schlechter Allgemein- und Ernährungszustand

- Adipositas
- Z. n. Chemotherapie oder Chemotherapie innerhalb einer Woche nach Operation
- Z. n. Radiatio
- Kortikoidtherapie

■ **Postoperative Risiken**
- Meteorismus
- rezidivierendes Erbrechen
- Hustenattacken

■ **Präoperative Diagnostik**
Sonographie: Bruchlücken und in der Bruchlücke befindliche Darmschlingen können mit Hochfrequenzschallköpfen (≥ 7,5 MHz) dargestellt werden.

■ **Operative Versorgung**
Die Voroperation sollte 3 Monate zurückliegen. Die Hautnarbe wird ausgeschnitten, Bruchsack und Haut bzw. Bauchdecke sind meist eng verwachsen, es können mehrere Bruchpforten vorliegen. Bei der Ausschneidung der Narbe besteht die Gefahr, in der Bauchdecke liegende Darmschlingen zu verletzen!
Operationsschritte:
- Exzision des narbigen Gewebes einschließlich defekter Faszienanteile; Anspannen der Faszienränder mit scharfen Klemmen zur besseren Präparation
- Ablösung von am Peritoneum anhaftenden Darmschlingen (gesamter Wundrand muss frei sein)
- Abpräparation von Fett am Faszienrand (mindestens 3 cm weit)
- Verschluss der Bruchlücke mit Einzelknopfnähten der Stärke 0 (PDS) Stoß auf Stoß

- bei größeren Längsschnittdefekten Eröffnung der Rektusscheide und 3 Einzelknopfnahtreihen zum Verschluss: Peritoneum/Rektusbäuche/Faszie
- Bei Spannung auf den Fasziennähten: Längsschnitte einige Zentimeter lateral der Naht lateral als Entlastungsinzisionen in die freipräparierte Faszie legen.
- Bei instabilen Faszienrändern und großen Defekten wird **auf** das verschlossene Peritoneum **unter** den Muskel ein Prolene-Netz gelegt. Dieses wird mit nichtresorbierbaren Nähten (2/0) transfaszial fixiert.

■ **Nachbehandlung**
- Redon-Drainage für 2–3 Tage
- Stuhlgang ab 3. Tag
- Atemtherapie
- reduzierte Belastung für 3 Monate

■ **Prophylaxe**
- Erfassung von Risikosituationen, Verwendung von langsam oder nicht resorbierbarem Nahtmaterial (z. B. PDS Stärke 1)
- Wundnaht nach Smead-Jones (s. Abb. 14.**2a + b**)
- in Einzelfällen Entlastung durch Kunststoffplattennähte

Platzbauch

Auftreten meist zwischen 5. und 8. postoperativem Tag, meist ohne vorherige Symptomatik. Gelegentlich ist vorher eine blutig-seröse Flüssigkeitssekretion aus der Wunde oder Stichkanälen zu beobachten. Es liegt eine Notfallsituation vor, welche sofortige Intervention verlangt.

Abkürzungsverzeichnis

γ-GT	Gammaglutamyltransferase
AP	alkalische Phosphatase
ASA	American Society of Anaesthesiologists
BET	brusterhaltende Therapie
BGA	Blutgasanalyse
BRCA	Breast cancer
BZ	Blutzucker
ChE	Cholinesterase
CIN	zervikale intraepitheliale Neoplasie
CK	Kreatinkinase
CMV	Zytomegalievirus
CRP	C-reaktives Protein
CVS	Chorionic Villus Sampling (Chorionzottenbiopsie)
CW	Continuous Wave
DCIS	duktales Carcinoma in situ
DD	Differentialdiagnose
DGGG	Deutsche Gesellschaft für Gynäkologie und Geburtshilfe
DIC	disseminierte intravasale Koagulopathie
DIEA	Deep inferior epigastric artery (A. epigastrica inferior profunda)
DIEP	Deep inferior epigastric perforator
DIEV	Deep inferior epigastric vein (V. epigastrica inferior profunda)
DK	Dauerkatheter
DR	Dammriss
EEE-Zeit	Zeit von Erkennen der Pathologie über Entscheidung zur Sectio bis Entwicklung des Kindes
EE-Zeit	Zeit von Entscheidung zur Sectio bis Entwicklung des Kindes
EK	Einmalkatheter
EKG	Echokardiogramm
EMG	Elektromyographie
EUG	Extrauteringravidität
FFP	Fresh frozen plasma
FMTV	früher totaler Muttermundsverschluss
GnRH	Gonadotropin releasing hormone
GOT	Glutamatoxalacetattransaminase
GPT	Glutamatpyruvattransaminase
HAES	Hydroxyaethylstärke
Hb	Hämoglobin
HCG	humanes Choriongonadotropin
HF	Hochfrequenz
HHL	Hinterhauptslage
HIT	heparininduzierte Thrombozytopenie
HIV	Human immunedeficiency virus
Hkt	Hämatokrit

HPV	humanes Papillomavirus
HSK	Hysteroskopie
ICSI	intrazytoplasmatische Spermieninjektion
ITN	Intubationsnarkose
IUP	Intrauterinpessar
IVF	In-vitro-Fertilisation
K^+	Kalium-Ionen (meist gemessen im Serum)
KE	Kontrastmitteleinlauf
kg KG	Kilogramm Körpergewicht
KOH	Kalium hydroxydatum = Kalilauge
LAVH	laparoskopisch assistierte vaginale Hysterektomie
LCIS	lobäres Carcinoma in situ
LDH	Laktatdehydrogenase
LMP	niedrig maligne Potenz
LN	Lymphknoten
LSK	Laparoskopie
MAK	Mamillen-Areola-Komplex
MdK	medizinischer Dienst der Krankenkassen
MIC	minimal invasive Chirurgie
MRM	modifiziert radikale Mastektomie
Na^+	Natrium-Ionen (meist gemessen im Serum)
NaCl	Natriumchlorid (Kochsalz)
PDA	Peridualanästhesie
PDK	Peridualkatheter
PDS	Polydioxanon
PE	Probeexzision
PID	Pelvic inflammatory diseases
PTT	partielle Thromboplastinzeit
PU	Polyurethan
QF	Querfinger
Quick	Quick-Wert = Prothrombinzeit
Rö-Thorax	konventionelle Röntgenaufnahme des Thorax
RR	Blutdruck (nach Riva-Rocci)
RVO	Reichsversicherungsordnung
SIEA	Superficial inferior epigastric artery (A. epigastrica inferior superficialis)
SIEV	Superficial inferior epigastric vein (V. epigastrica inferior superficialis)
SLN	Sentinel-Lymphknoten-Biopsie
SPK	suprapubischer Katheter
SS	Schwangerschaft
SSM	Skin saving mastectomy (hautsparende Mastektomie)
SSW	Schwangerschaftswoche
STMV	später totaler Muttermundsverschluss
TRAM	Transversus-rectus-abdominis-Muskellappen
TVT	Tension-free-vaginal-tape
USP	United States Pharmakopoc
VaIN	vaginale intraepitheliale Neoplasie
VE	Vakuumextraktion
W	Watt
ZVD	zentralvenöser Druck
ZVK	zentraler Venenkatheter

Sachverzeichnis

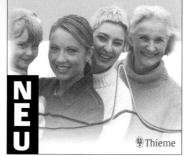

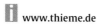
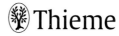